D1720414

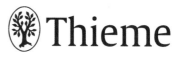

Hygiene, Infektiologie, Mikrobiologie

Herausgegeben von
Christian Jassoy
Andreas Schwarzkopf

Unter Mitarbeit von
Christoph Lübbert
Stefan Schubert

vollständig überarbeitete 2. Auflage
220 Abbildungen

Georg Thieme Verlag
Stuttgart • New York

Impressum

*Bibliografische Information
der Deutschen Nationalbibliothek*

Die Deutsche Nationalbibliothek verzeichnet diese Publikation in der Deutschen Nationalbibliografie; detaillierte bibliografische Daten sind im Internet über http://dnb.d-nb.de abrufbar.

Wichtiger Hinweis: Wie jede Wissenschaft ist die Medizin ständigen Entwicklungen unterworfen. Forschung und klinische Erfahrung erweitern unsere Erkenntnisse, insbesondere was Behandlung und medikamentöse Therapie anbelangt. Soweit in diesem Werk eine Dosierung oder eine Applikation erwähnt wird, darf der Leser zwar darauf vertrauen, dass Autoren, Herausgeber und Verlag große Sorgfalt darauf verwandt haben, dass diese Angabe **dem Wissensstand bei Fertigstellung des Werkes** entspricht.

Für Angaben über Dosierungsanweisungen und Applikationsformen kann vom Verlag jedoch keine Gewähr übernommen werden. Jeder Benutzer ist angehalten, durch sorgfältige Prüfung der Beipackzettel der verwendeten Präparate und gegebenenfalls nach Konsultation eines Spezialisten festzustellen, ob die dort gegebene Empfehlung für Dosierungen oder die Beachtung von Kontraindikationen gegenüber der Angabe in diesem Buch abweicht. Eine solche Prüfung ist besonders wichtig bei selten verwendeten Präparaten oder solchen, die neu auf den Markt gebracht worden sind. **Jede Dosierung oder Applikation erfolgt auf eigene Gefahr des Benutzers.** Autoren und Verlag appellieren an jeden Benutzer, ihm etwa auffallende Ungenauigkeiten dem Verlag mitzuteilen.

© 2013 Georg Thieme Verlag KG
Rüdigerstraße 14
70469 Stuttgart
Deutschland
Telefon: +49/(0)711/8931-0
Unsere Homepage: www.thieme.de

Printed in Germany

Zeichnungen: BITmap, Mannheim;
Christine Lackner, Ittlingen
Fotografien: Paavo Blåfield, Kassel
Werner Krüper, Steinhagen
Thomas Stephan, Munderkingen
Roman Stöppler, Gerlingen
Umschlaggestaltung: Thieme Verlagsgruppe
Umschlagfoto: Bode Chemie GmbH, Hamburg
fotolia/Sebastian Kaulitzki
Thomas Stephan, Munderkingen
Satz: medionet Publishing Services Ltd., Berlin
gesetzt mit 3B2
Druck: Grafisches Centrum Cuno, Calbe

Geschützte Warennamen (Marken) werden **nicht** besonders kenntlich gemacht. Aus dem Fehlen eines solchen Hinweises kann also nicht geschlossen werden, dass es sich um einen freien Warennamen handelt.

Das Werk, einschließlich aller seiner Teile, ist urheberrechtlich geschützt. Jede Verwertung außerhalb der engen Grenzen des Urheberrechtsgesetzes ist ohne Zustimmung des Verlags unzulässig und strafbar. Das gilt insbesondere für Vervielfältigungen, Übersetzungen, Mikroverfilmungen und die Einspeicherung und Verarbeitung in elektronischen Systemen.

ISBN 978-3-13-136132-5   1 2 3 4 5 6
Auch erhältlich als E-Book:
eISBN (PDF) 978-3-13-151432-5
eISBN (epub) 978-3-13-168201-7

Vorwort zur zweiten Auflage

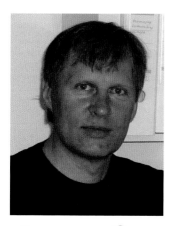

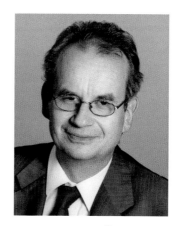

Das Lehrbuch „Hygiene, Infektiologie, Mikrobiologie" ist der Nachfolger von „Hygiene, Mikrobiologie und Ernährungslehre". Schon der Titel weist darauf hin, dass das neue Buch den aktuellen Anforderungen besser gerecht wird und dafür erhebliche Veränderungen mitgemacht hat. Der Inhalt konzentriert sich nun ausschließlich auf Infektionskrankheiten. Der Blick geht dabei von Erregern, Infektionsmechanismen und Immunabwehr (Mikrobiologie) über die Symptome und Pflege der Infektionskrankheiten hin zur Vermeidung von Krankheitsübertragung durch Hygiene. Weggefallen sind Ernährungslehre, Geschichte der Hygiene und Aspekte der Hygiene, die nicht direkt mit Infektionskrankheiten zu tun hatten bzw. nach dem neuen Hygienerecht Fachpersonal vorbehalten sind.

Grund für die Konzentrierung auf Infektionskrankheiten in der neuen Auflage waren neue Lehrplanrichtlinien. Vielen aktuellen Lehrplänen ist gemeinsam, dass Mikrobiologie und Hygiene in eigenen Fächern unterrichtet werden und der klinisch-pflegerische Aspekt der Infektionskrankheiten als ein drittes Fach oder zusammen mit anderen Krankheiten, z.B. in der Inneren Medizin, vermittelt wird.

Wie kann das Buch für die verschiedenen Lernfelder in der Pflegeausbildung, in denen Infektionskrankheiten eine Rolle spielen, am besten genutzt werden? Im Teil Mikrobiologie fächert sich der Stoff vom Allgemeinen zum Speziellen auf. In den ersten Kapitelabschnitten geht es um das Verständnis des großen Ganzen. „Steckbriefe" von einzelnen Krankheitserregern dienen der leichter zu lernenden kompakten Vertiefung und fürs schnelle Nachschlagen einzelner Erreger. Der Teil Hygienisch arbeiten fasst die Prinzipien der Basishygiene zusammen, führt ein in das moderne Hygienemanagement und bricht einzelne Maßnahmen auch für Sonderpflegeeinheiten herunter.

Die Infektiologie ist nach Organen bzw. Systemen geordnet, wie Infektionen der Haut und Schleimhäute, in der Schwangerschaft und Geburtshilfe oder Notfälle. Das erleichtert es, die Infektionskrankheiten zusammen mit anderen Krankheiten und Pflegemaßnahmen der Dermatologie, Gynäkologie/Geburtshilfe und Anästhesie/Intensivmedizin zu vermitteln bzw. zu lernen. Da der Unterricht in Mikrobiologie, Hygiene und zu Infektionskrankheiten über die gesamte Ausbildungszeit verteilt ist, kann das Buch in den Schulen zu einem nützlichen Begleiter für mehrere Jahre werden und erfüllt auch seinen Zweck als Begleiter durch die Mikrobiologie im Rahmen der Hygienefachkraftausbildung.

Den Dozentinnen und Dozenten wünschen wir Freude beim Unterrichten und den Schülerinnen und Schülern, dass Ihnen das Buch nützlich ist für Klausuren und Prüfungen sowie ganz besonders für ihren zukünftigen Beruf.

Christian Jassoy
Andreas Schwarzkopf
Leipzig und Aura/Saale im Februar 2013

Danksagung

Danken möchten wir besonders unseren Partnern, Beate und Claudia, für Ermutigung und Unterstützung. Wir danken auch Frau Lehmann und Frau Horn von der Medizinischen Berufsfachschule am Universitätsklinikum Leipzig für wertvolle Anregungen. Viele haben dazu beigetragen, die zweite Auflage zu gestalten. Besonders danken wir erneut unseren Mitautoren für ihre Kapitel und Beiträge. Frau Dr. Brill-Schmid und Herr Gampper vom Georg Thieme Verlag haben sich sehr dafür eingesetzt, dass das Werk entstand, und es mitkonzipiert. Sie haben auch für eine störungsfreie Koordination aller Aufgaben gesorgt. Danken möchten wir auch Frau Jarosch, die die Steckbriefe vorbereitet und die Texte aufmerksam redaktionell bearbeitet hat, sowie Frau Pitsch, die praktische Fallbeispiele mit Lösungen erstellt hat.

Anschriften

Prof. Dr. med. Christian Jassoy
Institut für Virologie
Universitätsklinikum Leipzig AöR
Johannisallee 30
04103 Leipzig

PD Dr. med. Andreas Schwarzkopf
Facharzt für Mikrobiologie und Infektionsepidemiologie
Ö. b. u.b. Sachverständiger für Krankenhaushygiene
Institut Schwarzkopf GbR
Otto-von-Bamberg-Straße 10
97717 Aura an der Saale

Dr. med. Christoph Lübbert
Oberarzt
Leiter des Fachbereichs Infektions- und Tropenmedizin
Universitätsklinikum Leipzig AöR
Department für Innere Medizin, Neurologie und Dermatologie Klinik für Gastroenterologie und Rheumatologie
Liebigstraße 20
04103 Leipzig

Prof. Dr. med. Stefan Schubert
Universitätsklinikum Leipzig AöR
Fachbereich Infektions- und Tropenmedizin
Liebigstraße 20
04103 Leipzig

Mitarbeiter der 1. Auflage

Prof. Dr. med. Uwe Liebert
Institut für Virologie
Universitätsklinikum Leipzig AöR
Johannisallee 30
04103 Leipzig

Prof. Dr. med. Herbert Hof
Labor Dr. Limbach und Kollegen
Medizinisches Versorgungszentrum
Im Breitspiel 15
69126 Heidelberg

Inhaltsverzeichnis

Mikrobiologie

3   Mikrobiologische Diagnostik   48
   Andreas Schwarzkopf

4   Antiinfektiva   62
   Andreas Schwarzkopf

5 Bakteriologie 68

Andreas Schwarzkopf

7 Mykologie

Andreas Schwarzkopf

8 Parasiten

Stefan Schubert

Hygiene

9 Einführung in die praktische Hygiene 168
Andreas Schwarzkopf

10 Hygienemanagement in der Pflege 176
Andreas Schwarzkopf

Infektiologie

Teil I
Mikrobiologie

I

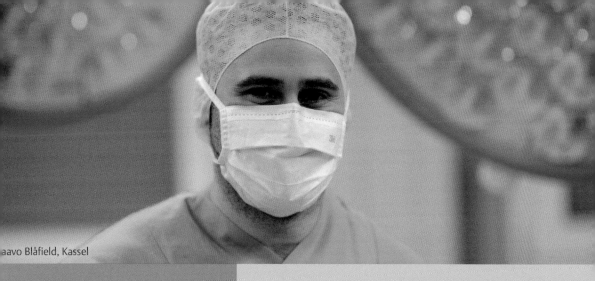

Aavo Blåfield, Kassel

Kapitel 1

Infektion und Infektionskrankheit

1 Infektion und Infektionskrankheit

Christian Jassoy

1.1 Rückblick

Heute können wir uns nicht mehr vorstellen, dass man bis noch vor 150 Jahren nichts von Mikroorganismen wusste, die Krankheiten verursachen können, ist doch mittlerweile jedem bekannt, dass es Krankheiten gibt, die durch Bakterien oder Viren hervorgerufen werden. Doch schon im Mittelalter wusste man, dass Erkrankungen übertragen werden können – über die Übertragungsmechanismen gingen die Vorstellungen jedoch auseinander. Man nahm vielfach an, Krankheiten würden durch den „bösen Blick" oder durch Hexerei weitergegeben. Auch vermutete man, dass Ausdünstungen von Erkrankten und Verstorbenen einen Krankheitskeim, das Contagion, enthalten würden, der auf Gesunde übergehen könne. Und nicht zuletzt ging man von giftigen und fauligen Dämpfen aus Abwasser und Sümpfen aus, die als Krankheitsverursacher eine Rolle spielen sollten (wie der Name „Malaria" zeigt, der sich vom italienischen „mala aria" ableitet und „schlechte Luft" bedeutet). Noch Mitte des 19. Jahrhunderts waren diese Vorstellungen von der Krankheitsentstehung gängige Lehrmeinung an den Medizinischen Fakultäten in Europa.

Erst im Laufe des ausgehenden 19. Jahrhunderts wurden die grundlegenden Mechanismen der Entstehung von Krankheiten durch Mikroorganismen und Viren geklärt. Dies ist hauptsächlich den Beobachtungen und Entdeckungen des französischen Chemikers Louis Pasteur und des deutschen Arztes Robert Koch zu verdanken.

Louis Pasteur wies nach, dass Mikroorganismen nicht von selbst in verfaulenden Stoffen entstehen, sondern vielmehr von außen hinzukommend und für das Verderben von Substanzen verantwortlich sind. Robert Koch beschäftigte sich neben seiner Tätigkeit als Amtsarzt mit dem Milzbrand, einer Krankheit, an der sowohl Rinder und Schafe als auch Menschen schwer erkrankten. Mit dem Mikroskop entdeckte er stäbchenförmige Bakterien im Blut von verstorbenen Tieren. Er kultivierte sie in seinem Labor und konnte mit ihnen bei gesunden Rindern Milzbrand auslösen. Koch gewann auch aus diesen infizierten Tieren Blut, fand dort Bakterien und stellte fest, dass sie den ursprünglichen Bakterien gleich waren. Damit gelang zum ersten Mal der Nachweis eines ursächlichen Zusammenhangs zwischen der Infektion mit Bakterien und einer Krankheit.

Die Erkenntnis, dass Mikroorganismen Krankheiten verursachen können, wurde innerhalb kurzer Zeit zur allgemeinen Lehrmeinung und begründete die Jagd auf Erreger anderer bekannter Krankheiten. Neben vielen anderen zeitgleichen Entdeckungen wurden durch Koch 1882 das Tuberkulosebakterium und 1883 der Erreger der Cholera gefunden. 1880 sah Charles Laveran den Erreger der Malaria im Blut von Erkrankten und 1884 entdeckte Theodor Escherich das nach ihm benannte Bakterium Escherichia coli.

1.2 Infektion

Definition

- **Infektion (Ansteckung):** Eindringen von Krankheitserregern in den Körper.
- **Infektionskrankheit (ansteckende Krankheit, „Infekt"):** Erkrankung, die durch das Eindringen von Erregern in den Körper ausgelöst wird.
- **Besiedlung (Kolonisation):** Befall mit Bakterien, die auf und im Körper leben, aber keine Krankheitssymptome auslösen.

Jetzt, wo wir besprochen haben, dass Mikroorganismen und Viren Menschen infizieren und Krankheiten auslösen können, widmen wir uns der Frage, woher die Krankheitserreger kommen und wie sie in unseren Körper gelangen. Die krank machenden Bakterien, Viren, Pilze und Parasiten befinden sich

- in anderen, infizierten Personen,
- in Tieren,
- in der Umwelt und
- in und auf dem eigenen Körper.

1.2.1 Infektion mit Erregern aus infizierten Personen

Krankheitserreger kommen nicht überall auf und in einem Infizierten vor, sondern meist nur in bestimmten Organen und Körperflüssigkeiten. Je nachdem wo sich die Infektionserreger befinden, gibt es unterschiedliche Infektionswege. In bestimmten Fällen sind die Personen, von denen die Erreger stammen, nicht infiziert, sondern nur von den Bakterien besiedelt. Es gibt eine Reihe unterschiedlicher Übertragungswege, von denen einige direkt sein können, andere jedoch indirekt (▶ Abb. 1.1):

- **direkte Übertragung (direkte Kontaktinfektion):** Übertragung von Krankheitserregern direkt von Mensch zu Mensch,
- **indirekte Übertragung (indirekte Kontaktinfektion, Schmierinfektion):** Übertragung von Krankheitserregern über die Oberfläche von Gegenständen, durch Wasser, Nahrungsmittel oder auch Tiere, z. B. Insekten, wenn sie selbst nicht infiziert sind. Am besten lässt sich die indirekte Übertragung von Krankheitserregern an Beispielen erklären.

▶ **Praxisbeispiel indirekte Übertragung.** Stellen wir uns einen Menschen mit Schnupfen vor. Schnupfen ist eine Viruserkrankung. Beim Niesen hält er die Hand vor den Mund. Nun sind Viren auf der Handfläche. Mit ihr berührt er eine Türklinke. Eine andere Person greift an die Türklinke. Einige Viren haften an der Hand. Die Person reibt sich mit der Hand an der Nase und einige Viren gelangen

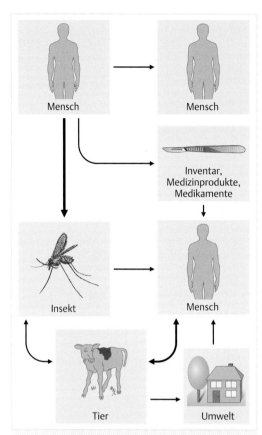

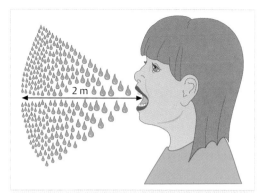

Abb. 1.2 Tröpfcheninfektion. Keimhaltige Sekrettröpfchen können sich allein durch das Sprechen mehrere Meter im Raum verteilen. (Hof H, Dörries R: Duale Reihe - Medizinische Mikrobiologie. Thieme, Stuttgart 2002)

Stuhl verseucht ist, stellt einen indirekten Übertragungsweg dar.

Tröpfcheninfektion

Bei der Tröpfcheninfektion (aerogene Übertragung, Infektion über Aerosol) handelt es sich um eine Übertragung von Erregern über Tröpfchen in der Luft. Die Tröpfchen entstehen bei Atmen, Sprechen, Niesen, Husten und bei Erbrechen und bleiben mehr oder weniger lange in der Luft, ehe sie zu Boden sinken. Je kleiner die Tröpfchen, umso länger schweben sie. Die meisten Tröpfchen sind zu klein, als dass man sie mit dem Auge sehen könnte. Die Bakterien und Viren werden mitsamt den Tröpfchen eingeatmet und gelangen so in den Körper, wo sie sich vermehren. Zahlreiche Krankheitserreger werden so übertragen. Beispiele für die Tröpfcheninfektion sind Erkältung, Masern, Rachen- und Mandelentzündung (Streptokokkenangina) und Tuberkulose. Die Erreger all dieser Krankheiten vermehren sich in den Atemwegen.

Merke

Bei der Tröpfcheninfektion werden Bakterien und Viren, die von Erkrankten in kleinsten Flüssigkeitstropfen bei Atmen, Husten, Niesen oder Erbrechen freigesetzt wurden, aufgenommen (▶ Abb. 1.2). Die Erreger gelangen entweder direkt über die eingeatmete Luft in den Körper oder werden von kontaminierten Oberflächen mit der eigenen Hand zu Nase, Mund oder Augen übertragen.

Übertragung über Speichel

Bei diesem Übertragungsweg werden die Infektionserreger nicht über die Luft, sondern nur bei engem Kontakt über den Speichel übertragen. Ein Beispiel dafür ist die Infektion mit dem Epstein-Barr-Virus, welches das Pfeif-

Abb. 1.1 Übertragungswege. Die direkte Kontaktinfektion wird von vielen Erregern genutzt, die außerhalb des Menschen schwer oder gar nicht überleben können (z. B. Hepatitis-Viren, Mykoplasmen). Von einer Infektion über Vektoren sprechen wir, wenn Insekten Infektionserreger übertragen (z. B. Zecken). Krankheiten, die von Tieren auf den Menschen übergehen, werden als Zoonosen bezeichnet. Zahlreiche Infektionsquellen für Menschen ergeben sich auch in der Umwelt. Lebensmittel, Wasser, aber auch Staub (z. B. Erreger in trockenem Tierkot) können Krankheitserreger zum Menschen transportieren und eine Infektion auslösen.

auf die Nasenschleimhaut. Dort können sie sich neu vermehren und die Person bekommt nun ebenfalls Schnupfen. Eine indirekte Übertragung ist auch, wenn der infizierte Mensch der gesunden Person die Hand, auf der sich Viren befinden, gibt oder er sich die Hand nicht vor den Mund hält und die Tröpfchen mit Virus dadurch direkt auf die Türklinke oder Tischplatte gelangen und von dort aufgenommen werden. Außerdem können Erreger von einer Person, die Durchfall hat und Nahrungsmittel zubereitet, auf Lebensmittel und von dort in den Mund und den Darm von denen gelangen, die davon essen. Auch Trinkwasser, das mit Bakterien, Viren oder Parasiten aus

fer'sche Drüsenfieber (Infektiöse Mononukleose) hervor-ruft.

Übertragung über Stuhl

Bei der Infektion über den Stuhl (fäkal-orale Übertragung) werden Krankheitserreger mit dem Stuhl ausgeschieden und mit dem Mund aufgenommen. Beispiele dafür sind die Infektion mit Norovirus, Hepatitis-A-Virus, Salmonellen und Cholerabakterien.

Sexuelle Übertragung

Unter der sexuellen Übertragung versteht man eine Übertragung beim Geschlechtsverkehr. Beispiele dafür sind die Infektion mit dem Humanen Immunschwächevirus (HIV) oder dem Humanen Papillomvirus und die Syphilis.

Übertragung von der Mutter auf das Kind

Eine Übertragung von der Mutter auf das Kind kann während der Schwangerschaft, bei der Geburt oder durch die Muttermilch erfolgen. Beispiele sind die Röteln-Embryopathie, der Neugeborenen-Herpes und die Infektion von Kindern mit HIV.

Übertragung durch Vektoren

Die Übertragung von Mensch zu Mensch findet über Vektoren wie Insekten oder Spinnentiere statt. Ein Beispiel dafür ist die Malaria.

Übertragung durch Blut und Blutprodukte

Ein Beispiel für die Übertragung durch Blut und Blutprodukte ist die HIV-Infektion, beispielsweise bei Drogenabhängigen über Injektionsnadeln, die von mehreren Personen benutzt wurden.

Merke

Sehr wichtige Maßnahmen, um die Übertragung durch Blut zu verhindern, sind die Testung aller Blutspenden auf Verseuchung mit Viren und Bakterien sowie die Verwendung von Einmalspritzen und -kanülen.

1.2.2 Infektion mit Erregern aus Tieren

Verschiedene Übertragungswege lassen sich unterscheiden. Dazu gehört die Infektion
- über Speichel oder einen Biss wie bei Tollwut,
- durch Überträger, z. B. Zecken bei der Frühsommer-Meningoenzephalitis (FSME),
- über Fleisch, in dem sich Parasiten befinden wie Toxoplasma gondii oder Trichinen,

- über Stuhl und Urin von Tieren (die Erreger gelangen entweder direkt über die Luft in den Körper, wie das Hantavirus aus den Exkrementen von Mäusen, oder indirekt, wie Salmonellen aus dem Kot von Rindern über Fleisch, das roh oder nicht ganz durchgebraten verzehrt wird) oder auch
- über nicht pasteurisierte Kuh- oder Ziegenmilch.

Viele Infektionen mit Krankheitserregern aus Tieren werden durch tiermedizinische und lebensmittelhygienische Maßnahmen verhindert.

1.2.3 Infektion mit Erregern aus der Umwelt

Überall in der Umwelt befinden sich Mikroorganismen, doch nur ein Bruchteil davon kann beim Menschen Krankheiten auslösen. Beispiele für Infektionen mit Erregern aus der Umwelt sind die Infektion mit
- Pseudomonas aeruginosa, ein Bakterium, das natürlicherweise im Wasser lebt,
- Legionellen, die sich in warmem Wasser, z. B. in der Warmwasserbereitung von Wohnhäusern, vermehren können, und
- Schimmelpilzen.

1.2.4 Infektion mit Bakterien des eigenen Körpers

Wie an anderer Stelle noch näher erläutert wird, ist unser Körper besiedelt mit Bakterien (S. 68). Die Bakterien befinden sich vor allem auf der Haut, auf der Schleimhaut von Mund und Rachen sowie im Darm. Bleiben die Bakterien dort, wo sie sind, richten sie keinen Schaden an, ganz im Gegenteil. Sie haben sogar wichtige Funktionen. Gelangen Bakterien jedoch an andere Stelle, können sie Krankheiten verursachen. Beispiele dafür sind Infektionen
- der Harnwege mit Bakterien aus dem Stuhl (sie führen zur Blasenentzündung),
- des Blutes mit Bakterien von der Haut über einen Venenkatheter und
- der Herzklappen mit Bakterien, die von der Schleimhaut im Mund stammen und ins Blut eingeschwemmt wurden.

1.2.5 Übertragungswege im Krankenhaus

Definition

Nosokomiale Infektion: Infektion, die im Krankenhaus erworben wird.

Infektionen finden nicht nur im Alltag statt, sondern auch im Krankenhaus. Hier haben sie eine besondere Bedeutung, weil sie den Patienten zusätzlich schaden, die Gesundung verzögern oder sogar zum Tod führen. Kapitel 26 widmet sich diesen nosokomialen Infektionen ausführlich. Zusätzlich wird in Kapitel 10 erklärt, wie nosokomiale Infektionen verhindert werden können. An dieser Stelle wird kurz dargestellt, auf welchen Wegen es zu Infektionen im Krankenhaus kommen kann. Die Erreger stammen von anderen Personen, aus der Umwelt oder vom eigenen Körper.

▶ **Erreger von anderen Personen.** Von anderen Personen können Krankheitserreger wie folgt übertragen werden:

- Von Patient zu Patient oder von Mitarbeiter zu Patient. Beispiele dafür sind Infektionen mit Erkältungs- oder Durchfallviren (Norovirus). Übrigens können sich auch Mitarbeiter bei Patienten mit diesen Viren anstecken.

Merke

Staphylococcus aureus kann den Nasenraum besiedeln und von dort mit den Händen auf Haut- und Operationswunden gelangen. Der Mund-Nase-Schutz im Operationsbereich soll Infektionen mit diesen Bakterien verhindern.

- Indirekt von Patient zu Patient über Mitarbeiter oder von medizinischem Gerät und Oberflächen zu Patient. Dieser Übertragungsweg ist besonders wichtig, weil er durch fachgerechte Hygienemaßnahmen verhindert werden kann. Ein Beispiel dafür ist die Infektion mit antibiotikaresistenten Bakterien auf Intensivstationen.

▶ **Erreger aus der Umwelt.** Aus der Umwelt stammen Pseudomonas-aeruginosa-Bakterien und Schimmelpilze. Die Pseudomonas-Bakterien ließen sich bereits in Beatmungsgeräten, Reinigungsflüssigkeit, Waschbecken, Blumen und an anderen feuchten Orten nachweisen. Sie werden über die Hände von Mitarbeitern auf die Patienten übertragen. Schimmelpilzsporen sind im Staub. Patienten mit Immunschwäche sind dadurch gefährdet und können eine Lungenentzündung und andere Krankheiten entwickeln.

Merke

Die Hände sind immer noch der wichtigste Übertragungsweg! Man schätzt, dass etwa 80 % aller nosokomialen Infektionen über die Hände des Personals weitergegeben werden.

▶ **Erreger des eigenen Körpers.** Aus dem Darm oder von der Haut gelangen Bakterien über Blasenkatheter in die Harnwege, über Venenkatheter in den Blutkreislauf und von dort in verschiedene Organe. Bei beatmeten Patienten gelangen Bakterien aus Mund und Rachen entlang des Tubus in die Lunge und verursachen eine Lungenentzündung.

Merke

Blasenkatheter und Venenkatheter sind gefürchtete Eintrittspforten für Bakterien. Je länger die Katheter liegen, desto größer ist die Gefahr einer Infektion.

1.3 Verlauf von Infektionskrankheiten

Nicht jede Aufnahme von Erregern und nicht jeder Erregerkontakt führt zu einer erfolgreichen Vermehrung der betreffenden Erreger. Viele Erreger scheitern an der körpereigenen Abwehr und manchen fehlt es einfach an Virulenz, um eine Krankheit auszulösen. Hat der Erreger die körpereigene Abwehr aber erfolgreich überwunden, verlaufen viele Infektionskrankheiten nach dem gleichen Muster. Zunächst ist die Infektion unauffällig und wird oft nicht bemerkt, dann reagiert der Körper mit Krankheitssymptomen und meistens kommt es zu Heilung, gelegentlich zum Tod. Man unterscheidet die folgenden Phasen:

- Inkubationszeit: Zeitperiode zwischen Infektion und ersten Symptomen; der Krankheitserreger vermehrt sich an Ort und Stelle, manchmal breitet er sich im Körper aus; noch merkt der Infizierte nichts von der Ansteckung. Die Inkubationszeit dauert von wenigen Stunden (manche Durchfallerkrankungen) bis zu einigen Monaten (Virushepatitis B, Tollwut)
- Prodromalphase: erste Krankheitssymptome wie Abgeschlagenheit, Temperaturanstieg, Gliederschmerzen
- Erkrankungsphase: organbezogene Krankheitssymptome treten auf wie Husten bei Bronchitis, laufende Nase bei Erkältung, Gelbsucht bei Leberentzündung, juckender Hautausschlag bei Windpocken
- Erholungsphase: das Fieber verschwindet, die Organsymptome gehen zurück, die Leistungs- und Belastungsfähigkeit nehmen zu

Infektionskrankheiten können wie bei einer akuten Infektion plötzlich beginnen und in kurzer Zeit ausheilen, Krankheitserreger können aber auch mehrfach Symptome auslösen oder im Körper bleiben und eine lang anhaltende, chronisch fortschreitende Erkrankung hervorrufen. Vom Erreger hängt ab, ob er im Körper bleibt, und von der Abwehr des Infizierten, welchen Verlauf die Infektion weiternehmen wird.

1.3.1 Akute Infektionskrankheit

Die akute, sich selbst begrenzende (limitierende) Infektionskrankheit ist am häufigsten. Für die akute Infektionskrankheit sind ein rascher Beginn und ein kurzer Verlauf typisch. Die Symptome beginnen, werden stärker und schließlich gewinnt die körpereigene Abwehr wieder die Oberhand und der Mensch gesundet allmählich (▶ Abb. 1.3a). Die meisten Infektionskrankheiten sind akute Krankheiten. Beispiele dafür sind die Grippe, in-

1

fektiöse Magen-Darm-Erkrankungen und Windpocken. Die akute Krankheit kann von allein oder mit Medikamenten ausheilen, aber auch tödlich enden. Beispiel für eine manchmal tödlich ausgehende akute Infektionskrankheit ist die bakterielle Hirnhautentzündung.

Merke

Die akute, ausheilende Infektion ist der häufigste natürliche Verlauf einer Infektionskrankheit.

1.3.2 Chronische Infektionskrankheit

Typisch für eine chronische Infektionskrankheit ist ein langer Verlauf. Beispiele dafür sind die HIV-Infektion, Herpes, Virushepatitis B und C, Tuberkulose, Lepra, Pilzinfektionen der Haut und Wurmkrankheiten. Je nach Zeitpunkt, an dem die Symptome auftreten, unterscheidet man:
- chronisch rezidivierende Infektionen: Infektionen, die nach unterschiedlichen Zeiten immer wieder Symptome verursacht. Ein Beispiel dafür ist der Lippen-Herpes, der über Jahre und Jahrzehnte immer wieder auftreten kann, ein paar Tage Symptome hervorruft und dann wieder verschwindet (▶ Abb. 1.3b).

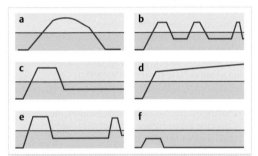

Abb. 1.3 Infektionsverläufe. Infektionsverläufe. Sind die roten Kurven im grünen Bereich, bemerken Betroffene nichts von der Infektion. Im gelben Bereich treten Krankheitssymptome auf. Die Zeitachsen der hier dargestellten Infektionsverläufe sind unterschiedlich. Während Ablauf a innerhalb von Tagen bis Wochen stattfindet, repräsentieren die Abläufe b, c, d, e und f jeweils das ganze Leben des Patienten.
a akute Infektion,
b chronisch rezidivierende Infektion, bei abweichender Rezidivsymptomatik (z. B. Herpes labialis),
c chronisch persistierende Infektion (z. B. Hepatitis-B- und -C-Virus),
d chronisch aggressive Infektion (z. B. Hepatitis-B-Virus),
e chronisch persistierende Infektion mit erneutem Krankheitsausbruch,
f symptomloser (asymptomatischer) Verlauf.

- chronisch fortschreitende Infektionskrankheit: Erkrankung, die über Monate oder Jahre schlimmer wird. Beispiele dafür sind die Virushepatitis B (▶ Abb. 1.3c, d), die nach vielen Jahren zu einer Leberzirrhose und zu Leberzellkrebs führen kann, und die HIV-Infektion, die eine schwere Abwehrschwäche nach sich zieht. Bei einer Variante dieses Verlaufs löst der Erreger nach längerer Pause wieder eine Krankheit aus, doch mit anderen Symptomen, wie es bei dem Varizella-zoster-Virus der Fall ist. Das Virus ruft, meist schon im Kindesalter, zunächst Windpocken hervor, verweilt dann im Körper und kann in Form der Gürtelrose Jahrzehnte nach der Erstinfektion wieder erscheinen (▶ Abb. 1.3e).

1.3.3 Symptomlose (asymptomatische) Infektion

Die symptomlose Infektion löst keine Krankheitssymptome aus. Nicht jede Aufnahme von Erregern und nicht jeder Erregerkontakt führt zu einer erfolgreichen Vermehrung der betreffenden Erreger. Viele scheitern an der körpereigenen Abwehr. Das heißt, man kann infiziert werden, ohne zu erkranken. Beispiele dafür sind die Infektionen mit dem Zytomegalievirus oder Toxoplasma gondii. Viele infizieren sich mit den Erregern in der Kindheit, ohne jemals krank zu werden und ohne es zu wissen (▶ Abb. 1.3f).

1.4 Krankheitskomplikationen

Jede Verlaufsform einer Infektion kann durch Komplikationen ungünstig verändert werden, sodass der übliche Krankheitsverlauf eine schwerere Symptomatik aufweist oder auch ein Organ erkrankt, das zunächst nicht betroffen war. Auch können weitere Krankheiten zu einer Infektion hinzukommen. Komplikationen verzögern die Heilung und können zum Tod führen. Wann sie auftreten, ist nicht vorhersehbar. Es gibt jedoch Risikosituationen, d. h. individuelle Bedingungen, die die Wahrscheinlichkeit für schwerere Krankheitsverläufe begünstigen. Die folgenden Situationen stellen ein höheres Risiko für komplizierte Verläufe dar:
- hohes Alter: Abwehr wird schwächer; Begleiterkrankungen beeinträchtigen die Fähigkeit, schwere Krankheiten zu überstehen
- Neugeborenenperiode, besonders bei Frühgeborenen: Abwehrsystem des Körpers noch nicht vollständig entwickelt
- schwere Begleiterkrankungen wie:
  - Herzschwäche und schwere Lungenkrankheiten: erhöhter Blutfluss und Sauerstoffbedarf sind erforderlich, können aber bei schweren Infektionskrankheiten nicht mehr gewährleistet werden; die Herzleistung wird noch schwächer
  - Diabetes mellitus und chronisches Nierenversagen: erhöhter Blutzucker und giftige Substanzen, die nicht durch die Niere ausgeschieden werden, beeinträchtigen die Funktion der weißen Blutzellen (Leukozyten), die für die Infektabwehr wichtig sind

- Leukämie. Bildung von Abwehrzellen gestört und Krankheitserreger können sich besser vermehren
- Behandlung von Leukämie- und Krebspatienten mit Medikamenten und Bestrahlung: Therapie unterdrückt Bildung von weißen Blutzellen, die für die Infektabwehr wichtig sind
- Zeit nach einer Organ- oder Knochenmarktransplantation: Für eine Transplantation wird das Immunsystem durch Medikamente unterdrückt, damit das Transplantat nicht abgestoßen wird; dadurch wird die Infektabwehr gestört

Merke

Für die Behandlung und Pflege ist sehr wichtig zu wissen, ob und welche Komplikationen wann auftreten können. Einige Komplikationen kann man versuchen zu verhindern. Bei anderen Komplikationen kann man durch frühzeitiges Erkennen und Behandeln das Schlimmste verhindern.

▶ **Sekundärinfektion.** Eine Form der Komplikation ist die Sekundärinfektion. Von einer Sekundärinfektion spricht man, wenn nach einer ersten Infektion eine Infektion mit einem zweiten Erreger stattfindet, der die momentane Vorschädigung der Haut, Schleimhaut oder inneren Organe nutzt und durch die Infektion den Krankheitsverlauf verkompliziert. Ein Beispiel ist die Infektion der Nasennebenhöhlen mit Bakterien und die bakterielle Mittelohrentzündung bei einer Erkältung, die durch Viren verursacht wird.

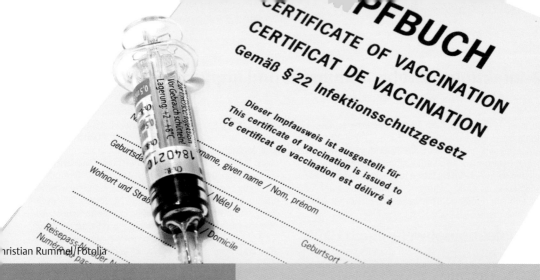

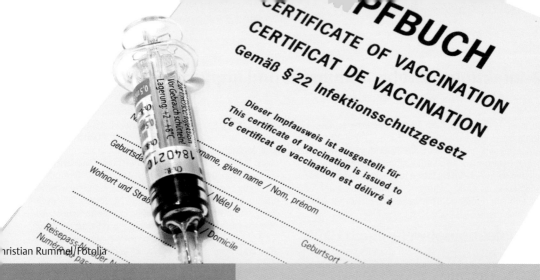

Christian Rummel/Fotolia

Kapitel 2

Infektionsabwehr, Immunität und Impfung

2 Infektionsabwehr, Immunität und Impfung

Christian Jassoy

Zu einer Infektion gehören immer der Erreger, der, mit bestimmten Eigenschaften ausgestattet, eine Krankheit auslösen kann, und der Wirt, das Opfer der Infektion. Eine ganze Batterie an Schutzmaßnahmen verhindert, dass wir den Bakterien, Viren, Pilzen und Parasiten ausgeliefert sind. Dazu gehören Schutzmaßnahmen an Haut und Schleimhaut und Abwehrmechanismen im Körper selbst.

2.1 Infektionsabwehr durch Haut und Schleimhaut

2.1.1 Schutzmechanismen der Haut

Mechanischer Schutz

Die Haut stellt eine undurchdringliche Barriere für Bakterien, Pilze und Viren dar. Nur bestimmte Würmer, die in tropischen Ländern vorkommen, wie Hakenwürmer und Schistosomen (eine Egel-Art), durchdringen die intakte Haut. Erst bei Zerstörung der Hautbarriere wie einer Verletzung, auch kleinen Rissen, Entzündungen und Verbrennungen kann es zur Infektion kommen.

Kolonisationsresistenz

Die Ansiedlung (Kolonisation) von Krankheitserregern wird auch durch die Kolonisationsresistenz verhindert, die dadurch entsteht, dass Haut und Schleimhäute, Verdauungstrakt, obere Atemwege, äußeres Genitale sowie der Darm bereits in einer beträchtlichen Dichte von Mikroorganismen besiedelt sind. Insgesamt leben auf und im Menschen zehnmal so viele Bakterien, wie der Körper Zellen hat; auf der Haut befinden sich etwa 5000 Keime pro Quadratzentimeter. Die Kolonisationsresistenz kann man gut mit einem Parkplatz bei einer Großveranstaltung vergleichen: Überall dort, wo schon ein Auto steht, kann kein anderes mehr parken. Genau das Gleiche gilt für die Standortflora auf unserer Haut und den Schleimhäuten: Überall dort, wo sich bereits große Mengen von Bakterien befinden, haben es Eindringlinge schwer, noch einen Platz zum Anheften oder die benötigte Nahrung zu finden.

Definition

Kolonisationsresistenz: dichte Besiedlung der Haut und Schleimhäute mit der Standortflora, die die Möglichkeit der Ansiedlung für Infektionserreger deutlich einschränkt.

▶ **Praxisbeispiel Störung der Kolonisationsresistenz durch Antibiotika.** Die Therapie mit Antibiotika zerstört nicht nur Krankheitserreger, sondern verändert auch die Zusammensetzung der natürlichen Bakterienflora auf Haut und Schleimhäuten und macht Platz für andere Bakterien. Antibiotikaempfindliche Bakterien gehen zugrunde, resistente Bakterienarten überleben. Eine solche Bakterienart ist Clostridium difficile, das im Darm von manchen Menschen vorkommt und auch im Krankenhaus von einer Person auf die nächste übertragen werden kann. Dieses Bakterium setzt Gifte frei, die zur schweren Dickdarmentzündung (Kolitis) führen. Eine gefürchtete Komplikation einer Antibiotikatherapie ist deshalb die pseudomembranöse Kolitis (antibiotikaassoziierte Kolitis). Außerdem gibt es durch die Zerstörung von Bakterien durch die Antibiotika wieder „freie Parkplätze", um bei dem Bild des Parkplatzes zu bleiben. Darauf können sich nun antibiotikaresistente Bakterien besonders gut ansiedeln. Antibiotikaresistente Bakterien gibt es im Krankenhaus dort, wo häufig Antibiotika eingesetzt werden, vor allem auf Intensivstationen. Die antibiotikaresistenten Bakterien sind nicht aggressiver als solche, die gegen die üblichen Antibiotika empfindlich sind. Verursachen die resistenten Bakterien jedoch eine Krankheit, z. B. eine Lungenentzündung, stehen nur wenige Ersatzmedikamente zur Verfügung. Außerdem dauert es einige Tage, bis bekannt ist, welche Medikamente sich einsetzen lassen. In dieser Zeit schreitet die Erkrankung fort. Die Sterblichkeit durch multiresistente Bakterien ist daher erhöht.

Vertiefendes Wissen

Harnblase, Nieren und Harnleiter, weite Teile der Harnröhre, die Lungenbläschen, alle geschlossenen Körperhöhlen im Bauchraum oder Thorax sowie die inneren Organe, der Liquorraum und das Gehirn enthalten normalerweise keine Keime.

Saurer pH-Wert

Die Talgdrüsen in der Haut produzieren einen feinen Fettfilm, der die Haut elastischer macht und die Verdunstung von Wasser verringert. Auf der Haut lebende Bakterien bauen Fette zu Fettsäuren ab, wodurch der pH leicht sauer wird. Dies ist für viele Bakterien schädlich und erschwert die Ansiedlung von pathogenen Keimen.

2.1.2 Schutzmechanismen der Atemwege

Mechanischer Schutz

Der Schutz der Atemwege beginnt bereits in der Nase. Die Lage der Öffnungen und die Härchen verhindern das Einatmen größerer Partikel. Auf dem in Nase und Nebenhöhlen produzierten Schleim bleiben Bakterien und Viren haften. In den unteren Atemwegen wird durch die Arbeit des Flimmerepithels sowie durch Husten der Schleim nach oben transportiert und durch Hinunterschlucken beseitigt (▶ Abb. 2.1). Auch Gähnen trägt zum Schleim-

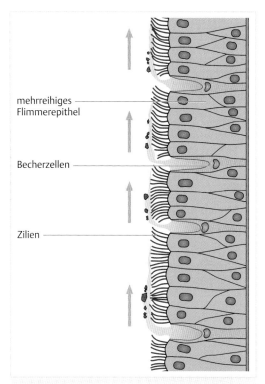

mehrreihiges
Flimmerepithel

Becherzellen

Zilien

Abb. 2.1 Flimmerepithel. Der Schleim wird mit den gebundenen Partikeln durch die Bewegung der Zilien nach oben transportiert. (Schwegler J: Der Mensch - Anatomie und Physiologie. Thieme, Stuttgart 2002)

transport in Richtung Mund bei. Aufgrund dieser Mechanismen erreichen Mikroben nur selten die Lunge. Sollten Bakterien und Viren dennoch bis dorthin gelangen, treffen sie in den Lungenbläschen (Alveolen) auf zahlreiche Abwehrzellen, die Alveolarmakrophagen, die die Eindringlinge rasch aufspüren und phagozytieren (s. u.).

▶ **Praxisbeispiel Störung der mechanischen Abwehr in den Atemwegen.** Ist das Flimmerepithel in Luftröhre und Bronchien durch eine virale Infektion der Epithelzellen oder durch jahrelanges Rauchen vorgeschädigt, ist die Möglichkeit zum Abhusten von Schleim eingeschränkt. Auch bettlägerige Patienten, Patienten, die körperlich sehr geschwächt sind, und Patienten mit Rippenbrüchen, die nur oberflächlich atmen, können schlecht abhusten. Bei bewusstlosen Patienten fehlt der Hustenreflex. Dadurch können Bakterien aus dem Rachen in die Lunge gelangen und dort eine Lungenentzündung auslösen.

2.1.3 Schutz des Verdauungstrakts

Mund und Rachen

Die Schleimhaut in Mund und Rachen ist von Bakterien besiedelt. Ein Milliliter Speichel enthält etwa 100 Millio-

nen Keime. Die Bakterien verhindern durch Kolonisationsresistenz die Infektion mit Krankheitserregern. Außerdem enthält der Speichel Substanzen, die die Bakterienvermehrung hemmen (Lysozym, Immunglobulin A).

Magen

Im Magen herrscht durch die Produktion von Salzsäure stets ein saurer pH von ca. 2. Nur wenige Viren- und Bakterienarten sowie Parasiten überstehen deshalb die Passage durch den Magen und gelangen unbeschadet in den Darm. Viren und Bakterien, die die Magenpassage überstehen und den Darm infizieren können, sind z. B. Noroviren, Rotaviren, Salmonellen, Campylobacterbakterien.

Dünn- und Dickdarm

In einem Gramm Stuhl befinden sich 10^{12}–10^{15} (1000 Milliarden bis 1000 Billionen) Bakterien. Auch hier verringert die Kolonisationsresistenz die Chance für Krankheitserreger zur Vermehrung.

2.1.4 Schutz der Harnwege und Geschlechtsorgane

Harnblase

Die gesunde Harnblase ist keimfrei. Chemische Eigenschaften des Harns, wie der hohe Harnstoffgehalt, eine hohe Osmolarität (Konzentration von Salzen und anderen Molekülen), der vielfach saure pH-Wert sowie der regelmäßige Flüssigkeitsstrom nach außen verhindern die Ansiedlung von Bakterien.

Merke

In Situationen, in denen Bakterien leichter in die Blase gelangen können, z. B. über einen Urinkatheter, ist eine ausreichende Harnproduktion für die Vermeidung einer bakteriellen Blasenentzündung besonders wichtig.

Weibliches Genitale

In der Scheide leben auf der Schleimhaut als normale Bewohner Laktobazillen (sog. Döderlein-Bakterien), die Zucker nur unvollständig abbauen können. Traubenzucker wird von den Schleimhautzellen produziert. Statt Zucker zu Wasser und Kohlendioxid zu verarbeiten, stellen die Bakterien Milchsäure her. Die Milchsäure macht den Schleim sauer (pH 4). Kolonisationsresistenz und saures Milieu zusammen verhindern, dass sich Krankheitserreger ansiedeln. Bei nicht ausreichender Hygiene, z. B. durch Blutreste nach der Menstruation, wird die Säure abgepuffert und die Ansiedlung von anderen Bakterien erleichtert.

2

2.1.5 Schutzfunktion von Schmerzen

Schmerzen als Warnsignal bei einer Infektion kennt jeder, der wegen eines schmerzenden, kariösen Zahns den Zahnarzt aufsuchen musste. Da Krankheiten, die eine Zerstörung der für das Schmerzempfinden verantwortlichen Nervenbahnen verursachen, leicht zu Infektionskrankheiten führen, ist auch das Schmerzempfinden für eine Infektabwehr notwendig. So kommt es z. B. als Spätfolge eines Diabetes mellitus und bei der Lepra zur Schädigung der sensiblen Nervenbahnen. Kleinere Wunden am Fuß werden daher zunächst nicht wahrgenommen. Bakterien können das Gewebe infizieren und mit der Zeit bis zum Knochen vordringen. Besonders eindrücklich sind die Folgen bei der Lepra. Dort kommt es zum Verlust ganzer Gliedmaßen durch bakterielle Infektionen.

2.2 Infektionsschutz durch den Körper selbst

Werden Haut oder Schleimhaut verletzt, sorgt die initiale Blutung dafür, dass Krankheitserreger aus der Wunde herausgespült werden. Durch die Blutgerinnung wird die Wunde rasch verschlossen. Damit wird die Barriere zunächst provisorisch wiederhergestellt. Die nächsten Abwehrschritte sind Komplementaktivierung, Phagozytose, Antikörperproduktion und Aktivierung von T-Lymphozyten. Beteiligt an der Infektabwehr sind spezialisierte Blutzellen, vor allem die neutrophilen Granulozyten, Monozyten, B- und T-Lymphozyten (▶ Abb. 2.2). Man unterscheidet

- die immunologische Sofortreaktion durch die „natürliche", unspezifische Immunantwort und

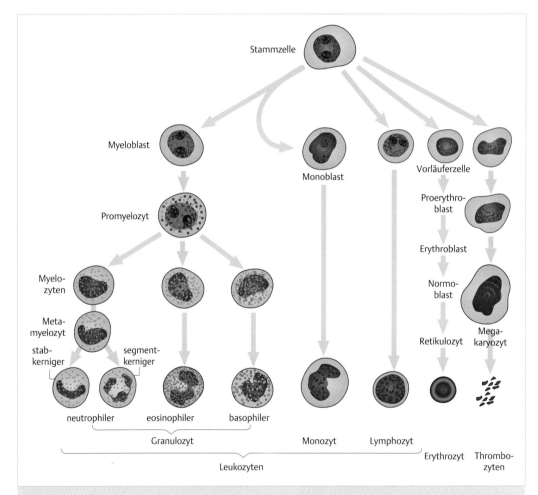

Abb. 2.2 Stammbaum der Leukozyten, Erythrozyten und Thrombozyten. Alle Blutkörperchen entstehen aus gemeinsamen Stammzellen. Im Knochenmark liegen alle Vorstufen nebeneinander vor. Nur die Zellen in der untersten Reihe gelangen in den Blutkreislauf. Weiße Blutkörperchen (Leukozyten) haben verschiedene Abwehraufgaben. (Schwegler J, Lucius R: Der Mensch - Anatomie und Physiologie. Thieme, Stuttgart 2011)

- eine verzögerte Immunantwort durch spezifische Immunzellen, die Lymphozyten.

2.2.1 Natürliche (unspezifische) Immunantwort: Granulozyten, Komplementfaktoren und Zytokine

Definition

- **Komplementfaktoren:** Gruppe von Eiweißen im Blut, die an Infektionserreger binden und die Beseitigung der Erreger erleichtern.
- **Neutrophile Granulozyten:** weiße Blutzellen (Leukozyten), die ihre Bezeichnung aufgrund einer gesprenkelten (granulierten) Anfärbung bekommen haben; gelappter Kern; die häufigste Leukozytenart im Blut
- **Monozyten:** große weiße Blutzellen mit kugeligem Kern
- **Zytokine:** Eiweiße, die von Immunzellen produziert und freigesetzt werden und die Immunantwort regulieren

▶ **Komplementsystem.** Sind Bakterien ins Gewebe oder ins Blut eingedrungen, müssen sie vernichtet werden. Hierbei tritt als Erstes das Komplementsystem des Blutes in Aktion. Es besteht aus mehreren Proteinen, von denen eines durch die Zellwandmoleküle der Bakterien aktiviert wird. In mehreren Schritten aktiviert nun ein Protein des Komplementsystems jeweils das nächste Protein, indem ein Teil der Moleküle abgespalten wird. Dabei entstehen mehrere Endprodukte, die wichtige Abwehrfunktionen haben: Komplementproteine

- sind ein Signal für Fresszellen und helfen ihnen, den Ort der Infektion zu finden
- unterstützen die Phagozytose, indem sie an die Bakterien binden und die Haftung an die Fresszellen erleichtern
- bilden kurze Röhren, die die Bakterienwand durchdringen und dadurch die Mikroben zerstören

▶ **Phagozytose.** Bei der Phagozytose werden Krankheitserreger von Fresszellen aufgenommen und vernichtet. Angelockt von aktivierten Komplementproteinen wandern neutrophile Granulozyten und Monozyten aus den Blutgefäßen zum Ort der Schädigung (▶ Abb. 2.3). Die ins Gewebe ausgetretenen Monozyten werden als Makrophagen bezeichnet. Die Zellen binden die Bakterien, umschlingen sie mit Ausstülpungen wie eine Amöbe, nehmen die Bakterien in Bläschen in die Zelle auf und zerstören und verdauen sie dort mithilfe von Enzymen. Aktivierte Komplementfaktoren (s. o.) helfen dabei.

▶ **C-reaktives Protein.** Bei dem C-reaktiven Protein handelt es sich um ein Eiweiß im Blut, das an tote und sterbende Zellen sowie manche Bakterien bindet, das Komplementsystem aktiviert und die Phagozytose der toten Zellen erleichtert.

▶ **Eiter.** Eiter besteht aus Granulozyten, Makrophagen, toten und noch lebenden Bakterien sowie Zelltrümmern des verletzten Gewebes. Manche Bakterien, z. B. Staphylokokken und Streptokokken, rufen eine besonders starke Eiterbildung hervor.

▶ **Zytokine.** Es gibt eine Fülle von Zytokinen, die eine Vielzahl von Funktionen ausüben. Beispiele dafür sind die Interleukine, Tumor-Nekrose-Faktor und die Interferone α, β und γ. Zytokine rufen Entzündungsreaktionen hervor, wie:

- Fieber; von Makrophagen freigesetzte Zytokine Tumor-Nekrose-Faktor-1, Interleukin-1 und Interleukin-6 gelangen über das Blut in das Temperaturzentrum im Gehirn und veranlassen dort eine Temperaturerhöhung des Körpers
- Abgeschlagenheit; Tumor-Nekrose-Faktor-1, Interleukin-1 sowie die Interferone sind für die Müdigkeit bei Infektionskrankheiten verantwortlich
- Muskelschmerzen, Hautausschläge

Vertiefendes Wissen

Überleben von Bakterien in Makrophagen. Nicht alle Bakterien gehen bei der Phagozytose durch Makrophagen zugrunde. Einige Arten wie Tuberkel- und Leprabakterien sowie Listerien überstehen den Angriff und sind sogar in der Lage, sich eingeschlossen in den Abwehrzellen weiter zu vermehren. Intrazelluläre Bakterien kann der Körper nicht mit Granulozyten und Antikörpern bekämpfen. Durch sie entstehen chronische Infektionen. Der stete Versuch des Abwehrsystems, die Bakterien zu beseitigen, hinterlässt selbst Spuren. Die Tuberkulose ist hierfür ein gutes Beispiel. Die Makrophagen schaffen es nicht, die Tuberkelbakterien vollständig zu vernichten. Stattdessen bilden sich Entzündungsherde aus Bakterien, Makrophagen, T-Zellen und Bindegewebe. Diese Entzündungsherde wachsen zu Körnergröße und dann bezeichnet man sie als Granulome. Bei der Granulombildung wird gesundes Gewebe zerstört und dadurch die Organfunktion beschädigt. Es kommt zu Krankheitssymptomen.

Definition

Interferon-α und -β: Zytokine, die bei Virusinfektionen gebildet werden und die Vermehrung von Viren hemmen.

2.2.2 Spezifische Immunantwort: Lymphozyten und Antikörper

Die natürliche Immunreaktion durch Granulozyten, Makrophagen und Zytokine kann die Infektionserreger nur teilweise bekämpfen und die Infektion vorübergehend in Schach halten. Um die Krankheitserreger vollständig zu besiegen, ist die spezifische Immunantwort erforderlich.

2

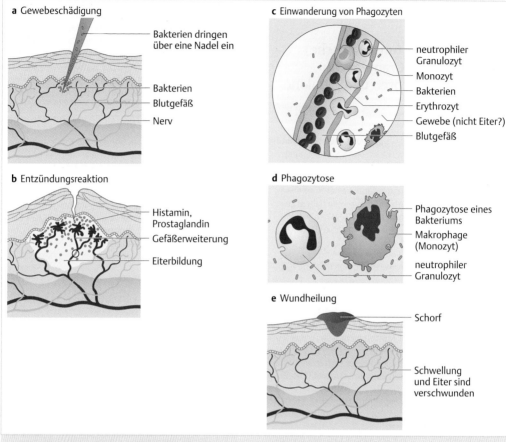

Abb. 2.3 Abwehr von bakteriellen Infektionen.
a Bakterien gelangen in das Gewebe.
b Histamin und Prostaglandine verursachen eine Erweiterung und vermehrte Durchlässigkeit der Blutgefäße. Es kommt zu Schwellung, Rötung und Erwärmung.
c u. **d** Abwehrzellen erreichen den Ort der Verletzung zusammen bilden Bakterien und Leukozaten, die auch tote Zellen phagozytieren, den Eiter.
e Bakterien und Eiter werden weggeschafft, die Haut regeneriert sich, ein Blutgerinnsel verschließt die Hautöffnung vorläufig.
Die Schwellung ist zurückgegangen und der Eiter ist verschwunden (nach Tortona, Funke und Case, 1998)

Natürliche und spezifische Immunantwort wirken Hand in Hand.

Lymphozyten

Lymphozyten sind weiße Blutzellen, etwas kleiner als Monozyten, aber mit ähnlich rundem Kern und nur wenig Zytoplasma. Lymphozyten ändern im Laufe ihres Daseins ihre Aufgabe und bekommen dann spezielle Bezeichnungen. Man unterscheidet T- und B-Lymphozyten:

* B-Lymphoyzten:
  ○ naive B-Lymphozyten
  ○ Gedächtniszellen
  ○ Effektor-B-Lymphozyten (Plasmazellen); produzieren Antikörper
* T-Lymphozyten:
  ○ Helfer-T-Lymphozyten; lenken andere Immunzellen über Zytokine wie ein Dirigent sein Orchester mit dem Taktstock
  ○ zytotoxische T-Lymphozyten zerstören infizierte Zellen

Einzelne Lymphozyten wirken nur gegen ganz bestimmte Krankheitserreger. Man sagt deshalb, sie sind erregerspezifisch. Im Körper gibt es eine große Vielfalt von Lymphozyten, die sich äußerlich ähneln, die aber jeweils unterschiedliche Krankheitserreger bekämpfen können.

Zerstörung infizierter Zellen durch zytotoxische T-Lymphozyten

Intrazelluläre Bakterien und virusinfizierte Zellen werden dadurch bekämpft, dass die infizierten Zellen vom Immunsystem zerstört werden. Zytotoxische T-Lymphozyten tasten die Oberfläche der Zellen ab. Treffen sie auf körperfremde Peptide auf der Zelloberfläche, vermehren sie sich und greifen alle Zellen an, die das gleiche Peptid tragen. Die zytotoxischen T-Lymphozyten setzen Proteine frei, die die Zellmembran perforieren und die infizierte Zelle samt den Krankheitserregern zerstören. Die von den T-Lymphozyten zerstörten Zellen werden durch den Körper ersetzt.

Vertiefendes Wissen

Was ist spezifisch an Lymphozyten? Spezifisch bedeutet, dass B- und T-Lymphozyten nur gegen ganz bestimmte Krankheitserreger wirksam sind. Das ist anders als bei Granulozyten und Makrophagen, die alle möglichen Bakterien, Viren, Pilze, Parasiten angreifen und phagozytieren. Die Spezialisierung geht sogar so weit, dass einzelne B- und T- Lymphozyten nur kleine Teile von Eiweißen oder anderen Molekülen von Krankheitserregern erkennen. Die spezialisierten Lymphozyten sind nicht etwa bereits bei der Geburt vorhanden, sondern werden im Laufe des Lebens neu gebildet. Dabei durchlaufen die Zellen eine Reifung von wenig spezifischen zu sehr spezifischen Zellen. Der Reifungsprozess ist komplex. Die an seiner Entschlüsselung beteiligten Wissenschaftler wurden mit Nobelpreisen ausgezeichnet. An dieser Stelle ist wichtig, dass die B- und T-Lymphozyten sehr wirksame Abwehrzellen sind. Ohne die Lymphozyten könnten wir nicht überleben. Kinder, die mit angeborenem B- und T-Zelldefekt auf die Welt kommen, können nur in keimfreier Umgebung auf speziellen Intensivstationen leben bzw. erhalten eine Stammzelltransplantation, damit sich Lymphozyten bilden können.

Vertiefendes Wissen

Wie erkennen T-Zellen, ob eine Zelle infiziert ist? Infizierte Zellen machen auf sich aufmerksam, indem sie Teile von Proteinen der sich intrazellulär vermehrenden Bakterien und Viren an sog. HLA-Klasse-I-Moleküle binden und diese zur Zellmembran transportieren, an deren Außenseite sie präsentiert werden.

Antikörper

Antikörper sind Eiweißmoleküle, die von Effektor-B-Zellen (Plasmazellen) gebildet werden und an Krankheitserreger binden. Sie werden auch Immunglobuline (Ig) genannt. Ihre Aufgabe ist es, im ganzen Körper präsent zu sein, Krankheitserreger und Gifte (Toxine) zu erkennen und unschädlich zu machen. Dazu werden die Antikörper

ständig von langlebigen Plasmazellen produziert und ins Blut abgegeben. Es gibt unterschiedliche Immunglobulinklassen mit unterschiedlichen Aufgaben:

- IgG: Hauptimmunglobulin im Blut und dort das wichtigste Abwehrimmunglobulin; während der Schwangerschaft von der Mutter auf das Kind übertragen
- IgA: auf Schleimhäuten abgesondert; schützt deshalb besonders Mund, Rachen, Atemwege und den Darm vor Infektionen; mit der Muttermilch an Säugling weitergegeben, schützt so den Magen-Darm-Trakt des Kindes vor Infektionen
- IgM: zu Beginn einer Infektion produziert
- IgE: bei der Abwehr von Würmern wichtig; für einen Teil der allergischen Reaktionen mit verantwortlich

Antikörper haben mehrere Aufgaben. Sie unterstützen die Phagozytose. Antikörper haben eine Y-förmige Struktur. Mit den oberen beiden Armen binden sie an Krankheitserreger. Der Fuß kann an Komplementproteine, Makrophagen und andere Zellen binden. Dadurch werden Komplementfaktoren aktiviert, die Phagozytose verbessert und Bakterien und infizierte Zellen zerstört. Außerdem binden und neutralisieren Antikörper Gifte. Einige Bakterien setzen Substanzen frei, die für den Körper schädlich sind. Die Gifte wirken, indem sie an Körperzellen binden und sie zu schädlichen Reaktionen veranlassen. Antikörper binden an das Toxin und verhindern, dass es an die Zellen andockt. Das Gift wird durch die Antikörper „neutralisiert". Beispiele für Toxine, die auf diese Weise unschädlich gemacht werden können, sind das Tetanustoxin und das Diphtherietoxin. Antikörper gegen diese Toxine verhindern Wundstarrkrampf und Diphtherie. Wie sie durch Impfung gebildet werden, wird in einem der folgenden Abschnitte beschrieben. Und nicht zuletzt verhindern Antikörper die Infektion von Zellen durch Viren, indem sie an die Viren binden und diese außer Gefecht setzen.

Merke

Antikörper sind hochspezifisch: Antikörper, die gegen Tetanustoxin wirken, sind nur dagegen und nicht gegen ein Virus wirksam. Antikörper gegen das Hepatitis-B-Virus können die Infektion mit dem Virus verhindern, nicht aber den Wundstarrkrampf.

2.3 Immunologisches Gedächtnis

Es gibt viele Krankheiten, die man nur einmal im Leben bekommen kann. Anschließend ist man immun gegen eine Infektion mit den entsprechenden Erregern, das heißt, man ist geschützt. Zu diesen Erkrankungen gehören die sog. Kinderkrankheiten wie Masern, Mumps, Röteln und Windpocken. Wie wird der Körper immun? Er nutzt einen Mechanismus, der „immunologisches Gedächtnis" genannt wird. Ein anderes Wort dafür ist Langzeitimmunität. Verantwortlich dafür sind die B- und T-Lymphozyten.

2

Langzeitimmunität

Unter Langzeitimmunität versteht man die Eigenschaft von B- und T-Lymphozyten, jahrelang im Körper zu existieren und bei Infektionen rasch die Erreger zu bekämpfen. Im Körper eines Neugeborenen gibt es bereits Milliarden von Lymphozyten, die sich alle in einem kleinen Bereich an der Zelloberfläche, der Antigenerkennungsstelle, voneinander unterscheiden.

Stellen wir uns nun vor, dass das Kind mit drei Jahren mit Windpocken infiziert wird. Es bilden sich Lymphozyten, die das Windpockenvirus bekämpfen. Es dauert ca. eine Woche, bis diese Zellen in ausreichender Menge vorliegen. Das Immunsystem bekämpft die Viruskrankheit erfolgreich, die Krankheitssymptome verschwinden und das Kind ist wieder gesund. Was passiert mit den Immunzellen? Die meisten der Lymphozyten, die gegen das Virus gekämpft haben, gehen zugrunde. Sie werden nicht mehr gebraucht. Ein Teil davon wird jedoch zu langlebigen Lymphozyten, die das Virus jederzeit wiedererkennen würden.

Langlebige Lymphozyten

Es gibt zwei Typen von langlebigen Lymphozyten:
- langlebige Plasmazellen
- und Gedächtniszellen.

Die langlebigen Plasmazellen befinden sich im Knochenmark und produzieren ständig Antikörper. Diese werden ins Blut abgegeben. Kommt es erneut zur Infektion mit dem gleichen Erreger, in unserem Beispiel das Windpockenvirus, werden die Viren durch die passenden Antikörper gebunden und neutralisiert.

Ein Teil der B- und T-Zellen wird außerdem zu Gedächtniszellen. Die Gedächtniszellen in unserem Beispiel sind ebenfalls spezifisch gegen das Windpockenvirus. Sie können sich schnell vermehren und sich sehr rasch zu neuen Plasmazellen oder Effektor-T-Zellen entwickeln, um die Virusinfektion zu bekämpfen. Die Gedächtniszellen sind so etwas wie die Verstärkung, die bereits Trainingserfahrung mit dem Gegner hat und schnell mobilisiert werden kann. Das geschieht innerhalb von 2–3 Tagen.

Beim ersten Kontakt mit dem Windpockenvirus gibt es also noch keine Antikörper oder T-Zellen gegen das Virus und auch keine Reserve, die schon einmal gegen das Virus trainiert wurde. Das Virus kann sich vermehren, weil es ca. eine Woche dauert, bis genügend Lymphozyten bereitstehen. Beim erneuten Kontakt befinden sich Antikörper im Blut, die das Virus rasch neutralisieren, sodass es sich nicht vermehren kann. Außerdem gibt es zahlreiche Gedächtniszellen, die innerhalb von wenigen Tagen aktiviert werden können. Deshalb kommt es beim ersten Kontakt zu Krankheit, beim zweiten und jedem folgenden Kontakt ist der Körper geschützt (▶ Abb. 2.4). Die „Merkfähigkeit" der Lymphozyten und die schnelle Aktivierbarkeit von Gedächtniszellen sind dafür verantwortlich, dass viele Viren und zahlreiche Bakterien den Organismus nur einmal infizieren können.

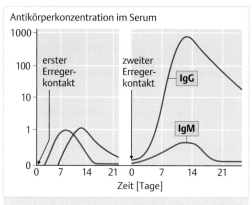

Antikörperkonzentration im Serum

Abb. 2.4 Entwicklung der Antikörperantwort. Nach dem ersten Kontakt mit einem Krankheitserreger oder nach einer Impfung kommt es zunächst zur Produktion von IgM- sowie mit geringer Verzögerung auch von IgG-Antikörpern. Anschließend verringert sich die Antikörpermenge. Der erneute Erregerkontakt oder eine Auffrischimpfung führen rasch zu einer wesentlich stärkeren Antikörperbildung.

Vertiefendes Wissen

Antikörper erlauben einen Blick in die Vergangenheit. Antikörper gegen einen Krankheitserreger, z. B. das Windpockenvirus, findet man auch noch Jahrzehnte nach einer Infektion oder Impfung. Die Tatsache, dass Antikörper nach einer Infektion lange, oft lebenslang gebildet werden, kann man nutzen, um zu testen, ob eine bestimmte Infektion schon einmal stattgefunden hat. Wie in einem alten Tagebuch ist die frühere Infektion durch die Immunantwort notiert. Hatte eine Person in der Kindheit Masern, finden sich auch in der Mitte des Lebens und im Alter noch Antikörper gegen das Masernvirus. Nicht alle, aber viele wichtige Erkrankungen, besonders Viruskrankheiten, lassen sich so nachverfolgen.

2.4 Impfung (Immunisierung)

2.4.1 Aktive Immunisierung

Prinzip

Das Prinzip der aktiven Immunisierung (Schutzimpfung) besteht darin, mit weniger gefährlichen und vermehrungsfähigen Erregern, toten Erregern oder Erregerteilen bzw. Toxinen eine Langzeitimmunität zu bewirken. Das immunologische Gedächtnis sorgt dann bei echtem Erregerkontakt dafür, dass die Infektion symptomfrei, schwächer oder komplikationsärmer verläuft. Immunologisch gesehen geschieht bei der aktiven Immunisierung dasselbe wie bei einer Infektion: Die spezifischen Lymphozyten werden aktiviert und es bilden sich langlebige Plasma- und Gedächtniszellen. Der Vorteil der aktiven Immunisierung besteht darin, dass sie schützt, ohne krank zu machen, wenn man einmal von sehr seltenen Nebenwirkungen absieht.

Vertiefendes Wissen

Ein gewagtes Experiment: wie die Impfung erfunden wurde. Das Prinzip der Schutzimpfung wurde zum ersten Mal von dem englischen Arzt Edward Jenner Ende des 18. Jahrhunderts wissenschaftlich untersucht. Zu dieser Zeit – und auch fast noch 100 Jahre lang später – war die Vorstellung, dass Krankheiten durch Mikroben oder Viren verursacht werden, völlig unbekannt. Es bestand jedoch bereits das Erfahrungswissen, dass eine Person, die an den harmlosen Kuhpocken erkrankte, nicht mehr an den für den Menschen meist tödlichen Menschenpocken (Variolapocken) erkrankt. Die Pocken waren eine gefürchtete Kinderkrankheit, an der fast alle Kinder in den ersten drei Lebensjahren erkrankten, jedes zehnte Kind starb und viele Menschen behielten Pockennarben zurück. Als wissenschaftliches Experiment infizierte Jenner einen Jungen, James Phipps, zunächst mit Kuhpocken und setzte ihn anschließend pockenhaltigem Material aus. Wie sich glücklicherweise zeigte, war der Junge tatsächlich vor den Variolapocken geschützt. Dies war der Beginn der systematischen Pockenschutzimpfung, die in kurzer Zeit in ganz Europa praktiziert wurde und schließlich, 200 Jahre später, zur weltweiten Ausrottung der Krankheit geführt hat. Später schenkte Edward Jenner dem inzwischen jungen Mann und seiner Familie ein Haus.

Heute wissen wir, dass die Kuhpockeninfektion deswegen schützt, weil der Erreger, das Kuhpockenvirus, große Ähnlichkeit mit dem Erreger der Menschenpocken hat. Durch die Infektion mit dem Kuhpockenvirus wird eine spezifische Lymphozyten-Immunabwehr erzeugt, die auch vor den Variolapocken schützt. Aufgrund dieser Entwicklungen und wegen des lateinischen Begriffs für „von der Kuh stammend", „vaccinus", wird ein Impfstoff heute auch als Vakzin bezeichnet.

Gesundheitlicher Wert

Der Sinn von Schutzimpfungen wird heute in der Bevölkerung oftmals kritisch hinterfragt. Das liegt paradoxerweise zum erheblichen Teil daran, dass Schutzimpfungen so erfolgreich sind. Nur die Großelterngeneration weiß noch, wie gefährlich die Diphtherie ist, und erinnert sich an wochenlange Krankenhausaufenthalte, die wegen der Erkrankung erforderlich waren. Sie kennt auch noch die Kinderlähmung, die heute fast ausgerottet ist. Aufgabe des Gesundheitswesens ist deshalb auch, auf die Gefahren hinzuweisen, die die Krankheiten, vor denen Schutzimpfungen schützen, darstellen und die Vorteile einer Impfung für den Einzelnen, seine Kontaktpersonen und die Bevölkerung insgesamt zu propagieren. Die Krankheiten wie Diphtherie, Wundstarrkrampf, Kinderlähmung oder Röteln sind heute bei uns so selten, dass sie kaum noch jemand kennt. Dennoch ist es wichtig, um diese Krankheiten zu wissen, informiert zu sein und Auskunft geben zu können. In den Steckbriefen in Kapitel 5 sie näher beschrieben.

2.4.2 Impfstoffarten

Impfstoffe enthalten entweder vollständige Krankheitserreger, die sich noch vermehren können oder inaktiviert wurden, wichtige Teile der Viren und Bakterien oder ein bakterielles Toxin (Gift), das allerdings ebenfalls unschädlich gemacht wurde. Man unterscheidet verschiedene Arten der Zusammensetzung von Impfstoffen (▶ Abb. 2.5):

- Lebendimpfstoffe
- inaktivierte Virus- und Bakterienimpfstoffe (Totimpfstoffe)
- Proteinimpfstoffe
- Toxoidimpfstoffe
- Polysaccharidimpfstoffe

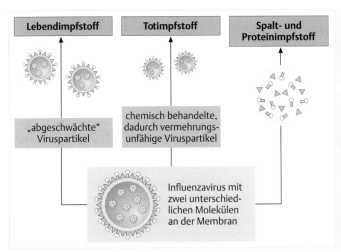

Abb. 2.5 Impfstoffe. Die verschiedenen Impfstoffarten am Beispiel der Influenza.

2

Lebendimpfstoffe

Definition

Lebendimpfung: Erzeugung einer schützenden Immunantwort unter Verwendung eines vermehrungsfähigen Virus oder eines lebenden Mikroorganismus

Lebendimpfstoffe enthalten Krankheitserreger, die sich im infizierten Organismus vermehren und dabei eine Immunantwort hervorrufen, jedoch ihre krank machende Eigenschaft verloren haben. Man spricht bei diesen Erregern auch von „abgeschwächten" Viren und Bakterien. Beispiele für virale Lebendvakzine sind die Impfstoffe gegen Masern, Mumps, Röteln, Windpocken und Rotaviren. Bakterielle Lebendimpfstoffe gibt es u. a. gegen Typhus und Cholera. In ungünstigen Fällen können Lebendimpfstoffe bei Personen mit angeborener oder erworbener Immunschwäche die entsprechende Krankheit hervorrufen. Sie dürfen deshalb bei Immunschwäche, z. B. bei fortgeschrittener HIV-Infektion, nicht eingesetzt werden.

Merke

Lebendimpfstoffe dürfen nicht bei Immunschwäche und von wenigen Ausnahmen abgesehen auch nicht bei Schwangerschaft gegeben werden.

Inaktivierte Virus- und Bakterienimpfstoffe („Totimpfstoffe")

Definition

inaktivierte Virus- und Bakterienimpfstoffe: chemisch inaktivierte Krankheitserreger, die zur Impfung verwendet werden

Eingebürgert hat sich der im Folgenden synonym verwendete Begriff Totimpfstoff. Allerdings ist die Bezeichnung nicht ganz zutreffend, denn in Bezug auf Viren kann man nicht von lebend und tot sprechen, da Viren keine Lebewesen sind. Offiziell heißen die Impfstoffe deshalb „inaktivierte Impfstoffe". Totimpfstoffe enthalten alle Bestandteile eines Krankheitserregers. Diese Impfstoffe werden beispielsweise für die Impfung gegen die Kinderlähmung (Poliomyelitis), das Frühsommer-Meningoenzephalitis- und das Hepatitis-A-Virus eingesetzt. Bakterielle Totimpfstoffe gibt es gegen Typhus und einige seltene und exotische Erkrankungen.

Definition

Spaltimpfstoffe: Besondere Zubereitung von Totimpfstoffen, bei denen das Virus durch chemische Behand

lung aufgelöst wurde. Alle Virusteile sind vorhanden, aber die Viruspartikel wurden bei dem Prozess zerstört.

Impfstoffe aus Proteinen und Teilen von Krankheitserregern

Ein Proteinimpfstoff wird synthetisch hergestellt, wobei z. B. gentechnisch veränderte Hefepilze das Virusprotein produzieren.

Toxoidimpfstoffe

Definition

Toxoidimpfstoffe: Impfstoffe aus chemisch inaktivierten Bakteriengiften (Toxinen)

Bei einigen bakteriellen Erkrankungen werden die Krankheitssymptome nicht durch das Bakterium selbst, sondern durch ein von den Bakterien produziertes Toxin hervorgerufen. Beispiele dafür sind der Wundstarrkrampf (Tetanus) und die Diphtherie. Es hat sich gezeigt, dass bei beiden Erkrankungen eine Immunisierung gegen die Toxine allein ausreicht, die Erkrankungen zu verhindern (▶ Abb. 2.6).

Vertiefendes Wissen

Polysaccharidimpfstoffe. Manche bakterielle Krankheitserreger produzieren eine aus Polysacchariden bestehende Schleimkapsel, die beim Eindringen der Bakterien in den Körper die Phagozytose durch Abwehrzellen erschwert. Die Impfstoffe gegen Pneumokokken, Meningokokken und Haemophilus influenzae Typ b bestehen aus Polysaccharidmolekülen der Bakterienkapsel.

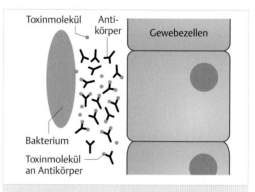

Abb. 2.6 Wirkung des Toxoidimpfstoffs. Das vom Erreger (grampositives „blaues" Stäbchenbakterium) erzeugte Toxin wird durch Antikörper agglutiniert („verklumpt") und gelangt daher nicht an die Körperzelle.

2

Konjugatimpfstoffe. Um ihre Impfwirkung zu verstärken, insbesondere um damit einen Immunschutz auch in Säuglingen zu erzielen, werden in einer Weiterentwicklung der Polysaccharidimpfstoffe die Polysaccharidmoleküle chemisch an Peptide gekoppelt. Resultat ist ein Konjugatimpfstoff.

Mehrfachimpfstoffe

Definition

Mehrfachimpfstoffe: Impfstoffkombination gegen mehrere Krankheitserreger

Um die Anzahl der Arztbesuche und die Injektionen bei Säuglingen zu reduzieren, wurden Mehrfachimpfstoffe entwickelt, die Immunogene gegen mehrere Krankheitserreger enthalten. Routinemäßig angewendet werden z. B. die Kombinationsimpfstoffe gegen Masern, Mumps und Röteln (Masern-Mumps-Röteln- = MMR-Impfung) oder gegen Diphtherie, Tetanus und Keuchhusten. Sie erzeugen eine mit der Impfung von Einzelsubstanzen vergleichbare Wirksamkeit bei gleich guter Verträglichkeit. Zwei-, Drei-, Vier- und Fünffachimpfstoffe stehen zur Verfügung.

Vertiefendes Wissen

Adjuvanzien. Die immunitäterzeugende Wirkung (Immunogenität) von Tot-, Spalt- und Proteinimpfstoffen ist wesentlich geringer als die der Lebendimpfstoffe. Damit eine ausreichend wirksame Immunantwort erzeugt werden kann, werden diesen Impfstoffen Hilfsstoffe zugesetzt, sog. Adjuvanzien. Adjuvanzien sind häufig die Ursache für lokale Reaktionen an der Impfinjektionsstelle.

2.4.3 Passive Immunisierung

Von der Schutzimpfung zu unterscheiden ist die passive Immunisierung, bei der direkt Antikörper (Immunglobuline) verabreicht werden. Die Antikörper stammen aus Blut von Personen, die zu einem früheren Zeitpunkt geimpft wurden oder die Krankheit gehabt haben. Früher und zum Teil heute noch stammen die Antikörper auch von Tieren, die geimpft wurden. Bei der passiven Immunisierung wird das Immunsystem nicht angeregt, selbst ein immunologisches Gedächtnis aufzubauen. Deshalb schützen die Antikörper nur so lange, wie sie im Körper sind. Mit einer Halbwertszeit von drei Wochen nehmen die Antikörper ab und nach 2–3 Monaten besteht kein Schutz mehr.

Die passive Immunisierung ist ein wichtiges Instrument zur Prophylaxe von einigen Infektionskrankheiten. Sie wird eingesetzt gegen

- Hepatitis B bei Neugeborenen von Müttern, die mit dem Virus infiziert sind,
- Wundstarrkrampf nach umfassenden Verletzungen und wenn unbekannt ist, ob jemals eine vollständige Tetanusimpfung durchgeführt wurde und
- andere Infektionen wie Tollwut, Diphtherie, Botulismus, Milzbrand.

▶ **Simultanimpfung.** Unter einer Simultanimpfung versteht man die gleichzeitige Gabe eines Impfstoffs und von Antikörpern. Die zwei Injektionen erfolgen an unterschiedlichen Körperstellen. Angewendet wird die Simultanimpfung z. B. gegen Hepatitis B bei Neugeborenen.

2.5 Impfpraxis

2.5.1 Grundimmunisierung und Auffrischung

Grundimmunisierung

Unter der Grundimmunisierung versteht man die Gabe aller Impfstoffdosen, die zur Erzeugung eines Impfschutzes notwendig sind. Oft reicht eine einzelne Dosis nicht für einen Impfschutz. Um einen ausreichenden Schutz zu bieten, müssen deshalb die meisten Impfungen in mehreren Dosen verabreicht werden. Die Grundimmunisierung gegen Hepatitis B besteht z. B. aus drei Impfdosen. Die einzelnen Injektionen erfolgen nach einem festgelegten Schema, das in Impfplänen dargestellt ist. Einen hundertprozentigen Schutz gibt es nicht. Immer gibt es einzelne Personen, die trotz Impfung nicht geschützt sind. Das liegt an den Impfstoffen und am Immunsystem der Person oder hat andere Gründe. Nach einer Impfung sind allerdings die meisten Menschen – über 90–95 % – geschützt.

Vertiefendes Wissen

Die aktuellen Impfpläne mit ergänzenden Informationen können im Internet auf der Seite des Robert Koch-Instituts abgerufen werden: www.rki.de.

Auffrischung

Bei der Auffrischungsimpfung handelt es sich um eine einzelne Impfstoffdosis, die mehrere Jahre nach der Grundimmunisierung verabreicht wird, um die Immunantwort wieder zu stärken. Sie stellt den Impfschutz wieder her, wenn einige Jahre nach der Grundimmunisierung die Schutzwirkung abfällt. Meist wird nach 10 Jahren aufgefrischt (z. B. Tetanus, Diphtherie, Keuchhusten). Es sollten mindestens fünf Jahre zwischen den Auffrischungen liegen, um verstärkte Nebenwirkungen (Entzündungsreaktionen) zu vermeiden.

Masern-, Mumps- und Rötelnimpfung verleihen einen lebenslangen Impfschutz. Eine Auffrischung ist nicht erforderlich. Bei manchen Impfungen ist eine Auffrischung

2

auch deshalb nicht erforderlich, weil die Krankheit nur im frühen Kindesalter gefährlich ist. Deshalb wird z. B. auf Auffrischung gegen Haemophilus influenzae b (Hib) und Rotaviren verzichtet.

2.5.2 Durchführung der Schutzimpfung

Impfstoffe werden kühl gelagert. Geimpft wird intramuskulär in den Musculus deltoideus am Oberarm. Bei kleinen Kindern kann auch in den Oberschenkel (M. vastus lateralis) injiziert werden. Bereit stehen müssen außer der Impfspritze Desinfektionsmittel für Hände und Injektionsstelle einschließlich steriler Tupfer sowie ein Abwurf für die Spritze und ein Notfallset bei allergischen Reaktionen (Adrenalin oder Kortison usw., evtl. eine Beatmungsmaske). Die Hände werden gewaschen und desinfiziert. Anschließend wird die Haut an der Injektionsstelle desinfiziert und der Impfstoff mit trockener Kanüle injiziert. Impfstofftropfen an der Kanüle können eine Entzündungsreaktion an der Einstichstelle hervorrufen.

Merke

Die Grippeschutzimpfung sollte von Personen, die durch eine Infektion besonders gefährdet sind, v. a. Kinder unter einem Jahr, Menschen über 60 Jahre und Personen mit schweren Vorerkrankungen an Herz und Lunge sowie von Personen, die beruflich in Krankenhaus und Pflegeeinrichtung mit diesen Personen zu tun haben, jährlich durchgeführt werden.

Die Hepatitis-B-Impfung von Mitarbeitern im medizinischen Bereich soll aufgefrischt werden, wenn die Konzentration der Antikörper gegen das S-Protein des Virus im Blutserum unter einen bestimmten Wert absinkt. Dazu werden durch den Betriebsarzt in regelmäßigen Abständen die Hepatitis-B-Antikörperspiegel im Blut bestimmt.

Merke

Sämtliche Impfungen einschließlich Auffrischungen müssen in einem Impfausweis dokumentiert werden. Wichtig sind: Produktname und Chargennummer des Impfstoffs, Datum und Unterschrift des impfenden Arztes.

2.5.3 Impfempfehlungen

Bei uns besteht heute keine Impfpflicht mehr. Schutzimpfungen werden dennoch grundsätzlich empfohlen. Einrichtungen wie die Ständige Impfkommission (STIKO) am Robert Koch-Institut in Berlin geben Empfehlungen zur Impfung (www.rki.de). Es wird hierbei unterschieden zwischen allgemein empfohlenen Impfungen und solchen, die nur unter bestimmten privaten, gesundheitlichen oder beruflichen Umständen angeraten sind.

▶ **Allgemein empfohlene Impfungen.** Diphtherie-, Tetanus-, Keuchhusten-, Masern-, Mumps-, Röteln-, Windpocken-, Kinderlähmung-, Hepatitis-B- und einige andere Impfungen sind allgemein empfohlen und werden im Säuglingsalter oder zu Beginn des zweiten Lebensjahres verabreicht. Allgemein empfohlene Impfungen gibt es aber auch für Ältere wie die Grippeschutz- und die Pneumokokkenimpfung.

▶ **Berufsindikation.** Die Hepatitis-B-Impfung ist sinnvoll bei Personen, die im Beruf mit infektiösem Material in Kontakt kommen können. Das Virus wird dort über Blut und Speichel übertragen. Eine Infektionsmöglichkeit ist die Injektionsnadel, mit der einem Infizierten Blut abgenommen wurde. Ein versehentlicher Stich mit der Nadel kann zur Infektion führen. Alle Personen im Gesundheitswesen sollten gegen Hepatitis B geimpft werden.

▶ **Individuelle gesundheitliche Indikation.** Sie betrifft beispielsweise Personen, die eine Vorerkrankung von Herz und Lunge haben und dadurch bei Grippe besonders gefährdet wären. Sie sollten regelmäßig gegen Grippe geimpft werden. Patienten, die bereits eine Leberschädigung haben, sollten sich gegen Hepatitisviren impfen lassen.

▶ **Reiseindikation.** Die Gelbfieber-, Typhus- und Choleraimpfung sind bei Reisen in Länder und Landstriche empfohlen, in denen die Krankheiten immer wieder auftreten (sog. Endemiegebiete). Zur Einreise in einige Länder sind manche Impfungen sogar gesetzlich vorgeschrieben (Gelbfieberimpfung).

2.5.4 Impfzeitpunkt

Der Zeitpunkt einer Schutzimpfung ist sehr wichtig. Die meisten Impfungen erfolgen im Säuglings- oder Kleinkindalter. Der Keuchhusten und die durch Haemophilus influenzae Typ b hervorgerufene Meningitis verlaufen im Säuglingsalter komplizierter als bei älteren Kindern, Jugendlichen oder Erwachsenen. Nur eine möglichst frühzeitige Impfung ist hier sinnvoll. Bei anderen Impfungen wiederum ist auch eine spätere Impfung noch zweckmäßig, wenn eine frühe Impfung versäumt wurde.

Die Impfung im Kindesalter kann jedoch auch deshalb empfohlen werden, weil dadurch am wirksamsten ein breiter Impfschutz in der Bevölkerung erzielt werden kann, wie es bei der Impfung gegen Hepatitis B der Fall ist. Ein Risiko der Infektion besteht bei uns jedoch erst im Jugend- und Erwachsenenalter, da das Virus sexuell, über verunreinigte Spritzen von infizierten Drogenabhängigen, in Medizin und Pflege sowie bei anderen engen Kontakten mit Infizierten übertragen wird. Impfempfehlungen für Jugendliche und Erwachsene erreichen jedoch erfahrungsgemäß sehr viel weniger Personen als solche für kleine Kinder.

▶ **Einfluss des Lebensalters.** Das Lebensalter kann einen Einfluss auf die Wirkung eines Impfstoffes haben. So verhindert der sog. Nestschutz von Neugeborenen und Säuglingen die Wirkung einiger Lebendimpfstoffe. Deshalb werden z. B. die Masern-, Mumps-, Röteln- und Windpockenimpfungen nicht in den ersten Lebensmonaten durchgeführt. Im Alter reagiert das Immunsystem schwächer auf Impfstoffe. Deswegen ist die Grippeimpfung leider bei den Personen, die es besonders nötig haben, alte Pflegebedürftige, weniger wirksam. Viele (ca. 30 %) können sich trotz Grippeimpfung mit dem Virus anstecken.

▶ **Schwangerschaft und Impfung.** Während der Schwangerschaft dürfen mit nur wenigen Ausnahmen keine Lebendimpfstoffe verabreicht werden. Andere Impfungen sollen wenn möglich vermieden werden. Allerdings ist die Impfung gegen Grippe (Influenza) ab dem zweiten Trimenon sogar ausdrücklich empfohlen, wenn die Schwangerschaft in die Grippeperiode hinein dauert, da die Krankheit bei Schwangeren öfters schwer verläuft.

Vertiefendes Wissen

Schutz für nicht geimpfte Personen durch eine Impfung. Impfungen sollen meist die Person, die geimpft wird, vor der Krankheit schützen. In bestimmten Fällen dienen Impfungen auch anderen Personen als der geimpften. Dazu drei Beispiele:
- Die Rötelnimpfung soll verhindern, dass sich eine Schwangere infiziert und ihr Kind in der Gebärmutter die schwere Rötelnembryopathie bekommt.
- Die Impfung von Mitarbeitern im Gesundheits- und Pflegedienst gegen Grippe soll auch die Menschen, die durch die Mitarbeiter betreut werden und wegen ihrer Krankheit oder ihres Alters durch Ansteckung besonders gefährdet wären, schützen.
- Schließlich soll die Impfung von möglichst vielen Kindern, z. B. gegen Masern, zu einer sog. „Herdimmunität" führen. Darunter versteht man Folgendes: Da sich Viren, die sich von Mensch zu Mensch verbreiten, in geimpften Personen aber nicht mehr vermehren können, soll durch die Impfung eines möglichst großen Anteils der Bevölkerung den Krankheitserregern die Möglichkeit zur Weiterverbreitung genommen werden. Ist nur noch jede 20. Person infizierbar, kann sich eine Virusinfektion nicht mehr ausbreiten. Die Krankheit stirbt aus. Die Herdimmunität bedeutet auch Schutz für die 20. Person, die vielleicht aus gesundheitlichen Gründen nicht geimpft werden konnte und die durch eine Infektion besonders gefährdet wäre, oder eine Person, bei der die Impfung nicht wirksam war.

2.6 Nebenwirkungen bei Schutz-impfungen und Impfversagen

2.6.1 Nebenwirkungen

Wie jedes Arzneimittel können auch Impfstoffe Nebenwirkungen haben. Einige davon sind vorauszusehen und relativ harmlos. Relativ häufig sind leichte Schmerzen, Rötung und Schwellung an der Impfstelle. Seltener treten eine leichte Temperaturerhöhung, Unwohlsein und ein generelles Gefühl von Schlappheit auf, das 1–2 Tage anhält. Kleine Kinder sind müde oder weinen mehr. Die Symptome treten innerhalb der ersten drei Tage nach Impfung auf. Nach einer Impfung sollte der Körper so lange geschont werden, wie Nebenwirkungen bestehen; extremer Sport ist auf jeden Fall für 48 Stunden zu vermeiden.

Einige Impfungen lösen eine leichte „Impfkrankheit" aus. So werden nach der Masernimpfung gelegentlich ein leichter Hautausschlag und nach Windpockenimpfung manchmal einige Hautbläschen beobachtet. Die Symptome der Impfkrankheit treten nach der üblichen Inkubationszeit der Krankheit auf, d. h. etwa nach 10–14 Tagen. Jede darüber hinausgehende unerwartete Reaktion sollte mit dem impfenden Arzt sofort besprochen werden.

2.6.2 Impfzwischenfall

Von einem Impfzwischenfall spricht man, wenn nach der Impfung eine schwere Erkrankung zu beobachten ist. Sehr selten können schwere Krankheiten nach der Impfung auftreten, z. B. eine Hirn- und Hirnhautentzündung. Die Nebenwirkungen von Impfungen sind jedoch äußerst selten und ihre Häufigkeit steht in keinem Verhältnis zu dem Leid und Schaden, den sie verhindern. Die Krankheiten sind nach einer Impfung seltener als nach natürlicher Infektion. Eine Enzephalitis (Hirnentzündung) tritt z. B. nach Masern etwa bei jeder 10 000. Infektion auf, bei Impfungen nur bei ca. jeder millionsten Impfung. Dennoch sind sie oft Grund zur Sorge und zu Bedenken gegen die Impfung. Handelt es sich um einen Impfzwischenfall, so muss der Arzt nach dem Infektionsschutzgesetz eine Meldung abgeben. Das zuständige Gesundheitsamt wird dann den weiteren Verlauf beobachten.

Merke

Geringe Reaktionen des Körpers auf eine Schutzimpfung sind normal. Wenn diese jedoch außergewöhnlich stark ausfallen bzw. nicht den vom Arzt vorausgesagten entsprechen, sollte der impfende Arzt für eine weitere Untersuchung hinzugezogen werden. Impfzwischenfälle sind meldepflichtig und werden vom Gesundheitsamt weiterverfolgt.

▶ **Impfversagen.** Von einem Impfversagen spricht man, wenn die Schutzimpfung unwirksam ist. Es kann passieren, dass nach einer Impfung weder eine Wirkung noch eine Nebenwirkung eintritt. Die betroffenen Personen werden als „Non-responder" („Impfversager") bezeichnet und es gibt sie bei allen Impfungen. Die Ursachen dafür sind im Einzelnen nicht bekannt und wahrscheinlich vielfältig. Genetische Veranlagung spielt dabei eine gewisse Rolle. Man sollte versuchen, die Impfung zu einem späteren Zeitpunkt zu wiederholen.

2

Merke

Nicht alle Impfungen schützen gleich lange. Auch die Hepatitis-B-Impfung kann eine individuell sehr unterschiedlich schützende Wirkung haben, weswegen im Gesundheitsdienst regelmäßig durch Antikörperbestimmungen kontrolliert werden muss, ob und inwieweit die Impfung erfolgreich war.

2.7 Kontraindikationen für Impfungen

Kontraindikationen für alle Impfungen sind:
- schwerwiegende Reaktionen auf bereits erhaltene Impfungen der gleichen Art,
- eine Allergie auf Bestandteile des Impfstoffs,
- eine akute, behandlungsbedürftige Erkrankung und
- neurologische Erkrankungen.

Kontraindikationen für Lebendimpfungen sind zusätzlich:
- starke Immunschwäche (z. B. bei fortgeschrittener HIV-Infektion) und
- eine Schwangerschaft.

Merke

Eine leichte Erkrankung wie eine Erkältung ist kein Hinderungsgrund für eine Impfung. Auch ein leichtes endogenes Ekzem (Neurodermitis) oder Asthma sind keine grundsätzlichen Kontraindikationen. Ebenso wenig sind die meisten chronischen Krankheiten wie Diabetes oder Herzschwäche Kontraindikationen. Personen, die gerade an einer schweren, fieberhaften Infektionskrankheit leiden, sollten jedoch erst nach ihrer Genesung geimpft werden.

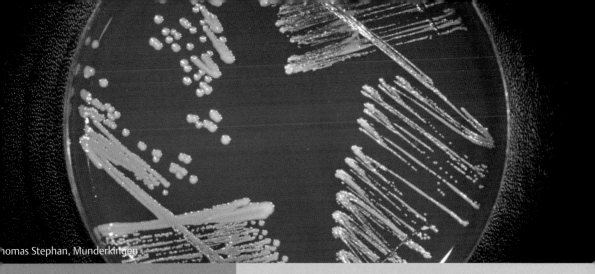

Thomas Stephan, Munderkingen

Kapitel 3

Mikrobiologische Diagnostik

3 Mikrobiologische Diagnostik

Andreas Schwarzkopf

Vor einer gezielten Therapie steht eine sorgfältige Diagnose. Diese kann aufgrund des klinischen Bildes gestellt werden. Bei einer banalen Erkältung ist die „Schuldfrage" rasch klar – Verursacher sind Viren; welche, ist für die Therapie nahezu unerheblich. Aber wie sieht es bei einer Wund- oder einer Harnwegsinfektion aus? Die Symptome sind typisch, aber eine Vielzahl unterschiedlicher bakterieller Erreger und sogar Pilze kommen als Ursache infrage. In diesen Fällen ist eine mikrobiologische Untersuchung hilfreich, um nicht die falschen, unwirksamen Antibiotika zu verabreichen.

Die für eine Diagnose möglicherweise erforderlichen mikrobiologischen Untersuchungen werden zwar vom Arzt angeordnet, die Proben jedoch nicht immer von ihm selbst entnommen. Vom Pflegepersonal werden zumindest die notwendigen Materialien bereitgestellt und der Begleitschein vorbereitet.

▶ **Begleitschein.** Der Begleitschein enthält Informationen, die für den medizinischen Mikrobiologen bei der Auswertung der Ergebnisse und bei der evtl. erforderlichen therapeutischen Beratung wichtig sind, wie:
* die materialbezogene Diagnose (z. B. phlegmonöse Wundinfektion),
* ggf. abwehrschwächende Faktoren oder Grunderkrankungen (z. B. Diabetes mellitus),
* ggf. eine bereits durchgeführte antibiotische Vorbehandlung; hierbei muss auch der Name des Antibiotikums genannt werden,
* das Datum der Probenentnahme; werden mehrere Proben an einem Tag genommen (z. B. Blutkulturen), auch die jeweilige Uhrzeit und
* die Unterschrift des anfordernden Arztes.

3.1 Präanalytik

Das Labor benötigt für die Untersuchung eine geeignete Probe. Das Ergebnis der mikrobiologischen Untersuchung ist nur brauchbar, wenn die Probe gewisse Kriterien erfüllt. Sie muss
* korrekt gewonnen, verpackt und beschriftet,
* mit einem vollständigen Untersuchungsauftrag versehen,
* korrekt – und möglichst nur kurz – gelagert werden und
* zügig ins Labor transportiert und dort auch zügig verarbeitet werden.

Diese wichtigen, als Präanalytik bezeichneten Schritte begünstigen den Erfolg der Untersuchung und sind die Basis dafür, dass das bestmögliche Ergebnis erzielt wird. Sie sollten in einer Arbeitsanleitung festgelegt sein, die genau bestimmt, welche Proben wie zu gewinnen sind.

Merke

Die Qualität des Ergebnisses einer mikrobiologischen Untersuchung hängt maßgeblich davon ab, wie die Probe gewonnen, gelagert, transportiert und im Labor verarbeitet wurde.

3.1.1 Probengewinnung

Es gibt zahlreiche Methoden zur Probengewinnung wie:
* Abstrich,
* Biopsie,
* bronchio-alveoläre Lavage,
* Blutprobe, Punktate,
* Liquorentnahme,
* Schnitte und Geschabsel,
* Sputum- und Trachealsekretgewinnung,
* Stuhlprobe,
* Urinprobe und
* Punktate.

Abstrich

Abstriche können beispielsweise von Wunden genommen werden, aber auch von Katheteraustrittsstellen und aus Körperöffnungen wie der Nase zum Nachweis von MRSA. Die Proben müssen mithilfe eines Abstrichtupfers (▶ Abb. 3.1) steril gewonnen werden. Ist die abzustreichende Fläche sehr trocken (z. B. Nasenborke, Schorf), kann sie mit steriler NaCl-Lösung befeuchtet und so die Ausbeute an potenziellen Erregern erhöht werden.

Wundabstriche werden, eventuell nach Abwischen der Wunde mit einer sterilen Kompresse oder einer Spülung mit sterilen, nicht antiseptischen Lösungen (z. B. physiologische Kochsalzlösung), vom Wundgrund gewonnen. Bei dehiszenten (auseinanderweichenden) OP-Wunden erfolgt der Abstrich nach Spülung aus der Tiefe. Größere Wunden sollten möglichst großflächig und kreisförmig oder in Schlangenlinien abgestrichen werden, wobei die Wundränder auszusparen sind.

▶ **Analabklatsch.** Der Analabklatsch zum Sammeln von Wurmeiern kann bei Kleinkindern mithilfe der Zellophanklebestreifenmethode durchgeführt werden. Dazu wird die Analöffnung mit einem durchsichtigen Klebestreifen über Nacht verschlossen und das gesammelte Material am Morgen auf einen Objektträger aufgebracht. Mithilfe eines Mikroskops wird nach evtl. vorhandenen Wurmeiern gesucht. Erwachsene werden am Morgen ohne morgendliche Analwaschung in die Praxis bzw. Ambulanz gebeten, um mit einem Holzspatel, auf dem sich ein durchsichtiger Klebestreifen mit der Klebeschicht nach außen befindet, die Analfalten auszutupfen. An-

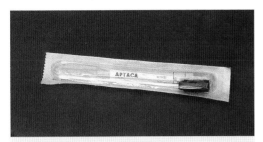

Abb. 3.1 Abstrichtupfer. Steril verpackt, mit Wattekopf und Transportmedium.

schließend wird dieser Streifen mikroskopisch untersucht.

Biopsie

Bei einer Biopsie wird Gewebe, z. B. von Wundrändern oder auch Organen, entnommen, um es histologisch oder auch mikrobiologisch untersuchen zu können. Die Probe wird mit einem Tropfen Kochsalzlösung in Röhrchen gegeben und ins Labor geschickt. Keinesfalls sollten Abstrichtupferröhrchen mit Transportgelmasse verwendet werden! Ein klassisches Beispiel ist der Nachweis von Helicobacter pylori nach einer Gastroskopie.

Blut für die Blutkultur

Die Blutentnahme erfolgt bevorzugt nach frischer Punktion einer Vene, da Gefäßkatheter häufig besiedelt sind und die Keime die Blutkultur verfälschen würden. Die Abnahme des Blutes sollte bei einem Verdacht auf Bakteriämie bzw. Sepsis möglichst im Fieberanstieg, vor Therapiebeginn oder am Ende von antibiotischen Dosisintervallen erfolgen, wobei maximal 2–3 Proben an einem Tag, im Abstand von mindestens einer Stunde entnommen werden sollten. Um Kontaminationen zu vermeiden, sollte die Haut vor der Venenpunktion gründlich desinfiziert werden.

Nach der Entnahme von 8–10 ml Blut (bei Kindern ca. 4 ml) wird eine Blutkultur angelegt, für die unterschiedliche Blutkulturmedien auf dem Markt sind, die aus einer Nährlösung in einer Kulturflasche bestehen und eventuell einen Zusatz enthalten (► Abb. 3.2). Im Blut befindliche Bakterien finden im Nährmedium günstige Wachstumsbedingungen vor und vermehren sich. Nach 12–18 Stunden Bebrütung sind sie mikroskopisch nachweisbar und können weiter kultiviert, differenziert und auf ihre Antibiotikaempfindlichkeit getestet werden. Werden zwei Flaschen beimpft, wird eine Flasche belüftet (aerobe Kultur), die andere nicht (anaerobe Kultur). Blutkulturen werden, wenn sie nicht gleich ins Labor transportiert werden können, je nach verwendetem System bei Raumtemperatur oder in einem Brutschrank aufbewahrt.

► **Blutproben für die serologische Untersuchung.** Blutproben für serologische Untersuchungen werden zentrifugiert und sollten daher rasch in das Labor gegeben wer-

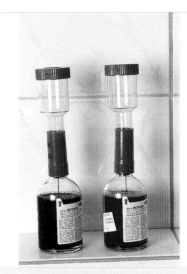

Abb. 3.2 Blutkulturflaschen. Blutkulturflaschen. Die Flaschen wurden durch Einspritzen einer Blutprobe befüllt. Hier wurden bereits Signalsysteme zur Auswertung aufgesetzt.

den. Ist die sofortige Weiterleitung an das Labor nicht möglich, werden die Proben im Kühlschrank aufbewahrt. Zum Nachweis von Antikörpern aus Blutproben werden heute in vielen Labors automatisierte Verfahren eingesetzt.

Bronchio-alveoläre Lavage (BAL)

Bei einer bronchio-alveolären Lavage wird ein interessierendes Bronchiensegment während einer Bronchoskopie durch das Bronchoskop mit physiologischer Kochsalz- oder Ringerlösung gespült. Die Spülflüssigkeit wird abgesaugt und in ein steriles Röhrchen überführt, das möglichst unverzüglich ins Labor gebracht werden sollte!

Punktate

Körperhöhlen, die normalerweise steril sind, können beim Verdacht auf eine Infektion punktiert werden. Hierzu gehören Gelenk- und Pleurahöhlen. Auch Zysten werden manchmal punktiert. Die Punktate können bis zum Transport ins Labor bei Raumtemperatur aufbewahrt werden.

Gelegentlich wird das Punktat in der verstöpselten Entnahmespritze ins Labor geschickt. Sicherer, v. a. beim Versand auf dem Postweg, ist es jedoch, das Punktat in ein steriles, fest zu verschließendes Röhrchen mit Umverpackung zu füllen.

Liquorentnahme

Liquor wird durch eine Punktion des Liquorkanals unterhalb des Rückenmarks gewonnen. Für die Mikrobiologie ist die dritte Fraktion der Entnahme am besten geeignet,

3

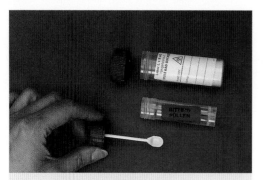

Abb. 3.3 Stuhlprobengefäß. Mit Löffel.

da dann keine Desinfektionsmittelreste mehr in den entnommenen Liquor gelangen. Das entnommene Volumen beträgt etwa 10 ml. Liquor, der nicht sofort ins Labor gebracht werden kann, wird bei Raumtemperatur aufbewahrt. Liquor kann auch in Blutkulturflaschen gegeben werden. Dabei ist allerdings zu beachten, dass in Blutkulturflaschen bestimmte Meningitiserreger (z. B. Haemophilus) unter Umständen nicht anwachsen.

Schnitte und Geschabsel

Haare, Nägel und Haut können auf Dermatophyten untersucht werden. Fuß- oder Fingernägel werden am besten durch Abschneiden gewonnen, Haare werden ebenfalls abgeschnitten oder vorsichtig ausgerissen. Das Material wird in ein steriles Transportgefäß gegeben und an das Labor geschickt. Bis zum Versand werden diese Materialien bei Raumtemperatur aufbewahrt.

Nägel oder Haut können auch vom Randbereich des infizierten Gebietes (in den zentralen, schon fast abgeheilten Arealen sind oft keine lebenden Pilze mehr zu finden) vorsichtig und ohne eine Blutung auszulösen mit einem sterilen Skalpell abgeschabt werden. Man überführt die abgekratzten Schuppen in ein steriles Auffanggefäß oder direkt auf einen Nährboden. Im Labor werden dann aus diesem Material Pilze gezüchtet. Etwas Geduld muss man bei den Dermatophyten aber mitbringen: Die Kultur dauert 3 Wochen!

Sputum (Auswurf) und Trachealsekret

Sputum (Auswurf) ist ein brauchbares Material, um bei einer eitrigen Bronchitis oder Pneumonie den verursachenden Erreger zu finden. Sputum wird allerdings immer durch die Mundflora kontaminiert. Es gilt daher, eine recht große Menge, einen „Batzen" (etwa 5–10 ml) auf einmal zu gewinnen, um den Speichelanteil möglichst gering zu halten. Die Patienten sollen „aus der Tiefe" husten und ggf. vorher mit physiologischer Kochsalzlösung gurgeln. Frisch abgesaugtes Trachealsekret kann bei der mikrobiologischen Untersuchung Auskunft über Besiedlung oder Infektionen geben. Es wird möglichst frisch und aus der Tiefe gewonnen. Sputumröhrchen sollten, wenn sie

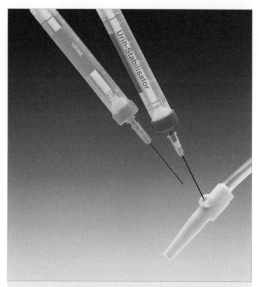

Abb. 3.4 Katheterurin. Zur Entnahme der Urinprobe wird nach einer Desinfektion die dafür vorgesehene Einstichstelle punktiert. (Kirschnick O: Pflegetechniken von A bis Z. Thieme, Stuttgart 2003)

nicht sofort ins Labor transportiert werden können, im Kühlschrank gelagert werden.

Stuhlprobe

Die Stuhlprobe ist ein wesentliches Element zur Diagnose infektiöser Gastroenteritiden. Für die Untersuchung reicht eine kleine, etwa haselnussgroße Menge an Stuhl aus, die mit einem kleinen Löffel genommen und in ein Probengefäß überführt wird (▶ Abb. 3.3). Bei dünnflüssigem Stuhl sind etwa 5 ml Stuhl erforderlich. Das Probengefäß wird für längere Transporte höchstens zu drei Viertel gefüllt. Stuhlproben, die nicht sofort zum Labor gebracht werden können, müssen im Kühlschrank gelagert werden.

Urinprobe

▶ **Katheterurin.** Urin aus einem Blasenkatheter, egal ob suprapubisch oder transurethral, wird nach Desinfektion der Konnektions- bzw. der zur Entnahme im Schlauch vorgesehenen Einstichstelle gewonnen (▶ Abb. 3.4).

Merke

Urin, der sich bereits längere Zeit im Auffangbeutel befindet, hat aufgrund der guten Wachstumsbedingungen für Keime unter Umständen deutlich höhere Keimzahlen! Dieser Urin sollte daher nur in Ausnahmefällen verwendet und für das Labor deutlich gekennzeichnet werden.

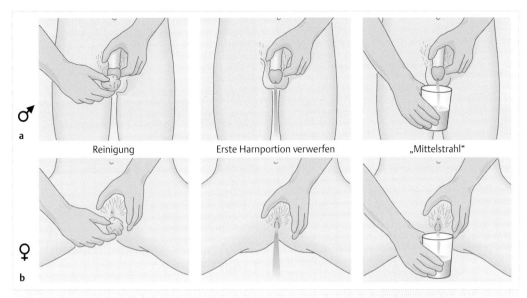

♂

a

Reinigung Erste Harnportion verwerfen „Mittelstrahl"

♀

b

Abb. 3.5 Mittelstrahlurin. Die korrekte Gewinnung von Mittelstrahlurin **a** beim Mann und **b** bei der Frau.

▶ **Mittelstrahlurin.** Mittelstrahlurin ist das aussagekräftigste Untersuchungsmaterial bei Harnwegsinfektionen. Voraussetzung ist allerdings, dass er korrekt gewonnen wurde. Die Flora der Harnröhrenmündung kontaminiert auch den aus dem mittleren Strahl gewonnenen Urin. Daher sollte die Keimzahl an der Harnröhrenmündung vor der Uringewinnung reduziert werden. Dies geschieht am besten durch Waschen mit Wasser und Seife und ggf. durch eine vorsichtige Schleimhautdesinfektion (▶ Abb. 3.5).

Für die Patienten ist es am einfachsten, wenn der Urin in einem Becher aufgefangen wird. Dieser sollte sauber und staubfrei sein, muss nicht unbedingt steril sein, da die typischen Staubkeime keine Erreger von Harnwegsinfektionen sind. Anschließend werden mindestens 10 ml Urin in das gelbe Laborröhrchen aufgezogen (▶ Abb. 3.6) und dann entweder unverzüglich ins Labor gebracht oder aber gekühlt gelagert.

Merke **M!**

Urin wird zunächst immer semiquantitativ untersucht. Dies geschieht durch die Zählung der Bakterien pro Milliliter Urin, da erst ab einer gewissen Keimzahl eine Harnwegsinfektion diagnostiziert werden darf. Er ist für Bakterien ein ausgezeichnetes Nährmedium und bei Raumtemperatur können sich die Keime im Urin so stark vermehren, dass mitunter fälschlicherweise ein Harnwegsinfekt diagnostiziert wird.

▶ **Urin-Objektträgerkultur.** Die Urin-Objektträgerkultur ist eine andere Prüfmethode, ob Keime in größerer Anzahl im Urin vorhanden sind. Hierzu werden verschiedene Nährböden, die auf einem Objektträger aufgebracht

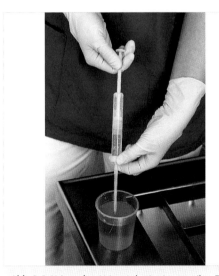

Abb. 3.6 Urinprobe. Urin wird mit einer sterilen Einmalspritze aus dem Becher aufgezogen und dann in ein Probenröhrchen gegeben.

sind, vollständig mit Urin benetzt (▶ Abb. 3.7 u. ▶ Abb. 3.8). Danach wird der Objektträger in einem Schraubgefäß fixiert und im Brutschrank inkubiert. Am nächsten Tag werden die Nährböden inspiziert und die Keimzahl grob abgeschätzt. Ist die Keimzahl hoch, werden eine Differenzierung und ein Antibiogramm der hauptsächlich vorgefundenen Keime eingeleitet.

3

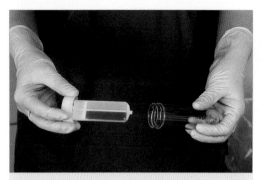

Abb. 3.7 Urinkultur. Urin-Objektträgerkultur mit verschiedenen Nährböden

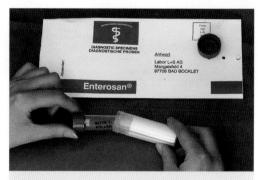

Abb. 3.9 Versandmaterial für Stuhlprobe.

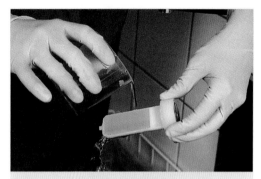

Abb. 3.8 Urinkultur. Urin-Objektträgerkultur wird durch Übergießen mit Urin beimpft.

3.1.2 Lagerung

Merke

Material, das von Natur aus keimbelastet ist (Urin, Stuhl, Sputum, Trachealsekret), wird im Kühlschrank gelagert, primär sterile Materialien (Liquor, Gelenkpunktate) und Blutkulturen werden bei Raumtemperatur gelagert. Anschließend erfolgt schnellstmöglich der Transport ins Labor.

Für den Nachweis bestimmter Erreger kann es evtl. Ausnahmen von dieser Regel geben, die im Einzelfall mit dem Stationsarzt abgesprochen werden.

Beim Probenversand mit der Post muss auf die größtmögliche Sicherheit geachtet werden. Während Abstrichtupfer fest in Röhrchen verschlossen und ggf. noch verklebt in gefütterten Kuverts verschickt werden können, sind Flüssigkeits- oder Stuhlproben zusätzlich in gesonderten Transportbehälter (▶ Abb. 3.9) zu verpacken, um ein Austreten von Flüssigkeit und die Kontamination von anderen Postsendungen sicher zu vermeiden.

3.2 Bearbeitung der Proben im Labor

3.2.1 Vorbereitungen, Anlegen von Kulturen

Nach dem Eintreffen der Probe im Labor werden zunächst die Patientendaten, die Art der Probe und die Labornummer in den Computer eingegeben. Die Labornummern werden auf das Röhrchen und auf den Begleitschein geklebt. Außerdem druckt der Computer ein Laborprotokoll aus, auf dem alle mit dem Abstrich durchgeführten Untersuchungen protokolliert werden können (▶ Abb. 3.10).

Eine medizinisch-technische Assistentin (MTA) stellt anhand des Untersuchungsauftrags die notwendigen Nährböden für Bakterien und Pilze zusammen, wie:

- Schafblutagar zum Nachweis von grampositiven und gramnegativen Bakterien sowie bei verlängerter Bebrütung auch zum Nachweis von Pilzen,
- Kochblutagar, auf dem auch empfindliche Keime wachsen können; er wird mit erhöhter CO_2-Konzentration und erhöhter Luftfeuchtigkeit bebrütet,
- Endoagar zum Nachweis von Darmbakterien und Wasserkeimen wie Pseudomonas,
- Schädler-Nährboden für Anaerobier oder auch
- Röhrchen mit Nährbouillon, die sog. Herz-Hirn-Bouillon, für besonders empfindliche Keime.

Das Röhrchen und alle Nährböden werden mit der Labornummer beschriftet. Außerdem wird ein Glasobjektträger vorbereitet, in den die Labornummer eingraviert wird.

Vertiefendes Wissen

Durch eine Flüssigkultur können auch noch Keime nachgewiesen werden, die nur in geringer Anzahl vorliegen. In geeigneten Flüssigmedien wachsen manchmal auch noch Keime an, die bereits durch Antibiotika oder auch durch zu lange Transportzeiten geschädigt worden sind.

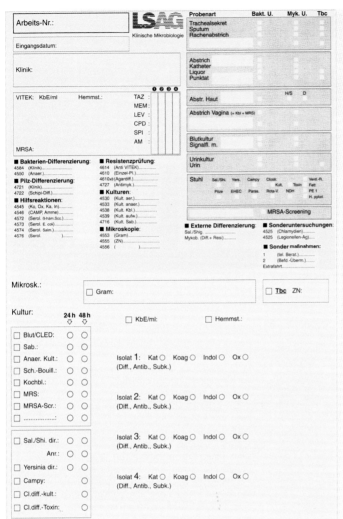

Abb. 3.10 Laborprotokoll.

Zur Erlangung von Einzelkulturen werden mithilfe von sterilen Ösen jeweils zwei weitere Fraktionen auf den Festnährböden ausgestrichen (▶ Abb. 3.11). Nun werden die Nährmedien in den jeweiligen Brutschränken inkubiert. Der Nährboden für die Kultivierung von Anaerobiern muss allerdings noch in einen luftdichten Behälter gelegt werden, der unter Entfernung der Luft dicht verschlossen wird, sodass die Bakterien in dem Behälter ohne Sauerstoffkontakt wachsen können. Auch dieser sog. Anaerobentopf wird in den Brutschrank gestellt.

3.2.2 Mikroskopische Untersuchung

Das mikroskopische Präparat wird typischerweise nach Gram gefärbt, einer speziellen Färbetechnik, die nach dem dänischen Pathologen Hans Gram benannt wurde. Ob ein Bakterium grampositiv oder gramnegativ ist, hängt von der Dicke seiner Zellwand und deren Aufbau ab. Grampositive Keime haben meistens eine relativ dicke Zellwand mit einer Mureinschicht und halten die wasserunlöslichen, blauen Komplexe des Farbstoffes, erscheinen also unter dem Mikroskop blau. Gramnegative Bakterien können durch Alkohol vollständig entfärbt werden, da ihre Zellwand die Farbkomplexe unter der Alkoholeinwirkung nicht lange halten kann. Sie werden erst durch eine Gegenfärbung mit einem roten Farbstoff sichtbar und erscheinen dann rot, genau wie Gewebereste und Leukozyten. Aber es gibt auch andere Färbungen wie die Ziehl-Neelsen-Färbung für Mykobakterien z. B. zum Nachweis der Tuberkulose. Hefepilze erscheinen im Mikroskop als grampositive Gebilde, Schimmelpilze werden mit Lactophenolbaumwollblau besser dargestellt.

Nachdem die Nährböden eine Nacht im Brutschrank bei ca. 36 °C inkubiert wurden, können sie ausgewertet werden. Viele Keime haben schon mindestens stecknadelkopfgroße Kolonien gebildet, die dann etwa 100 Mio. ein-

3

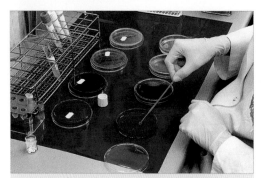

Abb. 3.11 Fraktionen. Nachdem die Probe auf die Platte aufgetragen wurde, werden mit einer sterilen Öse sog. „Fraktionen" gezogen. Durch die Fraktionen sollen einzelne Kolonien zur weiteren Differenzierung und für das Antibiogramm gewonnen werden. Die weißen Aufkleber auf den Platten sind die Probennummern. Die schwarze Schrift auf der Rückseite der Petrischalen zeigt die Nährbodenzusammensetzung und das Verfalldatum an.

zelne Bakterien enthalten. Manche Kolonien sind durch bestimmte Eigenschaften der Bakterien, z. B. durch die Bildung einer Schleimkapsel, sogar noch größer. Laborpersonal und Mikrobiologen schauen nun die Nährböden genau an. „Ablesen" wird das meistens genannt. Dabei werden manchmal eine Lupe und immer die Nase zu Hilfe genommen, denn einige Bakterien verraten sich durch einen typischen Geruch.

Differenzierung

Nun muss entschieden werden, welche der angewachsenen Bakterien weiter differenziert und getestet werden sollen, denn in vielen Proben, z. B. Mittelstrahlurin, Hautabstrich oder Sputum, befindet sich natürlich auch die normale Standortflora. Auch diese wächst auf den Nährböden mit an; sie zu differenzieren und zu testen ist aber natürlich nicht sinnvoll.

Definition

- **Differenzierung:** Bestimmung von Gattung und Spezies des angewachsenen Bakteriums mittels biochemischer Reaktionen
- **Testung:** Anlegen eines Antibiogramms

Dazu wird zunächst die Zahl der Keime geschätzt. Alle angewachsenen Keime werden semiquantitativ protokolliert. Dabei bedeutet z. B.:
- „ + " nur vereinzeltes Wachstum (wenige Kolonien),
- „ + + " mäßiges Wachstum (mittelmäßig viele Kolonien) und
- „ + + + " massenhaftes Wachstum (sehr viele Kolonien).

Diese Abstufung hat den Sinn, einen sog. Leitkeim zu finden. Dem liegt die Vorstellung zugrunde, dass bei einer Infektion der Infektionserreger auch zahlenmäßig am häufigsten vertreten sein muss. Der Mikrobiologe kann allerdings auch entscheiden, einen Keim, der in geringerer Keimzahl vorhanden ist, zu differenzieren und zu testen, wenn er ihn in einem möglichen Zusammenhang mit dem Krankheitsbild sieht. Dies ist z. B. dann der Fall, wenn in einem Mittelstrahlurin trotz einen relativ hohen Anteils an Standortflora (Enterokokken, Staphylokokken) auch Escherichia coli – ein klassischer Erreger des Harnwegsinfekts – nachgewiesen wird.

Natürlich gibt es unterschiedliche Kolonieformen bei unterschiedlichen Keimen. Viele sehen sich jedoch sehr ähnlich, wenn man sie nur auf der Nährbodenplatte betrachtet. Die einfachste Art der Differenzierung besteht darin, die Bakterien nach Stoffwechselfunktionen einzuteilen. Ein Schwerpunkt bildet dabei die Zuckerverwertung. Doch mithilfe moderner Methoden kann auch nach Wandbestandteilen und Erbgut differenziert werden.

▶ **Differenzierung anhand von Stoffwechselfunktionen.** Neben Glukose, die man praktisch als „Grundzucker" des Lebens betrachten kann, können Bakterien zahlreiche andere Zucker verwerten, z. B. Rhamnose, Fruktose, Saccharose oder Laktose. Aber auch andere Stoffwechselreaktionen können im Labor relativ einfach überprüft werden. Den Bakterien werden unterschiedliche Nährstoffe angeboten. Wenn sie den betreffenden Nährstoff verwerten, entsteht ein Stoffwechselprodukt, das einen Farbindikator zum Umschlag bringt.

Ein Beispiel: Die Laktoseverwertung durch Bakterien führt zur Bildung von Säure, die sich mit dem violetten Indikator Bromphtalein nachweisen lässt, der in Gelb umschlägt. Da die Reihe der Zuckerlösungen und Nährböden samt ihren Farbindikatoren im Reagenzglasständer ein buntes Bild ergibt, wird diese Art der Bakteriendifferenzierung gerne als „bunte Reihe" bezeichnet (▶ Abb. 3.12). Moderne Varianten der bunten Reihe prüfen in Näpfchen eine Fülle von Stoffwechselreaktionen. Aus der Gesamtheit der Reaktionen wird ein Zahlencode abgeleitet, der schließlich zum Namen des Bakteriums führt.

▶ **Test der Antibiotikaresistenz.** Im mikrobiologischen Labor kultivierte Bakterienstämme, denen man eine pathogene Bedeutung beimisst, werden im Allgemeinen auf die Resistenz gegen 12–22 Antibiotika getestet. Genau wie für die Differenzierung stehen auch zur hier verschiedene Methoden bereit, z. B. die Dilutionsmethode, bei der in vorgefertigten Kammern über die durch das Bakterienwachstum hervorgerufene Trübung die Resistenzen automatisch bestimmt und ausgewiesen werden.

Zur Mitteilung an den behandelnden Arzt werden 3 Stufen angegeben:
- 1. Stufe – sensibel: Das Bakterium ist für das Antibiotikum empfindlich. Das Antibiotikum kann zur Therapie eingesetzt werden.
- 2. Stufe – intermediär: Das Bakterium ist nur eingeschränkt für das Antibiotikum empfindlich. Das Antibiotikum sollte möglichst nicht zur Therapie eingesetzt

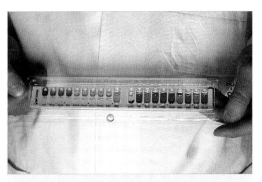

Abb. 3.12 Differenzierung von Bakterien anhand ihrer Stoffwechselreaktionen. Verschiedene Nährstoffe werden zusammen mit Farbindikatoren angeboten. Je nachdem, bei welchen Nährstoffen das Bakterium sich vermehrt und den Indikator zum Umschlagen bringt, können die Keime Familien und Spezies zugeordnet werden.

werden bzw. nur dann, wenn kein geeigneteres Präparat zur Verfügung steht.
* 3. Stufe – resistent: Das Bakterium ist gegen das Antibiotikum resistent. Ein Einsatz zur Therapie kommt nicht infrage.

Befund

Nun hat der Mikrobiologe alle wichtigen Daten von der Probe erhoben und in den Befundbogen (▶ Abb. 3.13) eingetragen. Die Erstellung eines mikrobiologischen Befundes dauert mindestens 48 Stunden, manchmal auch etwas länger, z. B. wenn die Keime erst nach Anreicherung angezüchtet werden konnten. Manche Keime lassen sich einfach mehr Zeit zum Wachsen. Hierzu gehören z. B. Anaerobier wie Bacteroides, aber auch der darmpathogene Campylobacter jejuni.

Natürlich kann manchmal auch etwas schiefgehen. Zum Beispiel, wenn beim Resistenztest zwei statt ein Bakterium teilgenommen haben. Da sie sich gegenseitig beeinflussen können, muss der Test wiederholt werden. Auch wenn die Keime nur im Flüssignährboden gewachsen sind, müssen sie zur weiteren Untersuchung auf Festnährböden übertragen werden. Damit dauert die Untersuchung einen weiteren Tag.

3.2.3 Serologische Untersuchungen

Serologische Testverfahren sind Methoden zum Nachweis von erregerspezifischen Antikörpern in Serum und anderen Körperflüssigkeiten.

Antikörper

Antikörper werden nicht nur in Serumproben nachgewiesen, sondern bei speziellen Fragestellungen auch in anderen Körperflüssigkeiten, insbesondere in Hirn- und Rückenmarkflüssigkeit (Liquor cerebrospinalis) sowie im Speichel. Sie stellen einen Teil der Immunantwort des Körpers auf einen spezifischen Infektionserreger dar und sind mit einem „Fußabdruck" vergleichbar, den der Infektionskeim im Körper hinterlässt. Nach einer Infektion dauert es mehrere Tage, bis sich eine Antikörperantwort entwickelt. Da den meisten Infektionskrankheiten eine mehr oder weniger lange Inkubationszeit vorausgeht, ist oftmals bereits bei Beginn der Symptomatik eine Immunantwort festzustellen.

Das ist jedoch nicht immer der Fall. Die Zeit, in der eine Krankheitssymptomatik bereits besteht, in der die serologische Untersuchung jedoch noch negative Ergebnisse bringt, wird als diagnostisches Fenster bezeichnet. Dies ist u. a. bei der HIV-Infektion von Bedeutung.

Typische Vertreter der Antikörper sind:
* Immunglobulin M: Grundsätzlich reagiert das Immunsystem auf einen Eindringling zunächst mit der Bildung von Antikörpern (Immunglobulinen) der Klasse M. Nach einiger Zeit, die in Abhängigkeit von der Erkrankung einige Wochen bis Monate betragen kann, verschwinden IgM-Antikörper aus dem Serum.

Merke

IgM gegen einen Krankheitserreger sind ein entscheidendes Merkmal für eine frische Infektion, weshalb bei entsprechendem Verdacht eine IgM-Bestimmung durchgeführt wird.

* Immunglobulin G: Mit einer geringen Verzögerung, die selten von medizinischer Bedeutung ist, produziert das Immunsystem IgG-Antikörper. Erregerspezifische IgG-Moleküle sind oftmals lange nachweisbar. Sie geben keine Aussage über den Zeitpunkt der Infektion, lassen jedoch erkennen, ob die betroffene Person irgendwann einmal mit dem Krankheitserreger in Kontakt gekommen ist. So lässt sich auch nach Jahrzehnten noch feststellen, ob eine Person an Masern, Mumps oder einer Hepatitis erkrankt war. Da man zahlreiche Infektionskrankheiten nur einmal im Leben bekommen kann, kann diese Information für die Diagnostik sehr nützlich sein.
* Immunglobulin A: Neben IgM- und IgG-Untersuchungen ist in einigen Fällen auch der Nachweis von IgA-Antikörpern von diagnostischem Interesse.

▶ **Aviditätsbestimmung.** Im Laufe einer Infektion steigt die Bindungsstärke der vom Immunsystem gebildeten erregerspezifischen Antikörper an. Durch die Aviditätsbestimmung (unter Avidität versteht man die Stärke, mit der Antikörper an Antigene binden) kann zwischen einer frischen und einer bereits länger vorhandenen Immunantwort, und damit zwischen einer neuen und einer alten Infektion, unterschieden werden.

▶ **Antikörperspiegel.** Bei serologischen Untersuchungen wird oft nicht nur getestet, ob erregerspezifische Immunglobuline vorhanden sind, sondern gleichzeitig, in welcher Höhe oder Konzentration. Die Antikörperkonzentra-

3

```
                    L A B O R     L & S  AG

             Mangelsfeld 4     97708 Bad Bocklet




     Herrn
     Chefarzt Dr. Probe
     KKH Musterfeld
     00000 Musterfeld

     Station A1-Chirurgie

     M I K R O B I O L O G I S C H E R      U N T E R S U C H U N G S B E F U N D


     Patientenname: Johannes Muster
     Patientennummer: JM000000
     Unters.Material: Wundabstrich          Entnahmedatum: 01/12/2012
     Koerperstelle: Unterschenkel re.       Eingangsdatum: 01/12/2012
                                            Ausgangsdatum: 03/12/2012
     Untersuchungs-Nr.:  14677



     !!! Kulturell wurden Methicillin-resistente Staph. aureus nachgewiesen !!!

     Keim #1:
     Hochgrad. Keimgehalt Staphylococcus aureus (staaur)
              !! Achtung - Methicillin-resistenter S. aureus - Achtung !!
              Dieser Erreger ist gemaess Paragraph 231fSG und Vorgaben des RKI
              in der Resistenzstatistik zu erfassen.

     Antibiotics         staaur(1)  staaur(1)
       Amikacin             S
       Ampicillin           R
       Beta lactamase       +
       Cefazolin            R
       Cefuroxime - Axetil  R
       Cefuroxime - Sodium  R
       Clindamycin          S
       Erythromycin         S
       Gentamicin           S
       Imipenem             R
       Nitrofurantoin       S
       Ofloxacin            R
       Oxacillin MIC        R
       Penicillin-G         R
       Tetracycline         S
       Trimethoprim/Sulfa   S
       Vancomycin           S
       Cefpodoxime                     R


          PD Dr. med. A. Schwarzkopf          i.A. [Laborassistent(in)]
```

Abb. 3.13 Befundbogen. Der Befundbogen teilt dem behandelnden Arzt mit, welcher Keim angezüchtet wurde und welche Antibiotika verwendet werden können. Der vorliegende Befund zeigt einen methicillinresistenten Staphylococcus aureus (MRSA). Daher befindet sich auch der Hinweis auf die Erfassungspflicht nach § 23 IfSG auf dem Bogen.

tion ist im Zusammenhang mit bestimmten Fragestellungen von besonderer Bedeutung. So gibt es Virusinfektionen, insbesondere durch die Herpesviren, die lebenslang erhalten bleiben, meist ohne weitere Symptome hervorzurufen. Bei einer erheblichen Beeinträchtigung des Immunsystems können sich Herpesviren erneut stark vermehren und Organe schädigen. Der Anstieg der IgG-Konzentration im Serum begleitet eine solche Virusreaktivierung und ist deshalb oft der erste Hinweis auf eine drohende Gefährdung des Patienten.

Der Antikörperspiegel weist auch auf den Immunschutz hin. So kann anhand der Werte erkannt werden, ob eine Person einen wirksamen Immunschutz, z. B. gegen Röteln, Hepatitis B oder Poliomyelitis hat. Schließlich kann anhand eines Vergleichs der Antikörperkonzentrationen in Serum und Liquor festgestellt werden, ob sich eine Infektion in das Nervensystem ausgebreitet hat.

Merke

Als Maß der Antikörperkonzentration wird meist der Titer oder einfach nur Einheiten angegeben. Hinter dem Titer verbirgt sich der höchste Verdünnungsfaktor, bei dem noch eine serologische Reaktion nachweisbar ist. Ist z. B. ein Serum nach einer 100-fachen Verdünnung noch reaktiv, nach 200-facher Verdünnung jedoch nicht mehr, ergibt sich daraus ein Antikörpertiter von 100.

Serologische Nachweismethoden

Bei serologischen Tests werden immunologische Reaktionen zwischen Antikörpern und Krankheitserregern (Antigen) nachgewiesen. Im ersten Schritt bringt man Antikörper und Antigen zusammen und lässt sie aneinander binden. Im zweiten Schritt macht man dies sicht- und messbar. Zum Nachweis von Antikörpern werden verschiedene Verfahren angewandt. Beispiele sind:

▶ **Agglutinationstest.** Ein in bakteriologischen Untersuchungen angewandtes Verfahren ist der Agglutinationstest, bei dem Bakterien und Serum vermischt werden (▶ Abb. 3.14a). Bakterienspezifische Antikörper können gleichzeitig an zwei oder mehr Bakterien binden. Sind solche Antikörper im Serum vorhanden, werden die Erreger so miteinander vernetzt, dass es zur Bildung feiner, mit dem Auge sichtbarer Klumpen kommt. In einer modifizierten Form, dem Latex-Agglutinationstest, werden nicht Bakterien selbst, sondern Latexpartikel verwendet, an denen Bakterienproteine haften. Bei der Serogruppierung von Streptokokken werden Antikörper gegen bestimmte Oberflächenantigene der Streptokokken auf farbige Partikel aufgebracht und durch eingeriebene Streptokokken im positiven Fall verklumpt (▶ Abb. 3.14b und c).
▶ **Enzymimmuntest.** Beim Enzymimmuntest, englisch enzyme-linked immunosorbent assay (ELISA) oder enzyme-immuno-assay (EIA), werden Erregerproteine oder -peptide an die Oberfläche eines Plastikgefäßes gebunden. Es wird Serum zugegeben und nach einer Reaktionszeit, in der Antikörper anheften können, wird die nicht gebundene Flüssigkeit entfernt und die an den Erregerproteinen haftenden Antikörper werden über eine zweite immunologische Reaktion nachgewiesen (▶ Abb. 3.15 und ▶ Abb. 3.16).

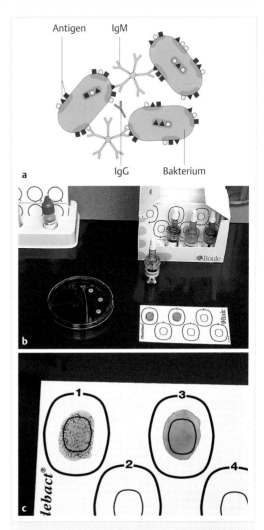

Abb. 3.14 Agglutinationsreaktion.
a Schema der Agglutinationsreaktion. Durch Antikörper im Serum werden die Bakterien in einer Bakteriensuspension verklumpt (nach Tortora, Funke und Case).
b Serotypisierung von Streptokokken.
c Antikörper gegen bestimmte Oberflächenantigene der Streptokokken auf farbigen Partikeln führen durch die Antigen-Antikörper-Reaktion zu einer sichtbaren Verklumpung (linkes Testfeld).

Vertiefendes Wissen

Bei der zweiten immunologischen Reaktion werden Antiseren, die an Antikörper des Menschen binden, eingesetzt. Die Seren stammen von Tieren, z. B. Kaninchen, Maus oder Ziege, denen man menschliche Antikörper gespritzt hat, um sie dagegen zu immunisieren. Der Test

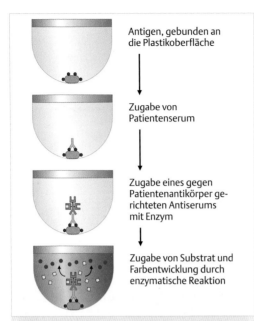

Antigen, gebunden an die Plastikoberfläche

Zugabe von Patientenserum

Zugabe eines gegen Patientenantikörper gerichteten Antiserums mit Enzym

Zugabe von Substrat und Farbentwicklung durch enzymatische Reaktion

Abb. 3.15 Antikörper-EIA. Schema der Testdurchführung.

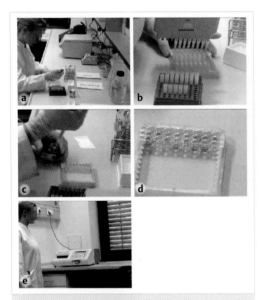

Abb. 3.16 EIA. Testbearbeitungsschritte.
a Auftrag von Serumproben auf die Testplatte.
b „Waschen" der Platte nach der Einwirkzeit.
c Zugabe eines zweiten Antiserums.
d Farbreaktion entsteht dort, wo die Serumproben Antikörper gegen den Krankheitserreger enthalten.
e Messung der Farbintensität mit dem Photometer.

kann zwischen Immunantworten durch IgG, IgA und IgM unterscheiden.

Antigen-Nachweisverfahren

Das EIA-Verfahren ist nicht nur zum Nachweis von erregerspezifischen Antikörpern geeignet. In abgewandelter Form dient es auch dem Nachweis von Eiweißbausteinen von Krankheitserregern. Dieses auch Antigentest genannte Verfahren ist eine gute Methode zum Nachweis von Krankheitskeimen (▶ Abb. 3.17). Dazu werden Krankheitserreger durch auf ein Trägermedium aufgebrachte Antikörper „gefangen". Eine besondere Ausführungsform des Antigen-EIA ist der Antigenschnelltest. Er kann rasch und einfach durchgeführt werden und wird mit dem bloßen Auge ausgewertet, sodass er direkt auf der Krankenstation oder in der Arztpraxis durchführbar ist. Da der Test in der Nähe des Patienten durchgeführt wird, bezeichnet man ihn auch als „Point-of-Care"-Verfahren. Schnelltests gibt es u. a. für den Nachweis von Erregern von Krankheiten der Atemwege. Auch die Schwangerschaftsschnelltests beruhen auf diesem Prinzip.

Molekulargenetische Testverfahren

Mithilfe von molekulargenetischen Testverfahren lässt sich die Erbsubstanz DNA oder RNA von Krankheitserregern nachweisen. Anders als serologische Verfahren, mit denen die Immunantwort erfasst wird, sind molekulargenetische Untersuchungen Methoden, um das Vorhanden-

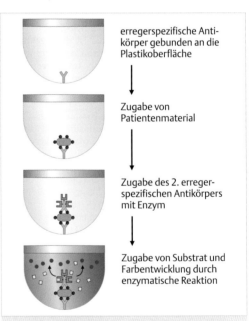

erregerspezifische Antikörper gebunden an die Plastikoberfläche

Zugabe von Patientenmaterial

Zugabe des 2. erregerspezifischen Antikörpers mit Enzym

Zugabe von Substrat und Farbentwicklung durch enzymatische Reaktion

Abb. 3.17 Antigen-EIA. Schema der Testdurchführung (nach Tortora, Funke und Case)

sein des Erregers selbst nachzuweisen oder auszuschließen.

Die heute wichtigsten molekulargenetischen Nachweismethoden sind die Polymerasekettenreaktion (PCR) für die Erkennung von DNA sowie die davon abgeleitete PCR, der eine reverse Transkription vorausgeht, zum Nachweis von RNA (▶ Abb. 3.18). Im Vergleich zu anderen Verfahren zum Erregernachweis, insbesondere der Erregeranzucht, sind sie schneller durchzuführen und häufig sensitiver. Oftmals können bereits 10–100 Krankheitserreger in einer Probe nachgewiesen werden. Der diagnostische Test mit der PCR kann nicht nur mit Blut, sondern praktisch mit allen Organproben und mit jeder Körperflüssigkeit durchgeführt werden. Allerdings unterscheiden sie nicht zwischen lebenden und toten Erregern.

Vertiefendes Wissen

Durch die reverse Transkription wird aus RNA DNA gebildet. Dies wird bei bestimmten Viren eingesetzt, da zahlreiche Viren, anders als Bakterien und eukaryotischen Lebewesen, keine DNA, sondern ein Genom aus RNA haben. Bei der PCR werden kleinste Mengen genetischen Materials von Krankheitserregern enzymatisch vermehrt und anschließend sicht- und messbar gemacht.

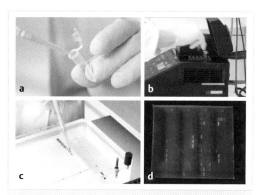

Abb. 3.18 PCR.
a Patientenprobe und Reagenzien werden zusammengegeben.
b Die PCR findet in einem Thermogerät statt.
c Fertige Proben werden mit Farbstoff versehen und zur elektrophoretischen Auftrennung auf ein Gel aufgetragen.
d Mit UV-Licht kann angefärbte DNA sichtbar gemacht werden. Das Bandenmuster zeigt, welche Probe Infektionserreger enthält.

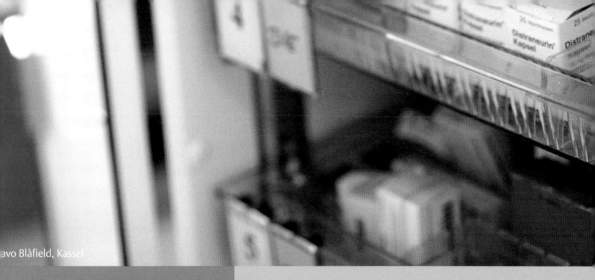
avo Blåfield, Kassel

Kapitel 4

Antiinfektiva

4 Antiinfektiva

Andreas Schwarzkopf

Definition

Antiinfektiva (singular: Antiinfektivum): Präparategruppen, die Bakterien, Viren, Pilze und Parasiten bekämpfen; man spricht auch von einer antimikrobiellen Wirkung dieser Präparate.

Ist es den Erregern gelungen, die Barrieren der körpereigenen Abwehr zu überwinden, und reagiert der Körper mit einer Abwehrreaktion (Entzündungszeichen, Erhöhung der Leukozytenzahl, eventuell Fieber), handelt es sich um eine Infektion. Gegen eine Infektion werden häufig, aber nicht immer, Antiinfektiva eingesetzt. Diese greifen in den natürlichen Abwehrprozess ein, sodass jede Anwendung (Indikationsstellung) sorgfältig abzuwägen ist. Ist aber eine medikamentöse Therapie erforderlich, sollte gezielt und entschlossen gehandelt werden.

Antiinfektiva werden weiter unterteilt in

- Antibiotika (gegen Bakterien; wenn sie chemisch synthetisiert wurden, gelegentlich auch als Chemotherapeutika bezeichnet),
- Tuberkulostatika (speziell gegen Mykobakterien als Tuberkuloseerreger); werden in Kombination gegeben, z. B. Isoniazid, Rifampicin, Streptomycin, Pyrazinamid oder andere wie Ethambutol,
- Antimykotika (gegen Pilze),
- Virustatika (gegen Viren),
- Mittel gegen Parasiten und
- Antiseptika (für äußerliche Anwendung mit anderer Wirkweise).

4.1 Antibiotika

4.1.1 Bakterizide und bakteriostatische Antibiotika

Definition

- **Bakterizid:** Verbindung, die vorhandene Bakterien abtötet
- **Bakteriostatisch**: Verbindung, die Bakterien an der Vermehrung hindert, sie aber nicht abtötet

Beispiele für verschiedene Antibiotika sind in ▸ Tab. 4.1 aufgeführt.

4.1.2 Antibiotika im Körper

Wirkspektrum

Kein Antibiotikum wirkt gegen alle Bakterien. Ob ein Antibiotikum auf ein Bakterium wirkt, hängt von seiner Wirkungsweise ab.

Ganz allgemein gibt man das Spektrum von Antibiotika mit dem Gramverhalten der Bakterien an: z. B. wirken die Antibiotika Vancomycin, Linezolid und Daptomycin nur auf grampositive Keime. Ein Einsatz gegen gramnegative Keime wie Pseudomonas oder Escherichia coli ist von vornherein aussichtslos. Bei anderen Antibiotika wie Tigecyclin betrifft die Wirkungslücke bestimmte Keime, hier Vertreter der Darmflora (Proteus, Morganella) und den Wasserkeim Pseudomonas aeruginosa. Daher muss bei der Auswahl eines Antibiotikums immer auch das zu erwartende Keimspektrum berücksichtigt werden.

Die Erstellung eines mikrobiologischen Befundes dauert in der Regel 48 Stunden – bei einer behandlungsbedürftigen Infektion zu lange. Die mikrobiologischen Labors von Krankenhäusern führen daher heute eine Resistenzstatistik, mit deren Hilfe sich noch genauere Aus-

Tab. 4.1 Beispiele für Antibiotika.

Antibiotikagruppe	Vertreter im Antibiogramm	Wirkungsweise
Penicilline	Penicillin, Ampicillin	bakterizid
Acylureidopenicilline	Piperacillin	bakterizid
Cephalosporine	Cefuroxim, Cefotaxim, Ceftazidim	bakterizid
Chinolone	Levofloxacin, Ciprofloxacin, Moxifloxacin	konzentrationsabhängig bakterizid
Tetrazykline	Tetrazyklin, Doxycyclin	bakteriostatisch
Cotrimoxazol	Cotrimoxazol	bakteriostatisch
Makrolide	Erythromycin	bakteriostatisch, in hohen Konzentrationen bakterizid
Carbapeneme	Imipenem, Meropenem	bakterizid

sagen darüber treffen lassen, welche Antibiotikaresistenzen in der Region verbreitet sind. Mithilfe der Statistik können Ärzte die Therapie genauer abstimmen, wodurch sich die „Trefferquote" erhöht und damit die Genesung rascher einsetzen kann.

Resistenzmechanismen

Mit der Zeit haben die Bakterien geschickte Strategien gegen Antibiotika entwickelt. Beispiele sind:
- Enzyme, die abgegeben werden können und Antibiotikamoleküle schon vor dem Zellkontakt zerstören (z. B. β-Lactamasen gegen Penicilline und Cephalosporine)
- Veränderungen der Zellwand, die es bestimmten Antibiotikagruppen unmöglich machen zu wirken (z. B. veränderte Oberflächenproteine bei MRSA, die eine Wirkung von β-Lactam-Antibiotika verhindern)
- Effluxpumpen, die Antibiotika aus der Bakterienzelle transportieren (z. B. bei Pseudomonas)
- Veränderungen von Porinen und damit Verhinderung des Eindringens von Antibiotika in die Zellen (z. B. bei Pseudomonas, Acinetobacter)

Multiresistente Keime vereinigen verschiedene Mechanismen und können so vielen Antibiotikagruppen entkommen. Für die Resistenzbildung sind die unkritische Gabe von Antibiotika beim Menschen sowie der breite Einsatz in der Massentierhaltung verantwortlich. Bakterien können aber auch bei unkritischer Entsorgung von chemischen Substanzen „trainieren", wie das Auftreten von Resistenzen in so genannten Schwellenländern mit vergleichsweise geringem Antibiotikaverbrauch bei schlecht entwickeltem Umweltschutz zeigt.

Auf Implantaten sowie in Beatmungstuben und Kathetern bildet sich oft ein Biofilm, der durch seine Eigenschaften die enthaltenen Bakterien tolerant gegenüber Antibiotika macht. Die Mikroorganismen sind dann nicht wirklich resistent, können aber trotzdem nicht bekämpft werden.

Definition

Biofilm: Ergebnis der Anheftung bestimmter Bakterienarten mit nachfolgender Schleimbildung; kann aus ein oder mehreren Bakterienspezies bestehen; vermittelt erhöhte Stabilität der Keime gegenüber Desinfektionsmitteln, Antibiotika und Einflüssen der körpereigenen Abwehr

Kompartimente

Antibiotika wirken auch nicht an allen Körperstellen gleichermaßen. Der Körper ist aus pharmakologischer Sicht in sog. Kompartimente unterteilt, d. h. in Bereiche, in denen – gleichgültig ob oral oder intravenös gegeben – unterschiedliche Antibiotikawirkspiegel erreicht werden. Das bekannteste Kompartiment ist das Gehirn. Viele Antibiotika können die Blut-Hirn-Schranke nicht passieren

und deshalb den Liquorraum nicht erreichen. Andere Kompartimente sind das Knochenmark, das Auge (Kammerwasser), Knochen- und Knorpelgewebe, Herzklappen und die Prostata. Pseudokompartimente entstehen durch schlechte Durchblutung, etwa bei chronischen Wunden wie Ulcus cruris oder einem diabetischen Fuß.

Halbwertszeit

Definition

Halbwertszeit: Zeitraum, in dem die ursprüngliche Dosis um die Hälfte abgesunken ist.

Die Halbwertszeit eines Antibiotikums hängt von der Aufnahme (bei oraler Einnahme), der Ausscheidung und der sog. Plasma-Eiweiß-Bindung im Körper ab. Sie kann wenige Stunden bis mehrere Tage betragen. Da die meisten Antibiotika über die Niere ausgeschieden werden, ist bei Patienten mit eingeschränkter Nierenfunktion mit einer Verlängerung der Halbwertszeit zu rechnen.

Bioverfügbarkeit

Bei den Antibiotika gilt, wie für die meisten Arzneimittel, dass die Dosis, die geschluckt wird, nicht die Dosis ist, die auch im Blutkreislauf ankommt und an den Orten der Bakterienvermehrung wirksam werden kann. Die Bioverfügbarkeit hängt vom Resorptionsgrad im Verdauungstrakt und der Plasma-Eiweiß-Bindung ab.

4.1.3 Therapie mit Antibiotika

Interventionstherapie

Geht es einem gefährdeten, infizierten Patienten sehr schlecht, kann man den mikrobiologischen Befund nicht abwarten und muss ein Antibiotikum geben, das möglichst alle infrage kommenden Erreger abdeckt. Dieses Vorgehen bezeichnet man als Interventionstherapie oder kalkulierte Antibiotikatherapie.

Nach Eintreffen der Antibiogramme, die mithilfe der vor der Interventionstherapie gewonnenen Proben erstellt wurden, sollte die Therapie auf die tatsächlich vorgefundenen Keime zugeschnitten werden.

Sequenztherapie

Die i. v.-Gabe von Antibiotika ist relativ teuer und oft lästig für die Patienten – vor allem, wenn sie in die Rehabilitationsklinik verlegt oder nach Hause entlassen werden sollen. Bei Patienten, denen es wieder besser geht, spricht nichts dagegen, auf eine orale Therapie umzusteigen. Dieses Vorgehen wird als Sequenztherapie bezeichnet. Dabei kann die Sequenztherapie mit demselben Wirkstoff (z. B. Ciprofloxacin i. v. und anschließend oral) oder aber mit einem anderen oral zu verabreichenden Wirkstoff, für den der betreffende Keim ebenfalls empfindlich ist, durchgeführt werden.

Kombinationstherapie

Wird nicht nur eines, sondern mehrere Antibiotika gegeben, spricht man von einer Kombinationstherapie. Für eine Kombination kann es drei Gründe geben:
- Synergismus
- Spektrumerweiterung
- Verhinderung einer Resistenzbildung

▶ **Synergismus.** Von Synergismus wird gesprochen, wenn zwei Antibiotika zusammen verabreicht viel besser wirken als ihre additive Wirkung, d. h. wenn sie einzeln gegeben und ihre Wirkungen anschließend summiert würden. Ein Beispiel für diesen Synergismus ist die Kombination aus Cephalosporinen und Aminoglykosiden (▶ Abb. 4.1).

▶ **Spektrumerweiterung.** Bei der Spektrumerweiterung werden Antibiotika kombiniert, weil man möglichst viele verschiedene Keime erreichen will. Dies geschieht meist im Rahmen einer Interventionstherapie. Ein Beispiel ist die Kombination aus Cephalosporinen und Metronidazol, um eine gute Wirkung im grampositiven und gramnegativen Bereich (Cephalosporin) und besonders auf Anaerobier (Metronidazol) zu erzielen. Auch die Kombination aus Antibiotikum (z. B. Imipenem) und Antimykotikum (z. B. Fluconazol) dient der Spektrumerweiterung; hier werden neben vielen grampositiven und gramnegativen Bakterien auch Pilze erfasst.

▶ **Verhinderung der Resistenzbildung.** Bei der über einen längeren Zeitraum erforderlichen Therapie der Tuberkulose und einiger Virusinfektionen verhindert die Anwendung von Präparatekombinationen die Bildung von Resistenzen. Die eingesetzten Wirkstoffe (bis zu vier auf einmal) greifen den bakteriellen Stoffwechsel bzw. die Virusreplikation gleichzeitig an unterschiedlichen Stellen an und verhindern so, dass nur durch eine einzelne Mutation im Genom resistente Keime entstehen.

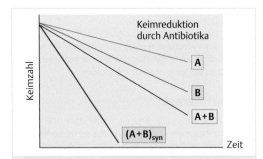

Abb. 4.1 Synergismus. Antibiotikum A wirkt relativ schwach auf den Testkeim, Antibiotikum B schon etwas besser. A und B gemeinsam gegeben wirken wegen möglicherweise verschiedener Ansatzpunkte schon besser als A oder B allein. A und B mit synergistischer Wirkung (A + B)$_{syn}$ erreichen dagegen eine abtötende Wirkung, die weit über das erwartete Maß hinausgeht.

Langzeitgabe von Antibiotika

Wird bei einer akuten Infektion eine Antibiotikatherapie angesetzt, so ist, vorausgesetzt, das Antibiotikum wirkt, innerhalb von 24–48 Stunden mit einer ersten klinischen Besserung zu rechnen. Die Therapie muss – je nach Angaben des Herstellers – jedoch über mehrere Tage fortgesetzt werden, in der Regel ein paar Tage über die Symptomfreiheit hinaus, um ein erneutes Aufflackern der Infektion durch wenige überlebende Erreger zu unterbinden. Nur bei Harnwegsinfektionen ist gelegentlich eine sog. Single-Shot-Therapie möglich.

> **Definition**
>
> **Single-Shot-Therapie:** Es wird nur eine einzige Dosis eines wirksamen Antibiotikums verabreicht

Nur selten – z. B. bei Tuberkulose oder auch bakterieller Endokarditis – wird eine Antibiotikatherapie über viele Wochen und Monate fortgesetzt, um die Gefahr einer Resistenzbildung zu reduzieren.

Antibiotikaprophylaxe (perioperative Prophylaxe)

Unter Antibiotikaprophylaxe versteht man die Gabe eines Antibiotikums z. B. kurz vor einer Operation. Sinn dieser perioperativen Prophylaxe ist es, den evtl. während der Operation in den Körper eindringenden Keimen einen wirkungsvollen Antibiotikaspiegel entgegenzusetzen und so eine Ansiedlung zu verhindern.

Hierzu reicht eine Einmaldosis, bei sehr langen Operationen kann eine mehrfache Dosierung erforderlich sein oder auch – bei Komplikationen – die Fortsetzung der Prophylaxe über mehrere Tage.

Eine Prophylaxe kann natürlich auch durchgeführt werden, wenn eine Exposition mit einem gefährlichen Erreger stattgefunden hat, z. B. wenn passive oder aktive Impfungen fehlen oder der Kontakt zu Erregern sehr intensiv war. Beispiele für solche Erreger sind Neisseria meningitidis (Meningokokken) und die Tuberkuloseerreger, aber auch Hepatitis B, C und HI-Viren. Man spricht dann auch von einer Postexpositionsprophylaxe, die auch vom Betriebsarzt zur Vermeidung von Berufskrankheiten empfohlen werden kann.

4.1.4 Kollateralschäden und ihre Folgen

Leider ist den Antibiotika nicht zu vermitteln, dass sie nur an der Stelle der Infektion wirken sollen. Dies bedeutet, dass ihnen – bei jeder Antibiotikagabe – weit über 500 Bakterienarten im Darm, auf Schleimhäuten und der Haut ausgesetzt sind. Auch von ihnen sterben welche und hinterlassen Lücken, die von Hefepilzen, multiresistenten Bakterien oder auch Clostridium difficile geschlossen werden können.

Vor allem multiresistente Erreger sind gefürchtet, die bekanntesten sind

- methicillinresistente Staphylococcus aureus,
- vancomycin-/glycopeptidresistente Enterokokken,
- Extended-Spectrum-β-Lactamasen-Darmbakterien mit weiteren Resistenzen,
- Pseudomonas aeruginosa (MRGN) und
- Acinetobacter baumanii (MRGN).

Dabei sei nicht verschwiegen, dass neben dem weit verbreiteten Einsatz von Antibiotika in der Therapie von Infektionen beim Menschen und der unsachgemäßen Einnahme dieser Wirkstoffe auch der großzügige Einsatz von Antibiotika in der Tiermast zur Verbreitung multiresistenter Keime beiträgt.

4.2 Antimykotika

Definition

- **Fungizid:** Verbindung, die vorhandene Pilze abtötet
- **Fungistatisch:** Verbindung, die Pilze an der Vermehrung hindert, sie aber nicht abtötet

Antimykotika sind Präparate, die Pilze bekämpfen, denn Pilze können Antibiotika problemlos widerstehen. Für Hefepilze und Schimmelpilze stehen verschiedene Präparategruppen zur Verfügung. Dermatophyten (Haut-, Nagel- und Haarpilze) werden in aller Regel mit antimykotikahaltigen Cremes therapiert.

Ein typischer lokal anzuwendender Wirkstoff ist Nystatin, das gegen Hefepilze im Mund (als Suspension), im Genitalbereich (Creme, Vaginalsuppositorien), im Darm (Tabletten) oder auf der Haut, z. B. bei Windeldermatitis (Creme), eingesetzt werden kann. Systemische Antimykotika wie Caspofungin oder Voriconazol werden nur bei schweren Infektionen wie der Lungeninfektion durch Schimmelpilze (Aspergillose) oder einer Pilzsepsis gegeben.

4.3 Virustatika

Viren sind naturgemäß besonders schwer zu treffen, da sie keinen eigenen Stoffwechsel haben. Viruswirksame Medikamente müssen daher in der Wirtszelle (Gewebezellen des Patienten) wirken. Logischerweise sollen sie dabei den Stoffwechsel des Patienten so wenig wie möglich beeinträchtigen. Moderne Virustatika greifen in den Vermehrungszyklus der Viren ein und bieten hierbei z. B. falsche Bausteine für das Viruserbgut an oder hemmen

das Eindringen der Viren in die Zelle oder die Freisetzung und Reifung der viralen Erreger. Sie können als Salben (z. B. bei Lippenherpes mit Aciclovir als Wirkstoff) eingesetzt werden oder aber systemisch, wie es bei schweren Fällen von Gürtelrose, HIV oder Hepatitis C der Fall ist. Da Viren nicht leben, gibt es keine „Viruzidika" und die Behandlung ist meist langwierig. Bei Warzen kann die Virusbekämpfung auch indirekt durch Entfernung des befallenen Hautareals (operativ oder durch Salizylsäure über längere Zeit) erfolgen.

Auch Virustatika werden oft in Kombination gegeben, z. B. mit Interferon bei der Hepatitistherapie. ▸ Tab. 4.2 führt einige Beispiele für Virustatika auf.

4.4 Mittel gegen Parasiten

Da es eine Vielzahl unterschiedlicher Parasiten gibt, gehören auch die antiparasitär wirksamen Mittel den unterschiedlichsten Wirkstoffgruppen an. Gegen Amöben und andere Einzeller z. B. wirkt Metronidazol, das bereits als Antibiotikum gegen Anaerobier erwähnt wurde. Sog. Antihelmintika dagegen sind Mittel gegen höher organisierte Würmer („Wurmkur") und eignen nicht zur Bekämpfung anderer Mikroorganismen.

Gegen Ektoparasiten wie die Krätzmilbe oder Läuse helfen wiederum andere Wirkstoffe, die im Allgemeinen auf die befallenen Bereiche aufgetragen werden. Mit Ausnahme des heute seltenen Menschenflohs müssen bei Flohbefall (in der Regel Katzen- oder Hundeflöhe) die betroffenen Haustiere korrekt saniert werden. Der Mensch kann nur die gesamte Wäsche waschen und duschen und muss ansonsten abwarten, ob die Kur beim Haustier erfolgreich war. Die Behandlung ist auf jeden Fall nach ca. zwei Wochen zu wiederholen, da noch in der Wohnung befindliche Flöhe (aus Floheiern) geschlüpft und sich anschließend beim Haustier eingenistet haben könnten.

4.5 Antiseptika

Antiseptika unterscheiden sich hinsichtlich ihrer Wirkungsweise völlig von den anderen bisher erwähnten Präparaten. Chemisch ähneln sie eher Desinfektionsmitteln und ihre Wirkung hängt nicht davon ab, ob sich der Zielorganismus vermehrt oder im Zellstoffwechsel angegriffen werden kann.

Antiseptika werden nicht wie Medikamente eingenommen, sondern in der modernen Wundversorgung eingesetzt. Typische Vertreter der Antiseptika sind Jod, Octenidin und Polihexanid. Sie alle lassen durch Zerstörung des elektrischen Feldes eines Bakteriums und/oder Blockade lebenswichtiger Enzyme den bakteriellen Stoffwechsel zusammenbrechen und verhindern so auch eine

Tab. 4.2 Beispiele für Virustatika.

bekämpfte Viren	Virustatikum	Wirkungsweise
HIV	Abacavir, Lamifudin	Störung der Umwandlung von RNA in DNA – keine Virusvermehrung
Herpes	Aciclovir, Brivudin, Ganciclovir	Störung der DNA-Polymerase

Resistenzbildung. Nur ein Biofilm bietet den darin enthaltenen Bakterien Schutz und bereitet auch Antiseptika Probleme, sodass Wunden immer erst gereinigt werden müssen, bevor Antiseptika erfolgreich appliziert werden können.

Auch Hefepilze werden von allen modernen Antiseptika zuverlässig erfasst, bei Schimmelpilzen und Dermatophyten können sie dagegen versagen. Antiseptika zerstören auch virale Oberflächenstrukturen, die als „Schlüssel" für die Virusrezeptoren zukünftiger Wirtszellen dienen, sodass auch Viren inaktiviert werden und nicht mehr infektiös sind.

Eine Wirksamkeit gegen Parasiten besteht dagegen mit einer Ausnahme, der Anwendung von Jod gegen Leishmanien, nicht.

4

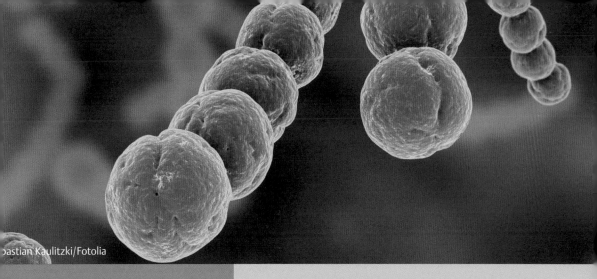

Sebastian Kaulitzki/Fotolia

Kapitel 5

Bakteriologie

5 Bakteriologie

Andreas Schwarzkopf

5.1 Allgemeines

Bakterien sind die kleinsten Mikroorganismen mit eigenem Stoffwechsel. Sie sind 0,5–20 µm groß (1 µm = 1 tausendstel Millimeter). Ihr Gewicht beträgt ca. 0,45 pg (1 pg [Picogramm] = 1 billionstel Gramm). Hundert Millionen von ihnen passen auf einen Stecknadelkopf, aber die Gesamtbesiedlung eines erwachsenen Menschen, also Hautflora, Schleimhautflora, Darmflora zusammen, wiegt etwa 700 g.

Bakterien sind in der Natur allgegenwärtig, einschließlich heißer Quellen und Eis der Arktis. Die meisten Umweltkeime sind jedoch für den gesunden Menschen völlig harmlos. Die obligat menschenpathogenen Keime können auch gesunde Menschen infizieren und gehören, anders als die fakultativ pathogenen Keime, nicht zur menschlichen Flora.

Definition

- **obligat pathogene Keime:** Keime, die auch bei Gesunden eine Infektion auslösen können
- **fakultativ pathogene Keime:** Keime, die abhängig vom Ort ihres Auftretens für uns unschädlich sind, aber auch eine Infektion auslösen können

Ein Beispiel für einen fakultativ pathogenen Keim ist das im Darm harmlose Darmbakterium Escherichia coli, das – mit bestimmten Eigenschaften ausgestattet – in der Harnröhre zu einer massiven Harnwegsinfektion führen kann.

5.1.1 Aufbau eines Bakteriums

Zellwand

Stellen wir uns vor, wir „zerlegen" ein Bakterium von außen nach innen. Bei gramnegativen Bakterien befindet sich ganz außen eine Membran. Anschließend treffen wir auf die Zellwand, die bei den grampositiven Bakterien die äußere Begrenzung darstellt (▶ Abb. 5.1).

Hauptbestandteil der Zellwand ist eine Peptidoglykanschicht, die in ▶ Abb. 5.1 dunkelblau dargestellt ist und unterschiedlich dick sein kann. Die Dicke der Schicht entscheidet darüber, wie sich das Bakterium in der Gramfärbung verhält. Bakterien mit dicker Schicht sind grampositiv, solche mit dünner sind gramnegativ.

Die Zellwand gibt dem Bakterium seine typische Form. Obwohl die Formen von Bakterien durchaus sehr verschieden sein können, unterscheidet man drei große Gruppen: Kokken (kugelförmige Bakterien), Stäbchen (längliche Bakterien) und schraubenförmige Bakterien.

Merke

Die Zellwand begrenzt das Bakterium nach außen und verleiht ihm seine Form: Kokke oder Stäbchen. Auch das Verhalten in der Gramfärbung wird durch die Zellwand bestimmt.

Periplasmatischer Raum und Zellmembran

Der periplasmatische Raum befindet sich zwischen Zellwand und Zellmembran (auch Zytoplasmamembran genannt).

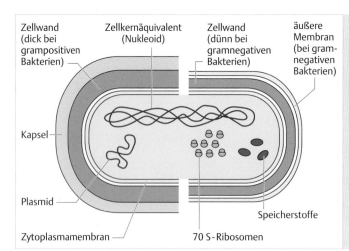

Zellwand (dick bei grampositiven Bakterien) — Zellkernäquivalent (Nukleoid) — Zellwand (dünn bei gramnegativen Bakterien) — äußere Membran (bei gramnegativen Bakterien) — Kapsel — Plasmid — Zytoplasmamembran — 70 S-Ribosomen — Speicherstoffe

Abb. 5.1 Schematische Zeichnung eines Bakteriums. Die Zellwand (blau) verleiht dem Bakterium die äußere Form, die Zellmembran (gelb) ist Sitz einiger lebenswichtiger Enzymsysteme. Dazwischen liegt der periplasmatische Raum. Die heller blau dargestellte Kapsel ist nicht bei allen Bakterien vorhanden.

Die Zellmembran ist für das Bakterium lebenswichtig, wie für uns die Haut. Zwar gibt es mit den Mykoplasmen und Ureaplasmen Bakterien ohne Zellwand, jedoch benötigen auch diese eine Zellmembran, um sich von der Umwelt abzugrenzen. Die Zellmembran hat verschiedene Funktionen:

- semipermeable Membran: verhindert das unkontrollierte Einströmen von Wassermolekülen in das Bakterieninnere; ermöglicht über spezifische Transportsysteme den für das Bakterium lebenswichtigen Stofftransport
- Sitz von wichtigen Enzymen für die Verdauung von Eiweißen, Fetten und Nukleinsäuren
- Aufrechterhaltung eines elektrischen Potenzials, das Ionentransporte ermöglicht und den Energiehaushalt des Bakteriums stabilisiert

Zellorganellen

Im Zellinneren befinden sich die Organellen des Bakteriums, z. B. Ribosomen zur Eiweißherstellung, weitere Enzyme und alle Systeme, die das Bakterium für seinen Stoffwechsel benötigt. Hier ist auch das Erbgut des Bakteriums, ein einzelnes ringförmiges Chromosom, zu finden. Anders als unsere Zellen haben Bakterien also keinen Zellkern und werden deshalb als Prokaryonten bezeichnet.

„Sonderausstattung" verschiedener Keime

Viele Bakterien verfügen außer über die bereits genannten Strukturen noch über einige nützliche Ergänzungen, mit denen sie in ihrer Umwelt besser überleben oder leichter eine Infektion auslösen können.

▶ **Haftorgane.** Nahezu alle Bakterien verfügen über Haftorgane, sog. Pili (kurz) und Fimbrien (länger), mit denen sie sich an belebte und unbelebte Oberflächen anheften können.

▶ **Geißeln.** Viele Bakterien besitzen lange Geißeln, die sie aktiv bewegen und zur Fortbewegung nutzen können. Die Geißeln machen unter Umständen ein Mehrfaches der Bakterienlänge aus.

▶ **Kapsel.** Die Kapsel kann aus Polypeptiden oder Polysacchariden bestehen und umgibt das Bakterium rundum. Sinn der Kapsel ist es, in der heiklen ersten Phase der Infektion von der körpereigenen Abwehr nicht erkannt zu werden. Getarnt kann es sich eine Weile ungestört vermehren, bis die körpereigene Abwehr die Eindringlinge findet und mit Gegenmaßnahmen (z. B. durch Makrophagen) beginnt. Zudem ist das Bakterium durch die Kapsel besser vor Umwelteinflüssen geschützt.

▶ **Aktive Oberflächenproteine.** Selbst in Makrophagen gelingt jedoch einigen Bakterien das Überleben, indem sie mithilfe von Oberflächenproteinen ihre Verdauung durch den Makrophagen verhindern.

5.1.2 Sporen als bakterielle „Konserven"

Sporen sind resistente Dauerformen der Bakterien, die auch unter widrigen Bedingungen (Trockenheit, Gegenwart von Alkohol, knappe Nahrungsvorräte) über eine sehr lange Zeit das Überleben zu sichern vermögen.

Einige Bakterienarten, unter den potenziell menschenpathogenen besonders die Gattungen Bacillus und Clostridium, sind in der Lage, Sporen zu bilden. Werden die Bedingungen günstiger, keimt die Spore aus, nimmt also ihren normalen Stoffwechsel auf, und das Bakterium kann sich durch Teilung weiter vermehren. Sporen können Jahrzehnte auskeimfähig und damit infektionstüchtig bleiben!

5.1.3 Lebensansprüche der Bakterien

Bakterien passen sich meist optimal an ihre Lebensumstände an. Dies erlaubt uns, sie nach bestimmten Umweltbedingungen in größere Gruppen einzuteilen.

Temperatur

Nach der bevorzugten Wachstumstemperatur unterscheidet man:

- psychrophile (in Kälte lebende) Bakterien, die sich auch in Kühlschränken vermehren,
- mesophile (mittlere Temperaturen schätzende) Bakterien, wie alle menschenpathogenen Bakterien, und
- thermophile (wärmeliebende) Bakterien, die z. B. in heißen Quellen vorkommen.

Sauerstoff

Ob ein Bakterium in der Gegenwart von Sauerstoff wächst oder nicht, ist ein weiteres wichtiges Kriterium zur Eingruppierung. Entsprechend bezeichnet man die Bakterien dann als:

- obligate Aerobier, die ohne Sauerstoff gar nicht oder sehr langsam wachsen,
- fakultative Anaerobier, denen der Sauerstoffgehalt egal ist, wie den meisten menschenpathogenen Bakterien, oder
- obligate Anaerobier, für die Sauerstoff Gift ist und die beim Menschen im Dickdarm und in den Zahntaschen leben.

pH-Wert

Die meisten menschenpathogenen Bakterien tolerieren nur bestimmte saure oder basische Verhältnisse. Das bevorzugte Spektrum kann bei einem pH-Wert zwischen 6 und 9 liegen, wobei der Bereich um den neutralen pH-Wert (7) bzw. den Plasma-pH-Wert (ca. 7,4) besonders günstig für sie ist. Einige Bakterien, z. B. Laktobazillen, mögen es etwas saurer, sie bevorzugen einen pH-Wert um 4,5. Auch die Hautflora will es saurer und erzeugt im schützenden Lipidfilm der Haut einen pH-Wert um 6. So wird die Besiedlung durch Krankheitserreger erschwert.

5

Licht und Wasser

Anders als z. B. Algen benötigen Bakterien zum Wachstum kein Licht. UV-Licht kann bakterielles Erbgut schädigen und wird z. B. in der Wasserhygiene zur Keimreduktion eingesetzt. Sonneneinstrahlung reduziert durch die Kombination Wärme, Wasserverdunstung und UV-Licht die Kontamination von Gegenständen.

Alle Keime benötigen Wasser. Eine Ausnahme sind Sporenbildner, die in Form von Sporen (s. o.) längere Trockenperioden überdauern können.

5.1.4 Wachstum von Bakterien

Bakterien, die in eine neue Umgebung gebracht werden, benötigen zunächst eine gewisse Zeit, um ihren Stoffwechsel auf die neue Situation einzustellen. Das wird als lag-Phase bezeichnet. Nach der lag-Phase beginnen die Bakterien mit der ersten Teilung.

Bakterien vermehren sich durch Zweiteilung. Damit entstehen aus einer Mutterzelle zwei Tochterzellen; jede von diesen ist sofort wieder zur Teilung bereit. Auf diese Weise ist es den Bakterien möglich, sich exponentiell zu vermehren: Pro Teilung entstehen zunächst aus einem Bakterium zwei, dann vier, dann acht und immer so weiter. Die Generationszeit von Bakterien, d. h. die Zeit zwischen zwei Teilungen, liegt für viele zwischen 20 und 30 Minuten, kann aber bis zu 24 Stunden dauern.

Wird eine kritische Masse erreicht, werden nur noch absterbende Bakterien ersetzt, die Zahl bleibt also konstant und erreicht eine Plateauphase. Mit weiterem Nährstoffverbrauch sinkt die Zahl allmählich wieder (▶ Abb. 5.2).

5.1.5 Veränderung bakterieller Gene

Bakterien vermehren sich durch identische Teilung. Dennoch sind sie in der Lage, neue Gene aufzunehmen und für ihre eigenen Zwecke zu verwenden. Hierzu stehen ihnen verschiedene Methoden zur Verfügung:

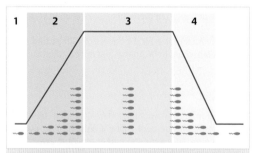

Abb. 5.2 Leben und Sterben von Bakterien. Nach einer lag-Phase, in der sie sich auf ihre Umgebung einstellen (1), beginnt eine Phase exponentiellen Wachstums (2). Mit Erschöpfen der Nahrungsmittel stellt sich eine Plateauphase ein (3), die schließlich in die Absterbephase (4) übergeht.

- Transformation: Aufnahme von Plasmiden (kleine ringförmige DNA-Moleküle mit z. B. einem Antibiotikaresistenzgen).
- Konjugation: Übertragung genetischen Materials durch einen „Sexpilus", der zwischen zwei Bakterien gebildet wird.
- Mutation: Veränderung des bakteriellen Erbguts.
- Transduktion: Bakteriophagen (Viren, die Bakterien infizieren) übertragen Gene.

5.1.6 Pathogenität und Virulenz

Pathogenitätsfaktoren sind besondere Eigenschaften, die Krankheitserreger auszeichnen, wie
- Pili und Fimbrien als Haftorgane,
- Kapsel als Schutz vor Phagozytose,
- Toxine zur besseren Vermehrung im unfreiwilligen Wirt,
  - Endotoxine: werden freigesetzt, wenn der Erreger tot ist und zerfällt; meist Lipopolysaccharide; erregen Fieberschübe und werden daher auch Pyrogene genannt; beeinflussen den Kreislauf und die Organfunktionen in höheren Dosen erheblich,
  - Exotoxine: werden von Erregern aktiv freigesetzt,
- intrazelluläre Vermehrung in Makrophagen oder anderen Körperzellen, die eigentlich die Bakterien vernichten sollten.

Die Pathogenitätsfaktoren gibt es in zahlreichen Variationen bei den unterschiedlichen Bakterienspezies und auch innerhalb einer Spezies können sie variieren. Um diesen Unterschied beschreiben zu können, sprechen wir von Virulenz.

Definition

Virulenz: Ausmaß der Pathogenität.

Je virulenter ein Bakterienstamm ist, desto schwerer verläuft die Infektion. Allerdings sind Verlauf und Folgen einer Infektion immer auch abhängig von der Wirtsdisposition, d. h. vom Allgemeinzustand des Erkrankten.

5.2 Grampositive Kokken

5.2.1 Staphylokokken

Staphylokokken sind Kugelbakterien, die sich zusammenlagern und unter dem Mikroskop wie Weintrauben aussehen (▶ Abb. 5.3). Die verschiedenen Spezies der Staphylokokken besiedeln Haut und Schleimhäute von Mensch und Tier und sind damit nahezu überall zu finden. Mikrobiologen unterteilen sie in zwei große Gruppen:
- koagulasepositive und
- koagulasenegative.

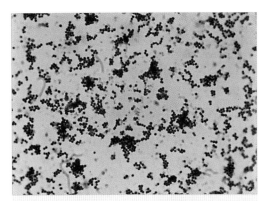

Abb. 5.3 Staphylokokken unter dem Mikroskop. Lagerung in Haufen und Trauben. (Boehringer Ingelheim Pharma GmbH & Co KG, Biberach)

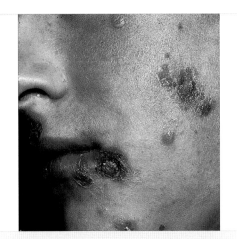

Abb. 5.4 Impetigo contagiosa. Durch Staphylokokken verursachte Entzündungsareale im Gesicht. (Hof H, Dörries R: Duale Reihe - Medizinische Mikrobiologie. Thieme, Stuttgart 2002)

Vertiefendes Wissen

Die Koagulase ist ein Enzym, das es den Keimen ermöglicht, in ihrem direkten Umfeld die Blutgerinnung zu aktivieren und sich mit einem Fibrinfilm zu umgeben, der sie vor dem Angriff durch Leukozyten schützt.

Beide Gruppen stellen Krankheitserreger dar, wobei Staphylococcus aureus der wichtigste Vertreter ist und auch durch Toxine Krankheitsbilder oder Komplikationen auslösen kann.

Staphylococcus aureus

Staphylococcus aureus ist der klassische pathogene Eitererreger. Im Krankenhaus spielt er v. a. als Erreger der nosokomialen Sepsis und der nosokomialen Pneumonie eine Rolle. Das Bakterium befindet sich bei etwa 30–40 % der Menschen in den Nasenvorhöfen, kommt aber auch in Achselhöhlen, der Leiste und im Perianalbereich vor.

Definition

Nosokomiale Infektion: Infektion, die ein Patient aufgrund der Behandlung im Krankenhaus erfahren hat.

▶ **Übertragungswege.** Meist Hände, aber auch Haut, Inventar, Sekrete und Exkrete; selten direkt aerogen.

▶ **Krankheitsbilder**
- Eitrige Wundinfektion, Phlegmone, Furunkel, Karbunkel, Impetigo contagiosa (▶ Abb. 5.4), fremdkörperassoziierte Abszesse (z. B. durch Holzsplitter, aber auch Venenkatheterinfektionen) bei Haut und Hautanhangsgebilden.
- Eitrige Bronchitis, abszedierende Pneumonie, Pleuraempyem.

- Nach Arthroskopien und intraartikulären Injektionen, vor allem nach entsprechenden Traumen, Infektion der Gelenkflüssigkeit und in der Folge erhebliche Schäden durch eine Knorpelzerstörung (Gelenkempyem).
- Harnwegsinfektionen sind im Vergleich zu z. B. Escherichia coli selten, dann oft mit einem transurethralen Katheter assoziiert.
- Brechdurchfall durch Enterotoxin; Toxic-Shock-Syndrom durch das TSST (Toxic-Shock-Syndrom-Toxin), ein heute nur noch selten beobachtetes Krankheitsbild mit Kreislaufversagen; Epidermiolysis bullosa; bei Neugeborenen Pemphigus neonatorum; ausgedehnte Hautblasenbildung durch Exfoliativtoxine; massive Verstärkung der Schäden bei Infektionen durch Panton-Valentine-Leukozidin, das Makrophagen und neutrophile Granulozyten angreift und inaktiviert.

▶ **Diagnostik.** Kultivierung auf Nährböden und in Nährlösungen im Labor (▶ Abb. 5.5 und ▶ Abb. 5.6), geeignete Probenmaterialien sind z. B. Abstriche, Blutkulturen und Punktate.

▶ **Hygienemaßnahmen.** Basishygiene, Händehygiene besonders wichtig.

▶ **Therapie.** Bei penicillinsensiblen Isolaten, die 10–18 % ausmachen, Penicillin, ansonsten Oxacillin mit seinen Varianten oder ein Cephalosporin der ersten Generation bzw. Gruppe 1.

Resistente Varianten von Staphylococcus aureus: MRSA, CA-MRSA

MRSA steht für „methicillinresistente Staphylococcus aureus" (MRSA) mit Resistenz gegen alle β-Lactam-Antibio-

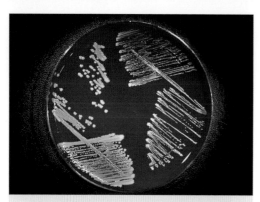

Abb. 5.5 Staphylokokken auf Blutagar. Die kleinen weißen Kolonien werden von einem koagulasenegativen Vertreter der Staphylococcus-epidermidis-Gruppe gebildet, die größeren gelblichen Kolonien gehören zu S. aureus.

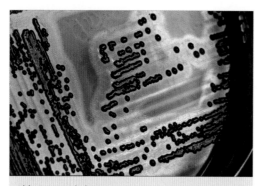

Abb. 5.6 Staphylococcus aureus. S. aureus auf sog. Baird-Parker-Nährmedium. Dieser Nährboden enthält Telluritsalz und Eigelb. Die schwarzen Kolonien zeigen an, dass S. aureus das Telluritsalz gespalten und metallisches Tellur gewonnen hat. Der silbrige Hof um die Kolonien zeigt die Reichweite seiner Verdauungsenzyme.

tika einschließlich Carbapenemen. Die einstmals typischen Erreger nosokomialer Infektionen („Krankenhauskeime") sind heute in der Bevölkerung weit verbreitet.

Vertiefendes Wissen

CA-MRSA (cMRSA) steht für „Community-associated MRSA" und bezeichnet MRSA, die bei Menschen gefunden werden, die weder im Krankenhaus noch in einer Pflegeeinrichtung waren.

LA-MRSA steht für „Livestock-associated MRSA" und bezeichnet in Nutztierbeständen (z. B. der Schweinemast) vorkommende MRSA.

▶ **Diagnostik.** Bereits beschriebene Nachweise; evtl. zusätzlich „Schnelltest" mithilfe der PCR (Polymerasekettenreaktion, engl. polymerase chain reaction) mit einem Resultat innerhalb von Stunden; Kultivierung auf speziellen, mit Indikatoren versehenen Nährböden frühestens nach 18 Stunden auswertbar.

▶ **Hygienemaßnahmen.** Basishygiene und mindestens eine Barrierepflege (Schutzkittel und Handschuhe); in Risikobereichen und bei Aerosolbildung auch räumliche Isolierung und evtl. Erweiterung der Schutzkleidung um Mund-Nase-Schutz und Haube.

▶ **Therapie.** Nach Erstellen eines Antibiogramms Verabreichung von Vancomycin oder Linezolid (bei S. aureus erwähnte Antibiotika sind wirkungslos); Reserveantibiotika sind Daptomycin und Fosfomycin.

▶ **Meldepflicht.** Labormeldepflicht nach § 7 IfSG, wenn Nachweis in Blutkultur oder Liquor.

Koagulasenegative Staphylokokken

Koagulasenegative Staphylokokken kommen bei allen Menschen auf der Haut, in der Harnröhrenmündung und in der Mund-, Nasen- und Rachenschleimhaut vor. Wichtige Vertreter, die am häufigsten bei Erkrankungen des Menschen gefunden werden, sind z. B.:
- Staphylococcus epidermidis,
- S. saprophyticus und
- S. haemolyticus.

▶ **Übertragungswege.** Meist Hände, aber auch Haut, Inventar, Sekrete und Exkrete, selten direkt aerogen.

▶ **Krankheitsbilder**
- Selten eitrige Wundinfektion, fremdkörperassoziierte Abszesse (z. B. durch Venenkatheter bei Haut und Hautanhangsgebilden.
- Gelegentlich Pneumonie bei Frühgeborenen.
- Nach Arthroskopien und intraartikulären Injektionen, vor allem aber nach entsprechenden Traumen, kann S. epidermidis die Gelenkflüssigkeit infizieren (bei Gelenkprothesen kann es zu einer „septischen Lockerung" kommen und die Prothese muss ausgebaut werden, wenn ein Therapieversuch mit Antibiotika scheitert).
- Harnwegsinfektionen durch koagulasenegative Staphylokokken sind häufiger als durch koagulasepositive; mit und ohne transurethralen Katheter assoziiert; vor allem bei jüngeren Frauen durch S. saprophyticus, nach urologischen Eingriffen häufiger durch S. haemolyticus.

▶ **Diagnostik.** Kultivierung koagulasenegativer Staphylokokken auf Nährböden und in Nährlösungen im Labor; geeignete Probenmaterialien sind z. B. Abstriche, Blutkulturen und Punktate.

▶ **Hygienemaßnahmen.** Basishygiene, Händehygiene besonders wichtig.

▶ **Therapie.** Bei penicillinsensiblen Isolaten Verabreichung von Penicillin, ansonsten von Oxacillin mit seinen Varianten oder eines Cephalosporins der ersten Generation bzw. Gruppe 1.

Resistente Varianten von Staphylococcus epidermidis: MRSE

S. epidermidis und andere Spezies können methicillinresistent sein. Wegen geringer Virulenz führen sie jedoch nur selten zu einer Isolierung. Ein Schnelltest steht nicht zur Verfügung. Hygienemaßnahmen und Therapie sind ggf. wie bei MRSA durchzuführen.

5.2.2 Streptokokken

Wegen ihrer relativ hohen Ansprüche an ihre Umgebung werden Streptokokken, wie Staphylokokken, meist bei Menschen und Tieren gefunden und nur selten in der Umwelt. Die Erreger kommen in den oberen Luftwegen und besonders im Rachen vor. Unter dem Mikroskop erscheinen Streptokokken in kürzeren oder längeren Ketten grampositiver Kokken: ein Bild, das auch zur Namensgebung führte (Streptokokken = Kettenkokken, ▶ Abb. 5.7). Bei der Spezies Streptococcus pneumoniae kommen allerdings fast ausschließlich Diploformen vor, bei denen immer zwei Streptokokken beieinanderliegen (▶ Abb. 5.8).

Streptokokken werden anhand ihrer Eigenschaften in verschiedene Gruppen unterteilt. Die erste Unterteilung ergibt sich aus dem Verhalten der Erythrozyten im Blutnährboden gegenüber dem Streptokokkenstoffwechsel. Färbt sich der Blutnährboden um die Kolonien grün, so spricht man von einer Vergrünung oder α-Hämolyse. Streptokokkenspezies, die diese Eigenschaft haben, finden sich besonders häufig in der Mundflora. Die entsprechenden Arten können einerseits durch Kolonisationsresistenz (dichte Besiedlung von Haut und Schleimhäuten mit Standortflora) vor fremden Keimen schützen, lösen aber

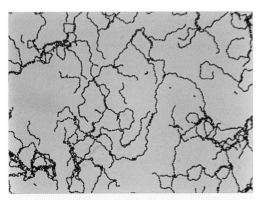

Abb. 5.7 Streptokokken mit langen Ketten. In menschlichen Materialien sind die Ketten oft kürzer. Ketten dieser Länge werden nur in Flüssigmedien gefunden. (Boehringer Ingelheim Pharma GmbH & Co KG, Biberach)

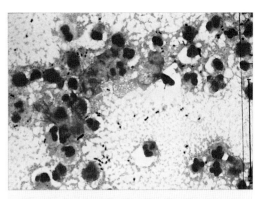

Abb. 5.8 Pneumokokken. Punktat mit Streptococcus pneumoniae. Neben den großen, rot eingefärbten weißen Blutkörperchen (Granulozyten) kann man die blauen Diplokokken deutlich erkennen. (Boehringer Ingelheim Pharma GmbH & Co KG, Biberach)

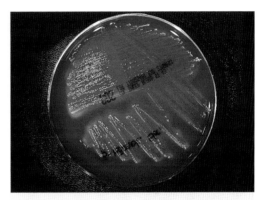

Abb. 5.9 Hämolyse. Ausgeprägte echte Hämolyse (β-Hämolyse) bei Streptococcus pyogenes.

andererseits auch die Karieserkrankung aus. Wird der Nährboden dagegen durch Auflösung der Erythrozyten entfärbt und erscheint dann gelblich-durchsichtig, spricht man von einer β-Hämolyse (▶ Abb. 5.9). β-hämolysierende Streptokokken werden weiter in sog. serologische Gruppen unterteilt. Hierbei werden unterschiedliche Oberflächenstrukturen mittels serologischer Tests beurteilt. Die Bakterien verklumpen durch unterschiedliche Antikörper im jeweiligen Testserum. Diese Seren werden mit Großbuchstaben bezeichnet, wobei die Gruppen A und B die wichtigsten Serogruppen darstellen.

Streptokokken der serologischen Gruppe A – Streptococcus pyogenes

▶ **Übertragungswege.** Inventar (selten), Sekrete und Exkrete, aerogen.

Tab. 5.1 Klinische Kriterien für rheumatisches Fieber.

Hauptkriterien	Nebenkriterien
Karditis	vorausgegangenes rheumatisches Fieber oder rheumatische Herzerkrankungen
Polyarthritis	Arthralgie
Chorea	Fieber
Erythema marginatum	erhöhte BSG oder positiver Test auf C-reaktives Protein
subkutane Knötchen	im EKG verlängerte P-R-Intervall

▶ **Krankheitsbilder**
- Selten eitrige Wundinfektion (Erysipel) bei Haut und Hautanhangsgebilden; Impetigo contagiosa.
- Eitrige Mandelentzündung (Angina tonsillaris lateralis, sehr häufig), Scharlach.
- Nekrotisierende Fasziitis (postoperativ oder bei Wunden).
- Scharlach durch erythrogene Toxine.
- Folgekrankheiten sind rheumatisches Fieber (v. a. bei Kindern nach Scharlach oder Mandelentzündung; ▶ Tab. 5.1); akute Glomerulonephritis.

▶ **Diagnostik.** β-Hämolyse, positive Reaktion auf Antiserum A.

▶ **Hygienemaßnahmen.** Basishygiene.

▶ **Therapie.** Antibiotikatherapie StreptokokkenVerabreichung von Penicillin oder Cephalosporinen.

Streptokokken der serologischen Gruppe B – Streptococcus agalactiae

Streptococcus agalactiae besiedelt das weibliche Genital.

▶ **Übertragungswege.** Perinatal, nosokomial.

▶ **Krankheitsbilder**
- Selten Wundinfektionen (Erysipel) bei Haut und Hautanhangsgebilden.
- Selten eitrige Mandelentzündung (Angina tonsillaris lateralis).
- Streptokokkensepsis bei Neugeborenen durch aufsteigende Infektion bei Blasensprung.
- Hirnhautentzündung (Meningitis) bei Neugeborenen durch Infektion während oder nach der Geburt.

▶ **Diagnostik.** β-Hämolyse, positive Reaktion auf Antiserum B.

▶ **Hygienemaßnahmen.** Basishygiene.

▶ **Therapie.** Verabreichung von Penicillin oder Cephalosporinen.

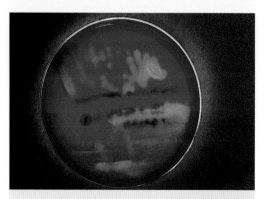

Abb. 5.10 Pneumokokken. Kolonien von Streptococcus pneumoniae. Durch die schleimigen Kolonien und eine ausgeprägte „Vergrünung" sind die Pneumokokken leicht erkennbar.

Vergrünende Streptokokken – Streptococcus pneumoniae

Vergrünende Streptokokken befinden sich im Mund und in den oberen Atemwegen und können, oft gemischt mit anderen Keimen, als Erreger dentogener Abszesse auffallen. Gelegentlich werden sie in Wundabstrichen oder bei Harnwegsinfekten gefunden. Insgesamt ist ihre Virulenz gering. Es gibt jedoch eine Ausnahme: Streptococcus pneumoniae.

Streptococcus pneumoniae tritt nur selten in kurzen Ketten auf, in aller Regel sind sie paarweise zusammengelagert und wurden daher früher auch als Diplococcus bezeichnet. Heute werden sie meist Pneumokokken genannt. In der Kultur bilden sie schleimig-glänzende Kolonien (▶ Abb. 5.10).

▶ **Übertragungswege.** Tröpfcheninfektion.

▶ **Krankheitsbilder**
- Pneumonie (besonders Lobärpneumonie)
- Mittelohrentzündung, Bindehautentzündung
- Sepsis
- Meningitis

▶ **Diagnostik.** α-Hämolyse, oft zentrale Eindellung der Kolonie.

▶ **Hygienemaßnahmen.** Basishygiene; Isolierung von Patienten nur in Hochrisikobereichen (auf onkologischen Stationen) oder wenn es sich um frisch Transplantierte handelt.

▶ **Therapie.** Verabreichung von Penicillin.

5.2.3 Enterokokken

Die früher als Fäkalstreptokokken bezeichneten Enterokokken stellen heute eine eigene Gattung dar. Sie unter-

5

scheiden sich in ihren Eigenschaften durchaus von den Streptokokken. So sind sie heute nur noch relativ selten sensibel für Penicillin. Die Erreger besiedeln den Darm, die Harnröhrenmündung und die Genitalien. Die wichtigsten Spezies sind:

- Enterococcus faecium und
- E. faecalis.

E. faecium ist etwas umweltresistenter als E. faecalis und erweist sich im Antibiogramm häufiger recht resistent.

▸ **Übertragungswege.** Hände, häufig an Toilettenspültasten.

▸ **Krankheitsbilder**
- Wundinfektionen
- Harnwegsinfektion
- Infektion oberer Atemwege (bei Intensivpatienten)
- Peritonitis nach Darmverletzungen
- nosokomiale Sepsis

▸ **Diagnostik.** β-Hämolyse oder keine Hämolyse, selten vergrünende Hämolyse.

▸ **Hygienemaßnahmen.** Basishygiene.

▸ **Therapie.** Verabreichung von Penicillin oder Cephalosporinen.

▸ **Resistente Varianten.** Vancomycin-/Glycopeptidresistente Enterokokken (VRE/GRE) (VRE); VRE sind in der Tiermast durch die Gabe von Avoparcin selektiert worden, das mit Vancomycin verwandt ist; GRE ließen sich in den letzten Jahren immer häufiger nachweisen, die Zahl der Infektionen stieg aber nur moderat; die Erreger scheinen eher zu kolonisieren als zu infizieren, dennoch werden betroffene Patienten im Krankenhaus mit Schutzkleidung gepflegt und bekommen zumindest eine eigene Toilette; Therapie mit Linezolid oder nach Antibiogramm.

5.3 Gramnegative Kokken

5.3.1 Neisserien

Neisserien sind eine Familie von gramnegativen Diplokokken (▸ Abb. 5.11). Es liegen also meist zwei Kokken beieinander, wodurch sie auch den Spitznamen „Semmelkokken" erhalten haben.

Die meisten Neisserien gehören zur natürlichen Rachenflora des Menschen und sind nicht oder nur wenig pathogen (▸ Abb. 5.12). Bedeutsame Ausnahmen hiervon sind die beiden Spezies N. meningitidis (Meningokokken) und N. gonorrhoeae (Gonokokken).

Neisseria meningitidis (Meningokokken)

▸ **Übertragungswege.** Aerogen beim Husten und Sprechen.

▸ **Krankheitsbilder**
- Meningitis (Hirnhautentzündung) mit Fieber, Kopfschmerzen, Nackensteifigkeit sowie ggf. Bewusstseinsstörungen bis hin zum Koma sowie gelegentlich Krampfanfällen und Ausfall einiger Hirnfunktionen.
- Meningokokkensepsis (Waterhouse-Friderichsen-Syndrom), evtl. dramatischer Verlauf bis zu einem schnellen Tod; häufig Einblutungen in die Haut (als braun-rötliche Flecken sichtbar); weitere Einblutungen, auch in der Nebennierenrinde, mit hormonellen Komplikationen.

5

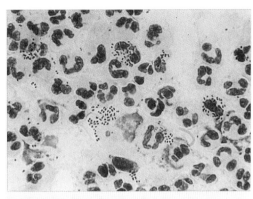

Abb. 5.11 Gonokokken. Sie erscheinen hier blau, weil nicht die Gramfärbung, sondern eine Methylenblau-Färbung eingesetzt wurde. Diese erlaubt nur eine blaue Darstellung von Zellen und Bakterien, bringt aber wegen der schonenden Färbung die Form besonders gut zur Geltung. (Boehringer Ingelheim Pharma GmbH & Co KG, Biberach)

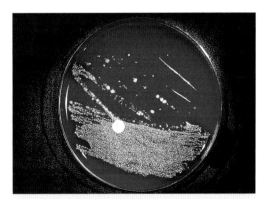

Abb. 5.12 Ausstrich eines Rachenabstrichs. Die typische Flora des Mund-Rachen-Raums ist zu erkennen. Die Neisserien sind die großen gelblichen Kolonien. Auf dem Nährboden ist außerdem ein Optochinplättchen aufgelegt, das den Nachweis von Pneumokokken unterstützen soll. Hier sind jedoch keine Pneumokokken gewachsen.

▶ **Diagnostik.** Liquor- und Blutkulturen.

▶ **Hygienemaßnahmen.** Isolierung der Patienten, bis die Therapie greift (meist 24 h); Sammeln des Abfalls als infektiöser Müll separat in speziellen Behältern.

▶ **Therapie.** Gabe von Cephalosporinen ggf. kombiniert mit Aminoglykosid; evtl. prophylaktische Antibiotikagabe bei Angehörigen von Erkrankten.

▶ **Impfungen.** Eine Impfung gegen verschiedene Meningokokken-Serogruppen steht zur Verfügung.

▶ **Meldepflicht.** Bei Verdacht, Erkrankung, Tod nach § 6 Infektionsschutzgesetz (IfSG) sowie für das Labor nach § 7 IfSG, Tätigkeitsverbot nach § 34 IfSG (Einrichtungen zur Betreuung von Kindern).

Neisseria gonorrhoeae (Gonokokken)

Diese Diplokokken sind weitgehend spezialisierte Erreger der Gonorrhö, einer der 4 klassischen Geschlechtskrankheiten.

▶ **Übertragungswege.** Geschlechtsverkehr.

▶ **Krankheitsbilder**
- Inkubationszeit 2–6 Tage.
- Gonorrhö; bei beiden Geschlechtern ohne Behandlung Gefahr einer Sterilität.
  ○ Bei Männern mit Austritt eines Eitertropfens und Brennen beim Wasserlassen.
  ○ Bei Frauen gelegentlich grünlich-gelber Ausfluss; auch eine schwach symptomatische Besiedlung ist möglich, wie auch ein Aufsteigen der Infektion in andere Geschlechtsorgane.

▶ **Diagnostik.** Abstrich, Anlegen von Kulturen.

▶ **Hygienemaßnahmen.** Sexuelle Karenz, Händehygiene, für Pflegepersonal Basishygiene.

▶ **Therapie.** Meist Verabreichung von Cephalosporinen, aber auch von Penicillin.

> **Merke**
>
> Neben der Gonorrhö zählen zu den vier echten Geschlechtskrankheiten auch die Syphilis, Erreger: Treponema pallidum (S. 91), der weiche Schanker, Erreger: Haemophilus ducreyi (S. 86) und das Lymphogranuloma inguinale, Erreger: Chlamydia trachomatis Serovar L 1–L 3 (S. 94).

5.3.2 Moraxella

Der wichtigste menschenpathogene Vertreter ist Moraxella catarrhalis. Diese nierenförmigen gramnegativen Kokken sind typische Erreger von Zweitinfektionen, d. h., sie nutzen die Gelegenheit, wenn die Schnupfenviren die Abwehr der oberen Luftwege geschwächt haben. Krankheitsbilder durch Moraxellen sind die eitrige Bronchitis, die Bronchiolitis (eine Infektion der kleinen Bronchien) und seltener Lungenentzündungen (ca. 5 % aller Lungenentzündungen werden durch Moraxellen ausgelöst). Auch bei der Otitis media (Mittelohrentzündung) können sie gelegentlich nachgewiesen werden. Besondere Hygienemaßnahmen sind in der Regel nicht erforderlich, die Therapie erfolgt nach Antibiogramm, in der Regel mit Cephalosporinen.

5.4 Grampositive aerobe nicht sporenbildende Stäbchenbakterien

5.4.1 Listerien

Listerien sind zarte grampositive Stäbchenbakterien. Sie kommen in der Umwelt vor und sind besonders assoziiert mit der Haltung von Schafen und Rindern. Vor allem durch die Milchwirtschaft können sie in Milchprodukte, insbesondere Rohmilch und Käse, eingebracht werden. Durch die konsequente Lebensmittelüberwachung und die guten Standards in der Lebensmittelhygiene sind Infektionen mit Listerien heute selten geworden. Dennoch müssen gelegentlich Produkte, vor allem kontaminierte Käsespezialitäten, vom Hersteller zurückgerufen werden.

Die wichtigste Spezies ist Listeria monocytogenes, sie scheint auch die einzige im Wesentlichen menschenpathogene Spezies zu sein.

Listeria monocytogenes

▶ **Übertragungswege.** Lebensmittel (besonders Milch und Milchprodukte), Tierumgang (Schafe und andere Weidetiere).

▶ **Krankheitsbilder**
- Meningitis
- Sepsis beim Ungeborenen (intrauterine Infektion, auch mit septischer Frühgeburt oder sogar septischem Abort)
- Neugeborenenmeningitis (Infektion bei Geburt)

▶ **Diagnostik.** Bei Verdacht erfolgt ein Vaginalabstrich, auch Mekonium von Neugeborenen oder ein Ohrabstrich von Babys ist geeignet; Kultur auf bluthaltigen Nährböden oder auch eine sog. Kälteanreicherung der Bakterien im Kühlschrank.

▶ **Hygienemaßnahmen.** Isolierung von betroffenen Babys und ihren Müttern auf Neugeborenenstationen. Bei Meningitis oder Sepsis von Erwachsenen reicht eine Basishygiene.

▶ **Therapie.** Verabreichung von Ampicillin oder Amoxycillin.

▶ **Meldepflicht.** Für das Labor nach § 7 IfSG.

5.4.2 Korynebakterien

Korynebakterien sind grampositive Stäbchen, die wie kleine Keulen („Coryne", griech.: Keule) aussehen. Es gibt verschiedene Spezies, von denen die meisten zur normalen Haut- und Schleimhautflora des Menschen gehören. Corynebacterium diphtheriae ist der bekannteste Krankheitserreger aus dieser Gruppe.

Alle anderen Spezies der Korynebakterien können nur dann Krankheitsbilder hervorrufen, wenn der Wirt außerordentlich geschwächt ist oder Fremdkörper wie Gelenkimplantate oder Katheter vorhanden sind. Dann werden Korynebakterien auf Gefäßkathetern gefunden und können Katheterinfektionen auslösen. Die Folgen sind bei Abwehrgeschwächten eine Sepsis oder Endokarditis sowie Haut- und Weichteilinfektionen, sehr selten Meningitis, Peritonitis oder Pneumonie.

Corynebacterium diphtheriae

▶ **Übertragungswege.** Aerogen, Hände.

▶ **Krankheitsbilder**
- Rachendiphtherie mit starken Halsschmerzen, Übelkeit, Kopfschmerzen und allgemeinem Krankheitsgefühl.
- Toxische Myokarditis, wenn das Diphtherietoxin die Herzmuskelzellen angreift (möglich bei fehlender Impfung und unzureichender Therapie).
- Hautinfektionen (häufig Koinfektion mit Streptokokken der serologischen Gruppe A).

▶ **Diagnostik.** Abstrich und Kultur auf Blutmedium; Bildung kleiner Kolonien mit stumpfer Oberfläche.

▶ **Hygienemaßnahmen.** Isolierung von Patienten, Pflege nur durch Personal mit Impfschutz.

▶ **Therapie.** Nach Antibiogramm.

▶ **Impfungen.** Vorhanden und für Kinder und Erwachsene empfohlen; in Kombination mit anderen Standardimpfungen.

▶ **Meldepflicht.** Bei Verdacht, Erkrankung, Tod nach § 6 IfSG sowie für das Labor nach § 7 IfSG, Tätigkeitsverbot nach § 34 IfSG (Einrichtungen zur Betreuung von Kindern).

5.5 Aerobe grampositive Sporenbildner – die Bazillusgruppe

Durch ihre Fähigkeit, Sporen zu bilden, können diese Bakterien auch unter sehr ungünstigen Bedingungen überleben und im Staub und in der Erde existieren. Nur zwei Spezies der Bazillusgruppe sind menschenpathogen:
- Bacillus cereus und
- B. anthracis (mit Kapsel, ▶ Abb. 5.13).

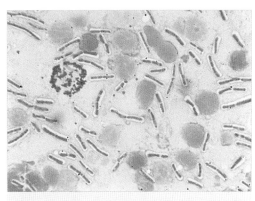

Abb. 5.13 Bacillus anthracis. Milzbranderreger mit deutlich sichtbaren Kapseln. (Boehringer Ingelheim Pharma GmbH & Co KG, Biberach)

5

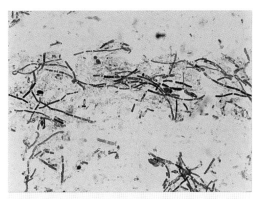

Abb. 5.14 Bacillus cereus. (Boehringer Ingelheim Pharma GmbH & Co KG, Biberach)

5.5.1 Bacillus cereus

▶ **Desinfektionsmittelresistenz.** Bakterien sind nicht resistent; Sporen sind sehr resistent, können aber mit Aldehyden oder Sauerstoffabspaltern inaktiviert werden.

▶ **Übertragungswege.** Staub, z. B. in Unfallwunden, Eintrag in Lebensmittel durch Erdanhaftungen (Kartoffeln, Salate).

▶ **Krankheitsbilder**
- Wundinfektionen
- Lebensmittelvergiftungen (häufiger als Wundinfektionen)

▶ **Diagnostik.** Ausgeprägte Hämolyse (im Gegensatz zu anderen Bazillen, ▶ Abb. 5.14).

▶ **Hygienemaßnahmen.** Sorgfältige Lebensmittelhygiene mit Trennung von reinen und unreinen Arbeiten, sorgfältige Händehygiene; bei Wundinfektionen Basishygiene.

5

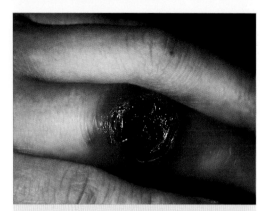

Abb. 5.15 Anthrax. Eine Milzbrandnekrose am Finger. (Hof H, Dörries R: Duale Reihe - Medizinische Mikrobiologie. Thieme, Stuttgart 2002)

▶ **Therapie.** Lokale Antisepsis, ggf. Verabreichung von Penicillin; bei Lebensmittelvergiftungen ausschließlich symptomatisch (Flüssigkeits- und Elektrolytersatz).

5.5.2 Bacillus anthracis

▶ **Desinfektionsmittelresistenz.** Bakterien sind nicht resistent; Sporen sind sehr resistent, können aber mit Aldehyden oder Sauerstoffabspaltern inaktiviert werden.

▶ **Übertragungswege.** Aerogen (Lungenmilzbrand), über die Nahrung, z. B. kontaminiertes Fleisch (Darmmilzbrand), Umgang mit Tieren (Hautmilzbrand).

▶ **Krankheitsbilder**
- Hautmilzbrand (Pustula maligna, schwarzer nekrotisierender Belag auf Wunden, ▶ Abb. 5.15)
- Darmmilzbrand
- Lungenmilzbrand

▶ **Diagnostik.** Verdacht an das Labor melden, das Abstriche und Punktate sowie Stuhl dann vorsichtig kultiviert.

▶ **Hygienemaßnahmen.** Isolierung der Patienten, obwohl die Übertragung von Mensch zu Mensch unwahrscheinlich ist; Schutzkleidung nach Anordnung der Hygieneabteilung.

▶ **Therapie.** Verabreichung von Penicillin.

▶ **Meldepflicht.** Bei Verdacht, Erkrankung, Tod nach § 6 Infektionsschutzgesetz (IfSG) sowie für das Labor nach § 7 IfSG.

5.6 Anaerobe grampositive Sporenbildner

Clostridien sind derzeit die einzige bekannte Familie aus dieser Gruppe. Sie gehören zur normalen Darmflora, können aber teilweise gefährliche Toxine produzieren. Als typische Fäulnis- und Verwesungskeime lösen sie Eiweiße auf. Damit nehmen sie in der Natur eine sehr nützliche Aufgabe wahr, indem sie z. B. bei der Beseitigung von Tierkadavern beteiligt sind. Die Familie der Clostridien ist relativ groß. Um ihre Bedeutung in der Medizin deutlich zu machen, werden hier beispielhaft vier Spezies vorgestellt:
- C. perfringens,
- C. botulinum,
- C. tetani und
- C. difficile.

5.6.1 Clostridium perfringens

▶ **Desinfektionsmittelresistenz.** Bakterien sind nicht resistent; Sporen sind sehr resistent, können aber mit Aldehyden oder Sauerstoffabspaltern inaktiviert werden; Händedesinfektionsmittel wirken nicht auf Sporen.

▶ **Übertragungswege.** Kontamination von Wunden mit Erde oder Fäkalien bzw. fäkalkontaminierten Gegenständen (Verletzung mit einer Mistgabel), über Lebensmittel, die mit Erde, Schmutz und Staub in Kontakt gekommen sind (Gemüse, Kartoffeln).

▶ **Krankheitsbilder**
- Gasbrand: schwere Wundinfektion, die in drei Phasen verläuft: Phase 1 einfache Wundinfektion (Mischinfektion), Phase 2 Gasbildung ohne Invasion in gesundes Gewebe (Clostridien gewinnen die Oberhand), Phase 3 Gasbrand (Nekrose, Toxinämie).
- Endogener Gasbrand: durch Ausbruch der Clostridien aus dem Darm und Absiedlung in Gewebe, z. B. Muskeln; bei stark abwehrgeschwächten Patienten.
- Lebensmittelintoxikation, vermittelt durch das Enterotoxin.

▶ **Diagnostik.** Entnahme von Lebensmittelproben, Abstrichen, Biopsien und Gewebeproben für eine Kultivierung unter Luftabschluss in sog. Anaerobentöpfen (▶ Abb. 5.16).

▶ **Hygienemaßnahmen.** Basishygiene; immer Händewaschen (Sporen!); im OP gelten die Patienten als „septisch".

▶ **Therapie.** Gasbrand: gründliche Reinigung der Wunde, Entfernung von nekrotischem und gequetschtem Gewebe zur Schaffung aerober Bedingungen, Antibiotikagabe, ggf. hyperbare Sauerstofftherapie, notfalls Amputation, Penicillingabe; Lebensmittelintoxikation: Wasser- und Elektrolytsubstitution.

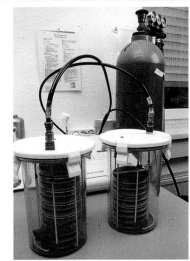

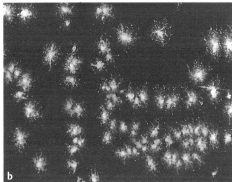

Abb. 5.16 „Anaerobentöpfe".
a Die sauerstoffhaltige Raumluft wird aus dem luftdichten Topf verdrängt und durch eine sauerstofffreie
Atmosphäre ersetzt. Nach erfolgtem Austausch wird
der Topf in den Brutschrank gestellt.
b Clostridienkultur in Großaufnahme.

▶ **Meldepflicht.** Bei Verdacht, Erkrankung, Tod nach
§ 6 Infektionsschutzgesetz (IfSG) für Clostridium botuli-
num/Botulismus sowie für das Labor nach § 7 IfSG (Anzucht oder Toxinnachweis).

5.6.2 Clostridium botulinum

▶ **Desinfektionsmittelresistenz.** Bakterien sind nicht resistent; Sporen sind sehr resistent, können aber mit Aldehyden oder Sauerstoffabspaltern inaktiviert werden.

▶ **Übertragungswege.** Über Lebensmittel, die mit Erde,
Schmutz oder Staub verunreinigt sind.

▶ **Krankheitsbilder**
- Lähmung der Muskulatur (Botulismus): Erste Anzeichen sind Schluckbeschwerden und Sehen von Doppel-
  bildern, da die Schluck- und Augenmuskulatur besonders schnell auf die Toxinwirkung reagiert.
- Selten auch Durchfall.

▶ **Diagnostik.** Mäusetest mit Lebensmittelproben oder
Serum von Patienten.

▶ **Hygienemaßnahmen.** Rückruf verdächtiger Lebensmittel (aufgeblähte Konserven oder Vakuumverpackun-
gen; der Geschmack der Lebensmittel ist nur leicht verändert).

▶ **Therapie.** Antitoxinbehandlung; künstliche Beatmung
bei Lähmung der Atemhilfsmuskulatur, bis das Toxin abgebaut ist.

▶ **Meldepflicht.** Bei Verdacht, Erkrankung, Tod nach §
6 Infektionsschutzgesetz (IfSG) sowie für das Labor nach
§ 7 IfSG (Anzucht oder Toxinnachweis).

5.6.3 Clostridium tetani

Die Bakterien besiedeln den Darm.

▶ **Desinfektionsmittelresistenz.** Bakterien sind nicht resistent; Sporen sind resistent, können aber mit Aldehyden
oder Sauerstoffabspaltern inaktiviert werden.

▶ **Übertragungswege.** Kontamination von Wunden
durch Erde und Straßenstaub.

▶ **Krankheitsbilder.** Spastische Lähmung (Tetanus): Arme und Beine verkrampfen sich in Beugestellung; hämi-
sches Grinsen durch Erstarren der mimischen Muskulatur
des Gesichts.

▶ **Diagnostik.** Klinisches Bild, Mikroskopie und Kultur
von Abszesspunktaten und Abstrichen im Anerobentopf.

▶ **Hygienemaßnahmen.** Bei Betroffenen Basishygiene;
Händewaschen, da Händedesinfektion nicht auf die Sporen wirkt.

▶ **Therapie.** Simultanimpfung, bei spastischer Lähmung
der Atemhilfsmuskulatur künstliches Koma und Gabe von
Muskelrelaxanzien bis zum Wirkungsverlust des Toxins.

▶ **Prophylaxe.** Sorgfältige Wundversorgung.

5.6.4 Clostridium difficile

Die Bakterien besiedeln den Darm.

▶ **Desinfektionsmittelresistenz.** Bakterien sind nicht resistent; Sporen sind resistent, können aber mit Aldehyden
oder Sauerstoffabspaltern inaktiviert werden.

▶ **Übertragungswege.** Endogen.

▶ **Krankheitsbilder**
- Durchfälle (CDAD: Clostridium-difficile-assoziierte Diarrhö) bis hin zur pseudomembranösen Kolitis (Bildung von Pseudomembranen im Darm) nach Verabreichung von Antibiotika oder Zytostatika mit Bauchkrämpfen und blutigem Stuhl.
- Seltener toxisches Megakolon oder Darmperforation.

▶ **Diagnostik.** Nachweis der typischen Toxine A und B im Zusammenhang mit Durchfall bei Antibiotika- oder Zytostatikagabe; Kultivierung.

▶ **Hygienemaßnahmen.** Isolierung des Patienten; Schutzkleidung (Handschuhe und Einmalschürze) bei Pflegenden zum Schutz von anderen Patienten, die Antibiotika einnehmen; „Sandwich"-Händedesinfektion: Händewaschen unter fließendem Wasser – nochmalige Händedesinfektion nach gründlichem Trocknen der Hände.

▶ **Therapie.** Verabreichung von Metronidazol oder Vancomycin.

▶ **Resistente Varianten.** Eine Metronidazolresistenz kommt vor.

▶ **Meldepflicht.** Nach § 6 IfSG, falls:
- Wiederaufnahme des Patienten wegen CDAD.
- Verlegung auf Intensivstation wegen CDAD.
- Operation wegen Darmperforation oder toxischen Megakolons.
- Tod an oder unter Beteiligung CDAD innerhalb von 30 Tagen nach Diagnose.

5.7 Grampositive anaerobe Stäbchen ohne Sporenbildung

5.7.1 Propionibacterium acnes

Die Bakterien besiedeln die Talgdrüsen der Haut.

▶ **Übertragungswege.** Enge Sozialkontakte.

▶ **Krankheitsbilder**
- Akne (▶ Abb. 5.17)
- Kathetersepsis
- Endokarditis (bei stark abwehrgeschwächten Patienten)

▶ **Diagnostik.** Kultivierung von Abstrichen oder Blutproben im Anaerobentopf.

▶ **Hygienemaßnahmen.** Basishygiene; bei manueller Aknebehandlung Handschuhe.

▶ **Therapie.** Verabreichung von Tetrazyklinen, Makroliden oder Cephalosporinen.

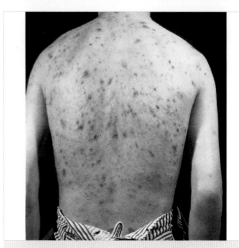

Abb. 5.17 Acne vulgaris. Die Entzündungsherde der Propionibakterien können sich über große Hautgebiete verteilen. (Hof H, Dörries R: Duale Reihe - Medizinische Mikrobiologie. Thieme, Stuttgart 2002)

5.7.2 Bifidobakterien

Bifidobakterien besiedeln mit als Erste den Babydarm und gehören dann bis ins hohe Alter zur Darmflora. Extrem selten sind sie an Infektionen bei stark abwehrgeschwächten Personen beteiligt.

5.8 Gramnegative Stäbchen I – Enterobakterien

Die Gruppe der darmbesiedelnden Bakterien besteht aus obligat anaeroben und fakultativ anaeroben Bakterien, wobei Erstere etwa 99,9 % der Darmflora ausmachen, letztere dagegen nur etwa 0,1 %. Mikroskopiert man eine Stuhlprobe nach Gramfärbung, wird man feststellen, dass die Darmflora überwiegend aus gramnegativen und grampositiven Stäbchen sowie grampositiven Kokken in kurzen Ketten und grampositiven Haufenkokken besteht.

Als Enterobakterien bezeichnet man die Gruppe der fakultativ anaeroben gramnegativen Stäbchen im Darm. Diese Bakterien können sich mit und ohne Sauerstoff vermehren, wodurch ihnen ein sehr großer Lebensraum zur Verfügung steht. Man findet sie fast überall in der Umwelt und auch auf Lebensmitteln.

Bei Laboruntersuchungen unterscheiden sich die fakultativ anaeroben Bakterien von den obligat anaeroben Darmbewohnern deutlich in ihren biochemischen Eigenschaften, in ihren Reaktionen auf Antibiotika und in ihrem Wachstumsverhalten. Jedoch ist ein großer Teil der Anaerobier zu den gramnegativen Stäbchen zu rechnen.

Die Gruppe der Enterobakterien wird weiter unterteilt in:
- fakultativ pathogene und
- obligat pathogene Enterobakterien.

5.8.1 Fakultativ pathogene Enterobakterien

Die fakultativ pathogenen Darmbakterien gehören der normalen Darmflora an, besiedeln die Harnröhrenmündung und das Genital von Mädchen vor der Menstruationszeit und Frauen nach den Wechseljahren. An anderen Stellen im Körper können sie aber durchaus Krankheitserreger sein. Es handelt sich um eine große Gruppe verschiedener Arten, von denen die bekanntesten Escherichia, Citrobacter, Enterobacter, Klebsiella, Proteus, Morganella und Serratia sind.

▸ **Übertragungswege.** Fäkalkontaminierte Hände und Gegenstände, Verschleppung vom Darm in andere Körperregionen, Darmverletzungen, beim Wechsel von Harninkontinenzmaterial, Flächen wie Toilettenspültasten.

▸ **Krankheitsbilder**
- Harnwegsinfektionen mit Brennen beim Wasserlassen und gelegentlich erhöhter Temperatur; teilweise gefolgte von einer schmerzhaften Zystitis (Blasenentzündung) und schließlich einer Pyelonephritis (Nierenbeckenentzündung) mit Fieber.
- Pneumonie, auch beatmungsassoziiert.
- Wundinfektionen mit Schwellung, Rötung und Schmerzen.
- Sepsis über infizierte Katheter oder über ausgedehnte Harnwegsinfektionen oder Lungenentzündungen; möglicher schwerer Verlauf bis hin zum Tod.
- Meningitis vor allem bei Früh- und Neugeborenen.
- Implantatassoziierte Infektionen und Abszesse.
- Bauchfellentzündung (Peritonitis) bei Verletzung des Darms und Austritt von Darminhalt in die Bauchhöhle.

▸ **Diagnostik.** „Bunte Reihe", Antibiogramm nach Anlegen einer Kultur aus Urin, Sputum, Trachealsekret, Wundabstrich oder Liquor.

▸ **Hygienemaßnahmen.** Basishygiene, Schürze und Handschuhe bei Inkontinenzmaterialwechsel.

▸ **Therapie.** Gabe von Antibiotika nach Antibiogramm, bei Wundbesiedlung lokal antiseptische Maßnahmen.

▸ **Resistente Varianten.** Bis 2012 wurden sehr resistente Enterobakterien als ESBL (Extended-Spectrum-β-Lactamase) oder CRE (Dritte-Generation-cephalosporinresistente Enterobakterien) bezeichnet, heute bezeichnet man sie als MRGN (multiresistente Gramnegative) mit einer in ▸ Tab. 5.2 angegebenen Kennzahl. Therapie: Carbapeneme, Tigacyclin u. a. Antibiotikatherapie: Enterobakterien

5.8.2 Obligat pathogene Enterobakterien

Die obligat pathogenen Darmbakterien sind Bakterien, die auch im Darm Krankheiten auslösen. Hierzu gehören die Salmonellen als bekannteste Gruppe, aber auch z. B. Shigellen, Yersinien, Campylobacter und pathogene Varianten von Escherichia coli. Obwohl sie nach Infektionen noch eine ganze Weile im Darm leben können, gehören sie nicht zur normalen Darmflora.

Escherichia coli – pathogene Varianten

Obwohl mengenmäßig im Darm nur vergleichsweise gering vertreten, gilt E. coli als Darmkeim schlechthin. Es gehört zur normalen Darmflora. Als Erreger von Infektionen tritt es nur außerhalb des Darms in Erscheinung, z. B. bei Harnwegsinfekten und Wundinfektionen. Seltener wird es in Trachealsekreten von beatmeten Patienten gefunden oder als Erreger einer Neugeborenenmeningitis (Typ K1).

Die an sich relativ harmlose Spezies verfügt allerdings über einige obligat pathogene Varianten. Diese sind durch die Aufnahme entsprechenden genetischen Materials entstanden. Zu ihnen zählen:
- enterotoxische E. coli (ETEC),
- enterohämorrhagische E. coli (EHEC),
- enteropathogene E. coli (EPEC),
- enteroinvasive E. coli (EIEC),
- enteroaggregative E. coli (EAEC).

▸ **Übertragungswege.** Über die Nahrung, kontaminiertes Trink- und Badewasser wie auch Lebensmittel (Aufschnitt, Fallobst), kontaminierte Oberflächen.

▸ **Krankheitsbilder**
- ETEC: Reisediarrhö.
- EHEC: Diarrhö, Komplikationen (vor allem bei Kindern und älteren Menschen):
  - Hämolytisch-urämisches Syndrom (HUS) mit Nierenversagen oder zumindest einer Einschränkung der Nierenfunktion und Anämie (vorübergehend oder in der Folge lebenslange Dialysepflicht und auch Tod).
  - Thrombotisch-thrombozytopenische Purpura (TTP) mit Thrombozytenmangel und Einblutungen in die Haut, Anämie und neurologischen Symptomen.
- EPEC: Diarrhö vor allem bei Säuglingen (heute selten).

Tab. 5.2 Kennzahl für multiresistente Enterobakterien.

Antibiotikum	Enterobakterien	
	3MRGN[1]	4MRGN[2]
Piperacillin (Acylureidopenicilline)	R	R
Ciprofloxacin (Fluorchinolone)	R	R
Ceftriaxon/Cefotaxim (dritte Generation Cephalosporine)	R	R
Meropenem/Imipenem (Carbapeneme)	S	R

R, resistent; S, sensibel
[1] multiresistente gramnegative Enterobakterien mit Resistenz gegen drei der vier Antibiotikagruppen
[2] multiresistente gramnegative Enterobakterien mit Resistenz gegen alle vier Antibiotikagruppen

- EIEC: Fieber, Abdominalkrämpfe, wässrige und blutige Diarrhö.
- EAEC: wässrige Diarrhö v. a. bei Kindern, gelegentlich Erbrechen und Bauchschmerzen.

▶ **Diagnostik.** Kultivierung, Bestimmung typischer Zuckerverwertungsmuster, Serotypisierung durch Anwendung von Antiseren gegen Oberflächenantigene und Geißeln der Bakterien und zur Bestimmung des Serovars der vorliegenden Variante (z. B. des EHEC-Serovars O157:H7).

▶ **Hygienemaßnahmen.** Optimale Händehygiene: Schutzhandschuhe und sorgfältige Händedesinfektion, ggf. auch Tragen von Schutzkitteln und Einmalschürzen.

▶ **Therapie.** Flüssigkeits- und Elektrolytzufuhr; auf die Gabe von Antibiotika wird eher verzichtet, da vor allem bei EHEC-Infektionen auch eine Verschlechterung des Krankheitsbildes beschrieben wurde. Symptomatische Therapie, z. B. Dialyse.

▶ **Resistente Varianten.** MRGN wie bei fakultativ pathogenen Enterobakterien.

▶ **Meldepflicht.** Bei Verdacht, Erkrankung, Tod an hämolytisch-urämischem Syndrom (HUS ausgelöst durch EHEC) nach § 6 Infektionsschutzgesetz (IfSG) sowie für das Labor nach § 7 IfSG (EHEC und andere darmpathogene E. coli), Tätigkeitsverbot nach § 34 IfSG (EHEC, Einrichtungen zur Betreuung von Kindern).

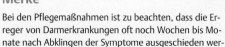

Merke

Bei den Pflegemaßnahmen ist zu beachten, dass die Erreger von Darmerkrankungen oft noch Wochen bis Monate nach Abklingen der Symptome ausgeschieden werden können!

Shigellen

Für eine Shigellenruhr kommen vier Erreger infrage:
- S. dysenteriae,
- S. fexneri,
- S. boydii und
- S. sonnei.

▶ **Übertragungswege.** Schmierinfektion von Mensch zu Mensch; über die Nahrung, Wasser oder Gegenstände, die mit Fäkalien kontaminiert sind.

▶ **Krankheitsbilder**
- Inkubationszeit 1–7 Tage, meist 2–3 Tage.
- Shigellenruhr 20 bis 30 Stuhlentleerungen von jeweils geringen Mengen, heftige Krämpfe, Fieber und blutiger Durchfall.

▶ **Diagnostik.** Kultur aus frischer Stuhlprobe oder Rektalabstrich mit Antibiogramm.

▶ **Hygienemaßnahmen.** Isolierung während des Durchfallgeschehens, Barrierepflege (Schutzkittel, Handschuhe), bei Gefahr der Durchfeuchtung der Schutzkleidung zusätzlich wasserabweisende Schürze.

▶ **Therapie.** Bettruhe, Diät, Ausgleich von Flüssigkeits- und Elektrolytverlusten, Antibiotikabehandlung nach Antibiogramm.

▶ **Meldepflicht.** Bei Verdacht, Erkrankung, Tod von Personal im Küchenbereich jeder Fall, ansonsten zwei oder mehr Fälle nach § 6 Infektionsschutzgesetz (IfSG), für das Labor nach § 7 IfSG und Tätigkeitsverbot nach § 34 IfSG

Campylobacter

Die Gattung Campylobacter umfasst 15 Familien und unterscheidet sich von anderen Enterobakterien durch ihre S- oder Spiralform. Es handelt sich um den zweithäufigsten Erreger von Lebensmittelinfektionen. Die wichtigsten Spezies sind:
- Campylobacter jejuni und
- C. coli.

▶ **Übertragungswege.** Über die Nahrung (v. a. Geflügel, aber auch nichtpasteurisierte Milch, rohes Hackfleisch und ungechlortes Wasser), Kontakt mit Haustieren (Hunde und Katzen), Mensch-zu-Mensch-Übertragung.

▶ **Krankheitsbilder**
- Inkubationszeit meist 2–7 Tage.
- C. jejuni und C. coli: „grippale" Symptome wie Fieber, Müdigkeit, Glieder-, Kopf- und Muskelschmerzen gefolgt von Durchfall; Komplikationen: Gelenkentzündungen, Guillain-Barré-Syndrom (Polyneuritis mit aufsteigender Lähmung, die sich gelegentlich nur unvollständig zurückbildet).
- C. fetus subspecies fetus: Diarrhö oder unspezifische Abdominalschmerzen, häufiger Symptome außerhalb des Darms und sepsisähnliche Beschwerden mit Fieber, Schüttelfrost und Muskelschmerzen; Komplikationen: Endocarditis lenta, Gelenkentzündungen, Venenentzündungen, Hirnhautentzündungen, Guillain-Barré-Syndrom.

▶ **Diagnostik.** Kultivierung aus frischer Stuhlprobe, PCR.

▶ **Hygienemaßnahmen.** Gute Händehygiene, bei Brechdurchfall Schutzkittel und ggf. Einmalschürze.

▶ **Therapie.** Meist selbstlimitierend, ansonsten Gabe von Ciprofloxacin oder Doxycyclin.

▶ **Meldepflicht.** Bei Verdacht, Erkrankung, Tod von Personal im Küchenbereich jeder Fall, ansonsten zwei oder mehr Fälle nach § 6 Infektionsschutzgesetz (IfSG) sowie für das Labor nach § 7 IfSG.

Salmonellen

Salmonellen sind nicht nur die bekanntesten pathogenen Darmbakterien, sondern sie verursachen tatsächlich in Deutschland hinter Campylobacter die zweithäufigsten Darminfektionen (2010: 25.228 gemeldete Fälle, ohne Typhus und Paratyphus).

Die Gattung Salmonella muss sowohl nach ihrem klinischen Erscheinungsbild als auch ihrem Vorkommen in zwei Gruppen aufgeteilt werden:
- Enteritisgruppe (S. Enteritidis) : weltweit verbreitet, auch in Deutschland.
- Typhusgruppe (S. typhi und S. paratyphi A, B und C): derzeit in Deutschland nicht heimisch, wird jedoch immer wieder von Touristen eingeschleppt (pro Jahr ca. 150 Fälle von Typhus und Paratyphus).

Vertiefendes Wissen

Alle auch in Deutschland heimischen Salmonellen gehören der Spezies Salmonella enterica subspecies enterica, auch als Gruppe 1 bezeichnet, an. Allerdings gibt es etwa 2700 unterschiedliche Serovare, die man durch Serotypisierung feststellen kann. Mikrobiologen nutzen für die Benennung dieser Salmonellen hauptsächlich die Serovarbezeichnung. Man spricht nicht, wie es eigentlich richtig wäre, von Salmonella enterica subspezies enterica Serovar enteritidis, sondern von Salmonella Enteritidis. Um aber zu zeigen, dass es sich um eine Abkürzung handelt, wird das „e" von Enteritidis groß geschrieben.

Salmonellen sind sehr umweltstabil und können auch außerhalb des Wirtsorganismus monatelang überleben. Bei Dauerausscheidern wird die Gallenblase besiedelt.

▶ **Übertragungswege.** Über Lebensmittel und Wasser (Enteritis- und Typhussalmonellen), von Mensch zu Mensch (meist nur Typhussalmonellen!).

▶ **Krankheitsbilder**
- Salmonellenenteritis: Durchfall, gelegentlich mit Erbrechen, erhöhte Temperatur, Schleim- und Blutbeimengungen im Stuhl.
- Typhus: unspezifischer Beginn mit Fieber, Abgeschlagenheit, Verstopfung, erst ein paar Tage später Durchfall, wochenlanger Verlauf; Komplikationen: Darmblutungen und Darmperforation.
- Paratyphus: ähnlich wie Typhus, aber schwächere Symptomatik.
- Bei abwehrgeschwächten Patienten Salmonellenpneumonie und Salmonellenosteomyelitis.

▶ **Diagnostik.** Stuhluntersuchung und Kultivierung auf chromogenen Nährböden, Serumtypologie, Typhussalmonellen auch im Blut nachweisbar.

▶ **Hygienemaßnahmen.** Eigene Toilette für Patienten und Desinfektion nach Toilettengang; gute Händehygiene; Barrierepflege in der Durchfallphase siehe näheres im Kap. Shigellen (S. 82). Bei Paratyphus und Typhus können weitere Maßnahmen angeordnet werden.

▶ **Therapie.** Nur bei schweren Verläufen von Typhus und Paratyphus Verabreichung von Antibiotika (Fluorchinolone) nach Antibiogramm.

▶ **Impfungen.** Schluckimpfung oder Injektion für Typhus, allerdings häufiger Impfversagen.

▶ **Meldepflicht.** Bei Verdacht, Erkrankung, Tod von Personal im Küchenbereich im Einzelfall, sonst bei zwei oder mehr Fällen nach § 6 Infektionsschutzgesetz (IfSG), für das Labor nach § 7 IfSG und Tätigkeitsverbot nach § 34 IfSG (Paratyphus, Typhus).

Vertiefendes Wissen

Einige Menschen werden nach Besiedlung der Gallenblase zu Dauerausscheidern, das heißt, die Erreger erscheinen immer wieder im Stuhl – ein Leben lang. Das ist bei Pflegepersonal mit ordentlicher Händehygiene kein Problem, bei Küchenpersonal entscheidet das Gesundheitsamt, ob der Betroffene weiterhin in der Küche arbeiten darf.

Yersinien

Es gibt pathogene und apathogene Yersinien. Zu den obligat pathogenen gehören nur drei Spezies:
- Yersinia pseudotuberculosis,
- Y. enterocolitica und
- Y. pestis.

Y. pseudotuberculosis und Y. enterocolitica

▶ **Übertragungswege.** Bei Y. enterocolitica über Lebensmittel, gelegentlich über Tierkontakt und Wasser, bei Y. pseudotuberculosis über Haustiere (Nagetiere) und Lebensmittel.

▶ **Krankheitsbilder**
- Y. enterocolitica: Enteritis mit Durchfall.
- Y. pseudotuberculosis: Bauchschmerzen und Pseudoappendizitis.
- Komplikationen: jahrelange Gelenkbeschwerden.

▶ **Diagnostik.** Serologischer Nachweis mit Antikörpern nach Kultivierung.

▶ **Hygienemaßnahmen.** Schutzkittel, Handschuhe, Händedesinfektion.

▶ **Therapie.** Verabreichung von Antibiotika wie Ceftriaxon oder Chinolone nur bei Gelenkbeschwerden.

▶ **Meldepflicht.** Bei Verdacht, Erkrankung, Tod von Personal im Küchenbereich im Einzelfall, sonst bei zwei oder

5

mehr Fällen nach § 6 Infektionsschutzgesetz (IfSG), für das Labor nach § 7 IfSG und Tätigkeitsverbot nach § 34 IfSG.

> **Merke**
>
> Bei der Lebensmittelhygiene ist zu beachten, dass sich Yersinien auch bei Kühlschranktemperaturen noch vermehren!

Yersinia pestis

▶ **Übertragungswege.** Zoonose über Ratten: Yersinien-besiedelte Rattenflöhe gehen auf den Menschen über; von Mensch zu Mensch aerogen.

▶ **Krankheitsbilder**
- Beulenpest: Yersinien befallen Lymphknoten, diese schwellen an und vereitern, bis sie schließlich platzen und der yersinienhaltige Eiter nach außen dringt; Gefahr der Ansteckung für Angehörige und Pflegende und als Folge Lungenpest.
- Lungenpest mit Pestpneumonie: Eingeatmet infizieren Yersinien die Lunge.

▶ **Diagnostik.** Typische Symptomatik, Kultivierung.

▶ **Hygienemaßnahmen.** Bei Beulenpest und nicht aufgebrochenen Lymphknoten reichen übliche Hygienemaßnahmen; bei Verdacht auf Lungenpest und aufgebrochenen Beulen sind komplette Schutzkleidung und eine FFP-3-Atemschutzmaske erforderlich; strikte Isolierung (ggf. Verlegung) des Patienten.

▶ **Therapie.** Verabreichung von Doxycyclin oder Chinolonen nach Antibiogramm.

▶ **Meldepflicht.** Bei Verdacht, Erkrankung, Tod nach § 6 IfSG sowie für das Labor nach § 7 IfSG.

5.9 Gramnegative Stäbchen II – Wasserkeime

Alle als Krankheitserreger relevanten Wasserkeime gehören zur Familie der gramnegativen Stäbchenbakterien. Selbstverständlich können sich auch andere Mikroorganismen im Wasser befinden und über das Wasser gelegentlich übertragen werden. Dies gilt auch für Viren. Die meisten Wasserkeime gehören zu den fakultativ pathogenen Mikroorganismen, sie werden also normalerweise nicht sehr häufig als Infektionserreger angetroffen. In Pflegeeinrichtungen und Krankenhäusern mit abwehrgeschwächten Bewohnern oder Patienten spielen Wasserkeime allerdings eine bedeutende Rolle.

5.9.1 Pseudomonas aeruginosa

▶ **Übertragungswege.** Nosokomial, Trink- und Badewasser.

▶ **Krankheitsbilder**
- Nosokomiale Übertragung: Harnwegsinfektionen, Wundinfektionen, Pneumonien, Sepsis u. a.
- Nicht nosokomiale Übertragung: Gehörgangsinfektionen, Wundinfektionen, Harnwegsinfekte, Hautinfektion (Whirlpool-Dermatitis).

▶ **Diagnostik.** Kultivierung; Kolonien auf Blutnährboden mit „Stahlglanz" oder (auf entsprechenden Nährmedien; ▶ Abb. 5.18) mit intensiver grüner oder braunroter Farbstoffbildung (▶ Abb. 5.19); Wundinfektion kann unter Umständen durch grünlichen Eiter oder grünlich gefärbte Verbandmaterialien bemerkt werden.

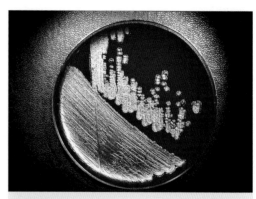

Abb. 5.18 Pseudomonas. Viele Pseudomonasstämme bilden auf dem Blutnährboden Kolonien, die einen silbrig-metallischen Glanz haben. Mikrobiologen bezeichnen dies als „Stahlglanz".

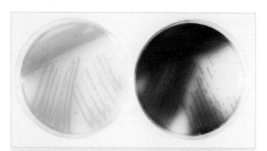

Abb. 5.19 Pseudomonas aeruginosa. P. aeruginosa sind große Farbstoffbildner. Häufig erzeugen sie grüne Farbstoffe, manchmal auch braunrote. Während Erstere in Verbandmaterial bei Wundinfektionen beobachtet werden können, geht die braunrote Farbe oft in der Farbe des Wundsekrets unter.

Tab. 5.3 Einteilung von multiresistenten Pseudomonas aeruginosa.

Antibiotikum	Pseudomonas aeruginosa		
	3MRGN[1]	4MRGN[2]	panresistent
Piperacillin	nur eines S	R	R
Ciprofloxacin		R	R
Ceftazidim		R	R
Meropenem/Imipenem		R	R
Amikacin	S	S	S/R
Fosfomycin	S	S	R
Colistin	S	S	S

R, resistent; S, sensibel
[1] multiresistente gramnegative Bakterien mit Resistenz gegen drei der vier Antibiotikagruppen
[2] multiresistente gramnegative Bakterien mit Resistenz gegen alle vier Antibiotikagruppen

▶ **Hygienemaßnahmen.** Isolierung des Patienten bei multi- oder panresistenten Varianten (s. u.).

▶ **Therapie.** Gabe von Antibiotika nach Antibiogramm.

▶ **Resistente Varianten.** Nahezu alle Pseudomonas-aeruginosa-Stämme sind natürlicherweise bereits relativ resistent gegen Antibiotika; die Keime können weitere Resistenzen erwerben und erlangen so relativ schnell den Status der Multiresistenz. Patienten mit 3MRGN- und 4MRGN-Pseudomonas-aeruginosa werden nach Hygieneplan isoliert. Panresistente Varianten sind nur noch auf zwei oder ein Reserveantibiotikum sensibel (▶ Tab. 5.3).

5.9.2 Vibrionaceae

▶ **Übertragungswege.** Hauptsächlich Süßwasser, aber auch Meerwasser.

▶ **Krankheitsbilder**
- Durchfall (z. B. Cholera mit „Reiswasserstuhl" bei Vibrio cholerae oder Durchfall nach Genuss von Meeresfrüchten durch Vibrio parahaemolyticus).
- Wundinfektionen.

▶ **Diagnostik.** Stuhlkultur.

▶ **Hygienemaßnahmen.** Basishygiene.

▶ **Therapie.** Flüssigkeits- und Elektrolytsubstitution, ggf. Gabe von Antibiotika wie Doxycyclin oder Cotrimoxazol.

▶ **Meldepflicht.** Bei Verdacht, Erkrankung, Tod nach § 6 Infektionsschutzgesetz (IfSG) sowie für das Labor nach § 7 IfSG, Tätigkeitsverbot nach § 34 IfSG (Einrichtungen zur Betreuung von Kindern).

5.9.3 Legionellen

Die 1976 erstmals beschriebenen gramnegativen Stäbchenbakterien Legionella species sind für ca. 1–2 % der in der Bundesrepublik Deutschland diagnostizierten atypischen Pneumonien verantwortlich.

Anders als die bisher genannten Keime schwimmen die Legionellen nicht völlig frei im Wasser, sondern sie vermehren sich bevorzugt in Amöben (Einzeller, die sich im Wasser aufhalten). Eine Amöbe kann dabei bis zu 1000 Legionellen enthalten!

Neben Oberflächengewässern aus Süßwasser können sich Legionellen in nahezu allen wasserführenden technischen Einrichtungen wie Wasserleitungen, Klimaanlagen, Kühltürmen, Brauseköpfen, Dentaleinheiten und Geräten zur Hydrotherapie befinden. Sie überleben in einem Temperaturbereich von 10–62 °C, die optimale Vermehrungstemperatur liegt bei 30–38 °C, eine Vermehrung ist im Temperaturbereich von 25–55 °C möglich. Zur Vermehrung bevorzugen sie zeitweise stehendes Wasser und/oder Leitungen mit ausgeprägtem Biofilm.

▶ **Desinfektionsmittelresistenz.** Resistenz gegen Chlordesinfektion von Wasser, da die Legionellen in Zysten überleben können, die von den Amöben auf eine Chlordesinfektion des Wassers hin gebildet werden; keine Resistenz gegen Hände- und Flächendesinfektionsmittel.

▶ **Übertragungswege.** Aufnahme von ca. 0,5 μm großen Aerosoltröpfchen, die zahlreiche Legionellen enthalten können; Übertragung selten durch Einlauf oder über mit kontaminiertem Wasser gespülte Wunden.

▶ **Krankheitsbilder**
- Pontiac-Fieber: leichte Atemwegserkrankung, nicht zu unterscheiden von Atemwegsinfektionen durch „Erkältungsviren"; Komplikation: Beeinträchtigung des ZNS mit Verwirrung und Alpträumen.
- Legionärskrankheit: Inkubationszeit 2–10, im Mittel 7 Tage; schwer verlaufende atypische Pneumonie überwiegend bei immunsupprimierten Patienten, chronisch Bronchitiskranken und Menschen in höherem Alter; Letalität 8–30 % (▶ Abb. 5.20).

▶ **Diagnostik.** Kultivierung (sehr aufwendig), Immunfluoreszenz, Antikörpernachweis aus Patientenblut.

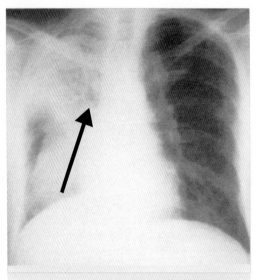

Abb. 5.20 Legionärskrankheit. Deutlich ist die Infiltration der rechten Lunge zu erkennen. (Hof H, Dörries R: Duale Reihe - Medizinische Mikrobiologie. Thieme, Stuttgart 2002)

▶ **Hygienemaßnahmen.** Keine Schutzmaßnahmen erforderlich, da Übertragung nur über Wasseraerosol und nicht von Mensch zu Mensch; Wassersysteme in Krankenhäusern und Pflegeeinrichtung werden regelmäßig auf Legionellenbefall kontrolliert.

▶ **Therapie.** Gabe von Erythromycin.

▶ **Meldepflicht.** Für das Labor nach § 7 IfSG, Auftreten > 100 Legionellen/100 ml in Wasserproben nach Trinkwasserverordnung.

Vertiefendes Wissen

Bei der Immunfluoreszenz verwendet man mit Fluoreszenzfarbstoff markierte Antikörper gegen Legionellen. Diese verbinden sich im Material mit den Legionellen, die bei der Bestrahlung mit UV-Licht einer bestimmten Wellenlänge aufleuchten.

5.10 Gramnegative Stäbchen III – hämophile Bakterien und Sonstige

5.10.1 Haemophilus

Die Gattung Haemophilus umfasst zarte gramnegative Stäbchenbakterien, die auf einem normalen Blutmedium nicht ohne Weiteres wachsen können. Ihr Stoffwechsel macht es ihnen unmöglich, die Blutbestandteile des Nährbodens zu verdauen und zur eigenen Vermehrung zu nut-

zen. Hierzu können sie sich allerdings der Hilfe anderer Keime bedienen. Bevorzugt dient ihnen Staphylococcus aureus als „Amme". In deren Stoffwechselbereich gedeihen die Haemophiluskolonien prächtig. In mikrobiologischen Labors werden die benötigten Stoffwechselfaktoren auf Spezialnährböden angeboten, um so die Differenzierung in die einzelnen Spezies vorzunehmen.

Es gibt zwei wesentliche menschenpathogene Haemophilusspezies:
- Haemophilus influenzae und
- H. ducreyi.

Haemophilus influenzae

Die Bakterien gehören zur Rachenflora (v. a. beim Kleinkind).

▶ **Übertragungswege.** Aerogen durch Aerosoltröpfchen beim Husten.

▶ **Krankheitsbilder**
- Pneumonie
- Bronchitis
- Otitis media
- Meningitis (hauptsächlich durch Haemophilus influenzae Typ B)
- Komplikationen: Kehlkopfentzündung, unter Umständen mit Verlegung der Luftwege; Bindehautentzündung.

▶ **Diagnostik.** Kultur auf bluthaltigen Medien oder speziellen Nährböden.

▶ **Hygienemaßnahmen.** Basishygiene; bei einer Meningitis, bis der Erreger feststeht, wie bei einer Meningokokkenmeningitis.

▶ **Therapie.** Nach Antibiogramm.

▶ **Impfungen.** Haemophilus influenzae Typ B (HiB) bei Säuglingen.

▶ **Meldepflicht.** Bei Diagnose einer Haemophilusmeningitis für das Labor nach § 7 IfSG.

Merke

Haemophilus influenza ist nicht der Erreger der Influenza („echte Grippe"). Für die Grippe ist das Influenzavirus verantwortlich. Wohl aber kann Haemophilus influenza das Bronchialsystem von an Grippe Erkrankten befallen!

Haemophilus ducreyi

▶ **Übertragungswege.** Geschlechtsverkehr.

▶ **Krankheitsbilder**
- Inkubationszeit 3–7 Tage.

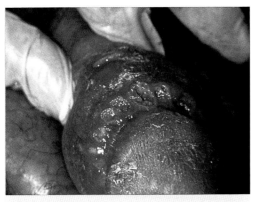

Abb. 5.21 Ulcus molle. Deutlich sind die tief reichenden Ulzera zu erkennen. (Hof H, Dörries R: Duale Reihe - Medizinische Mikrobiologie. Thieme, Stuttgart 2002)

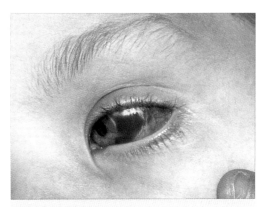

Abb. 5.22 Pertussis. Bei diesem Kind sind durch die heftigen Hustenstöße Gefäße der Konjunktiva geplatzt. (Hof H, Dörries R: Duale Reihe - Medizinische Mikrobiologie. Thieme, Stuttgart 2002)

- Weicher Schanker (Ulcus molle; ▸ Abb. 5.21) mit weichen Geschwüren und schmerzhafter Sondierung. Benachbarte Lymphknoten können schmerzhaft geschwollen sein.

▸ **Diagnostik.** Kultivierung auf Spezialnährböden und Gramfärbung.

▸ **Hygienemaßnahmen.** Sexuelle Karenz, Basishygiene.

▸ **Therapie.** Einmalgabe von Azithromycin oder Ceftriaxon, alternativ Ciprofloxacin über drei Tage.

5.10.2 Pasteurellen

Pasteurellen gehören zur Maulflora von Haustieren. Hauptspezies ist Pasteurella multicida.

▸ **Übertragungswege.** Bisse von Tieren, insbesondere Katzen, deren Zähne tiefer in das Gewebe eindringen und kleinere Stichkanäle hinterlassen.

▸ **Krankheitsbilder.** Wundinfektion nach Bissverletzung.

▸ **Diagnostik.** Typisches Bild von Rötung, Überwärmung, starken Schmerzen und praktisch keiner Eiterbildung, Kultivierung möglich.

▸ **Hygienemaßnahmen.** Ordentliche Wundversorgung mit antiseptischer Wunddesinfektion dient der Prävention.

▸ **Therapie.** Verabreichung von Penicillin.

5.10.3 Bordetellen

Die bekannteste Spezies ist Bordetella pertussis.

▸ **Übertragungswege.** Nach aerogener Übertragung lagern sich die Bordetellen an die zilientragenden Zellen des Respirationstrakts; die Krankheit wird durch das Exotoxin der Bordetellen ausgelöst und durch das Exotoxin auch ohne lebende Erreger weiter unterhalten.

▸ **Krankheitsbilder**
- Keuchhusten: Inkubationszeit 1–2 Wochen; Beginn wie schwerer Schnupfen mit Temperaturerhöhung; erst danach nachts auftretende Hustenanfälle mit sehr schnell aufeinanderfolgenden Hustenstößen (▸ Abb. 5.22).
- Begleiterscheinungen: Hypoglykämie (Unterzucker) und Lymphozytose (Vermehrung der weißen Blutkörperchen).
- Komplikation: Lungenentzündung.
- Bordetella parapertussis ruft ein ähnliches, aber eher milder verlaufendes Krankheitsbild hervor.

▸ **Diagnostik.** Kultivierung aus Nasenabstrich auf Spezialnährmedium, Antikörpernachweis (IgA und IgM).

▸ **Hygienemaßnahmen.** Isolierung der betroffenen Patienten, Kittel, Mund-Nase-Schutz (kann nach durchgemachtem Keuchhusten oder aktueller Impfung weggelassen werden), Basishygiene.

▸ **Therapie.** Gabe von Erythromycin, Roxythromycin oder Clarithromycin (Makrolide); eine zu späte Therapie hat keinen Einfluss mehr auf den Krankheitsverlauf, da die Toxine bereits an die Rezeptoren gebunden haben und somit der Verlauf unabhängig von lebenden Erregern ist.

▸ **Impfungen.** Pertussis-Impfung für Säuglinge.

▶ **Meldepflicht.** Keine, aber Tätigkeitsverbot nach § 34 IfSG (Einrichtungen zur Betreuung von Kindern).

Merke

Der Keuchhusten ist die einzige Kinderkrankheit, die für Säuglinge und Kleinkinder deutlich schwerer verläuft als im Erwachsenenalter. Auch die Komplikationsrate, z. B. durch weitere Bakterien, die dann zu einer Lungenentzündung führen, ist deutlich höher.

5.10.4 Gardnerella vaginalis

Die Bakterien besiedeln die Vagina.

▶ **Übertragungswege.** Geschlechtsverkehr.

▶ **Krankheitsbilder**
• Scheidenentzündung (Kolpitis) mit übel riechendem, oft grauem Ausfluss.
• Neugeborenensepsis bei konnataler Ansteckung.
• Nachgeburtliches Fieber bei der Mutter.

▶ **Diagnostik.** Unter dem Mikroskop im Scheidenabstrich dicht mit kurzen Stäbchen besetzte Epithelzellen sichtbar. Diese können wie grampositive Stäbchen wirken und werden Clue-Zellen (Schlüsselzellen) genannt, weil sie einen direkten Hinweis auf die Diagnose geben; in Kultur zeigen die Gardnerellen eine zarte, verschwommene Hämolyse. Klinisch fällt ein „fischiger" Geruch des Genitals auf.

▶ **Hygienemaßnahmen.** Basishygiene.

▶ **Therapie.** Verabreichung von Doxycyclin.

5.10.5 Helicobacter pylori

Die Bakterien besiedeln die Magenschleimhaut.

▶ **Übertragungswege.** Vermutlich Sozialkontakte (Sprechaerosol), möglicherweise Lebensmittel.

▶ **Krankheitsbilder**
• chronische Magenschleimhautentzündung
• Magengeschwüre
• Zwölffingerdarmgeschwüre

▶ **Diagnostik.** Magenbiopsie, Kultivierung in CO_2-angereicherter Atmosphäre, Antigennachweis in Stuhlprobe.

▶ **Hygienemaßnahmen.** Basishygiene.

▶ **Therapie.** Kombinationstherapie mit Erythromycin und Metronidazol für ca. zwei Wochen, zusätzlich Verabreichung des Säureblockers Omeprazol.

Tab. 5.4 Einteilung von multiresistenten Acinetobacter.

Antibiotikum	Acinetobacter baumanii		
	3MRGN[1]	4MRGN[2]	panresistent
Piperacillin	R	R	R
Ciprofloxacin	R	R	R
Ceftriaxon/ Cefotaxim	R	R	R
Meropenem/ Imipenem	S	R	R
Tigecyclin	S	S	R
Colistin	S	S	R
Fosfomycin	S	S	S/R

R, resistent; S, sensibel
[1] multiresistente gramnegative Bakterien mit Resistenz gegen drei der vier Antibiotikagruppen
[2] multiresistente gramnegative Bakterien mit Resistenz gegen alle vier Antibiotikagruppen

5.10.6 Acinetobacter

Die Bakterien können als sog. transiente Flora (vorübergehende Besiedler) auf der Haut vorhanden sein.

▶ **Desinfektionsmittelresistenz.** Keine, aber besondere Sorgfalt erforderlich.

▶ **Übertragungswege.** Kontaminierte Hände, Flächen.

▶ **Krankheitsbilder.** Besonders bei Intensivpatienten beatmungsassoziierte Pneumonie und Wundinfektionen.

▶ **Diagnostik.** Kultivierung aus Trachealsekret, Wund- und großflächig gewonnenen Hautabstrichen.

▶ **Hygienemaßnahmen.** Basishygiene mit besonderer Händehygiene ausreichend; bei Multiresistenz Isolierung des Patienten und Schutzkleidung.

▶ **Therapie.** Nach Antibiogramm, ggf. Verabreichung von Reserveantibiotika wie Tigecyclin, Colistin, Fosfomycin.

▶ **Resistente Varianten.** Bei Intensivpatienten häufig multiresistente Erreger, v. a. A. baumannii und A. lwoffi; oft komplizierte Resistenzmuster (▶ Tab. 5.4).

5.11 Obligat anaerobe gramnegative Stäbchen

Den obligaten Anaerobiern fehlt ein Enzym in der Atmungskette, die für alle aeroben Lebewesen wichtig ist, damit sie den Sauerstoff nutzen können. Durch den Defekt entstehen jedoch in Anwesenheit von Sauerstoff hochtoxische Sauerstoffradikale, die das Bakterium abtöten. Im Labor werden diese Organismen daher in Anaerobentöpfen kultiviert. Dass sie dennoch auch in belüfteten Regionen des Körpers (z. B. im Rachenraum) leben können, verdanken sie den sauerstoffverbrauchenden Bakterien (Aerobiern und fakultativen Anaerobiern), mit denen sie eine Gemeinschaft bilden.

Im Großen und Ganzen sind obligat anaerobe gramnegative Stäbchen nicht pathogen, können jedoch an Infektionen beteiligt sein. Sie besiedeln häufig den Dickdarm, finden sich dagegen selten in Zahntaschen, Rachenraum, äußerem Genitalbereich (Vorhaut, Scheideneingang).

5.11.1 Bacteroidesgruppe

▶ **Übertragungswege.** Endogen oder über fäkalkontaminierte Gegenstände.

▶ **Krankheitsbilder**
- Wundinfektionen
- Abszess (besonders bei darm- und genitalassoziierten Abszessen, aber auch bei Abszessen in ansonsten sterilen Organen, z. B. dem Gehirn)
- Beteiligung an Parodontitis

▶ **Diagnostik.** Kultivierung auf reichhaltigen Nährmedien im Anaerobentopf.

▶ **Hygienemaßnahmen.** Basishygiene.

▶ **Therapie.** Verabreichung von Metronidazol, Clindamycin oder Carbapenemen oder auch nach Antibiogramm.

▶ **Resistente Varianten.** Einige Stämme können β-Lactamase bilden und sind somit resistent gegen Penicillin und Cephalosporine.

5.11.2 Fusobakterien

Die Bakterien besiedeln den Dickdarm, Zahntaschen und den Rachenraum.

▶ **Übertragungswege.** Endogen oder durch fäkalkontaminierte Gegenstände.

▶ **Krankheitsbilder**
- Abszesse: Mischinfektionen mit anderen sauerstoffverbrauchenden Bakterien.
- Infektionen, Sonderform der Infektion: Angina Plaut-Vincent (im Rachenabstrich Kombination aus Spirochäten und Fusobakterien nachweisbar; ▶ Abb. 5.23).
- Noma (gangränöse Erkrankung des Gewebes im Gesicht): ebenfalls Kombination aus Spirochäten und Fusobakterien, nur in sog. Schwellen- und Entwicklungsländern.

▶ **Diagnostik.** Kultivierung im Anaerobentopf.

▶ **Hygienemaßnahmen.** Basishygiene.

▶ **Therapie.** Verabreichung von Metronidazol oder Carbapenemen.

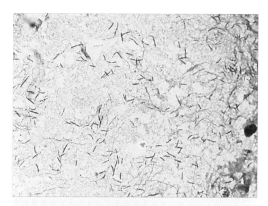

Abb. 5.23 Angina Plaut-Vincent. Ein Rachenabstrich bei Angina Plaut-Vincent unter dem Mikroskop. Deutlich sind die spindelförmigen Fusobakterien und die Spirochäten zu erkennen. (Boehringer Ingelheim Pharma GmbH & Co KG, Biberach)

5.12 Mykobakterien

Mykobakterien stellen eine ganz eigene Bakterienfamilie dar. Sie unterscheiden sich von den „herkömmlichen" Bakterien im Aufbau ihrer Zellwand, die auch Lipide, also Fette enthält. Die lipidhaltige Zellwand ermöglicht den Mykobakterien, außerhalb von Wirtsorganismen relativ lange zu überleben.

Mykobakterien werden in zwei Gruppen unterteilt, die
- Mykobakterien des Tuberkulosekomplexes (Mycobacterium tuberculosis, M. bovis, M. africanum, M. microti) und die
- Nicht tuberkulöse Mykobakterien (NTM), die keine Tuberkulose auslösen.

Während sich die Tuberkulosegruppe außer über Lebensmittel v. a. von Mensch zu Mensch weitertragen lässt, sind die MOTT häufig im Wasser zu finden.

5.12.1 Mycobacterium tuberculosis

Die Bakterien sind keine Vertreter der Standortflora. Sie können auch nach einer Therapie noch lange im Körper verweilen, sodass Reaktivierungen möglich sind.

▶ **Desinfektionsmittelresistenz.** Wegen lipidhaltiger Zellwand sind mykobakterizide Präparate erforderlich.

▶ **Übertragungswege.** Von Mensch zu Mensch aerogen durch Hustenaerosole, seltener Hauttuberkulose durch Infektion kleiner Wunden, früher auch über Lebensmittel (Rohmilch von Kühen mit Rindertuberkulose)

▶ **Krankheitsbilder**
- Lungentuberkulose (▶ Abb. 5.24) mit Abgeschlagenheit, starker Ermüdbarkeit und depressiver Verstimmung, häufig erhöhter Temperatur, evtl. schleichender Ge-

5

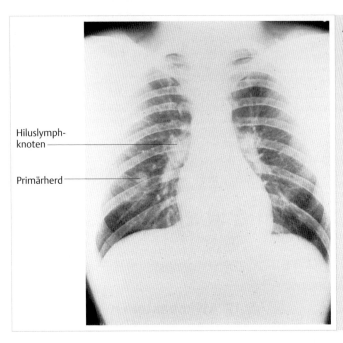

Hiluslymph-
knoten

Primärherd

Abb. 5.24 Tuberkulose. Die Tuberkulo-
seherde haben sich entlang der Lymph-
bahnen ausgebreitet. (Hof H, Dörries R:
Duale Reihe - Medizinische Mikrobiologie. Thieme, Stuttgart 2002)

wichtsabnahme; nach längerem Verlauf häufig ein eher
trockener Husten, Nachtschweiß. Befallen die Bakterien
den entsprechenden Lymphknoten, kann sich ein Abszess bilden („Primäraffekt"). Die Keime können sich
zwar nun nicht weiter im Körper ausbreiten, bleiben
aber lebendig; mögliche Reaktivierung bei Abwehrschwäche, aber auch bei der Gabe von Kortikoiden oder
Zytostatika; Bildung einer Kaverne. Hat diese Anschluss
an das Bronchialsystem, setzt Husten mit stark keim-
haltigem Auswurf (offene Tuberkulose mit besonders
großer Infektionsgefahr durch Aerosoltröpfchen in der
Hustenluft).
- Miliartuberkulose (systemische Infektion); Mykobakterien dringen aus einer Kaverne in die Blutbahn ein; Folge sind eine Bakteriämie und eine Streuung in nahezu
  alle Organe.
- Tuberkulöse Meningitis (Befall des Liquorraums und
  der Hirnhäute); auch ohne Symptome einer Lungentuberkulose möglich; typische Symptome einer Meningitis mit häufigen fokalen Ausfällen, die auf die Schädigung einzelner Hirnzentren bzw. Hirnnerven hindeuten.
- Darmtuberkulose (extrem selten)
- Nierentuberkulose
- Skeletttuberkulose (insb. Wirbelkörper)
- Haut- und Gewebetuberkulose (selten)

▶ **Diagnostik.** Mindestens 2–3 Wochen dauernde Kultivierung auf Spezialnährböden (▶ Abb. 5.25), Spezialfärbung (z. B. Ziehl-Neelsen; keine aussagekräftige Gramfärbung möglich); PCR zum Sofortnachweis innerhalb von
24 Stunden und zur Unterscheidung von Vertretern des
Tuberkulosekomplexes und von NMT (S. 91).

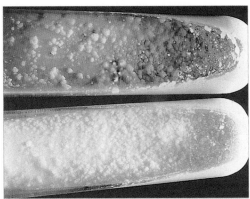

Abb. 5.25 Tbc-Bakterien. Kulturen auf Spezialnähr-
boden. (Boehringer Ingelheim Pharma GmbH & Co KG,
Biberach)

▶ **Hygienemaßnahmen.** Isolierung des Patienten,
Schutzkleidung des Pflegepersonals (Schutzkittel mit
Bündchen, Schutzhandschuhe, Mund-Nase-Schutz, Kopf-
haube), tägliche Desinfektion des Zimmers.

▶ **Therapie.** Kombinationstherapie mit Tuberkulostatika.

▶ **Impfungen.** Die frühere BCG-Impfung wurde wegen
zu hoher Komplikationsrate abgeschafft.

▸ **Resistente Varianten.** Stark resistente Varianten kommen vor allem in Afrika und Osteuropa vor, aber auch in Deutschland nimmt die Zahl zu.

▸ **Meldepflicht.** Bei Erkrankung und Tod sowie Verweigerung oder Abbruch der Behandlung nach § 6 IfSG sowie für das Labor nach § 7 IfSG, Tätigkeitsverbot nach § 34 IfSG (Einrichtung zur Betreuung von Kindern).

5.12.2 Nicht tuberkulöse Mykobakterien (NTM)

Typische Vertreter sind:
• Mycobacterium kansasii,
• M. avium,
• M. xenopi,
• M. marinum und
• M. ulcerans.

▸ **Desinfektionsmittelresistenz.** Wegen lipidhaltiger Zellwand sind mykobakterizide Desinfektionsmittel erforderlich.

▸ **Übertragungswege.** Wasser (Aquarien, Oberflächengewässer), Fische (Angeln, Fische ausnehmen), Erde (z. B. bei Verletzung durch rostigen Nagel).

▸ **Krankheitsbilder**
• Tuberkuloseähnliche Krankheitsbilder mit Husten mit Auswurf, Fieber, Gewichtsverlust und Nachtschweiß und chronische Bronchitis; meist liegt bereits eine Abwehrschwäche oder eine Grunderkrankung der Lunge vor wie eine Emphysembronchitis oder Bronchiektasen.
• Bei Kindern Befall der Lymphknoten im Hals-, Unterkiefer-, Ohrbereich; meist ohne Vorschädigung der körpereigenen Abwehr.
• Bei AIDS-Kranken auch Befall des Magen-Darm-Trakts und des gesamten Körpers.

▸ **Diagnostik.** Kultivierung auf Spezialnährböden, Spezialfärbung (z. B. Ziehl-Neelsen; keine aussagekräftige Gramfärbung möglich); PCR zum Sofortnachweis innerhalb von 24 Stunden und zur Unterscheidung von Vertretern des Tuberkulosekomplexes und von NTM.

▸ **Hygienemaßnahmen.** Basishygiene.

▸ **Therapie.** Antibiotika (z. B. Fusidinsäure) in Kombination mit Antiseptika (z. B. Octenidin oder Polyhexanid).

▸ **Resistente Varianten.** Bisher keine Bedeutung.

Mycobacterium leprae

Die Lepra ist eine der am längsten bekannten Infektionskrankheiten des Menschen. Bereits in der Bibel ist sie als „Aussatz" beschrieben. Sehr früh haben die Menschen gelernt, Leprakranke zu isolieren: Sie mussten in Höhlen oder in Behausungen weit abgelegen von den Wohnorten der Gesunden ihr Dasein fristen. Die Weltgesundheitsorganisation schätzt, dass heute weltweit etwa zehn Mio. Menschen unter Lepra leiden. 2001 erkrankten in Indien 618 000 Menschen und in Brasilien 41 000 neu an Lepra. 2005 wurden aber weltweit nur noch 296 499 Neuerkrankungen registriert.

▸ **Desinfektionsmittelresistenz.** Wegen lipidhaltiger Zellwand sind mykobakterizide Desinfektionsmittel erforderlich.

▸ **Übertragungswege.** Vermutlich Eintritt über kleine Wunden der Haut oder der Nasenschleimhaut, lange Expositionszeit.

▸ **Krankheitsbilder**
• Lepromatöse Lepra: Inkubationszeit von 3–5 Jahren! Vor allem bei Patienten ohne ausreichende zelluläre Abwehr, meist Befall von Gesicht, Ohren, Handgelenken, Ellenbogen, Knie und Gesäß. Erste Anzeichen sind dunkle Flecken auf der Haut, häufig mit Empfindungsstörungen. Mögliche Behinderung der Nasenatmung und Verlust der Nase durch allmähliche Zerstörung des Nasenbeins.
• Tuberkulöse Lepra: Bei halbwegs intakter zellulärer Abwehr, Nervenbefall der Extremitäten mit Muskelschwund und Kontrakturen an Händen und Füßen. Hornhautulzera mit der Gefahr der Erblindung durch mangelnde Befeuchtung der Augen.
• Borderlinetyp: Mischform aus lepromatöser und tuberkulöser Lepra mit uneinheitlichem Bild.

▸ **Diagnostik.** Klinisch und durch Ziehl-Neelsen-Färbung in histologischen Präparaten; Kultivierung bisher nicht möglich.

▸ **Hygienemaßnahmen.** Isolierung, Abfall ist infektiöser Müll.

▸ **Therapie.** Verabreichung von Dapson und Rifampicin über viele Jahre.

▸ **Meldepflicht.** Für das Labor nach § 7 IfSG.

5.13 Spirochäten

Spirochäten sind Bakterien, die wie durchgeschnittene kleine Spannfedern aussehen. Sie lassen sich in der Gramfärbung nicht darstellen und sind teilweise sehr schwer zu kultivieren. Es gibt pathogene und apathogene Arten. Die apathogenen Arten gehören zur natürlichen Flora des Mundes und der Genitalien. Eine der pathogenen Arten ist Treponema pallidum.

5.13.1 Treponema pallidum

▸ **Übertragungswege.** Geschlechtsverkehr mit direktem Kontakt der Geschlechtsorgane, Übertragung von der Mutter auf das ungeborene Kind (diaplazentar).

▸ **Krankheitsbilder**
- Lues (Syphilis)
  ○ erstes Stadium (3 Wochen nach Infektion): lokales Geschwür auf hartem Geschwürboden (harter Schanker) der Eintrittspforte, Anschwellen der regional nächsten Lymphknoten; Abheilen nach ca. 2 Wochen,
  ○ zweites Stadium (6–8 Wochen nach Abheilung über mehrere Jahre): Hautausschläge, Roseolen, Feigwarzen, generalisierte Lymphknotenschwellungen, kleinfleckiger Haarausfall, ggf. Organerkrankungen,
  ○ drittes Stadium (oft nach mehrjähriger symptomloser Phase): derbe, braunrote Knoten auf der Haut, lokale Geschwüre über subkutanen Granulomen (Gummen), Schäden an der Aorta, evtl. Aortenklappeninsuffizienz, Koronarsklerose.
- Metasyphilis: Befall des ZNS mit Reflexverlust, Gangunsicherheit und Lähmungserscheinungen sowie Intelligenzverlust.
- Lues connata: akute Infektion des Neugeborenen schon der bei der Geburt mit blutigem „Schnupfen".
- Lues connata tarda: Infektion des Neugeborenen, aber Beschwerden erst im Schulalter, häufig Hornhautentzündungen, Tonnenzähne, Innenohrschwerhörigkeit.

▸ **Diagnostik.** Mikroskopisch oder serologisch; zum Nachweis einer vermuteten Infektion dient der TPHA-Test (Treponema-pallidum-Hämagglutinationstest); bei Verdacht auf konnatalen Lues durch IgM-Antikörper beim Neugeborenen evtl. ergänzt durch einen Nachweis von Treponema-DNA mittels PCR.

▸ **Hygienemaßnahmen.** Schutzhandschuhe und gründliche Händedesinfektion; besondere Schutzmaßnahmen für Pflegepersonal nur bei Kontakt mit kontaminiertem Material (z. B. Genital- und Wundsekret).

▸ **Therapie.** Penicillin (auch für Sexualpartner).

▸ **Meldepflicht.** Für das Labor nach § 7 IfSG (nicht namentlich).

5.13.2 Borrelien

Borrelien werden über Zecken übertragen, v. a. von Ixodes ricinus, dem Gemeinen Holzbock (▸ Abb. 5.26).

▸ **Übertragungswege.** Zeckenstich.

▸ **Krankheitsbilder**
- Lyme-Borreliose: zunächst Hautrötung, die sich innerhalb weniger Tage um die Einstichstelle ausbilden und mehrere Wochen bestehen bzw. sich noch deutlich vergrößern kann (Erythema chronicum migrans, ▸ Abb. 5.27), gelegentlich mit Fieber, Kopfschmerzen und Magen-Darm-Beschwerden; evtl. grippeähnliche Symptome und Befall des zentralen und peripheren Nervensystems; später sind schwere chronische Symptome wie die Lyme-Arthritis möglich.
- Neuroborreliose mit Meningitis und Enzephalitis.

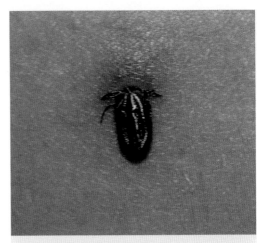

Abb. 5.26 Zecke. Borrelien werden über den Speichel der Zecke übertragen. (Hof H, Dörries R: Duale Reihe - Medizinische Mikrobiologie. Thieme, Stuttgart 2002)

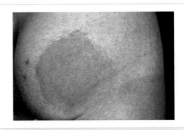

Abb. 5.27 Zeckenstich. Ein Erythema chronicum migrans nach einem Zeckenstich.

▸ **Diagnostik.** Serologischer Nachweis, da sich Borrelien nur schlecht kultivieren lassen.

▸ **Hygienemaßnahmen.** Basishygiene.

▸ **Therapie.** Verabreichung von Ceftriaxon oder Doxycyclin.

▸ **Meldepflicht.** Für das Labor nach § 7 IfSG (nur Borrelia recurrentis).

5.14 Obligat intrazellulär lebende Bakterien – Chlamydien und Rickettsien

Chlamydien und Rickettsien wurden lange Zeit für Viren gehalten. Im Gegensatz zu allen anderen Bakterien halten sie sich nämlich obligat in ihren Wirtszellen auf, da sie einen Defekt im Energiestoffwechsel haben. Aber auch ihr Lebenszyklus und ihre Vermehrung unterscheiden sie

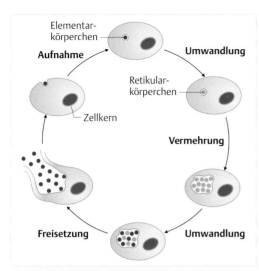

Abb. 5.28 Vermehrungszyklus der Chlamydien. Das Elementarkörperchen (rot) ist die infektiöse Form. Es wird von der Zelle als vermeintliches „Futter" aufgenommen. In der Zelle wandelt es sich um in das Retikularkörperchen, die Vermehrungsform. Nach ausgiebiger Vermehrung werden die Chlamydien auch bei niedrigerer Vergrößerung unter dem Mikroskop sichtbar (Einschlusskörperchen). Die Vermehrung stoppt und die Umwandlung in infektiöse Elementarkörperchen beginnt, die schließlich die Zelle zerstören und sie verlassen.

von anderen Bakterien. So erfolgt z. B. die Weitergabe der Chlamydien als Elementarkörperchen (▶ Abb. 5.28). Dieses ist die einzige extrazelluläre und damit infektiöse Form des Chlamydienzyklus. Nach Aufnahme wechseln sie in der Zelle innerhalb von ca. 8 Stunden in ihre Vermehrungsform (Retikularkörperchen oder Initialkörperchen). Danach teilen sie sich so häufig, dass sie unter dem Lichtmikroskop auch ohne Anfärben als Einschlusskörperchen sichtbar werden. Anschließend verwandeln sie sich wieder in Elementarkörperchen und können andere Wirtszellen befallen.

Die Inkubationszeit der Chlamydienerkrankungen ist relativ lang. Sie liegt bei mindestens einer Woche, kann jedoch auch zwei Monate dauern.

5.14.1 Chlamydia (Chlamydophila) pneumoniae

▶ **Übertragungswege.** Aerosole erkrankter Personen (Husten).

▶ **Krankheitsbilder**
- Inkubationszeit 1 Woche bis 2 Monate.
- Bronchitiden.
- atypische Pneumonie.

- Folgekrankheiten: Gelenkentzündungen und Hauterscheinungen (Erythema nodosum), Myokarditis (sehr selten).

▶ **Diagnostik.** Lichtmikroskopisch, eine Kultivierung in Form von Zellkulturen kann versucht werden, der Erbgutnachweis mittels PCR ist jedoch einfacher.

▶ **Hygienemaßnahmen.** Basishygiene.

▶ **Therapie.** Mittel der Wahl ist die Gabe von Makrolidantibiotika, z. B. Clarythromycin, alternativ des Chinolons Moxifloxacin.

5.14.2 Chlamydia trachomatis

Die verschiedenen Serotypen dieser Spezies können unterschiedliche Krankheitsbilder auslösen!

Chlamydia trachomatis Serotyp A–C

▶ **Übertragungswege.** Hände; Zuträger weiterer Keime sind Fliegen.

▶ **Krankheitsbilder.** Trachom: oft chronische Augeninfektion der Binde- und Hornhaut, häufig bei Kindern, vor allem in Afrika; unbehandelt vernarbt die Hornhaut, die Narben sind Ursache einer möglichen Erblindung.

▶ **Diagnostik.** Augenabstrich, Lichtmikroskop.

▶ **Hygienemaßnahmen.** Basishygiene.

▶ **Therapie.** Lidkorrektur (Augenlider sind gelegentlich verzogen), Verabreichung von Antibiotika (Tetracycline, Makrolide, lokal oder systemisch), Verbesserung der Körper- und Umfeldhygiene.

Chlamydia trachomatis Serotyp D–K

▶ **Übertragungswege.** Geschlechtsverkehr, Infektion von Neugeborenen bei der Geburt.

▶ **Krankheitsbilder**
- Genitale Infektionen
  - Männer: eitrige Entzündung der Harnröhre (Urethritis), später auch Nebenhoden- und Prostataentzündung sowie Enddarmentzündungen (bei Übertragung durch Analverkehr).
  - Frauen: meist symptomlos, manchmal Entzündung von Harnröhre oder Gebärmutterhals, später auch der Eierstöcke; gelegentlich asymptomatische Besiedlung der Scheide.
- Komplikationen: reaktive Arthritis.
- Bei Neugeborenen: Bindehautentzündung oder Pneumonie.

▶ **Diagnostik.** Gehört zur Schwangerschaftsvorsorge.

▶ **Hygienemaßnahmen.** Basishygiene.

5

5

▸ **Therapie.** Systemische Antibiose mit Verabreichung von Makroliden, die Sexualpartner der letzten 60 Tage müssen ebenfalls behandelt werden.

Chlamydia trachomatis Serotyp L 1–L 3

▸ **Übertragungswege.** Geschlechtsverkehr.

▸ **Krankheitsbilder**
• Lymphogranuloma inguinale (L. venereum):
  ○ Erst Bläschen, dann Geschwür an Eintrittsstelle (schmerzlos!).
  ○ Nach über einer Woche Schwellung des zuständigen Lymphknotens; dieser kann aufbrechen und eitrige Flüssigkeit entlassen.
  ○ Gegebenenfalls Fistelbildung mit dauerndem Austreten von Lymphe und Eiter.

▸ **Diagnostik.** Typisches klinisches Bild, PCR.

▸ **Hygienemaßnahmen.** Basishygiene.

▸ **Therapie.** Verabreichung von Antibiotika (Makroliden), bis alle Symptome verschwunden sind; die Sexualpartner müssen ebenfalls behandelt werden.

5.14.3 Chlamydia (Chlamydophila) psittaci

▸ **Übertragungswege.** Durch Haustiere, v. a. Vögel (Ornithose), z. B. durch Einatmen von Vogelkotfeinstaub.

▸ **Krankheitsbilder**
• Atypische Pneumonie mit leichtem bis hin zu tödlichem Verlauf.
• Folgekrankheiten: Gelenkentzündungen und Hauterscheinungen (Erythema nodosum), Myokarditis (sehr selten).

▸ **Diagnostik.** Klinisches Bild, PCR.

▸ **Hygienemaßnahmen.** Basishygiene.

▸ **Therapie.** Verabreichung von Makroliden oder Moxifloxacin.

▸ **Meldepflicht.** Für das Labor nach § 7 IfSG.

5.14.4 Rickettsien und Rickettsiosen

▸ **Übertragungswege.** Durch Läuse oder Zecken; der Erreger Coxiella burnetii gelangt über getrockneten Kot von kleinen Tieren, der mit dem Wind aufgewirbelt wird, in die Lunge des Menschen.

▸ **Krankheitsbilder**
• Unspezifische fiebrige Krankheitsbilder.
• Q-Fieber: ausgelöst durch Coxiella burneti.

▸ **Diagnostik.** PCR oder Antikörpernachweis, Kultivierung nicht möglich.

▸ **Hygienemaßnahmen.** Basishygiene.

▸ **Therapie.** Tetracyclin, Doxycyclin.

▸ **Meldepflicht.** Bei Rickettsia prowazekii für das Labor nach § 7 IfSG.

5.15 Bakterien ohne Zellwand

Bakterien ohne Zellwand werden in der Klasse der Mollicutes (Weichhäuter) zusammengefasst. Sie gehört zu den kleinsten frei lebenden Mikroorganismen. Ihre Größe entspricht in etwa der des Pockenvirus (0,2–0,3 µm).

Das Fehlen einer Zellwand hat für diese Bakterienklasse Vor- und Nachteile. Die Vorteile liegen darin, dass sie ihre Form beliebig den Umweltbedingungen anpassen können und damit sogar und damit sogar früher durch „bakteriendichte" Filter passen. Nachteilig ist die damit verbundene sehr geringe Umweltstabilität. Die Mikroorganismen sind vor Austrocknung kaum geschützt und haben deshalb außerhalb ihres Wirts nur eine geringe Lebenserwartung.

Das Fehlen der Zellwand hat auch Bedeutung für Diagnostik und Therapie. So wirken Antibiotika, die in die Zellwandsynthese der Bakterien eingreifen – wie die β-Lactam-Antibiotika –, überhaupt nicht. Und unter dem Mikroskop bleiben diese Bakterien nach einer Gramfärbung unsichtbar, da ihnen die Zellwand fehlt. Klein sind auch ihre Kolonien. So müssen die Nährböden mithilfe eines Mikroskops gemustert werden, um die Bakterien nachweisen zu können (▸ Abb. 5.29).

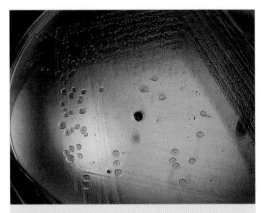

Abb. 5.29 Mykoplasmen. Vergrößerte Mykoplasmakolonien. Sie erinnern an Spiegeleier. (Boehringer Ingelheim Pharma GmbH & Co KG, Biberach)

5.15.1 Mykoplasmen

Die wichtigsten Mykoplasmen, die am häufigsten aus klinischem Material isoliert werden, sind:
- Mycoplasma pneumoniae und
- M. hominis.

Mycoplasma pneumoniae

Die Bakterien besiedeln Mund- und Rachenschleimhaut.

▶ **Übertragungswege.** Tröpfcheninfektion.

▶ **Krankheitsbilder**
- primäre, atypische Pneumonie mit Fieber, Schüttelfrost, Kopfschmerzen
- trockener Husten
- normale bis niedrige Zahl an Granulozyten bei relativer Lymphozytose

▶ **Diagnostik.** Kultivierung auf Spezialnährböden.

▶ **Hygienemaßnahmen.** Basishygiene.

▶ **Therapie.** Verabreichung von Makrolidantibiotika (z. B. Erythromycin, Clarithromycin, Roxythromycin) oder Moxifloxacin.

Mycoplasma hominis

Die Bakterien besiedeln Schleimhäute des Genitaltrakts und des Darms.

▶ **Übertragungswege.** Bei der Geburt, bei Darmverletzungen (Befall des Bauchfells).

▶ **Krankheitsbilder**
- Peritonitis bei Darmverletzung
- Scheideninfektionen (bei gesunden Frauen) mit Fieber
- Lungeninfektion Neugeborener nach Ansteckung bei der Geburt
- selten Wundinfektionen (bei schwer Immunsupprimierten)

▶ **Diagnostik.** Kultivierung auf Spezialnährböden.

▶ **Hygienemaßnahmen.** Basishygiene.

▶ **Therapie.** Verabreichung von Makroliden oder Ciprofloxacin.

▶ **Resistente Varianten.** Aufgrund der fehlenden Zellwand besteht immer eine Resistenz gegen Penicilline, Cephalosporine und Carbapeneme.

5.15.2 Ureaplasmen

Die Bakterien besiedeln die Harnröhre.

▶ **Übertragungswege.** Bei der Geburt, Geschlechtsverkehr.

▶ **Krankheitsbilder**
- Eierstockentzündung (Salpingitis)
- Nierenbeckenentzündung (Pyelonephritis)
- gelegentlich Meningitis bei unreifen Neugeborenen durch Infektion mit Ureaplasma urealyticum

▶ **Diagnostik.** Kultivierung auf Spezialnährböden.

▶ **Hygienemaßnahmen.** Basishygiene.

▶ **Therapie.** Verabreichung von Makroliden oder Chinolonen wie Ciprofloxacin.

▶ **Resistente Varianten.** Aufgrund der fehlenden Zellwand besteht immer Resistenz gegen Penicilline, Cephalosporine und Carbapeneme.

5.16 Aktinomyzeten und Nokardien

5.16.1 Aktinomyzeten

Aktinomyzeten sind grampositive Fadenbakterien, die fast wie Pilze in verzweigten Geflechten wachsen. Obwohl sie in Gegenwart von Sauerstoff wachsen können, schätzen sie es, wenn der Sauerstoffgehalt der Luft herabgesetzt ist und der CO_2-Anteil dafür deutlich höher liegt. Sie besiedeln die Mundflora von Erwachsenen, wenn Zähne vorhanden sind. Der Keim allein kann keine Infektion auslösen. Er braucht eine Begleitflora. Das durch den bakteriellen Stoffwechsel der Mitstreiter vorgeschädigte Gewebe dient ihm dann als Nahrung und er kann sich ausbreiten. Wichtigster pathogener Vertreter der Aktinomyzeten ist Actinomyces israelii (▶ Abb. 5.30).

▶ **Übertragungswege.** Menschenbiss, endogen bei Zahnwurzelabszessen oder Zahnfleischverletzungen.

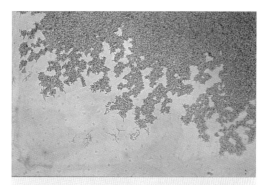

Abb. 5.30 Aktinomyzeten. Aktinomyzetenkultur unter dem Mikroskop. Deutlich sind v. a. bei den einzeln liegenden Aktinomyzeten die Verzweigungen zu erkennen. Eine Nokardienkultur sieht ähnlich aus, jedoch sind die Bakterienverläufe weniger „spitz", sondern eher gewellt.

5

► **Krankheitsbilder**
- Zervikofaziale Aktinomykose (im Gesichts- und Halsbereich) mit einer harten Schwellung um den Unterkiefer oder im Halsbereich und einer blau-roten Verfärbung der Haut; die Kieferknochen können angegriffen werden.
- Lungenaktinomykose bei Aspiration von infiziertem Material aus der Mundhöhle.
- Abdominale Aktinomykose.

► **Diagnostik.** „Druseneiter" (Eiter mit Aktinomyzetenklumpen), im Quetschpräparat unter dem Mikroskop sehr typisch, Anzucht aus Eiterprobe.

► **Hygienemaßnahmen.** Basishygiene.

► **Therapie.** Verabreichung von Antibiotika, z.B. Penicillin, ggf. ergänzende chirurgische Maßnahmen zur Sanierung befallener Körperregionen.

5.16.2 Nokardien

Wie die Aktinomyzeten bilden die Nokardien Fäden, die auch bei der Kultur zu erkennen sind. Der wichtigste Vertreter der aerob wachsenden Nokardien ist Nocardia asteroides (► Abb. 5.31). Eine Infektion mit diesem Keim ist insgesamt selten.

► **Übertragungswege.** Wundinfektionen nach Baustaubkontakt, Einatmen von Stäuben.

► **Krankheitsbilder**
- Lungeninfektionen mit tuberkuloseähnlichen Symptomen („Pseudotuberkulose").
- Selten können Nokardieninfektionen auch systemisch sein oder andere Organe befallen.
- Wundinfektionen nach Operationen mit Nokardien wurden z.B. in Kliniken beobachtet, in denen durch laufende Renovierungsmaßnahmen große Mengen an Baustaub freigesetzt wurden, der zu den Patienten gelangte.

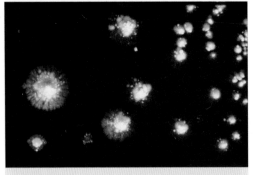

Abb. 5.31 Nokardienkultur. Man beachte den Randsaum der Kolonien.

► **Diagnostik.** Kultivierung von Abstrichen auf bluthaltigen Nährmedien.

► **Hygienemaßnahmen.** Basishygiene.

► **Therapie.** Verabreichung von Cotrimoxazol oder Doxycyclin.

Pflegeschwerpunkt Pneumonie

Ursachen einer Pneumonie

Eine Pneumonie kann von den verschiedensten Erregern ausgelöst werden. Faktoren, die eine Pneumonie begünstigen, sind v.a. Infektionen der oberen Luftwege, aber auch Immobilität, Beatmung, chronische Lungenerkrankungen und Rauchen. Eher selten sind ererbte Faktoren wie Mukoviszidose.

Erreger der typischen oder lobären Pneumonie (S. 96) sind Pneumokokken, Staphylococcus aureus, Klebsiella pneumoniae und andere Darmbakterien. Bei Kindern spielt auch Haemophilus influenzae eine größere Rolle, gefürchtete Komplikation ist hier die Kehlkopfentzündung (Epiglottitis) mit Verlegung der Atemwege. Die atypische Pneumonie kann auch ohne vorhergehenden viralen Infekt auftreten. Die Palette der hier infrage kommenden Erreger ist groß: Zytomegalievirus, Influenzavirus und andere Viren. Bakterielle Erreger sind Mycoplasma pneumoniae, Chlamydia (Chlamydophila) pneumoniae und Legionellen. Seltenere Erreger sind andere Viren oder Bakterien, z.B. Coxiella burnetii, der Auslöser des sog. Q-Fiebers, oder Pilze.

Bei der sog. Beatmungspneumonie kommen v.a. Bakterien als Erreger infrage, hier neben Eitererregern und Darmbakterien auch Wasserkeime wie Pseudomonas aeruginosa, Stenotrophomonas maltophilia und Burkholderia cepacia. Die unter Beatmung erworbene Pneumonie gilt als nosokomiale Infektion, jedoch wird geschätzt, dass nur etwa 60% dieser Pneumonien durch Hygienemaßnahmen verhindert werden können. Da die Erreger nosokomialer Pneumonien leider oft multiresistent sind, stellen sich hier besondere Anforderungen an die Antibiotikatherapie.

Diagnostik

Die typische oder lobäre Pneumonie ist relativ leicht zu diagnostizieren. Die fiebernden Patienten husten, haben eitriges Sputum und der Auskultationsbefund ist stark positiv. Im Röntgenbild zeigt sich eine deutliche Verschattung der betroffenen Lungenteile. Eine Sonderform ist die abszedierende Pneumonie durch Staphylococcus aureus, hier finden sich viele kleine Abszesse in den betroffenen Lungenbereichen.

Die atypische Pneumonie ist durch hohes Fieber, trockenen Husten und wenig glasiges Sputum charakterisiert. Der Röntgenbefund zeigt hier eine Zeichnungsvermehrung, typische Verschattungen fehlen.

Komplikationen

Mögliche Komplikationen beider Pneumonieformen sind die Pleuritis, der Pleuraerguss bzw. das Pleuraempyem. Von einer massiven Pneumonie kann auch leicht eine Sepsis ausgehen. Bettruhe und Austrocknung können Thrombembolien und/oder eine Niereninsuffizienz zur Folge haben.

Behandlung

Nach erfolgter Diagnostik muss unverzüglich die korrekte Therapie eingeleitet werden. Zunächst werden eine mögliche Exsikkose und eine Elektrolytverschiebung durch Infusionstherapie ausgeglichen. Hinzu kommt die Gabe geeigneter Antiinfektiva. Bei durch Grunderkrankungen geschwächten und älteren Patienten ist zu erwägen, ob eine Zufuhr von befeuchtetem Sauerstoff (Nasensonde oder Maske) oder zeitweilige Beatmung sinnvoll ist. Durch Lagerungsmaßnahmen sollen die Atmung und das Abhusten unterstützt werden. Hinzu kommen Atemphysiotherapie und Inhalationstherapie. Flüssigkeiten zum Inhalieren müssen steril sein!

Gegebenenfalls sind Absaugmaßnahmen erforderlich. Eine schleimlösende Therapie und ausreichend Flüssigkeitszufuhr ergänzen das therapeutische Spektrum.

Bei aufgeschlossenen Patienten können naturheilkundliche Therapien (Gesichtsdampfbad mit Kamille, orale Gabe von ätherischen Ölen wie Fenchel- oder Eukalyptusöl) zusätzlich eingesetzt werden.

Pflegeschwerpunkt Wundinfektion

Situation

Sterile Wunden gibt es nicht. Selbst eine einwandfrei verschorfte Schnittwunde ist mit Hautbakterien besiedelt. Chronische Wunden wie Ulcera cruris oder Dekubitalulzera sind oft massiv bakteriell besiedelt. Auf der Wunde befindet sich ein sog. Biofilm. Aber auch mit 100 000 Keimen pro Gramm Wundgewebe ist eine – vielleicht leicht verzögerte – Heilung möglich.

Beobachtung

In Behandlung befindliche und postoperative Wunden werden bei jedem Verbandwechsel inspiziert. Eine Wundinfektion beginnt, wenn das Gleichgewicht zwischen Keimen und körpereigener Abwehr entgleist. Die Wundinfektion ist gekennzeichnet durch:
- Überwärmung,
- Schwellung der Wundränder,
- Schmerzen und
- Rötung der Wundränder.

Mitunter breitet sich das Entzündungsgebiet aus (Erysipel, Phlegmone) und der Heilungsverlauf der Wunde wird massiv gestört. Die Wundsekretion nimmt zu und ist je nach Erreger eitrig oder nur leicht getrübt. Zusätzlich können im Bereich der Wunde Abszesse auftreten.

Diagnostik

Bei jeder entdeckten Wundinfektion sollte ein mikrobiologischer Abstrich vom Wundgrund gewonnen und unverzüglich ins Labor geschickt werden. Dieser sollte eine möglichst große Fläche umfassen (z. B. Essener Kreisel, Schlangenlinien, Tupfer dabei drehen) und Abstand zum Wundrand halten.

Behandlung

Die Wunde wird genau inspiziert und ggf. chirurgisch revidiert: Abgestorbenes Gewebe und Sekret- und Eiterreste werden zunächst sorgfältig entfernt. Eine Wundspülung hilft, den Biofilm deutlich zu reduzieren. Eine Wundreinigung kann mit Octenidin oder PVP-Jod durchgeführt werden. Anschließend wird die Wunde aseptisch verbunden.

Die Vorstellung, dass bei infizierten Wunden kein steriles Verbandmaterial verwendet werden muss, ist fachlich falsch und kann erhebliche juristische Konsequenzen nach sich ziehen.

Entweder wird ein mikrobizid wirkendes Gel in die Wunde eingebracht und anschließend ein konventioneller Verband angelegt oder es wird eine mikrobizid wirkende Wundauflage (z. B. mit Silberionen) eingesetzt. Bei Fieber und/oder einer Lymphangitis kann eine Antibiotikatherapie angezeigt sein. Wenn ein Erysipel oder eine Phlegmone vorliegt, müssen Antibiotika gegeben werden. Weitere unterstützende Maßnahmen sind Kühlung und Ruhigstellung der betroffenen Extremität.

Heilungsphasen und Weiterbehandlung

Nach Beherrschung der akuten Infektion werden im modernen Wundmanagement häufig Hydrokolloidverbände zur weiteren autolytischen Reinigung der Wunde oder aber steril aufgezogene Fliegenmaden eingesetzt. Letzteres wird auch als Biochirurgie bezeichnet.

Nach dem Rückgang aller Infektionszeichen ist es bei ausgedehnten Wunden sinnvoll, einen abschließenden Kontrollabstrich zu nehmen, da beispielsweise Staphylococcus aureus sowohl als Wundbesiedler als auch als Infektionserreger in Erscheinung treten kann. Man sollte sich daher vergewissern, besonders bei MRSA, dass der Keim vollständig von der Wunde eliminiert wurde.

Ergänzende Pflegemaßnahmen

Gelegentlich kann die Wundheilung mittels Vakuumversiegelung beschleunigt werden. Betroffene Extremitäten werden ruhiggestellt und entsprechend gelagert. Bei chronischen Wunden muss eine der Ursache entsprechende Therapie, z. B. Kompression bei Ulcus cruris venosum und Druckentlastung bei Dekubitus, durchgeführt werden.

Sonderfälle

Bestimmte Erreger wie Mykobakterien lösen bei Infektionen kleinerer Wunden Granulome aus. Oft handelt es sich um Geschwüre, die unter Umständen schon jahrelang erfolglos behandelt werden. Bei Aktinomykose bilden sich Fisteln, aus denen sich sog. Druseneiter entleert. Hier wird neben gezielter Antibiotikagabe bei ausgedehnten Prozessen auch chirurgisch eingegriffen.

Werden ungewöhnliche Wundinfektionserreger vermutet oder besteht eine nicht eitrige und relativ sekretarme Wundinfektion, kann eine Wundbiopsie sinnvoll sein. Bei der Vorbereitung für die Biopsie ist zu beachten, dass die frisch gewonnene Biopsie für das Labor in ein einfaches steriles Röhrchen mit zwei Tropfen steriler Ringerlösung oder sterilem Wasser gegeben werden sollte. Bei fistelnden Wundprozessen ist es sinnvoll, die Fistelmündung mit 70 % Ethanol oder einem farblosen Octenidin-Antiseptikum zu desinfizieren und anschließend mittels Injektionsspritze Probenmaterial aus dem Inneren der Fistel zu gewinnen.

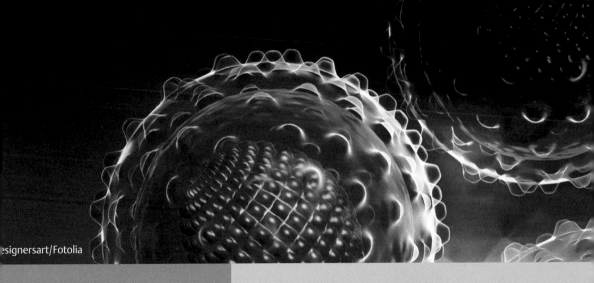

esignersart/Fotolia

Kapitel 6

Virologie

6 Virologie

Christian Jassoy

6.1 Allgemeines

Viren sind keine Lebewesen. Sie haben keinen eigenen Stoffwechsel, sondern vermehren sich ausschließlich innerhalb von Zellen, die sie parasitenhaft befallen. Die meisten Viren haben ein sehr enges Wirtsspektrum. Es gibt Viren, die Bakterien infizieren, andere wiederum sind auf Pflanzen, Tiere oder den Menschen spezialisiert. Viele menschenpathogene Viren haben als einzigen natürlichen Wirt den Menschen und werden deshalb auch direkt von Mensch zu Mensch übertragen. Einige Viren können jedoch den Menschen, andere Wirbeltiere und Gliederfüßer (Arthropoden) wie Insekten und Spinnentiere infizieren. Viren sind erheblich kleiner als Bakterien und erst recht als Körperzellen. Das Größenverhältnis von Viren zu Bakterien ist wie das eines Tischtennisballs zu einem prallen Luftballon. Zu Körperzellen verhält sich die Größe eines Virus wie ein Tischtennisball in einem Zimmer.

6.1.1 Aufbau und Unterscheidung (Klassifikation) von Viren

Genom, Kapsid und Hülle

Viren werden biologisch nach ihrem Aufbau eingeteilt. Sie haben eine Erbsubstanz (Genom). Bei Menschen und Bakterien besteht die Erbsubstanz aus DNA. Bei Viren kann das Genom aus DNA oder aus RNA bestehen und sowohl DNA als auch RNA können bei Viren als Einzel- oder auch Doppelstrang vorliegen. Um das Genom herum haben die Viren ein Kapsid aus Eiweißmolekülen, das die Erbsubstanz schützt. Um das Kapsid herum tragen manche Viren eine Hülle aus einer Lipidschicht, in die Zucker-Eiweiß-Moleküle (Glykoproteine) eingebettet sind (▶ Abb. 6.1). Mit diesen Glykoproteinen können die Viren an Zellen andocken. Eine erste Einteilung der Viren nach Genom und Hülle führt zu folgenden Formen:

* nicht umhüllte oder umhüllte Viren
* Viren mit DNA- oder RNA-Genom

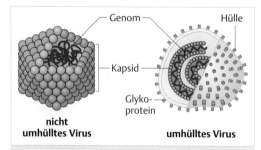

Abb. 6.1 Aufbau von Viren. Es wird zwischen umhüllten und nicht umhüllten Viren unterschieden (nach Tartora, Funke, Case).

Bildbeschriftung: Genom — Hülle — Kapsid — Glykoprotein — **nicht umhülltes Virus** — **umhülltes Virus**

Vertiefendes Wissen

Umhüllte Viren sind grundsätzlich weniger stabil gegen Umwelteinflüsse als nicht umhüllte Viren. Das klingt paradox, doch die Lipidhülle der Viren ist empfindlich gegen fettlösende Substanzen und lässt sich mit Desinfektionsmitteln leichter zerstören. Ohne Hülle ist das Virus nicht mehr infektiös. Das Kapsid besteht dagegen aus Eiweißen und ist robuster.

Beispiele für nicht umhüllte Viren sind Enteroviren und das Hepatitis-A-Virus. Sie werden bei einer Infektion mit dem Stuhl ausgeschieden und bleiben in der Umwelt und in ungeklärten Abwässern über längere Zeit infektiös. Rota- und Noroviren, zwei weitere nicht umhüllte Viren, überstehen die Passage durch den Magen und verursachen Durchfallerkrankungen.

Virusform und -größe

Viren haben unterschiedliche Formen. Viele sind annähernd kugelförmig, einige eiförmig oder länglich (▶ Abb. 6.2). Nicht umhüllte Viren und viele umhüllte Viren haben eine relative starre Form, bei manchen umhüllten Viren verhält sich die Hülle wie ein nicht ganz gefüllter Sack, der sich verformt. Die meisten Viren sind je nach ihrer Art zwischen 25 und 200 nm groß. Das ist zu klein, um sie mit dem Mikroskop zu sehen, sie können aber mit dem Elektronenmikroskop sichtbar gemacht werden.

Virusfamilien

Definition

Virusfamilien: Gruppen von ähnlichen Viren.

Aufgrund von Ähnlichkeiten im Aufbau, im Genom und der Art, wie sie sich vermehren, werden Viren in Familien eingeteilt. Eine wichtige Virusfamilie sind die Herpesviren, zu denen u. a. das Herpes-simplex-Virus und das Windpockenvirus gehören. Eine große Virusfamilie sind die Picornaviren (kleine [pico] RNA-Viren), zu denen die Rhinoviren („Rhis", Genitiv „Rhinos", griech.: Nase) gehören, die Erkältungen verursachen, das Hepatitis-A-Virus und die Enteroviren, die verschiedene Erkrankungen von Erkältung über (verhältnismäßig harmlose) Hirnhautentzündung bis Kinderlähmung hervorrufen.

6.1.2 Virusvermehrung

Vermehrung in der Zelle.

Da sich Viren im Gegensatz zu den meisten Bakterien nicht frei vermehren können, müssen sie in die Körper-

umhüllte Viren	nicht umhüllte Viren
Herpesvirus	Adenoviren
Retroviren (HIV)	Enteroviren Poliovirus Hepatitis-A-Virus
Hepatitis-B-Virus	Parvovirus B19
Influenzavirus	
Masernvirus Mumpsvirus	
Pockenvirus	100 nm

Abb. 6.2 Virenformen. Einige Viren, die beim Menschen zu finden sind.

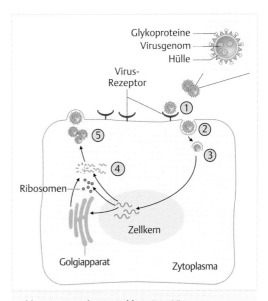

Abb. 6.3 Vermehrungszyklus eines Virus.
1 Kontakt des Virus mit der Zelle
2 Aufnahme des Virus in das Zytoplasma
3 Freisetzung des Virusgenoms und Transport in den Zellkern
4 Produktion neuer Virusgenome, Virusproteine und Virusglykoproteine
5 Zusammenbau der Viruspartikel und Freisetzung an der Zelloberfläche

 Vertiefendes Wissen

In einer einzelnen Zelle können 10 000 und mehr Viruspartikel gebildet werden. Die Gesamtmenge an Viren, die bei einer Infektion entstehen, ist unvorstellbar groß. So reift bei HIV-Infizierten täglich eine Milliarde neuer Viren. Bei den harmlosen Ringelröteln, die durch das Parvovirus B19 verursacht werden, oder bei der Hepatitis B findet man in einem Milliliter Blut bis eine Billion Viren. Umso erstaunlicher ist, dass unser Immunsystem damit fertig wird – meistens zumindest.

zellen gelangen. Dazu binden die Viren zunächst an ein Molekül an der Oberfläche einer Zelle, den Rezeptor. Die Viren gelangen meist über Transportwege, durch die auch andere Substanzen aufgenommen werden, in die Zelle. Bei umhüllten Viren verschmilzt die Virushülle mit der Zellmembran, wodurch Kapsid und Virusgenom in das Zytoplasma gelangen. Im Zellinneren sorgen Virusproteine dafür – manchmal mithilfe von zelleigenen Proteinen –, dass neue Kopien des Virusgenoms und Virusproteine gebildet werden. Virusgenom und Proteine setzen sich anschließend selbstständig zu Viruspartikeln zusammen und verlassen die Zelle. In jeder infizierten Zelle werden Tausende Viruspartikel gebildet. Häufig führt die Virusvermehrung zum Untergang der Wirtszelle. Manche Viren verlassen sie jedoch auf einem zelleigenen Transportweg, ohne die Zelle zu schädigen (▶ Abb. 6.3).

Virusausbreitung im Körper

 Definition

Virämie: Phase einer Virusinfektion, in der sich Viren im Blut befinden und das Blut daher infektiös ist.

Viren können häufig nur bestimmte Zelltypen infizieren und sich darin vermehren. Dies führt zu Symptomen an bestimmten Organen. So vermehren sich Grippeviren im Epithel der Atemwege, Hepatitisviren in der Leber, Noroviren im Darmgewebe. Viele Viren verbreiten sich über das Blut im Körper (Virämie). Bei einer akuten Infektionskrankheit beträgt die Virämie wenige Tage. Bei chronischen Virusinfektionen sind ständig Viren im Blut. Über Blut und Blutprodukte werden insbesondere das Humane Immunschwächevirus (HIV), Hepatitis-B- und -C-Virus übertragen. Doch nicht alle Viren gelangen ins Blut. Manche infizieren Zellen nur lokal.

6.1.3 Akute und persistierende Virusinfektionen

Die meisten Viren rufen akute Erkrankungen hervor, bei denen sich die Infizierten in kurzer Zeit erholen. Dabei werden die Viren durch die Immunabwehr vollständig vernichtet. Daneben gibt es auch Virusinfektionen, bei denen der Körper nach einer Infektion nicht in der Lage ist, die Viren zu beseitigen, und diese daher ein Leben lang im Körper bleiben. Man spricht von Persistenz.

Die Infektion mit einigen persistierenden Viren kann sogar ein ganzes Leben lang vollständig verborgen (latent) bleiben. Dazu gehören das Epstein-Barr- und das Zytomegalievirus sowie das Humane Herpesvirus 6. Andere persistierende Viren können viele Jahre nach der Infektion Symptome verursachen. Dies sind insbesondere das Herpes-simplex- und das Varicella-zoster-Virus, mit denen sich bis zum Erwachsenenalter fast alle Menschen infiziert haben, sowie das Humane Immunschwächevirus (HIV). Infektionen mit Hepatitis-B-Virus persistieren manchmal, Infektionen mit Hepatitis-C-Virus häufig und können dann zu schweren Lebererkrankungen führen.

6.1.4 Prophylaxe und Therapie

Prophylaxe durch Impfung

Viele der sog. Kinderkrankheiten sind Virusinfektionen. An ihnen erkrankt der Mensch nur einmal, da der Körper während der Infektion eine dauerhaft schützende Immunantwort aufbaut. Die Erzeugung einer Immunant-

wort bei Kontakt mit dem Krankheitserreger wird durch Impfstoffe nachempfunden. Impfstoffe stehen für
- Masern,
- Röteln,
- Mumps,
- Windpocken,
- Kinderlähmung,
- Hepatitis A und Hepatitis B,
- Grippe,
- Rotavirus,
- Humane Papillomviren

und andere Virusinfektionen zur Verfügung (▶ Tab. 6.1). Die Impfungen rufen eine der natürlichen Infektion vergleichbare Immunantwort hervor, haben dabei jedoch nicht die Risiken der Infektion (Kap. 2.4.1 Aktive Immunisierung).

Therapie mit Medikamenten

Die meisten viralen Infekte sind nicht therapierbar. Gegen einige Viruskrankheiten stehen jedoch Medikamente zur Verfügung (▶ Tab. 6.1). Dazu zählen insbesondere das Herpes-simplex-, das Varicella-zoster- (Windpocken) und das Zytomegalievirus, Grippeviren sowie das Hepatitis-B- und -C-Virus und das Immunschwächevirus HIV. Andere Virusinfektionen können durch prophylaktische Gabe von Immunseren oder Antikörperpräparaten verhindert werden. Dazu zählen Hepatitis A und B, Tollwut und das Respiratorische Synzytienvirus bei Frühgeborenen.

6.1.5 Desinfektion gegen Viren

Ein kleiner, aber nicht unerheblicher Teil (2–10 %) der Infektionen, die im Krankenhaus neu auftreten, ist durch Viren bedingt. Dazu gehören in erster Linie Atemwegsinfekte (Grippevirus, Respiratorisches Synzytienvirus [RSV], Erkältungsviren) und gastrointestinale Infekte (Noroviren, Rotaviren). Dazu kommen andere über Tröpfchen und Schmierinfektion übertragene Viren wie Adenoviren, Hepatitis-A-Virus, Enteroviren, Windpockenvirus, Ma-

Tab. 6.1 Prophylaxe und Therapie von ausgewählten Viruserkrankungen.

Krankheit	Virus	Prophylaxe/Therapie
Erkältung	Rhinoviren, Coronaviren, Coxsackieviren und andere	–
Masern	Masernvirus	Impfung
Mumps (Parotitis epidemica)	Mumpsvirus	Impfung
Röteln	Rötelnvirus (Rubellavirus)	Impfung
Windpocken und Gürtelrose	Varicella-zoster-Virus	Impfung, Medikamente (Aciclovir, Valaciclovir, Famciclovir)
Warzen	Papillomviren	Impfung gegen Schleimhautwarzen im Genitalbereich
Pfeiffer'sches Drüsenfieber	Epstein-Barr-Virus	–
infektiöse Leberentzündung (Hepatitis)	Hepatitis-A, -B- und -C-Viren	Hepatitis A und B: Impfung Hepatitis B und C: Medikamente
Kinderlähmung	Poliomyelitisvirus	Impfung

sernvirus und Herpes-simplex-Virus (Gefahr bei Neugeborenen). Eine besondere Rolle spielen Viren, die über Blut übertragen werden, wie das Humane Immunschwächevirus (HIV), und die Hepatitis-Viren B und C.

Immer wieder kommt es zu Ausbrüchen mit Noroviren, die sich rasch von einer Station auf andere ausbreiten und bei der sich auch Mitarbeiter im Krankenhaus anstecken. In Augenkliniken kam es in der Vergangenheit wiederholt zur Übertragung der hoch ansteckenden Adenovirus-Konjunktivitis, Synonym: Keratokonjunctivitis epidemica (S. 110), von einem Patienten auf den nächsten.

Die Übertragung geschieht entweder direkt über die Luft, häufiger aber über kontaminierte Hände und Oberflächen sowie medizinische Instrumente. Die Desinfektion von Händen, Oberflächen und medizinischen Instrumenten mit Verfahren und Mitteln, die auch Viren abtöten, ist deshalb wichtig, insbesondere in besonders gefährdeten Bereichen (Infektionsstation, Neugeborenenstation, Intensivstation, Pädiatrie, Augenheilkunde) und bei Krankheitsausbrüchen. Nicht umhüllte Viren (Noroviren, Rotaviren, Adenoviren, Hepatitis-A-Virus) sind gegen Desinfektionsverfahren widerstandsfähiger als umhüllte Viren (Grippevirus, RSV, HIV, Herpesviren, Hepatitis-B-Virus).

Viruzide Desinfektionsmittel (Wirkungsbereich B) und -verfahren sind besonders wichtig bei Ausbrüchen mit Noroviren und Rotaviren, gegen die Ausbreitung von Influenza- und RSV-Infektionen, zur Vorbeugung gegen Adenovirus-Konjunktivitis und beim Umgang mit Neugeborenen und Immunsupprimierten.

▶ **Hygienische Händedesinfektion.** Viele Händedesinfektionsmittel, die auf dem Markt sind, sind nur im Wirkungsbereich A wirksam. Nur ein Teil der Händedesinfektionsmittel ist auch viruzid (Wirkungsbereich B). Dabei wird noch unterschieden zwischen „begrenzt viruzid" und „vollständig viruzid". Begrenzt viruzid bedeutet, dass das Desinfektionsverfahren gegen umhüllte Viren wirkt, nicht ausreichend aber gegen nicht umhüllte Viren wie Rota- und Noroviren oder Hepatitis-A-Virus.

▶ **Flächendesinfektion.** Die meisten Desinfektionsmittel sind gegen Viren wirksam. Die Einwirkzeit beträgt 4–6 Stunden.

▶ **Wäsche.** Kochen (100° C), Dampfsterilisation und übliche Desinfektionsverfahren sind gegen Viren wirksam.

▶ **Instrumente, Laborglas und Anästhesiegeräte.** Thermische Desinfektionsverfahren in der üblichen Behandlung von 5–10 Minuten bei 90–93° C sind gegen Viren wirksam.

▶ **Arbeitsweise.** Wichtig ist auch, bei Infektions- und Übertragungsgefahr mit Einmalhandschuhen zu arbeiten und sie nach jedem Patienten zu verwerfen. Natürlich müssen auch alle weiteren Hygiene- und Schutzmaßnahmen eingehalten werden (Händedesinfektion, Oberflächendesinfektion, evtl. Mund-Nase-Schutz, ggf. Isolierung

von Patienten, Vorsicht im Umgang mit Kanülen, vorbeugende Impfungen etc.).

Merke

Wirkungsbereiche. Desinfektionsverfahren und Desinfektionsmittel werden nach Wirkungsbereichen (A–D) eingeteilt. Der Wirkungsbereich B gibt an, dass das Verfahren viruzid, d. h. wirksam gegen Viren ist.

- **Wirkungsbereich A:** Bakterien, Mykobakterien und Pilze sowie Sporen von krankheitserregenden Pilzen werden abgetötet.
- **Wirkungsbereich B:** Viren werden abgetötet (beinhaltet auch Abtötung von Bakterien, Mykobakterien, Pilzen, also Wirkungsbereich A).
- **Wirkungsbereich C:** Sporen des Milzbranderregers werden abgetötet (beinhaltet Wirkungsbereich A und B).
- **Wirkungsbereich D:** Größter Wirkungsbereich. Hitzeresistente Sporen von Bakterien werden abgetötet (beinhaltet Wirkungsbereich A, B und C).

6.1.6 Diagnose von Viruskrankheiten

Infektionskrankheiten wie Windpocken und Lippenbläschen durch Herpesviren (Herpes labialis) haben eine so charakteristische Symptomatik, dass sie bereits an den äußeren Krankheitszeichen erkannt werden können. Auch die Erkältung, die meist durch Viren, selten durch andere Erreger bedingt ist, erfordert keine weitere Diagnostik.

Laboruntersuchungen werden durchgeführt zur Bestätigung einer unklaren klinischen Diagnose und bei Verdacht auf bestimmte, schwere Viruserkrankungen, wie
- Virushepatitis,
- HIV-Infektion und
- fieberhafte Erkrankungen mit schwerem Krankheitsverlauf wie auch bei einer Schwangerschaft.

Eine diagnostische Klärung erfolgt sowohl mithilfe serologischer Testverfahren, bei denen die Antikörper bestimmt werden, als auch durch den Einsatz von verschiedenen Formen des Virusnachweises. Die meisten Untersuchungen benötigen mindestens einen Arbeitstag. Ist es besonders eilig, kann ein HIV- oder Hepatitistest auch innerhalb weniger Stunden durchgeführt werden.

Als Probenmaterial dienen:
- Abstriche oder Spülflüssigkeit aus der Nase oder aus dem Rachen; bei Atemwegsinfektionen und bei den „Kinderkrankheiten" (Masern, Mumps, Röteln, Windpocken), die über Tröpfchen übertragen werden
- Blutserum/Blutplasma; für die HIV- und Hepatitis-Diagnostik,
- Rachenabstrich und Rückenmarksflüssigkeit; bei Infektionen des Gehirns und der Hirnhäute

Das Untersuchungsmaterial muss rasch zum Labor gebracht werden.

6

Vertiefendes Wissen

Viele Viren, aber nicht alle, können im Labor vermehrt werden. Das geschieht mit sog. Zellkulturen. In kleinen, durchsichtigen Plastikflaschen werden zunächst Zellen kultiviert. Die Zellen stammen ursprünglich von Tumoren oder aus normalem, gesundem Gewebe. Normalerweise ist die Lebenszeit von Zellen begrenzt. Tumorzellen und Zellen, die in vitro mutiert sind, können sich dagegen fast endlos teilen. Die Zellkulturen werden bei 37° C im Brutschrank bebrütet. Um sie zu schützen und zu ernähren, befinden sie sich in einem „Kulturmedium", einer wässrigen Flüssigkeit mit Elektrolyten, Traubenzucker, Aminosäuren, Vitaminen und Hormonen. Zu den Zellen gibt man Viren oder virenhaltiges Material wie Serum, Blutzellen, Rückenmarksflüssigkeit oder Sekret aus Windpockenbläschen. Die enthaltenen Viren infizieren die Zellen der Kultur und vermehren sich in ihnen. Manche Viren zerstören die Zellen, sodass man an der Zellzerstörung sehen kann, dass sich die Viren vermehren. Andere Viren weist man mit molekularen Tests nach. In Speziallabors können die Viren mithilfe eines Elektronenmikroskops sichtbar gemacht werden.

6.1.7 Wichtige Virusinfektionen

- Infektionsgefahr bei Nadelstichverletzungen
  - humanes Immunschwächevirus (HIV)
  - Hepatitis-B-Virus
  - Hepatitis-C-Virus
- Ausbrüche von Magen-Darm-Erkrankungen
  - Noroviren
  - Rotaviren
- nosokomiale Atemwegsinfekte
  - Grippevirus
  - Respiratorisches Synzytienvirus
- Erkrankung bei Transplantierten, Leukämie und Krebstherapie
  - Varicella-zoster-Virus (Gürtelrose)
  - Herpes-simplex-Virus
  - Zytomegalievirus
- Gefährdung durch Viren während der Schwangerschaft
  - Herpes-simplex-Virus
  - Hepatitis-B-Virus
  - humanes Immunschwächevirus
  - Zytomegalievirus
  - Röteln
  - Ringelröteln
  - Varicella-zoster-Virus
  - Grippevirus

6.2 Herpesviren

Herpesviren sind große DNA-Viren, die in zahlreichen Wirbeltieren vorkommen und in der Bevölkerung weit verbreitet sind. Bisher wurden acht Virusarten beim Menschen entdeckt. Sieben davon – Herpes-simplex-Virus-1 und -2, Varicella-zoster-Virus, Zytomegalievirus,

Epstein-Barr-Virus, humanes Herpesvirus 6 und 8 – verursachen Erkrankungen beim Menschen.

Herpesviren persistieren nach der Infektion lebenslang im Körper. Bei einer Beeinträchtigung des Immunsystems aufgrund einer Immunschwäche oder einer immunsuppressiven Therapie kommt es zu einer verstärkten Virusproduktion und zu Krankheitssymptomen. Man unterscheidet zwischen Symptomen direkt im Anschluss an die Infektion, einer Primärmanifestation, und Krankheiten nach einer Reaktivierung der Erreger, die Jahre oder Jahrzehnte nach der Infektion auftreten können.

6.2.1 Herpes-simplex-Virus (HSV)

Beim Menschen treten zwei Typen von HSV auf: HSV-1 und HSV-2. Die HSV-1-Infektion findet meist über Mund und Rachen statt. Seltener kommt es zu Infektionen im Genitalbereich. Umgekehrt erfolgen die meisten Infektionen mit HSV-2 genital und nur gelegentlich über die Schleimhäute des Mundbereichs. Infektionen mit HSV-1 finden in der Regel im Kindesalter statt, Infektionen mit HSV-2 erst nach Aufnahme der sexuellen Aktivität im Erwachsenenalter.

▶ **Übertragungswege**
- HSV-1: üblicherweise im Kindesalter direkt oder indirekt über Speichel von gesunden Personen.
- HSV-2: üblicherweise sexuell außerdem unter der Geburt oder kurz davor intrauterin von der Mutter auf das Kind.

▶ **Krankheitsbilder**
- HSV-1-Infektionen sind meist symptomlos oder mit uncharakteristischen Symptomen wie einer Rachenentzündung (Pharyngitis).
- Besonders bei kleinen Kindern schmerzhafte Geschwüre von Mund-, Gaumen- und Rachenschleimhaut, bezeichnet als aphthöse Mundentzündung (Stomatitis aphthosa; ▶ Abb. 6.4) oder Mund-Gaumen-Entzündung (Gingivostomatitis).
- Bei Neugeborenen schwere Erkrankung mit Hautbläschen (▶ Abb. 6.5), Enzephalitis und Entzündungen weiterer Organe.
- Bei Reaktivierung kleine Bläschen und Rötung meist am Übergang von Haut und Schleimhaut der Lippen – Herpes labialis (HSV-1, ▶ Abb. 6.6) – oder im Genitalbereich – Herpes genitalis (HSV-2), bei starker Abwehrschwäche am ganzen Körper (Herpes generalis).
- Bei kleinen Kindern mit atopischem (endogenem) Ekzem kann sich eine Herpesvirusinfektion auch über den Mundbereich hinaus verbreiten und zu Hautbläschen auf dem gesamten Körper führen (Eczema herpeticum).
- Selten schwere Verläufe wie eine Enzephalitis und eine Infektion der Hornhaut des Auges, die sog. Keratitis (S. 283).

▶ **Diagnostik.** Über das klinische Bild; im Labor kann das Virus im Rachenabstrich oder in den Bläschen nachgewiesen werden.

▶ **Hygienemaßnahmen.** Basishygiene.

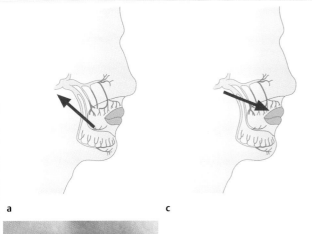

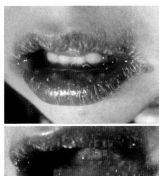

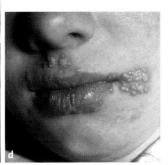

Abb. 6.4 Herpes-simplex-Virusinfektion.
a Die Viren wandern bei der Erstinfektion in das Ganglion des N. trigeminus.
b Erstinfektion mit Symptomen einer Stomatitis aphthosa.
c Bei einer Reaktivierung breiten sich die Herpes-simplex-Viren erneut im Mundbereich aus. Es kommt zu Lippenherpes.
d Lippen-Herpes, der in diesem Beispiel sehr stark ausgeprägt ist. (Prof. Dr. med. H. W. Kreth, Würzburg)

6

Pflege

Pflegepersonen mit Herpes labialis sollten nicht in Bereichen arbeiten, in denen Patienten gepflegt werden, die besonders empfindlich für HSV-Infektionen sind. Insbesondere sind dies der Kreißsaal, Neugeborenen- und Frühgeborenenstationen sowie Stationen, auf denen immunsupprimierte Patienten gepflegt oder untersucht werden. Besuche bei Neugeborenen und Patienten auf diesen Stationen durch Personen, die eine Herpessymptomatik haben, sind nur bei entsprechenden hygienischen Sicherheitsvorkehrungen möglich.

▶ **Therapie.** Neugeborenenherpes, Herpesenzephalitis sowie die anderen Formen der Herpesvirusinfektion können mit der Substanz Aciclovir oder ähnlich wirkenden Medikamenten antiviral behandelt werden; diese können systemisch gegeben werden; für Lippenbläschen gibt es Salbenpräparate, bei Herpes genitalis erfolgt auch eine orale Therapie.

6.2.2 Varicella-zoster-Virus (VZV)

Das Varicella-zoster-Virus ist der Erreger der Windpocken (Varizellen) sowie der Gürtelrose (Herpes zoster). Der Erreger ist hochinfektiös, sodass auch Personen, die nur flüchtigen Kontakt mit einem Infizierten haben, infiziert werden können.

Die Viren gelangen auf die Schleimhaut der Atemwege, vermehren sich dort und dringen von dort aus in das Blut und schließlich in die Haut ein, wo sie nach 10 Tagen bis 3 Wochen den charakteristischen juckenden Hautausschlag der Windpocken verursachen. Anschließend erreichen sie über Nervenbahnen sensible Nervenzellen am Rückenmark (Nervenganglien). Bei der Gürtelrose vermehren sich die Viren in den Nervenganglien, erreichen entlang der sensiblen Nerven die Haut und vermehren sich in der Haut, wobei sich erneut Bläschen bilden.

▶ **Übertragungswege.** Tröpfcheninfektion (aerogen), unter der Geburt von der Mutter auf das Kind.

6

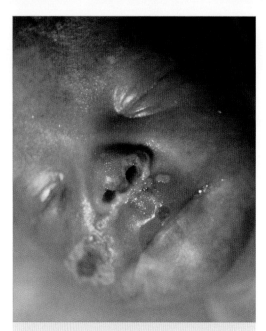

Abb. 6.5 HSV 2. Neugeborenes mit einer Herpesvirus-infektion. (Prof. Dr. med. H. W. Kreth, Würzburg)

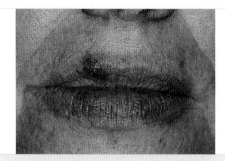

Abb. 6.6 HSV 1. Erwachsener mit einer Herpesvirus-infektion (Reaktivierung) im Lippenbereich. (Andreae S, von Hayek D, Weniger J: Gesundheits- und Krankheits-lehre für die Altenpflege. Thieme, Stuttgart 2011)

▶ **Krankheitsbilder**
- Über 2–4 Tage Entwicklung juckender Bläschen (Be-ginn am Rumpf, später am Kopf und an den Extremitä-ten), die dann eintrocknen (▶ Abb. 6.7); Gefahr von bakteriellen Superinfektionen durch Kratzen.
- Temperaturerhöhung oder Fieber.
- Bei Kindern häufig ein unkomplizierter Verlauf, bei Ju-gendlichen und Erwachsenen sind Krankheitserschei-nungen an anderen Organen möglich, besonders häufig ist die Pneumonie, seltener die Meningoenzephalitis.
- Nach Infektion der Mutter kurz vor der Geburt bei Neu-geborenen schwerer Hautausschlag, Pneumonie und Enzephalitis mit hoher Sterblichkeit.

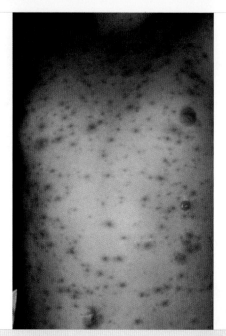

Abb. 6.7 Windpocken. Typischer Hautausschlag am Körperstamm bei Windpocken. (Prof. Dr. med. H. W. Kreth, Würzburg)

- Bei Gürtelrose, die vor allem in fortgeschrittenem Alter, bei Immunschwäche durch Leukämie oder einer Krebs-therapie auftritt, auf einer Körperseite Entwicklung von Hautbläschen als Band entlang eines Dermatoms am Kopf oder Rumpf; häufig Schmerzen und Missempfin-dungen im Bereich des Ausschlags, die nach Abklingen des Ausschlags oft für mehrere Wochen bestehen blei-ben (postherpetische Neuralgie); bei Gürtelrose im Ge-sicht kann auch die Hornhaut des Auges betroffen sein und sich eine Keratitis entwickeln.

▶ **Diagnostik.** Über das klinische Bild; durch das Labor können Antikörper gegen das Virus im Blut, im Rachen und in den Bläschen nachgewiesen werden.

▶ **Hygienemaßnahmen.** Hände und Fingernägel der meist kleinen Patienten möglichst sauber halten, um bak-terielle Superinfektionen zu verhindern.

▶ **Impfungen.** Empfohlen für Kinder am Ende des ersten Lebensjahres sowie bei nicht immunen Frauen mit Kin-derwunsch, Jugendlichen, die keine Windpocken hatten, sowie für weitere Personen, die aufgrund bestimmter Vorerkrankungen ein besonderes Risiko in Bezug auf ei-nen schweren Krankheitsverlauf haben; außerdem sollen nicht immune Personen, die in der Pädiatrie, Geburtshilfe oder Onkologie arbeiten, geimpft werden. Nach Kontakt von Schwangeren mit einem Infizierten prophylaktische Behandlung mit Immunglobulinen, da Infektion in der Schwangerschaft in seltenen Fällen zu einer Totgeburt, einer Frühgeburt und einer Fruchtschädigung führen kann.

▶ **Therapie.** Verringerung des Juckreizes besonders wichtig; bei Infektionen von Jugendlichen und Erwachsenen sowie bei schweren Verläufen sollte außerdem so bald wie möglich mit Aciclovir oder einem ähnlichen Medikament behandelt werden; auch die Gürtelrose ist auf diese Weise medikamentös zu therapieren.

▶ **Meldepflicht.** Keine nach IfSG, allerdings gibt es bundesländerspezifische Meldepflichten. Tätigkeitsverbot nach § 34 IfSG, solange infektiös.

6.2.3 Zytomegalievirus (CMV)

Das CMV (von engl. cytomegalovirus) bleibt, wie alle Herpesviren, lebenslang im Körper. Es befindet sich in Blutzellen, Speicheldrüsen und der Niere. Hier bilden sich die Viren laufend neu, sodass ständig Viren in Blut, Speichel und Urin zu finden sind.

▶ **Übertragungswege.** Über Speichel, Blut oder Blutprodukte; intrauterin von der Mutter auf Embryo oder Fetus; über die Muttermilch.

▶ **Krankheitsbilder**
- Infektion in der Regel symptomlos; selten Abgeschlagenheit, Fieber, Lymphknotenschwellungen.
- Bei Infektion einer Schwangeren und darüber des Embryos oder Fetus kann es zu einer Totgeburt, Gelbsucht, Hautblutungen, Missbildungen und anderen Symptomen kommen; gelegentlich im Laufe der ersten Lebensjahre geistige Entwicklungsstörungen und Schwerhörigkeit; ist die Schwangere schon vor der Schwangerschaft infiziert, besteht für das Kind nur ein sehr geringes Risiko der Erkrankung.
- Bei Infektion von immungeschwächten Personen Entzündungen von Netzhaut, Dickdarm, Leber, Gehirn und Lunge, die zu Erblindung, Kolitis mit schweren Durchfällen, Enzephalitis, Pneumonie oder Tod führen können.

▶ **Diagnostik.** Nur durch Laboruntersuchung zu diagnostizieren; bei Schwangeren werden bei Infektionsrisiko die Antikörper im Blut bestimmt; bei Neugeborenen versucht man, Viren in Körperflüssigkeiten nachzuweisen; bei infizierten Immunsupprimierten wird gemessen, ob die Menge an Viren im Körper ansteigt.

▶ **Hygienemaßnahmen.** Schwangere, die noch nicht mit CMV infiziert sind, könnten sich bei kleinen Kindern über Speichel anstecken und dürfen deshalb nicht auf der Kinderstation mit Kindern unter drei Jahren oder in der Kinderkrippe arbeiten.

▶ **Therapie.** Bei Transplantierten und HIV-Infizierten Therapie mit Ganciclovir oder ähnlichen Medikamenten möglich, ansonsten keine Therapie.

▶ **Meldepflicht.** Keine, allerdings länderspezifische Vorschriften (Sachsen).

6.2.4 Epstein-Barr-Virus (EBV)

Das EBV ist der Erreger des Pfeiffer'schen Drüsenfiebers (infektiöse Mononukleose). Den Namen Mononukleose trägt die Erkrankung, weil das Blutbild eine starke Ver-

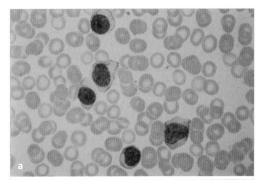
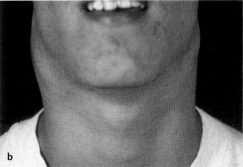
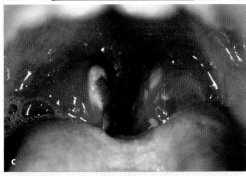

Abb. 6.8 Infektiöse Mononukleose.
a Charakteristisches Blutbild bei einem Patienten mit infektiöser Mononukleose; Lymphozyten (mit blau gefärbtem Zellkern) sind vergleichsweise zahlreich im Blut vorhanden.
b Lymphknotenschwellung am Hals beidseits bei infektiöser Mononukleose.
c Pharyngitis und Beläge auf den Gaumenmandeln.
(Prof. Dr. med. H. W. Kreth, Würzburg)

6

mehrung von weißen Blutkörperchen mit großem Zellkern (Nukleus) zeigt (▶ Abb. 6.8a).

▶ **Übertragungswege.** Speichel.

▶ **Krankheitsbilder**
- Bei Infektion im Kindesalter symptomlos oder unauffällig.
- Bei Infektion im Jugendlichen- und jungen Erwachsenenalter (z. B. durch Küssen) Pfeiffer'sches Drüsenfieber (infektiöse Mononukleose) mit Lymphknotenschwellungen (▶ Abb. 6.8b), einer Rachenentzündung (Pharyngitis) mit weißlichem Belag auf den Mandeln (▶ Abb. 6.8c), Abgeschlagenheit und Fieber, daneben Hautausschlag und Milzschwellung.
- Bei Infektion von stark immungeschwächten Personen (z. B. AIDS-Patienten) können sich durch eine Infektion von B-Lymphozyten B-Zell-Lymphome oder auch eine seltene Form des Nasopharynxkarzinoms im Rachen entwickeln.

▶ **Diagnostik.** Bei klinischem Verdacht auf Pfeiffer'sches Drüsenfieber kann die Erkrankung durch Test auf im Blut enthaltene Antikörper diagnostiziert oder ausgeschlossen werden.

▶ **Hygienemaßnahmen.** Basishygiene.

6.2.5 Humanes Herpesvirus Typ 6 (HHV-6)

Das Humane Herpesvirus Typ 6 ist der Erreger des Dreitagefiebers, das auch als Exanthema subitum oder Roseola infantum bezeichnet wird.

▶ **Übertragungswege.** Speichel.

▶ **Krankheitsbilder**
- Bei Kindern im Alter von 1–2 Jahren hohes Fieber bis über 40 °C und kurz anhaltendem Hautauschlag. Das Fieber kann mit zerebralen Krampfanfällen einhergehen.
- bei Erwachsenen und Immunsupprimierten sehr selten weitere Erkrankungen

▶ **Diagnostik.** Über das klinische Bild.

▶ **Hygienemaßnahmen.** Basishygiene. Symptomatische Behandlung des Fiebers; es sind keine Medikamente gegen die Erkrankung verfügbar.

6.3 Humane Papillomviren (HPV)

Papillomviren sind weltweit vorkommende, recht stabile Viren, von denen gegenwärtig etwa 150 genetisch verschiedene Typen bekannt sind. Die Infektion ist zunächst latent, d. h., die Virusinfektion bleibt verborgen und unauffällig. Sie kann jedoch aktiviert werden und ruft dann Symptome wie gutartige Epithelwucherungen hervor, die

entarten und zu Karzinomen führen können. Ob Papillomviren bösartige Tumoren hervorrufen, ist von der Fähigkeit viraler Proteine zur bösartigen Veränderung (Transformation) von Zellen abhängig. Dabei werden in Bezug auf das Risiko einer Krebsentstehung Hochrisiko- und Niedrigrisiko-Virustypen unterschieden. Nicht jede Infektion mit einem Hochrisiko-Papillomvirus bedeutet jedoch, dass ein bösartiger Tumor entsteht, da die Infektion meist durch die Immunabwehrmechanismen erfolgreich beseitigt wird. Der Nachweis von Hochrisiko-Papillomviren in einer Schleimhautregion mit deutlichem zellpathologischem Befund ist jedoch ernst zu nehmen.

▶ **Übertragungswege.** Kontakt von Haut und Schleimhaut mit minimaler Verletzung mit einer infizierten Hautregion einer anderen Person, Sexualkontakt, indirekte Übertragung über Hände und kontaminierte Oberflächen.

▶ **Krankheitsbilder**
- Gutartige Epithelwucherungen wie Warzen (▶ Abb. 6.9), Kondylome (Warzen im Genitalbereich), Strukturveränderungen (Dysplasien) an Haut und Schleimhaut, die entarten und zu Karzinomen führen können; gutartige Wucherungen des Schleimhautepi-

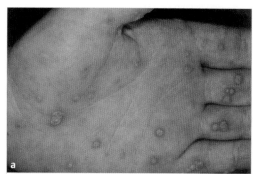
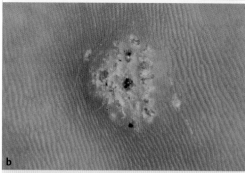

Abb. 6.9 Warzen.
a Warzen auf der Handfläche (Verrucae palmaris).
b Warze auf der Fußsohle (Verruca plantaris). (Prof. Dr. M. Goebeler, Klinik und Poliklinik für Dermatologie, Venerologie und Allergologie, Universitätsklinikum Würzburg)

thels (Papillome): Viren, die Gebärmutterhalskrebs auslösen, sind andere als die, die normale Warzen hervorrufen.

- Im Kehlkopf (Larynxpapillom), dadurch Einengung der Atemwege; Erkrankung bei kleinen Kindern, die sich während der Geburt mit Viren im Geburtskanal infiziert haben.
- An Genitalien; Infektion der äußeren Genitalien kann zur Bildung von Feigwarzen (Condylomata accuminata) führen (▶ Abb. 6.10), am Gebärmutterhals entstehen dagegen flache Warzen (Condylomata plana), aus denen sich nach mehreren Jahren Karzinome entwickeln können.

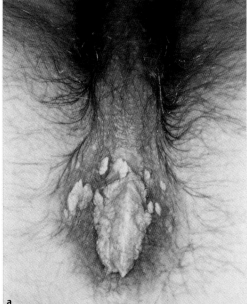

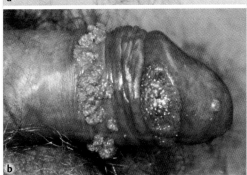

Abb. 6.10 Feigwarzen.
a Feigwarzen (Condylomata accuminata) am weiblichen Genitale.
b Feigwarzen am männlichen Genitale. (Prof. Dr. M. Goebeler, Klinik und Poliklinik für Dermatologie, Venerologie und Allergologie, Universitätsklinikum Würzburg)

▶ **Diagnostik.** Über das klinische Bild; bei gynäkologischen Abstrichen oder auch Biopsien auffällig veränderter Regionen aus dem Gebärmutterhals wird mit molekularbiologischen Untersuchungen getestet, ob Viren vorhanden sind und ob sie zu den Hochrisiko-Virustypen für einen Muttermundkrebs gehören; eine virologische Diagnostik ist sinnvoll, wenn bei einer zytologischen Untersuchung ein auffälliger Befund mit möglicher Entartung der Zellen vorliegt.

▶ **Hygienemaßnahmen.** Basishygiene.

▶ **Therapie.** Warzen verschwinden nach 1–2 Jahren von selbst, sie können aber auch mit einem kleinen chirurgischen Eingriff oder durch Kälte- oder Hitzebehandlung (Kryotherapie oder Kauterisierung) entfernt werden; Kondylome im Genitalbereich werden mit Imiquimodsalbe, chirurgisch oder mit Kältetherapie und Kauterisierung behandelt.

▶ **Impfungen.** Impfungen gegen die wichtigsten Hochrisiko-Papillomviren sind möglich und für jugendliche Mädchen und junge Frauen ab Beginn der Pubertät empfohlen.

6.4 Parvovirus B19

Das kleine Parvovirus B19 ist der Erreger der Ringelröteln (Erythema infectiosum), einer Erkrankung hauptsächlich von Kleinkindern. Das Virus wird über Tröpfchen übertragen und infiziert über das Blut Vorläuferzellen der Erythrozyten.

▶ **Übertragungswege.** Tröpfcheninfektion.

▶ **Krankheitsbilder.** Inkubationszeit 1–2 Wochen; danach sind folgende Symptome zu beobachten:
- Starke Rötung (Erythem) auf beiden Wangen (▶ Abb. 6.11a) sowie an Armen und Beinen (▶ Abb. 6.11b), seltener am Rumpf; beim Abklingen ring- oder strickmusterartige Formen.
- Bei Infektion von Erwachsenen häufig kein Hautausschlag, sondern vorübergehende schmerzhafte Gelenkentzündungen (Arthalgien).
- Bei Infektion einer Schwangeren im ersten Trimenon mögliche Gefahr einer Fehlgeburt, im zweiten und dritten Trimenon kann ein Hydrops fetalis mit Anämie, Herzschwäche und Ödemen am Körper des Fetus entstehen.
- Bei anämischen Personen kann eine lebensbedrohliche Blutarmut, eine aplastische Krise, entstehen.

▶ **Diagnostik.** Über das klinische Bild; zusätzlich können im Blut Antikörper gegen das Virus nachgewiesen werden.

▶ **Hygienemaßnahmen.** Basishygiene.

▶ **Therapie.** Symptomatische Therapie; bei hohem Fieber sollte die Temperatur gesenkt werden; ein schwerer Hy-

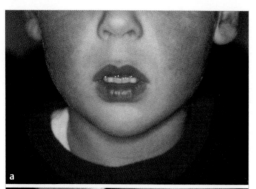

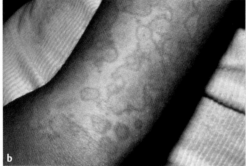

Abb. 6.11 Ringelröteln.
a Charakteristischer Hautausschlag im Gesicht.
b Charakteristischer Hautausschlag am Arm. (Prof. Dr. med. H. W. Kreth, Würzburg)

drops fetalis kann mit intrauterinen Transfusionen behandelt werden.

▶ **Meldepflicht.** Keine nach IfSG, allerdings in Sachsen (Verordnung über die Erweiterung der Meldepflicht für übertragbare Krankheiten und Krankheitserreger nach dem Infektionsschutzgesetz).

6.5 Adenoviren

Es gibt ca. 50 verschiedene Adenoviren, die verschiedene Erkrankungen beim Menschen hervorrufen. Am bedeutsamsten sind Atemwegskrankheiten und Augenbindehautentzündung (Konjunktivitis).

▶ **Übertragungswege.** Übertragung direkt von Mensch zu Mensch über Tröpfchen, aber vielfach auch über kontaminierte Instrumente oder Augentropfen in Praxen und Kliniken sowie Handtücher, Hände von Mitarbeitern und nicht ausreichend chloriertes, kontaminiertes Schwimmbadwasser.

▶ **Krankheitsbilder**
- grippaler Infekt (Erkältung)
- Lungenentzündung

- Meist bei Kindern charakteristische Kombination von Fieber, Schnupfen und Rachenentzündung mit Halsschmerzen (Pharyngitis) und einer Bindehautentzündung der Augen (pharyngokonjunktivales Fieber).
- Akute Hornhaut- und Bindehautentzündung (Keratokonjunktivitis epidemica); betroffen ist meist zunächst nur ein Auge.
- gelegentlich Durchfallerkrankungen
- Bei immunsupprimierten Patienten ist eine generalisierte, schwere Krankheitssymptomatik möglich.

▶ **Diagnostik.** Bei Verdacht auf Keratokonjunktivitis oder Lungenentzündung durch Adenoviren Nachweis von Viren in Abstrichen des Auges oder in Bronchiallavage.

Vertiefendes Wissen

Viele Viren rufen Atemwegserkrankungen hervor. Klinisch lassen sich die Viren nicht unterscheiden. Da die Infekte meist problemlos ausheilen, lohnt sich eine Labordiagnostik bei normalem Verlauf nicht.

▶ **Hygienemaßnahmen.** Basishygiene, in der Augenheilkunde gelten besondere hygienische Sorgfalt; Instrumente und Hände müssen mit viruziden Desinfektionsmitteln desinfiziert werden.

Pflege

Infizierte Pflegemitarbeiter in der Augenheilkunde sollen nicht in der Arbeit mit Patienten eingesetzt werden.

▶ **Therapie.** Therapie zur Behandlung der Symptome wie Fieber und Schmerzen; gegen das Virus selbst gibt es keine Medikamente.

▶ **Meldepflicht.** Nach § 7 IfSG direkter Nachweis im Konjunktivalabstrich. Weitere Meldepflichten in Sachsen und Thüringen.

6.6 Pockenviren

Die Pocken (Variola, Blattern), die vom Pockenvirus (Variolavirus) über Tröpfchen übertragen werden, wurden vor mehr als 30 Jahren durch umfangreiche Impfungen, Quarantäne- und Beobachtungsmaßnahmen ausgerottet. Vor der Einführung der Immunisierung kam es bei dieser früher weltweit verbreiteten und gefürchteten Erkrankung alle paar Jahre zu epidemieartigen Infektausbrüchen, bei denen alle empfänglichen, nicht immunen Personen infiziert wurden.

Viren aus der Familie der Pockenviren wie das Molluscum-contagiosum-Virus sind vergleichsweise harmlose Erreger von Hautkrankheiten mit Bläschenbildung.

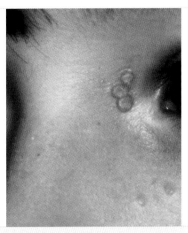

Abb. 6.12 Dellwarzen (Molluscum contagiosum). . Bei einem Kind. (Prof. Dr. M. Goebeler, Klinik und Poliklinik für Dermatologie, Venerologie und Allergologie, Universitätsklinikum Würzburg)

6.6.1 Molluscum-contagiosum-Virus

Bei uns kommen hauptsächlich Infektionen mit dem Molluscum-contagiosum-Virus vor, das Dellwarzen (Molluscum contagiosum) verursacht.

▶ **Übertragungswege.** Durch engen Kontakt; auch sexuelle Übertragung.

▶ **Krankheitsbilder.** Kleine, gelegentlich in Gruppen stehende, leicht eingedellte, fleischfarbene, manchmal glänzende Hauterscheinungen (▶ Abb. 6.12); häufig sind Kinder und AIDS-Patienten betroffen.

▶ **Diagnostik.** Über das klinische Bild.

▶ **Hygienemaßnahmen.** Basishygiene.

▶ **Therapie.** Keine; die Dellwarzen verschwinden von allein.

6.7 Hepatitisviren

6.7.1 Hepatitis-A-Virus (HAV)

Das HAV ist weltweit verbreitet. Bei uns kommen Ausbrüche gelegentlich in Gemeinschaftseinrichtungen vor. Die Infektion ist in Ländern mit gering entwickeltem öffentlichem Hygienestatus (Kommunalhygiene), z.B. in den Entwicklungsländern, häufig. Dort wird sie meist bereits im Kindesalter erworben. Einer Infektion mit dem HAV folgt eine lebenslange Immunität.

▶ **Übertragungswege.** Fäkal-oral entweder durch Schmierinfektion, d.h. von mit Stuhl kontaminierten Oberflächen, oder durch Lebensmittel, verunreinigtes

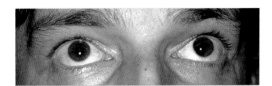

Abb. 6.13 Ikterus. Haut und Sklera sind ikterisch verfärbt. (H. S. Füeßl, Haar)

Trinkwasser besonders innerhalb einer Familie und in Gemeinschaftseinrichtungen sowie über Meeresfrüchte, wenn Abwasser ungeklärt ins Meer geleitet wird.

▶ **Krankheitsbilder**
- Inkubationszeit 15–40 Tage; noch vor Ausbruch der klinischen Symptome scheiden die Betroffenen das Hepatitis-A-Virus im Stuhl aus; insgesamt beträgt die Zeitdauer der Ausscheidung infektiöser Viren 6–10 Wochen.
- Im Kleinkindalter meist symptomfrei.
- Bei Infektion älterer Kinder und Erwachsener häufig akute Hepatitis:
  - Uncharakteristisch mit Abgeschlagenheit, Unwohlsein, Appetitlosigkeit, Oberbauchbeschwerden und Fieber; gelegentlich Durchfall, Gelenkschmerzen, Kopfschmerzen und Pharyngitis.
  - Bei einem Teil der Infizierten, insbesondere bei Infektionen im Erwachsenenalter, anschließend gelbliche und gelb-grünliche Verfärbung der Haut und der Skleren, die Gelbsucht (Ikterus, ▶ Abb. 6.13); dazu heller, entfärbter Stuhl und Dunkelfärbung des Urins
- Sehr selten schwere, auch tödliche Verläufe in Form einer sog. fulminanten Hepatitis.

▶ **Diagnostik.** Durch Nachweis von IgM-Antikörpern im Serum (▶ Abb. 6.14).

▶ **Hygienemaßnahmen.** Sorgfältige Händehygiene; regelmäßige Desinfektion von Oberflächen und Gegenständen in Patientenzimmer und Toilette mit viruziden Desinfektionsverfahren.

▶ **Therapie.** Rein symptomatisch in Form von Bettruhe und fettarmer Kost; keine spezifische Behandlung gegen das Virus möglich.

▶ **Impfungen.** Es steht eine aktive Impfung zur Verfügung, die einen Impfschutz für 10 Jahre und länger verleiht. Sie ist empfohlen bei Personen, die einem erhöhten Infektionsrisiko ausgesetzt sind, wie:
- Mitarbeitern
  - von Infektionsabteilungen,
  - auf Kinderstationen und in betreuenden Kindereinrichtungen und
  - in medizinischen Laboratorien,
- Heimkindern,
- Bewohnern von Gemeinschaftseinrichtungen und
- Reisenden in bestimmte Länder.

6

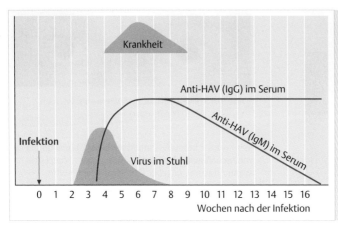

Abb. 6.14 Hepatitis A. Klinisch-serologischer Verlauf. Vor Krankheitsbeginn werden bereits Viren ausgeschieden. Nach 3–4 Wochen und Infektion kommt es zu Krankheitssymptomen. Ab diesem Zeitpunkt können im Serum IgG- und IgM-Antikörper nachgewiesen werden. IgM verschwindet nach einer Weile, währen IgG lebenslang im Blut ist. (Hof H, Dörries R: Duale Reihe - Medizinische Mikrobiologie. Thieme, Stuttgart 2002)

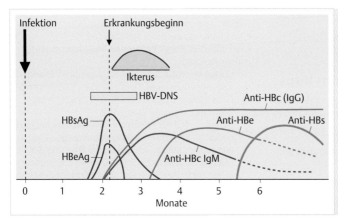

Abb. 6.15 Hepatitis B. Klinisch-serologischer Verlauf. HBc-Ag = Hepatitis-B-Core-Antigen, HBe-Ag = Hepatitis-B-e-Antigen, HBs-Ag = Hepatitis-B-Surface-Antigen. Was kompliziert aussieht hilft bei der Unterscheidung, ob die Infektion akut, chronisch oder ausgeheilt ist: mehrere Werte werden im Blut bestimmt. Geimpfte haben nur Anti-HBs-Antikörper. (Gerlach U, Wagner H, Wirth W: Innere Medizin für Pflegeberufe. Thieme, Stuttgart 2000)

Außerdem kann eine Prophylaxe durch Immunglobuline im Kap. passive Immunisierung (S. 43) durchgeführt werden, die ca. 10 Wochen Schutz verleiht.

▶ **Meldepflicht.** Nach §§ 6 und 7 IfSG. Tätigkeitsverbot nach § 34 IfSG.

6.7.2 Hepatitis-B-Virus (HBV)

Das HBV ist ein partiell doppelsträngiges DNA-Virus, das drei immunologisch wirksame Proteine enthält (▶ Abb. 6.15). Die Virusproteine sowie die darauf gerichtete Immunantwort sind für die Diagnostik, Verlaufsbeobachtung und Prognose der Hepatitis von Bedeutung. Das Virus ist weltweit verbreitet mit Schwerpunkten in Afrika, Nahem und Fernem Osten.

▶ **Übertragungswege.** Speichel, Urin oder Blut (Drogengebrauch mit gemeinsamer Verwendung von Spritzen, Bluttransfusion, Nadelstichverletzung), Sexualkontakt; vertikal von der Mutter auf das Kind unter der Geburt oder nach der Geburt über die Muttermilch und Speichel.

▶ **Krankheitsbilder**
- Inkubationszeit 40–180 Tage; anschließend entwickelt sich die akute Hepatitissymptomatik; in seltenen Fällen akute schwere Krankheitsverläufe.
- Im Kindesalter meist symptomfrei.
- Bei Infektion älterer Personen häufig akute Hepatitis:
  ○ Uncharakteristisch mit Abgeschlagenheit, Unwohlsein, Appetitlosigkeit, Oberbauchbeschwerden und Fieber; gelegentlich Durchfall, Gelenkschmerzen, Kopfschmerzen und Pharyngitis.
  ○ Bei einem Teil der Infizierten, insbesondere bei Infektionen im Erwachsenenalter, anschließend gelbliche und gelb-grünliche Verfärbung der Haut und der Skleren, die Gelbsucht (Ikterus); dazu heller, entfärbter Stuhl und Dunkelfärbung des Urins.
  ○ Gelegentlich langer aktiver Krankheitsverlauf.
- Chronische Hepatitis (besonders häufig bei Infektionen im Kindesalter):
  ○ Zunächst meist symptomlos; Erhöhung der sog. Leberwerte (Transaminasen).
  ○ In fortgeschrittenen Stadien u. U. körperliche Symptome wie bei der akuten Hepatitis.

○ Im Endstadium Leberzirrhose, die in ein Leberversagen mündet.
○ Leberzellkarzinom.
○ Gelegentlich symptomfreier chronischer Verlauf.

▶ **Diagnostik.** Nachweis von Antikörpern sowie von Virusproteinen oder Virus-DNA im Blut.

▶ **Hygienemaßnahmen.** Basishygiene, besondere Sorgfalt im Umgang mit Kanülen. Der beste Schutz vor einer Infektion ist die Impfung.

▶ **Therapie.** Bei akuter Hepatitis zunächst symptomatisch; ausgewogene Ernährung; eine chronische Hepatitis B wird mit intramuskulärer oder subkutaner Injektion von Interferon-α oder durch orale Gabe von Virushemmstoffen (z. B. Lamivudin und Adefovir) über 9–18 Monate und länger behandelt; bei fortgeschrittener Leberzirrhose oder Leberzellkarzinom besteht die Möglichkeit der Lebertransplantation.

▶ **Impfungen.** Impfungen gegen die HBV-Infektion bestehen aus drei Dosen. Bei Mitarbeitern im Gesundheitswesen muss der Impferfolg durch Bestimmung des Antikörperspiegels gegen das HBs-Antigen 4 Wochen nach der dritten Impfdosis überprüft werden. Empfohlen ist die Impfung für:
- alle Kinder im ersten Lebensjahr zum Schutz später im Leben,
- medizinisches Personal,
- Mitarbeiter von Gemeinschaftseinrichtungen,
- Dialysepatienten und
- Angehörige mit engem Kontakt zu chronisch infizierten Personen.

Pflege

Das HBV kann durch Stichverletzungen mit infektiösen Kanülen auch im medizinischen Bereich übertragen werden. Deshalb ist eine Impfung aller im Gesundheitsdienst tätigen Personen dringend anzuraten.

▶ **Meldepflicht.** Nach §§ 6 und 7 IfSG.

6.7.3 Hepatitis-C-Virus (HCV)

Vom HCV sind sechs genetische Virustypen mit zahlreichen Subtypen und Varianten bekannt und in den Regionen der Welt unterschiedlich verteilt.

▶ **Übertragungswege.** Über Blut und Blutprodukte, durch die gemeinsame Verwendung von Spritzen und Injektionsnadeln durch Drogenabhängige.

▶ **Krankheitsbilder**
- Akute und auch chronische Infektion meist lange Zeit symptomfrei.

- Jahre nach der Infektion häufig zunächst Symptome wie Neuropathie, Urtikaria, Glomerulonephritis, Gelenkbeschwerden.
- Nach Jahrzehnten chronische Hepatitis:
  ○ Erhöhung der sog. Leberwerte (Transaminasen).
  ○ In fortgeschrittenen Stadien u. U. körperliche Symptome wie bei der akuten Hepatitis.
  ○ Im Endstadium Leberzirrhose, die in ein Leberversagen mündet.
  ○ Leberzellkarzinom.

▶ **Diagnostik.** Häufig erst zufällig aufgrund von Antikörperuntersuchungen diagnostiziert, da auch die chronische Infektion über viele Jahre meist asymptomatisch verläuft; Aktivität der Infektion wird ermittelt, indem durch eine PCR-Untersuchung die Menge an Viren im Blut und gegebenenfalls im Lebergewebe bestimmt wird.

▶ **Hygienemaßnahmen.** Basishygiene, besondere Sorgfalt im Umgang mit Kanülen.

▶ **Therapie.** In Frühphase (akute Hepatitis C) kann durch medikamentöse Behandlung zu nahezu 100 % geheilt werden; bei chronischer Hepatitis C ist der Therapieerfolg vom Virustyp abhängig und niedriger (gegenwärtig bis ca. 65–80 %).

▶ **Medikamente.** Interferon-α, Ribavirin, Protease-Inhibitoren

▶ **Meldepflicht.** Nach §§ 6 und 7 IfSG bei akuter Infektion, in einigen Bundesländern auch bei chronischer Infektion.

6.7.4 Hepatitis-D-Virus (HDV)

Eine Hepatitis D tritt ausschließlich bei Patienten mit Hepatitis B auf, da das HDV ein inkomplettes Virus ist, das zu seiner eigenen Vermehrung und Infektiosität auf die Hülle des Hepatitis-B-Virus angewiesen ist.

▶ **Übertragungswege.** Wie bei HBV vertikal von der Mutter auf das Kind oder über Blut (Drogengebrauch mit gemeinsamer Verwendung von Spritzen, Bluttransfusion, Injektionsnadelverletzung), Sexualkontakt.

▶ **Krankheitsbilder.** Bei der Superinfektion eines bereits chronisch mit dem Hepatitis-B-Virus infizierten Patienten verschlechtert sich in der Regel das Krankheitsbild der Hepatitis B.

▶ **Diagnostik.** Serologische Untersuchung von Blut.

▶ **Hygienemaßnahmen.** Wie bei Hepatitis B.

▶ **Impfung.** Erfolgreiche Impfung gegen Hepatitis B schützt auch vor Hepatitis D.

▶ **Therapie.** Therapie der HBV-Infektion (S. 112).

▸ **Meldepflicht.** Nach §§ 6 und 7 IfSG.

6.7.5 Hepatitis-E-Virus (HEV)

Die HEV-Infektion kommt überwiegend in Afrika, Indien und Südostasien vor, einzelne Fälle finden sich in Süd- und Südosteuropa sowie der Türkei, sehr selten auch in Deutschland. Die Infektionskrankheit heilt folgenlos aus.

▸ **Übertragungswege.** Fäkal-oral direkt oder über mit Stuhl verunreinigte Oberflächen, Lebensmittel, besonders innerhalb einer Familie und in Gemeinschaftseinrichtungen, sowie über verunreinigtes Trinkwasser und Meeresfrüchte, wenn Abwasser ungeklärt ins Meer geleitet wird.

▸ **Krankheitsbilder**
- Im Kleinkindalter meist symptomfrei.
- Bei Infektion älterer Personen häufig akute Hepatitis:
  - Uncharakteristisch mit Abgeschlagenheit, Unwohlsein, Appetitlosigkeit, Oberbauchbeschwerden und Fieber; gelegentlich Durchfall, Gelenkschmerzen, Kopfschmerzen und Pharyngitis.
  - Bei einem Teil der Infizierten, insbesondere bei Infektionen im Erwachsenenalter, anschließend gelbliche und gelb-grünliche Verfärbung der Haut und der Skleren, die Gelbsucht (Ikterus); dazu heller, entfärbter Stuhl und Dunkelfärbung des Urins.
- Bei einer Infektion einer Schwangeren ist Entwicklung einer fulminanten Hepatitis mit tödlichem Ausgang möglich.

▸ **Diagnostik.** Nachweis von IgM-Antikörpern im Serum.

▸ **Hygienemaßnahmen.** Basishygiene, sehr sorgfältige Händehygiene; regelmäßige Desinfektion von Oberflächen und Gegenständen in Patientenzimmer und Toilette mit viruziden Desinfektionsverfahren.

▸ **Therapie.** Keine spezifische Behandlung gegen das Virus möglich.

▸ **Meldepflicht.** Nach §§ 6 und 7 IfSG. Tätigkeitsverbot nach § 34 IfSG

6.8 Erkältungs- und Grippeviren

▸ **Erkältung (grippaler Infekt).** Als Erkältung bezeichnet man ein Krankheitsbild der Nasen- und Rachenschleimhäute (Rhinitis, Pharyngitis). Zahlreiche Viren können Erkältung auslösen, doch sie verleihen keine dauerhafte Immunität, sodass die gleichen Virustypen mehrmals im Leben eine Erkrankung hervorrufen können. Auslöser sind:
- Rhinoviren (kleine RNA-Viren, die wegen ihrer fehlenden Hülle sehr stabil und umweltresistent); häufigste Ursache von Erkältung
- Coronaviren
- Influenzavirus
- Parainfluenzaviren
- respiratorisches Synzytienvirus
- Metapneumovirus

- Adenoviren (S. 110)
- Enteroviren (Coxsackie- und ECHO-Viren)

Merke

Der grippale Infekt, ausgelöst durch zahlreiche unterschiedliche Viren, ist von der echten Virusgrippe zu unterscheiden, die durch die Grippeviren (Influenzaviren) hervorgerufen wird. Die Symptome der Erkältung sind verstopfte und laufende Nase, Rachenschmerzen, Abgeschlagenheit, manchmal Kopfschmerzen, Husten und Temperaturerhöhung.

▸ **Virale Bronchitis und Pneumonie.** Die meisten viralen Atemwegsinfektionen sind lokal auf die oberen Atemwege begrenzt. Infektionen der oberen Atemwege können sich aufgrund des anatomischen Zusammenhangs auch auf die unteren Atemwege ausdehnen und vor allem bei Kindern und alten Menschen zu einer Luftröhren- (Laryngotracheitis) und Bronchienentzündung (Bronchitis und Bronchiolitis) sowie zu einer Pneumonie führen. Auslöser sind:
- Influenzavirus
- Parainfluenzaviren
- Respiratorisches Synzytienvirus
- Adenoviren

Durch die Schädigung der Schleimhautzellen aufgrund der Virusinfektion entsteht in den Atemwegen ein günstiger Nährboden für andere Mikroorganismen. Bakterien, die bereits in Nase, Mundraum oder Rachen siedeln, können sich nun besonders gut vermehren und breiten sich aus. Es kommt zur Superinfektion eines durch Virusinfekt bereits geschädigten Epithelgewebes. So kann sich infolge einer viralen Atemwegsinfektion eine bakterielle Nasennebenhöhlenentzündung, eine Mittelohrentzündung oder eine Pneumonie ausbilden.

Merke

Bei Personen, die zu Asthma neigen, kann die Infektion mit den Erkältungsviren Asthma auslösen.

Pflege

Da die Viren auch auf Patienten und Arbeitskollegen übertragen werden können, sollte im Einzelfall geklärt werden, wie sich ein mit einem Atemwegsinfekt erkrankter Mitarbeiter verhalten soll. Umgekehrt können Patienten mit Atemwegsinfektionen auch Stationsmitarbeiter anstecken.

6.8.1 Influenzaviren

Das Influenza-A- und das Influenza-B-Virus sind die Erreger der echten Virusgrippe (Influenza). Es handelt sich um relativ instabile RNA-Viren, deren Genom aus acht Segmenten besteht. Wichtige virale Proteine sind das Hämagglutinin (H) und die Neuraminidase (N). Während Influenza-B-Virus nur beim Menschen vorkommt, sind Influenza-A-Viren bei Schweinen, Pferden, Seehunden und verschiedenen Vogelarten bekannt. Die Entstehung von neuen, für den Menschen gefährlichen Subtypen von Influenza-A-Viren hängt davon ab, ob diese Viren neue Eigenschaften von Vogelinfluenzaviren übernehmen.

Die echte Virusgrippe ist eine schwere Erkrankung. Epidemien mit einer hohen Zahl von Erkrankten treten bei uns alle paar Jahre auf. Grippeinfektionen kommen in gemäßigten Breiten von Oktober bis April mit einem Gipfel zwischen Dezember und Februar und in den Tropen ganzjährig vor. Besonders gefürchtet sind die alle 10–40 Jahre auftretenden Pandemien (Epidemien, die sich über die gesamte Welt ausbreiten). Die Schweinegrippe, H1N1, und die Vogelgrippe, H5N1, sind neue Varianten des Influenza-A-Virus. Das Vogelgrippe-Virus kann zwar Menschen infizieren und die Erkrankung ist häufig tödlich, aber es kann nicht von Mensch zu Mensch weitergegeben werden. Das Schweinegrippe-Virus verhält sich wie ein normales Influenzavirus und hat sich inzwischen in die normale Gruppe der Grippeviren, die in der Bevölkerung zirkulieren, eingereiht.

▶ **Übertragungswege.** Aerogen, über kleinste Tröpfchen in der Luft, die beim Ausatmen, Sprechen, Niesen und Husten entstehen; indirekt über kontaminierte Hände und Gegenstände.

▶ **Krankheitsbilder**
- Inkubationszeit 2–3 Tage; die Symptome lassen über 3–7 Tage allmählich nach, Husten und Abgeschlagenheit können jedoch noch einige Wochen anhalten.
- Grippaler Infekt:
  - „verstopfte" laufende Nase
  - Halsschmerzen
  - Abgeschlagenheit
  - Kopfschmerz
  - leichte Temperaturerhöhung
- Grippe:
  - plötzliches Fieber (38–41 °C)
  - oft zu Beginn starke Kopfschmerzen, Gliederschmerzen, bei Kindern gelegentlich Erbrechen
  - Husten (anders als bei einer bakteriellen Pneumonie zunächst trocken; Auswurf stellt sich erst später ein)
  - Bindehautentzündung (Konjunktivitis)
  - Rachenentzündung (Pharyngitis)
  - Erkältungssymptomatik (Rhinitis)
  - Komplikationen: virusbedingte und sekundäre bakterielle Pneumonien mit Fieber und Atemnot, Erstere teilweise mit einer schweren hämorrhagischen Tracheobronchitis
- Gefährdet sind insbesondere ältere Menschen und alle Menschen mit Vorerkrankungen von Herz, Kreislauf und Atemwegen; auch Schwangere im zweiten und dritten Trimenon und sehr stark Übergewichtige haben häufiger einen schweren Krankheitsverlauf.

▶ **Diagnostik.** Diagnose der Erkältung über das klinische Bild; Diagnose der Grippe mithilfe von Informationen über eine akute Grippeepidemie; bei Bedarf Laboruntersuchungen zum Nachweis von viralem Antigen oder von viraler Nukleinsäure in Abstrichen und Spülflüssigkeit des Nasen-Rachen-Raums oder des Bronchialsystems.

▶ **Hygienemaßnahmen.** Unterweisung und Information aller beteiligten Mitarbeiter über die Krankheit, Übertragungs- und hygienische Vorsichtsmaßnahmen; Unterbringung der Patienten mit Virusgrippe einzeln in einem Zimmer mit Nasszelle (ggf. Zusammenlegung); Einmalhandschuhe und Mund-Nase-Schutz bei Patientenkontakt und Kontakt zu möglicherweise kontaminierten Oberflächen; tägliche Desinfektion von patientennahen (Handkontakt-)Flächen (z. B. Nachttisch, Nassbereich, Türgriffe); Geräte und andere Medizinprodukte mit direktem Kontakt zum Patienten (z. B. EKG-Elektroden, Stethoskope usw.) werden nur für die einzelnen Patienten verwendet bzw. müssen nach Gebrauch und vor Anwendung bei einem anderen Patienten desinfiziert werden; bei Transport im Krankenhaus oder in eine andere Einrichtung soll der Zielbereich bzw. die andere Einrichtung vorab informiert werden; Transport als Einzeltransport (dabei trägt der Patient einen Mund-Nase-Schutz, sofern das Krankheitsbild dies erlaubt); Desinfektion der Kontaktflächen in der Zieleinrichtung, z. B. einer Röntgenabteilung nach der Nutzung.

▶ **Therapie.** Verabreichung von Neuraminidasehemmern (Zanamivir, Oseltamivir), die die Bildung infektiöser Viruspartikel verhindern, innerhalb der ersten 24–48 Stunden nach Symptombeginn; auch eine vorbeugende Einnahme ist möglich; wird z. B. bei nicht geimpften Personen, die durch ihr Alter oder Vorerkrankungen besonders gefährdet sind und Kontakt mit Grippekranken hatten (z. B. in einem Pflegeheim oder im Krankenhaus) angewendet; bei einer bakteriellen Superinfektion mit Nasennebenhöhlenentzündung, Mittelohrentzündung oder Pneumonie ist die Gabe eines Antibiotikums sinnvoll.

▶ **Impfungen.** Impfung mit Totimpfstoff (enthält zwei Influenza-A-Viren und ein Influenza-B-Virus für alle in der Bevölkerung zirkulierenden Varianten) möglich; da das Virus ständig mutiert, wird jedes Jahr ein neuer Impfstoff hergestellt und eine jährliche Wiederimpfung ist erforderlich. Die Impfungen finden im Herbst statt.

Empfohlen ist die Grippeschutzimpfung besonders für:
- Personen über 60 Jahre,
- Personen, die infolge eines chronischen Leidens durch eine Influenzavirusinfektion besonders gefährdet sind, insbesondere Personen mit Vorerkrankungen von Herz und Lunge einschließlich Asthma, sowie Diabetes, Nierenerkrankungen, Schwangerschaft ab dem zweiten Trimenon und
- Personen mit erhöhter beruflicher Exposition wie Personal in Krankenhäusern sowie in Alten- und Pflegeheimen.

6

▶ **Meldepflicht.** Nach § 7 IfSG ist der direkte Virusnachweis namentlich meldepflichtig. In Sachsen zusätzlich Erkrankung und Tod.

6.8.2 Parainfluenzaviren

Parainfluenzaviren verursachen Infektionen der oberen Luftwege, bei Kleinkindern (2–6 Jahre) auch Pneumonie und Laryngotracheobronchitis (Pseudocoup, Synonym: viraler Croup).

▶ **Übertragungswege.** Aerogen, über kleinste Tröpfchen in der Luft, die beim Ausatmen, Sprechen, Niesen und Husten entstehen; indirekt über kontaminierte Hände und Gegenstände

▶ **Krankheitsbilder.** Die Symptome bessern sich rasch und halten nicht länger als 1–2 Tage an.
- Grippaler Infekt:
  - „verstopfte" laufende Nase
  - Halsschmerzen
  - Abgeschlagenheit
  - Kopfschmerz
  - leichte Temperaturerhöhung
- Pseudocroup: bei Kindern bis ins frühe Schulalter plötzliche Atemnot (häufig in der Nacht) begleitet von pfeifenden Geräuschen beim Einatmen (sog. inspiratorischer Stridor); nach Besserung der Atemnot Halsschmerzen, Heiserkeit, Husten, Fieber; Symptome hervorgerufen durch eine Entzündung der Kehlkopfschleimhaut einschließlich der Stimmbänder und der oberen Luftröhre.
- Bei älteren Kindern und Erwachsenen häufig eine als Erkältung oder Bronchitis verlaufende Neuinfektion.
- Bei Patienten mit einem eingeschränkten Immunsystem, insbesondere aufgrund einer Leukämie oder eines Tumorleidens, sowie bei alten Menschen ist eine Lungenentzündung möglich.

▶ **Diagnostik.** Bei Erkältung und Pseudocroup nach dem klinischen Bild; für weitere Diagnose bei Pneumonie Nachweis von viralem Antigen oder von viraler Nukleinsäure in Abstrichen und Spülflüssigkeit des Nasen-Rachen-Raums oder des Bronchialsystems

Vertiefendes Wissen

Das Atemgeräusch bei Pseudocroup entsteht beim Einatmen. Bei Asthma hört man das pfeifende Atemgeräusch beim Ausatmen.

▶ **Hygienemaßnahmen.** Desinfektion von patientennahen Kontaktflächen; ggf. Mund-Nase-Schutz bei Patienten im Falle eines Transports.

▶ **Therapie.** Anfeuchtung der Atemluft, in schweren Fällen Gabe von Kortisonpräparaten; ansonsten keine spezifische antivirale Therapie; bei einer bakteriellen Superinfektion kann die Gabe eines Antibiotikums sinnvoll sein.

▶ **Meldepflicht.** Keine, allerdings Labormeldepflicht in Sachsen.

Pflege

Gelegentlich kommt es zu nosokomialer Infektionsausbreitung, d. h. zur Ausbreitung einer Infektion mit dem Parainfluenzavirus im Krankenhaus, von der auch das medizinische Personal betroffen sein kann.

6.8.3 Respiratorisches Synzytienvirus (RSV)

Infektionen mit dem RSV sind gefürchtete Erkrankungen von Säuglingen und Kleinkindern im ersten Lebensjahr und bis zum Alter von zweieinhalb Jahren. Es handelt sich um die wichtigste Ursache für Pneumonie und Bronchiolitis im Säuglingsalter.

▶ **Übertragungswege.** Aerogen, über Tröpfchen in der Luft, die beim Ausatmen, Sprechen, Niesen und Husten entstehen; indirekt über kontaminierte Hände und Gegenstände.

▶ **Krankheitsbilder**
- Inkubationszeit 3–7 Tage.
- Bei Säuglingen Pneumonie mit Atemnot, Erschöpfung, Fieber, gelegentlich Schwäche und Lethargie durch Flüssigkeitsverlust. Die schweren Symptome an der Lunge entstehen durch Zerstörung des bronchiolären Epithels sowie des angrenzenden Gewebes der Unterhaut; Patienten bleiben für einige Tage bis zu 3 Wochen infektiös.
- Mit zunehmendem Lebensalter bei älteren Kindern und Erwachsenen grippaler Infekt, wie:
  - „verstopfte", laufende Nase
  - Halsschmerzen
  - Abgeschlagenheit
  - Kopfschmerz
  - leichte Temperaturerhöhung
- Bei älteren Personen und Immunsupprimierten häufiger Pneumonie.

Vertiefendes Wissen

Das Metapneumovirus führt im Wesentlichen zu den gleichen Symptomen und Erkrankungen wie das RSV.

▶ **Diagnostik.** Nachweis von viralem Antigen oder von viraler Nukleinsäure in Abstrichen und Spülflüssigkeit des Nasen-Rachen-Raums oder des Bronchialsystems.

6

▶ **Hygienemaßnahmen.** Desinfektion von patientennahen Kontaktflächen; ggf. Mund-Nase-Schutz bei Patienten im Falle eines Transports.

▶ **Impfungen.** Keine; zur Vorbeugung bei besonders gefährdeten Kindern, z. B. bei Frühgeborenen oder bei Kindern mit bronchopulmonaler Dysplasie, ist eine Immunprophylaxe mit einem Antikörper gegen das RSV (Palivizumab, Synagis) angezeigt.

▶ **Meldepflicht.** Keine nach IfSG, allerdings Labormeldepflicht in Sachsen.

Pflege

Nosokomiale Infektionen kommen auf Säuglingsstationen vor.

6.9 Masernvirus (MV)

Das MV ist als Erreger der akuten Masern weltweit verbreitet, doch nimmt seine Bedeutung durch die Verfügbarkeit einer hocheffizienten Lebendimpfung allmählich ab. Es handelt sich um ein einzelsträngiges RNA-Virus mit einer Lipidhülle.

▶ **Übertragungswege.** Tröpfcheninfektion; direkter Kontakt oder Luftzug über größere Entfernungen.

▶ **Krankheitsbild mit folgenden Symptomen**
- Abgeschlagenheit
- Hals- und Kopfschmerzen
- Husten
- Fieber
- Augenbindehautentzündung (Konjunktivitis)
- Charakteristischer weißer Ausschlag (Koplik'sche Flecken) auf der Mundschleimhaut nach 10–12 Tagen.
- Grobfleckiger makulo-papulöser, rötlicher Ausschlag (Masernexanthem), von einem Fieberschub begleitet; Beginn hinter den Ohren und im Gesicht über den Stamm bis zu den Füßen und Händen nach 14–15 Tagen (▶ Abb. 6.16).
- Komplikationen: Insbesondere bei Jugendlichen und Erwachsenen während oder kurz nach den akuten Masern eine Masernenzephalitis (mit einer Sterblichkeit bei 15–20 %) selten.
- Mittelohrentzündung (Otitis media)
- Vor allem in Entwicklungsländern Sekundärinfektionen, insbesondere von Pneumonien, häufig mit Todesfolge.
- Sehr seltene Spätfolge: subakute sklerosierende Panenzephalitis (SSPE), ein auf das Gehirn beschränkter Krankheitsprozess, der sich erst nach jahre- bis jahrzehntelanger Verzögerung zeigt, dann aber innerhalb weniger Monate tödlich ist.

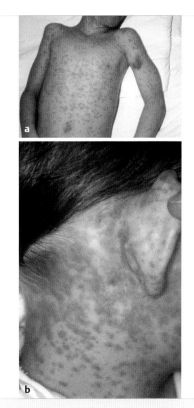

Abb. 6.16 Masern.
a Typischer Masernausschlag am Körperstamm.
b Masernausschlag im Nacken. (Prof. Dr. med. H. W. Kreth, Würzburg)

▶ **Diagnostik.** Über das klinische Bild; da die Krankheit heute selten ist, ist zur Bestätigung eine Bestimmung von IgM-Antikörpern im Blut sinnvoll.

▶ **Hygienemaßnahmen.** Basishygiene; Mitarbeiter auf Kinderstationen sollen immun sein, nachgewiesen durch Bestimmung der IgG-Antikörper im Blut.

▶ **Therapie.** Bei Bedarf symptomatische Behandlung z. B. des Fiebers.

▶ **Impfungen.** Eine aktive Impfung, die die Masern und auch die Komplikationen zuverlässig verhindert, steht zur Verfügung; geimpft werden Kinder am Ende des ersten und im zweiten Lebensjahr. Außerdem Impfung aller nach 1970 geborenen Personen, die in der Kindheit nicht oder nur einmalig geimpft wurden oder deren Impfstatus unbekannt ist.

▶ **Meldepflicht.** Nach §§ 6 und 7 IfSG. Tätigkeitsverbot nach § 34 IfSG.

6.10 Mumpsvirus

Das Mumpsvirus ruft insbesondere in den Wintermonaten die auch als Ziegenpeter bezeichnete Erkrankung Mumps hervor.

▶ **Übertragungsweg.** Tröpfcheninfektion, Speichel, direkt oder indirekt über Hände und Oberflächen.

▶ **Krankheitsbild mit folgenden Symptomen**
- Fieber
- Entzündung und Schwellung der Ohrspeicheldrüsen (Parotitis). Schmerzen bei Kieferbewegungen und Berührung der Speicheldrüse; gelegentlich zusätzlich Entzündung weiterer Drüsenorgane (u. a. Pankreas, Eierstöcke, Hoden und Nebenhoden).
- Im Kleinkindalter oft wenig symptomatisch; stattdessen Verlauf wie ein grippaler Infekt.
- Bei Jugendlichen und Erwachsenen sind Komplikationen mit Pankreatitis, Meningitis, Meningoenzephalitis (woraus eine einseitige Taubheit resultieren kann) und einer meist einseitigen Hodenentzündung (Orchitis) möglich.

▶ **Diagnostik.** Über das klinische Bild; da die Krankheit heute selten ist, ist zur Bestätigung eine Bestimmung von IgM-Antikörpern im Blut sinnvoll.

▶ **Hygienemaßnahmen.** Basishygiene; Mitarbeiter sollen gegen das Virus immun sein.

▶ **Therapie.** Symptomatische Behandlung von Fieber und Schmerzen.

▶ **Impfungen.** Ein wirksamer Lebendimpfstoff, der im Kindesalter meist in Kombination mit den Impfstoffen gegen Masern und Röteln verabreicht wird (Masern-Mumps-Röteln, MMR-Impfung), steht zur Verfügung.

▶ **Meldepflicht.** Keine nach IfSG, allerdings in einigen Bundesändern spezifische Vorschriften. Tätigkeitsverbot nach § 34 IfSG.

6.11 Rötelnvirus

Dank der Impfung gelten die Röteln bei uns als nahezu ausgerottet. Da nicht alle Menschen geimpft sind, besteht die Gefahr für Infektionen im Erwachsenenalter mit dem Risiko einer Übertragung auf einen Embryo, falls die Infektion während der Schwangerschaft stattfindet. Deshalb wird getestet, ob die Schwangeren immun sind. Die Erkrankung ist selten. In letzter Zeit gab es in Deutschland weniger als drei Embryopathien pro Jahr.

▶ **Übertragungswege.** Tröpfcheninfektion über die Schleimhaut der Atemwege; während der Schwangerschaft von der Mutter über die Plazenta auf das Kind.

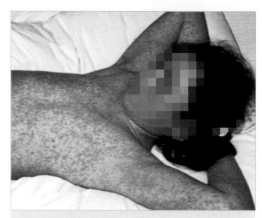

Abb. 6.17 Röteln. Typischer makulopapulöser Hautausschlag bei Röteln. (Hof H, Dörries R: Duale Reihe - Medizinische Mikrobiologie. Thieme, Stuttgart 2002)

▶ **Krankheitsbild mit folgenden Symptomen**
- Inkubationszeit 10–21 Tage; die Ansteckungsfähigkeit beginnt eine Woche vor Ausbruch des Exanthems und dauert bis zur vollen Ausprägung des Ausschlags.
- 50 % der Infektionen im Kindesalter symptomfrei.
- Kleinfleckiger Hautausschlag (Exanthem; ▶ Abb. 6.17), der nach 3 Tagen verblasst.
- Kopfschmerzen
- Temperaturerhöhung
- Lymphknotenschwellungen insbesondere im Nacken und hinter den Ohren.
- Komplikationen: Hautblutungen (Purpura), postinfektiöse Hirnerkrankung (Enzephalopathie), Gelenkentzündungen (Arthritis/Arthralgie) und extrem selten eine progressive Panenzephalitis (Hirnentzündung) mit tödlichem Ausgang.
- Embryo: Rötelnembryopathie (Gregg-Syndrom) mit bleibenden Schäden an den Augen, wie Katarakt (Linsentrübung, Grauer Star), Netzhautschädigung (Retinopathie) und Glaukom (Grüner Star), sowie u. a. Taubheit, Herzmissbildungen, Hirnentwicklungsstörungen (Mikrozephalie); vorübergehende Symptome: Blutplättchenmangel (Thrombozytopenie) und dadurch verursachte Einblutungen in der Haut (Purpura), Leber- und Milzvergrößerung; Grad der Schädigung ist abhängig vom Zeitpunkt der Infektion; nach der 16. Schwangerschaftswoche sind die Röteln für den Fetus nicht mehr gefährlich.

▶ **Diagnostik.** Über eine Untersuchung der im Blut vorhandenen Antikörper; in der Frühschwangerschaft Vorsorgeuntersuchung auf IgG-Antikörper im Blut.

▶ **Hygienemaßnahmen.** Basishygiene.

▶ **Therapie.** Bei Bedarf symptomatische Behandlung des Fiebers.

▸ **Impfungen.** Ein Lebendimpfstoff steht zur Verfügung; meist als eine Komponente des MMR-Impfstoffs (Masern-Mumps-Röteln) mit vollendetem erstem Lebensjahr verabreicht; Wiederholung erfolgt im zweiten Lebensjahr; Schwangere dürfen nicht gegen Röteln geimpft werden; eine Schwangere, die nicht immun ist, sollte gleich nach der Geburt geimpft werden; Neugeborene mit Röteln-embryopathie müssen isoliert und besonders von Schwangeren getrennt werden, da sie das Virus ausscheiden.

▸ **Meldepflicht.** Nicht namentlich nach § 6 IfSG bei konnatalen Röteln, zusätzliche Meldepflichten in verschiedenen Bundesländern.

6.12 Enteroviren (Coxsackie- und ECHO-Viren)

Enteroviren sind kleine, hüllenlose RNA-Viren, die eine große Umwelt- und Säurestabilität aufweisen. Die Viren sind weltweit verbreitet. Erkrankungen kommen vereinzelt und in größeren Ausbrüchen vor und weisen in den gemäßigten Zonen eine Häufung in den Sommermonaten auf (Sommergrippe), während sie in den tropischen Ländern ganzjährig auftreten.

▸ **Übertragungswege.** Über Atemwege als direkte oder indirekte Tröpfcheninfektion oder auch fäkal-oral entweder direkt oder über verunreinigtes Trinkwasser und Lebensmittel; Übertragung unter der Geburt und in den ersten Lebenstagen auf ein Neugeborenes möglich.

▸ **Krankheitsbilder**
- Inkubationszeit 2–14 Tage, selten länger.
- Häufig symptomlos, besonders im Kindesalter; falls Symptome, dann meist die eines grippalen Infekts.
- Mit und ohne Hautausschlag.
- Bläschen in Mund und Rachen (Herpangina).
- Fieber, Muskelentzündung (Bornholmer Krankheit).
- Hirnhautentzündung (Meningitis).
- Seltenere Folge sind eine Hepatitis, eine Pneumonie bei Säuglingen (sehr selten), Herzmuskel- und Herzbeutelentzündung).
- Bei Infektion von Neugeborenen tödlicher Verlauf möglich.

▸ **Diagnostik.** Virusnachweis im Rachenabstrich oder im Stuhl sowie im Liquor cerebrospinalis; Diagnostik erfolgt nur bei Meningitis oder anderen, schweren Erkrankungen, wenn Enteroviren verantwortlich sein könnten.

▸ **Hygienemaßnahmen.** Basishygiene, bei Ausbruch Desinfektion von patientennahen Kontaktflächen mit viruziden Desinfektionsverfahren.

▸ **Therapie.** Symptomatische Behandlung gegen Fieber; bei Meningitis und Herzmuskelentzündung Bettruhe.

▸ **Meldepflicht.** Keine nach IfSG, in Sachsen Meldepflicht bei Nachweis.

6.13 Rota- und Astroviren

Rotaviren sind die häufigsten Erreger von Magen-Darm-Infektionen (Gastroenteritis) bei Säuglingen und Kleinkindern im Alter von 6–24 Monaten. Vor dem siebten Lebensmonat sind Kinder durch IgA-Antikörper im Kolostrum und in der Muttermilch weitgehend vor der Erkrankung geschützt. Die Viren sind sehr leicht übertragbar. Infizierte Personen scheiden bis zu 8 Tage lang massenhaft Viren im Stuhl aus. Andere virale Erreger von Durchfallerkrankungen bei kleinen Kindern sind die Astroviren. Diese Viren sind auch häufig für Durchfälle bei immunsupprimierten Patienten verantwortlich.

▸ **Übertragungswege.** Fäkal-oral entweder direkt oder indirekt über mit Stuhl kontaminierte Oberflächen (Schmierinfektion) sowie über Lebensmittel und Trinkwasser; die Krankheit ist sehr infektiös – in 1 Gramm Stuhl befinden sich bis zu 100 Milliarden Viren, bereits 10 Viruspartikel reichen zur Infektion aus.

▸ **Krankheitsbild**
- Inkubationszeit 1–3 Tage; Symptome bestehen normalerweise für 4–5 Tage. Dazu gehören:
- Bauchkrämpfe
- Erbrechen
- wässriger Durchfall
- Austrocknung (Exsikkose) durch den Wasser- und Elektrolytverlust
- grobe Hautfalten durch die ausgetrocknete Haut (▸ Abb. 6.18)
- Bei älteren Kindern und Erwachsenen sind Infektionen seltener und verlaufen weniger schwer.

▸ **Diagnostik.** Über das klinische Bild; meist ist keine weitere Diagnostik sinnvoll, da die Krankheit in wenigen Tagen von selbst ausheilt; falls erforderlich, z. B. bei Ausbrüchen mit mehreren Fällen in Gemeinschaftseinrichtungen, können die Viren in Stuhlproben nachgewiesen werden.

▸ **Hygienemaßnahmen.** Besondere hygienische Vorsorgemaßnahmen wie Isolierung der Erkrankten, Einsatz separater Pflegekräfte sowie tägliche Desinfektion der patientennahen Oberflächen im Patientenzimmer, um auf Kinderstationen eine (nosokomiale) Übertragung des Virus zu vermeiden. Auf Anwendung viruzider Desinfektionsverfahren achten.

▸ **Therapie.** Die wichtigste therapeutische Maßnahme sind Wiederherstellung und Aufrechterhaltung eines ausgeglichenen Wasser- und Elektrolythaushalts durch orale Zufuhr oder, wenn nötig, über Infusionen.

▸ **Impfungen.** Impfstoffe stehen zur Verfügung, sie werden oral gegeben und in den ersten Lebensmonaten verabreicht; die Impfung wird in einigen deutschen Bundes-

6

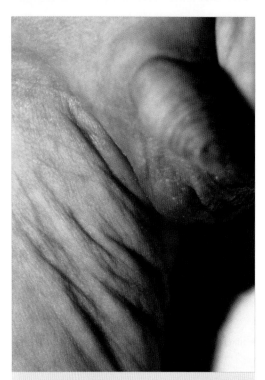

Abb. 6.18 Gastroenteritis. Exsikkose bei einem Säugling mit deutlichen Hautfalten aufgrund starken Flüssigkeitsverlusts. (Prof. Dr. med. H. W. Kreth, Würzburg)

ländern sowie in Österreich offiziell empfohlen; die Weltgesundheitsorganisation empfiehlt die Impfung in Ländern, in denen viele Kinder an der Krankheit sterben.

▶ **Meldepflicht.** Nach § 6 IfSG bei Personen, die Nahrungsmittel zubereiten oder in Verkehr bringen. Meldepflicht besteht auch, wenn zwei oder mehr Erkrankungen auftreten, bei denen ein epidemischer Zusammenhang wahrscheinlich ist oder vermutet wird. Nach § 7 IfSG Labormeldepflicht bei Rotaviren. In Sachsen sind außerdem Ausscheider meldepflichtig, dort besteht auch eine Meldepflicht beim Nachweis von Astroviren.

6.14 Noroviren

Noroviren sind wichtige Erreger von akuten Durchfall- und Brechdurchfallerkrankungen. Norovirusinfektionen kommen nicht selten gehäuft vor. Charakteristisch sind Erkrankungsausbrüche in Pflegeeinrichtungen und auf Kreuzfahrtschiffen. Kinder im Vorschulalter sind stärker von Infektionen durch diese Viren betroffen. Mit den Noroviren verwandt sind die etwas selteneren Sapoviren, die ebenfalls Durchfallerkrankungen hervorrufen können.

▶ **Übertragungswege.** Fäkal-oral, indirekt über verschmutzte Oberflächen oder über kontaminierte Nahrung sowie als Aerosol beim Erbrechen; die Krankheit ist sehr infektiös: 10–100 Viruspartikel reichen für eine Infektion.

▶ **Krankheitsbild**
- Inkubationszeit weniger als 1–3 Tage; Symptome bestehen für 24–48 Stunden.
- Übelkeit und Bauchkrämpfe, gefolgt von Erbrechen und Durchfall oder nur Durchfall.
- Häufig leichte Temperaturerhöhung, Kopf- und Gliederschmerzen.

▶ **Diagnostik.** Nachweis von Viren im Stuhl.

▶ **Hygienemaßnahmen.** Besondere hygienische Sorgfalt wie Hände- und Lebensmittelhygiene, Desinfektion der patientennahen Oberflächen, Isolierung der Erkrankten und die Freistellung erkrankter Pflegekräfte von der Arbeit. Auf Anwendung viruzider Desinfektionsverfahren achten.

▶ **Therapie.** Bei extremem Flüssigkeitsverlust besondere Flüssigkeits- und Elektrolytgaben.

▶ **Meldepflicht.** Wie Rotaviren (§§ 6 und 7 IfSG), in Sachsen auch Ausscheider namentlich.

6.15 Humanes Immunschwäche-virus (HIV)

Das HIV verursacht das erworbene Immunschwächesyndrom AIDS (acquired immunodeficiency syndrome). Man unterscheidet zwei Virustypen, HIV-1 und HIV-2, die beide eine Immunschwäche hervorrufen. HIV-1 ist wesentlich weiter verbreitet und stärker krankheitserregend (pathogener). HIV-2 kommt v.a. in Teilen Westafrikas vor. HI-Viren haben die Eigenschaft, rasch zu mutieren und immer neue Varianten zu bilden. Deshalb gibt es zahlreiche Virusvarianten, die in verschiedene Subtypen eingruppiert werden. Alle HIV-1-Subtypen sind gleichermaßen pathogen. Bei uns in Europa herrscht der Subtyp B vor.

Bei uns sind die Mehrzahl der Infizierten männliche Homosexuelle, unter denen sich die Infektion aufgrund hoher Promiskuität, eines hohen Anteils Infizierter und eines ungenügendes Schutzes besonders stark ausbreitet. Aber auch die sexuelle Übertragung zwischen Mann und Frau findet statt. Ein Teil der Betroffenen stammt aus Ländern mit hoher Durchseuchung mit HIV. Schließlich betrifft es Drogenabhängige, die sich beim gemeinsamen Benutzen von Injektionsnadeln und Spritzen untereinander anstecken. In Deutschland gibt es jährlich 2500–3000 HIV-Neudiagnosen.

Das Virus gelangt über die Schleimhaut in den Körper und befällt dort T-Helferzellen, zentrale Zellen der körpereigenen Abwehr, und Makrophagen.

▶ **Übertragungswege.** Sexualkontakte, Blut, unter der Geburt von der Mutter auf das Kind, Muttermilch; andere Übertragungswege (über die intakte Haut, Atemluft,

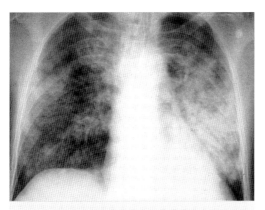

Abb. 6.19 Pneumocystis jiroveci. Typische milchglasartige Trübung im Röntgenbild bei einer Pneumocystis-jiroveci-Infektion. (Gerlach U, Wagner H, Wirth W: Innere Medizin für Pflegeberufe. Thieme, Stuttgart 2000)

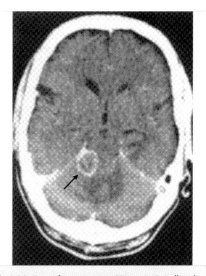

Abb. 6.20 Toxoplasmose. Im CT ist ein Rundherd zu erkennen. Bei dem Patienten handelt es sich um einen AIDS-Kranken. (Hof H, Dörries R: Duale Reihe - Medizinische Mikrobiologie. Thieme, Stuttgart 2002)

durch Küsschen, Insektenstiche oder beim normalen, alltäglichen Umgang mit einer infizierten Person) gibt es nicht.

▶ **Krankheitsbild**
- Inkubationszeit 2–8 Wochen. Nach der Inkubationszeit:
  - Abgeschlagenheit
  - leichtes Fieber
  - Kopfschmerzen
  - Lymphknotenschwellung
  - gelegentlich Hautausschlag
- In den folgenden 8–10 Jahren bei einigen Infizierten Lymphknotenschwellungen.
- Anschließend AIDS-Symptome:
  - Lymphknotenschwellungen
  - Gewichtsverlust
  - Durchfälle
  - Pneumonie, hervorgerufen durch Pneumocystis jiroveci (▶ Abb. 6.19), Pilze, M. tuberculosis, andere Mykobakterien
  - Hirnabszesse durch Toxoplasma gondii (▶ Abb. 6.20)
  - Hirn- und Netzhautentzündung durch das Zytomegalievirus
  - zahlreiche andere sog. opportunistische Infektionen
  - Kaposi-Sarkom durch das Humane Herpesvirus 8 (▶ Abb. 6.21)
  - B-Zell-Lymphome durch das Epstein-Barr-Virus
  - AIDS-Demenz (AIDS-Enzephalopathie).
  Die AIDS-Erkrankungen führt unbehandelt zum Tod

▶ **Diagnostik.** Nachweis von Antikörper gegen das Virus durch Enzymimmuntest (HIV-Test); frühestens 2–6 Wochen nach der Infektion positiv; ein positives Testergebnis wird durch weitere Untersuchungen (Immunblut) abgesichert; für die HIV-Testung ist das schriftliche Einverständnis des Patienten nötig (wird gelegentlich bereits bei Aufnahme des Patienten eingeholt).

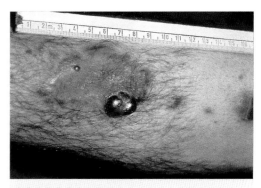

Abb. 6.21 Kaposi-Sarkom.

▶ **Hygienemaßnahmen.** Wichtig ist der Schutz vor Nadelstichverletzung; bei Möglichkeit von Kontakt mit Blut, Erbrochenem und anderen Körperflüssigkeiten von Infizierten sind Einmalhandschuhe zu tragen.

▶ **Therapie.** Die HIV-Infektion ist nicht heilbar, mit zahlreichen Medikamenten kann der Krankheitsprozess aber hinausgezögert werden; bei der Therapie werden mehrere Substanzen kombiniert. Entstehen therapieresistente Virusmutanten, kann meist erfolgreich zu anderen Medikamenten gewechselt werden; der Therapieerfolg wird regelmäßig getestet – eine gut wirksame Therapie verringert die Virusmenge im Blut unter die Nachweisgrenze.

6

► **Resistente Varianten.** Spielen eine wichtige Rolle; es gibt mehrere Medikamente, die alternativ verabreicht werden können.

► **Meldepflicht.** In Deutschland nicht namentlich an RKI nach § 7 IfSG.

Pflege

Das Risiko einer HIV-Infektion bei der Arbeit in der Krankenpflege ist gering. Normale pflegerische Tätigkeiten führen nicht zur Ansteckung, Infektionen sind jedoch in bestimmten Situationen möglich. Zum einen besteht die Gefahr der Infektion über Blut, insbesondere bei Nadelstichverletzungen und durch Verletzungen bei der Operation an einem Infizierten. Als Erste-Hilfe-Maßnahme wird das Blut aus der Wunde ausgequetscht und die Stichstelle desinfiziert. Dann erfolgen eine Beratung und weitere Behandlung durch den Durchgangsarzt. In jedem Fall muss ermittelt werden, ob die Person, mit deren Blut man direkt in Kontakt gekommen ist, infiziert ist. Ist sie HIV-infiziert, wird eine Postexpositionsprophylaxe, d. h. eine sofortige medikamentöse Behandlung zur Vorbeugung einer Infektion, durchgeführt.

Bestand durch eine Nadelstichverletzung ein Kontakt zu virushaltigem Blut, beträgt das Infektionsrisiko 1 : 300. Ein nach 12 Wochen durchgeführter HIV-Test, der negativ ist, schließt eine HIV-Infektion mit hoher Wahrscheinlichkeit aus.

Die Virusübertragung ist auch von medizinischem Personal auf Patienten möglich (z. B. bei chirurgischen und zahnmedizinischen Eingriffen). Das ist allerdings äußerst selten.

6.16 Das Nervensystem infizierende Viren

Es gibt viele Viren, die bei Infektion auch das (Zentral-)Nervensystem (ZNS) erreichen können. Dazu gehören folgende:
- Poliovirus
- Frühsommer-Meningoenzephalitis-Virus (FSME-Virus)
- Lyssavirus

Zu den viralen Erkrankungen des ZNS zählen:
- Hirnhautentzündung (Meningitis)
- (Meningo-)Enzephalitis
- Enzephalopathie mit akuter, subakuter oder chronischer Verlaufsform.

Die typischen Krankheitssymptome sind Fieber, Kopf- und Rückenschmerzen sowie Nackensteifigkeit. Meist geht eine Fieberzacke 2–4 Tage der Hauptkrankheit voraus. Die Fieberspitze ist von der Hauptkrankheit durch ein ein- bis zweitägiges beschwerdefreies Intervall getrennt. Bei der Enzephalitis treten psychomotorische Stö-

rungen und eine Eintrübung des Bewusstseinszustands in den Vordergrund.

6.16.1 Poliovirus

Das Poliovirus ist der Erreger der Poliomyelitis (Kinderlähmung), eine Erkrankung, die dank konsequenter Impfung und enormer Anstrengungen der WHO heute in Europa, Amerika und Australien nicht mehr vorkommt und in Asien und Afrika selten geworden ist. Es gehört zu den Enteroviren, wird wie diese übertragen und kommt in drei Subtypen vor.

Nach der Infektion vermehren sich die Viren im lymphatischen Gewebe des Rachens und des Darms. Bei der anschließenden Verbreitung über das Blut kommt es bei einigen Patienten zum Befall von Nervenzellen.

► **Übertragungswege.** Fäkal-oral entweder direkt oder über Oberflächen sowie über verunreinigtes Trinkwasser und Lebensmittel; außerdem als Tröpfcheninfektion über die Atemwege.

► **Krankheitsbild**
- Inkubationszeit 7–10 Tage.
- Zu Beginn unspezifische Symptome wie Fieber, Abgeschlagenheit, Hals- und Kopfschmerzen, Übelkeit.
- Gelegentlich anschließend Befall des Nervensystems entweder in Form einer Meningitis (1–2 %) oder einer Poliomyelitis mit Lähmungen (Parese, Paralyse).
- Möglich sind schlaffe Lähmungen einzelner oder selten mehrerer Extremitäten durch aufsteigende Lähmungen; diese bilden sich meist innerhalb von einigen Wochen vollständig zurück.
- Selten bleibende Lähmungen oder Tod durch Atemlähmung.
- Nach Jahren bis Jahrzehnten ist ein Fortschreiten der Paralyse mit Muskelschwund möglich (Postpoliosyndrom).

► **Diagnostik.** Nachweis von Antikörpern im Blut sowie Nachweis von Viren in Rachensekret, Rückenmarksflüssigkeit und Stuhl.

► **Hygienemaßnahmen.** Desinfektion der patientennahen Oberflächen; evtl. Verlegung des Patienten in ein Einzelzimmer mit Nasszelle; Tragen von Einmalhandschuhen bei Arbeiten am Patienten sowie die übliche Händedesinfektion.

► **Impfungen.** Ein Totimpfstoff (inaktiviertes Poliovakzin, IPV) gegen alle drei Subtypen steht zur Verfügung; geimpft werden Kinder ab dem zweiten Monat; die Impfung besteht aus einer Grundimmunisierung sowie regelmäßigen Auffrischungen (alle 10 Jahre).

► **Meldepflicht.** Nach §§ 6 und 7 IfSG. Als Verdacht gilt jede schlaffe Lähmung, außer wenn traumatisch bedingt. Tätigkeitsverbot nach § 34 IfSG.

6.16.2 Frühsommer-Meningoenze-phalitis-Virus (FSME-Virus)

Bei dem Erreger der sog. Frühsommer-Meningoenzephalitis oder Zeckenenzephalitis handelt es sich um ein RNA-Virus. Entsprechend der geografischen Verbreitung werden europäische, sibirische und fernöstliche Subtypen unterschieden, die nahe verwandt sind. Virusreservoir sind Säugetiere, die im Wald leben, v. a. kleine Nager, aber auch Ziegen. In einzelnen Regionen variiert der Anteil infizierter Zecken und entsprechend auch das Infektionsrisiko. Das Virus ist vor allem in Süddeutschland, Österreich und den im Osten angrenzenden Ländern verbreitet. In der Schweiz sind vor allem der Norden und Westen unterhalb von 1500 m über Meereshöhe betroffen.

▶ **Übertragungswege.** Zeckenstich (Zeckenart Ixodes ricinus); Genuss von roher Ziegenmilch und Milchprodukten; keine Übertragung von Mensch zu Mensch.

▶ **Krankheitsbilder**
- Inkubationszeit 1–2 Wochen, meist symptomfrei.
- Sonst grippeähnliche Symptome mit Fieber bis 38° C.
- Gelegentlich nach einer kurzen Zeit der Besserung neurologische Symptome mit den klinischen Krankheitsbildern einer Meningitis, Enzephalitis (Dauer 1–3 Wochen) oder selten einer Spinalmarkentzündung (Myelitis), die mehrere Monate andauern kann.
- Allgemein folgenloses Abheilen; bei 10 % der Personen mit neurologischer Symptomatik bleiben Krankheitsschäden.

▶ **Diagnostik.** Über den Nachweis von IgM-Antikörpern im Blut.

▶ **Hygienemaßnahmen.** Basishygiene.

▶ **Therapie.** Symptomatische Therapie bei Fieber; Bettruhe bei Meningitis und Enzephalitis.

▶ **Impfungen.** Zur Prophylaxe der Frühsommer-Meningoenzephalitis steht eine aktive Impfung mit Totimpfstoff zur Verfügung. Empfohlen ist die Impfung für Bewohner von Regionen mit erhöhtem Infektionsrisiko in Süddeutschland, Österreich und der Schweiz sowie Personen, die dort durch Tätigkeiten oder Reisen gefährdet sind. Dazu gehören Angehörige bestimmter Berufsgruppen (z. B. Förster, Waldarbeiter) sowie Wanderer etc.

▶ **Meldepflicht.** In Deutschland nach § 7 IfSG.

6.16.3 Lyssavirus

Das Lyssavirus (Rabiesvirus) ist der Erreger der Tollwut. Es handelt sich um ein umhülltes RNA-Virus, das weltweit in verschiedenen Wirtstieren vorkommt. Das Virusreservoir sind Füchse, Hunde, Wölfe, Waschbären und Fledermausarten. Deutschland, Österreich und die Schweiz, Skandinavien, Großbritannien und einige andere europäische Länder gelten als tollwutvirusfrei. Die

Krankheit ist bei uns sehr selten. Nur alle paar Jahre kommt es zu Erkrankungen nach einer Infektion im Ausland.

▶ **Übertragungswege.** In der Regel über den Biss oder das Kratzen eines infizierten Tiers; auch der hochinfektiöse Speichel auf der Schleimhaut oder einer offenen Hautstelle reicht aus.

▶ **Krankheitsbild mit folgenden Symptomen**
- Inkubationszeit 14 Tage bis 6 und mehr Monate
- Fieber
- Missempfindungen (Parästhesien) um die Bissstelle
- Muskelanspannung
- Angstzustände
- Hyperaktivität
- Aggression
- Krampfanfälle
- Lähmungen

Unterbrochen sind diese symptomreichen Phasen von normalen Zuständen. Aufgrund einer Schlucklähmung und einer durch die Infektion bedingten Stimulation der Speicheldrüsen bildet sich „Schaum vor dem Mund". Viele Betroffene entwickeln auch eine Hydrophobie, d. h. Verkrampfungen der Muskulatur vom Schlund bis zum Zwerchfell beim Versuch zu trinken. Innerhalb von wenigen Tagen folgen Koma und Tod.

▶ **Diagnostik.** Das Virus kann im Speichel, in Augenabstrichen und in Rückenmarksflüssigkeit nachweisbar sein, aber der Nachweis gelingt nicht immer; nach dem Tod kann das Virus mit Sicherheit im Gehirn und in anderen Organen nachgewiesen werden.

▶ **Hygienemaßnahmen.** Basishygiene.

▶ **Therapie.** Schon bei Verdacht auf Tollwut, z. B. bei Kontakt mit tollwütigem Tier, ist aufgrund der langen Inkubationszeit eine aktive und passive Immunisierung (Simultanimpfung, Postexpositionsvakzinierung) angezeigt und nahezu immer erfolgreich; der inaktivierte Impfstoff ist weitgehend frei von Nebenwirkungen und kann auch Kleinkindern und Schwangeren verabreicht werden; die passive Immunisierung ist bis zu 96 Stunden nach der Bissverletzung noch sinnvoll.

▶ **Impfungen.** Totimpfstoffe stehen zur Verfügung; werden empfohlen für Personen, die beruflich mit Fledermäusen zu tun haben, und für Reisende in Gebiete, in denen ein erhöhtes Tollwutrisiko besteht.

▶ **Meldepflicht.** Nach §§ 6 und 7 IfSG, zusätzlich nach § 6 IfSG sind namentlich die Verletzung durch ein tollwutkrankes, -verdächtiges oder ansteckungsverdächtiges Tier sowie die Berührung eines solchen Tieres oder Tierkörpers meldepflichtig.

6

6.17 Hantavirus

Es gibt mehrere Typen von Hantaviren, die in verschiedenen Regionen der Welt unterschiedliche Krankheiten hervorrufen. Bei uns verursacht das Puumala-Virus die Krankheit Nephropathia epidemica. Die Rötelmaus ist der natürliche Wirt für das Virus. Sie lebt hauptsächlich von Bucheckern. Hantavirusinfektion sind besonders häufig in Süddeutschland und in Jahren mit besonders vielen Bucheckern.

▶ **Übertragungswege.** Aufnahme von aufgewirbeltem Mäusekot und -urin bei Arbeiten in Räumen, im Garten und in der Natur über Mund und Nase.

▶ **Krankheitsbilder.** Fieberhafte Erkrankung der Niere (Nephropathia epidemica) mit Bauchschmerzen, niedrigem Blutdruck und Nierenfunktionsstörungen, die sich als Oligurie (wenig Urin) und Proteinurie (Eiweiß im Urin) bemerkbar machen.

▶ **Diagnostik.** Nachweis von Antikörpern gegen das Virus im Blut.

▶ **Hygienemaßnahmen.** Basishygiene. Das Virus wird nicht von Mensch zu Mensch übertragen.

▶ **Therapie.** Symptomatische Therapie der Nierenfunktionsstörung.

▶ **Meldepflicht.** Nach § 7 fSG.

6.18 Viren der Tropen und Subtropen

In tropischen und subtropischen Regionen kommen zahlreiche Virusinfektionen vor, die bei uns nicht heimisch sind, da das natürliche Wirtsreservoir, der Überträger oder beides fehlt. Die Viren werden in der Natur üblicherweise zwischen Tieren übertragen und infizieren nur zufällig Menschen. Zu diesen Viren gehören das Gelbfiebervirus, das Lassavirus und das Ebolavirus sowie das Denguevirus. Weil die Infektion sehr häufig ist und die Stechmücken reichlich infizierte Opfer finden, wird das Denguevirus auch ohne tierischen Zwischenwirt von Mensch zu Mensch übertragen. Es ist der weltweit häufigste durch Arthropoden übertragene Krankheitserreger.

6.18.1 Denguevirus

Es gibt vier Typen des Denguevirus, die in den subtropischen und tropischen Regionen Asiens, Afrikas und Lateinamerikas vorkommen. Inzwischen gibt es auch wieder gelegentlich Fälle im Mittelmeerraum.

▶ **Übertragungswege.** Durch Mücken überwiegend der Gattung Aedes aegypti (▶ Abb. 6.22), nicht von Mensch zu Mensch.

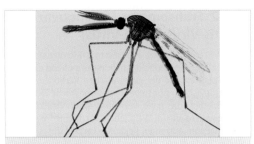

Abb. 6.22 Denguefiber, Gelbfieber. Wichtigster Überträger des Virus ist die Stechmücke Aedes aegypti. (Gerlach U, Wagner H, Wirth W: Innere Medizin für Pflegeberufe. Thieme, Stuttgart 2000)

▶ **Krankheitsbild**
- Meist symptomfrei; ansonsten Symptome, die denen eines grippalen Infekts ähneln.
- Denguefieber: Gelegentlich Entwicklung einer hoch fieberhaften Erkrankung mit starken Kopf- und Gliederschmerzen, Übelkeit und Erbrechen sowie Hautausschlag.
- Bei Kindern kann im Rahmen einer Zweitinfektion ein auch tödlich verlaufendes hämorrhagisches Fieber mit Blutungen auf Haut und Schleimhäuten entstehen.

▶ **Diagnostik.** Durch Bestimmung der Antikörper im Blut; in den ersten Tagen der Infektion (vor Bildung der Antikörper) Nachweis von Viren im Blut.

▶ **Hygienemaßnahmen.** Basishygiene.

Merke

Eine Isolierung von Patienten mit einer Denguevirusinfektion ist im Krankenhaus nicht erforderlich, da eine Übertragung von Mensch zu Mensch nicht vorkommt.

▶ **Therapie.** Symptomatische Behandlung von Fieber und Schmerzen; bei der schweren, hämorrhagischen Verlaufsform sind intensivmedizinische Überwachung und Maßnahmen wie Infusionen, Blutdruckstabilisierung usw. erforderlich.

▶ **Meldepflicht.** Bei hämorrhagischem Fieber nach §§ 6 und 7 IfSG.

6.18.2 Gelbfiebervirus

Das Gelbfiebervirus kommt in tropischen Regionen Afrikas und Südamerikas bei niederen Affen vor. In Waldregionen wird das Virus von den Affen auf Menschen übertragen, in Städten wird es gelegentlich durch Mücken von Mensch zu Mensch übertragen und es tritt „urbanes" Gelbfieber auf.

▶ **Übertragungswege.** Durch Mücken überwiegend der Gattungen Aedes und Haemagogu.

▶ **Krankheitsbild**
- Hohes Fieber mit Schüttelfrost, Glieder- und Kopfschmerzen sowie Erbrechen und häufig Nasenbluten.
- Teilweise folgt eine sog. toxische, hämorrhagische Phase mit erneutem Fieberanstieg, Bluterbrechen, blutigen Durchfällen, Blutungen aus verschiedenen Körperöffnungen nach außen sowie in die Organe und die Haut. Leber, Niere und Zentralnervensystem entwickeln Funktionsstörungen und die Hälfte der Betroffenen stirbt.

▶ **Diagnostik.** Unter anderem mithilfe des Reiseziels, da die Viren auf bestimmte Gegenden beschränkt sind; Gelbfieber kommt auf dem Land und nur bei Ausbrüchen in Städten vor. Nachweis von viraler RNA bzw. 7–10 Tage nach Infektion von Antikörpern im Blut; da die Krankheit selten ist, wird das Blut in Speziallabors untersucht.

▶ **Hygienemaßnahmen.** Basishygiene.

Merke

Eine Isolierung von Patienten mit einer Gelbfiebervirusinfektion ist nicht erforderlich, da keine Infektionsgefahr von Mensch zu Mensch besteht.

▶ **Therapie.** Symptomatische, ggf. intensivmedizinische Behandlung; es steht kein Medikament gegen das Virus zur Verfügung.

▶ **Impfungen.** Lebendimpfstoffe stehen zur Verfügung und verleihen für 10 Jahre einen Schutz; Schwangere sollten nur im Ausnahmefall mit diesen Impfstoffen immunisiert werden; die Impfstoffe enthalten Teile von Hühnereiweiß, da sie in Hühnerembryonen angezüchtet werden, und werden deshalb von Personen mit Hühnereiweißallergie nicht vertragen.

▶ **Meldepflicht.** Nach § 7 IfSG; bei Erkrankung und Tod in Sachsen.

6.18.3 Lassavirus

Lassaviren infizieren primär kleine Nagetiere, die das Virus in ihren Exkrementen ausscheiden. Infektionen sind in Nigeria und einigen Staaten Westafrikas relativ häufig.

▶ **Übertragungswege.** Aufnahme der Viren über kontaminierte Nahrungsmittel, offene Verletzungen und über Aerosol, also über die Atemwege; Einheimische infizieren sich auch beim Fangen und Verzehr der Nagetiere; eine Übertragung von Mensch zu Mensch unter anderem über Speichel und Urin ist möglich.

▶ **Krankheitsbild mit folgenden Symptomen**
- Zunächst Abgeschlagenheit, Schwindel, Kopfschmerzen, Gliederschmerzen, gastrointestinale Beschwerden und Temperaturerhöhung.
- Teilweise folgen innere und äußerlich sichtbare Einblutungen.
- Ein Teil der Infizierten stirbt unter Blutdruckabfall und Schock sowie unter zentralnervösen Störungen.

▶ **Diagnostik.** Unter anderem mithilfe des Reiseziels, da Lassaviren nur in Westafrika und dort auf dem Land vorkommen; Nachweis von viraler RNA im Blut durch Speziallabors.

▶ **Hygienemaßnahmen**

Merke

Isolierung der Patienten und Behandlung in Spezialkliniken; besondere Schutzkleidung beim Umgang mit den Patienten.

▶ **Therapie.** Versuchsweise kann Ribavirin gegeben werden.

▶ **Meldepflicht.** Nach § 7 IfSG. Tätigkeitsverbot nach § 34 IfSG.

6.19 Prione

Das Prion ist weder ein Mikroorganismus noch ein Virus. Stattdessen handelt es sich um ein in seiner Struktur verändertes körpereigenes Protein, das vom Organismus nicht abgebaut werden kann, sondern gegen eiweißspaltende Enzyme (Proteasen) geschützt ist.

Prionerkrankungen (übertragbare spongiforme Enzephalopathien) sind seltene Krankheiten des Gehirns, von denen ein Teil erblich bedingt ist, ein Teil aufgrund von Genmutationen auftritt und andere durch Infektion übertragen werden.

Die bekannteste Erkrankung ist die nicht infektiös bedingte spongiforme Enzephalopathie (Creutzfeld-Jakob-Krankheit, CJD), die ihre Bezeichnung der Tatsache verdankt, dass das Gehirn unter dem Mikroskop schwammartige löchrige Strukturen („spongia", lat.: Schwamm) aufweist.

Eine Infektionskrankheit war Kuru, das bei Eingeborenen im östlichen Hochland von Papua-Neuguinea auftrat, wo es vorwiegend Kinder und Frauen betraf. Es wurde bis in die 1950er-Jahre bei rituellem Kannibalismus, bei dem das Gehirn von Verstorbenen gegessen wurde, übertragen. Seit der Kannibalismus verboten ist, tritt die Krankheit nicht mehr auf.

Eine neue Variante der Creutzfeld-Jakob-Krankheit, die vCJD (variant Creutzfeld-Jakob disease), mit verändertem klinischen Erscheinungsbild und charakteristischen Veränderungen im Gehirn trat in den 1980er- und 1990er-Jahren auf. Dabei erkrankten Personen, die Fleisch von Rindern gegessen hatten, die an der durch Prione verursachten bovinen spongiformen Enzephalopathie (BSE, „Rinderwahnsinn") erkrankt waren.

▶ **Desinfektionsmittelresistenz.** Infektiöse Prione sind außerordentlich widerstandsfähig gegen Alkohol, Formalin, Hitze, UV- und Röntgenstrahlen sowie Desinfektionsmittel; zur Desinfektion eignen sich frische Hypochloridlösungen und 2 N NaOH oder 4 M Guanidiniumthiocyanat; zur Sterilisierung ist Autoklavieren bei 134 °C für 1 Stunde empfohlen.

▶ **Übertragungswege**
- CJD: kontaminierte Hirnelektroden, Hirnhauttransplantate bei offenen Schädel-Hirn-Verletzungen, Hornhauttransplantate sowie durch aus Hypophysen von Verstorbenen gewonnenes Wachstumshormon (kommt heute nicht mehr vor).
- Kuru: durch kannibalistische Riten über infizierte Hirne.
- vCJD: über mit Prionen infiziertes Rindfleisch.

▶ **Krankheitsbilder**
- Inkubationszeit bei CJD Jahre bis Jahrzehnte; anschließend entwickelt sich eine Demenz mit verschiedenen neurologischen und psychiatrischen Zeichen, darunter:

- charakteristische EEG-Veränderungen
- Myoklonien
- visuelle und zerebelläre Symptome
- pyramidale und extrapyramidale Symptome
- aktinetischer Mutismus
- die vCJD beginnt meist mit Psychosen.

Die Lebenserwartung erkrankter Personen beträgt nur wenige Monate, bei der vCJD auch deutlich länger.

▶ **Diagnostik.** Erst nach dem Tod eindeutig zu diagnostizieren; beim Erkrankten unterstützen Blutuntersuchungen, EEG- und Kernspinbefunde des Gehirns bei der Diagnosefindung.

▶ **Hygienemaßnahmen.** Vorsichtsmaßnahmen bei operativen Eingriffen an erkrankten Personen; bei der normalen Pflege Basishygiene, doch ist zu beachten, dass Liquorproben Erreger enthalten und infektiös sein können.

▶ **Meldepflicht.** Nach § 6 IfSG.

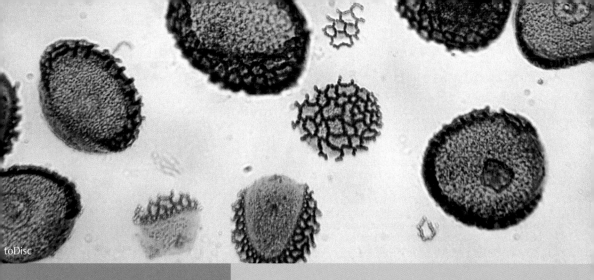

toDisc

Kapitel 7

Mykologie

7 Mykologie

Andreas Schwarzkopf

7.1 Allgemeines

Pilze sind viel höher organisiert und komplexer als Bakterien. Sie haben einen richtigen Zellkern, gehören also wie Pflanzen, Tiere und der Mensch zu den Eukaryonten. In diesem Zellkern sind große Mengen von Erbmaterial in Form von DNA, auf mehrere Chromosomen verteilt, gespeichert. Damit können sich diese Lebewesen in hohem Maße an Umweltbedingungen anpassen und fast überall vorkommen – in der unbelebten Natur wie in der belebten –, wenn die Verhältnisse es erlauben.

Die Pilzzelle ist umgeben von einer fetthaltigen Membran und einer dicken, starren Wand aus Kohlehydraten und Eiweißen. Einige Bausteine sind einmalig und charakteristisch für Pilze. Das Ergosterin, ein Fettkörper aus der Gruppe der Steroide, ist der Hauptbestandteil der Membran und entspricht dem Cholesterin in der menschlichen Zelle. In der Wand sind Chitin, Glukan (Ketten von Glukose) und v. a. Mannane (Ketten von Mannose) die maßgeblichen Elemente. Dazwischen sind Eiweiße und manchmal auch noch Farbstoffe (Pigmente) wie bei einem Flickenteppich eingewoben.

7.1.1 Hyphen und Sporen

Im Prinzip bilden Pilze zwei Grundformen aus, wobei manche Pilze je nach Vermehrungsstadium auch von einer Form in die andere Form wechseln können (▶ Abb. 7.1):
- die Hyphe und
- die Spore.

Die Hyphe ist ein einzelner Pilzfaden, die sich häufig zu einem richtigen Geflecht, dem Myzel, vereinigen. Die Spore ist eine rundliche Pilzzelle. Der Begriff „Spore" hat bei den Pilzen zwei Bedeutungen:
- die Tochterzellen, die sich bei den Hefepilzen durch Knospung (Sprossung) aus der Mutterzelle entwickeln (▶ Abb. 7.1),
- Dauerformen, die auch bei widrigen äußeren Umständen besser überleben; diese Sporen nennt man Konidien (Mikro- und Makrokonidien).

Merke

Die extreme Beständigkeit von Bakteriensporen wird jedoch von den Pilzsporen bei Weitem nicht erreicht. Sie werden schon bei Temperaturen < 100 °C vernichtet.

Pilzzellen produzieren viele Enzyme und Metabolite (Stoffwechselprodukte), die nach außen abgegeben werden. Mithilfe dieser Stoffe attackiert der Pilz die Umgebung und versorgt sich mit den nötigen Nährstoffen.

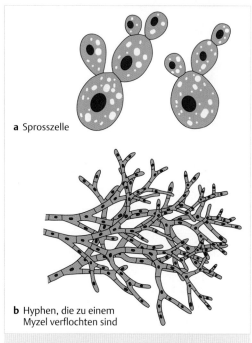

a Sprosszelle

b Hyphen, die zu einem Myzel verflochten sind

Abb. 7.1 Grundformen der Pilze. (Hof H, Dörries R: Duale Reihe - Medizinische Mikrobiologie. Thieme, Stuttgart 2002)

7.1.2 Pilze als Infektionserreger

Pilze treten immer häufiger als Infektionserreger in Erscheinung. In der Medizin sind drei Gruppen von Pilzen relevant:
- Dermatophyten: spezialisiert auf Haut, Haare und Nägel
- Hefepilze: leben im Darm, können sich aber stark vermehren und dann auch an anderen Stellen im Körper und auf Wunden vorkommen
- Schimmelpilze: kommen überall in der Umwelt, verursachen selten Infektionen, sind dann aber umso gefährlicher

Vertiefendes Wissen

Für die Therapie von Pilzinfektionen gibt es eine eigene Gruppe von Antiinfektiva, die Antimykotika. Sie wirken nicht auf Bakterien, im Gegenzug wirken aber auch Antibiotika nicht auf Pilze, sondern können deren Wachstum sogar noch begünstigen, indem sie die schützenden Bakterien der natürlichen Standortflora dezimieren.

7.2 Dermatophyten (Hautpilze)

Dermatophyten sind ähnlich aufgebaut wie Schimmelpilze, verfügen also wie diese über echtes Myzel und Sporenträger, die vergleichsweise weniger Sporen (Konidien) enthalten. Sie haben sich auf Haut, Haare und Nägel spezialisiert, da sie abhängig von Keratin sind. Keratin findet man hauptsächlich nur in den abgestorbenen, verhornten Hautschichten und in Nägeln und Haaren. Nur ganz selten können die Pilze auch die darunterliegenden Hautschichten befallen und nur bei einer ausgeprägten Abwehrschwäche kann ausnahmsweise eine Ausbreitung im Körper erfolgen. Beim Menschen treten sie am häufigsten als Fußpilz in Erscheinung. Bei vielen älteren Menschen dringen die Pilze gegen die Wuchsrichtung in den Nagel ein und befallen schließlich das Nagelbett. Die betroffenen Zehen zeigen dann typischerweise trübe, krümelig unterlegte deformierte Nägel, eine Sanierung kann nur über eine mehrmonatige systemische Gabe von Antimykotika gelingen und wird in der Regel unterlassen. Dermatophyteninfektionen haben durch die vermehrte Haustierhaltung zugenommen, denn diese Pilze können von Tiere auf Menschen und umgekehrt übertragen werden.

Man unterscheidet drei große Gruppen von Dermatophyten:
- Trichophyten
- Microsporum
- Epidermophyten
- Weitere Hautbewohner sind Malassezia (von der Struktur her eigentlich den Hefepilzen zuzuordnen)

Die Erscheinungsformen der Krankheiten durch solche Hautpilze sind variabel (▶ Abb. 7.2). Die Dermatologen sprechen oft von Tinea. Je nach Lokalisation gibt es eben eine Tinea capitis (Kopf), Tinea corporis (Körper, Stamm), Tinea pedis (Fuß) usw. Der Fußpilz ist eine der häufigsten Volkskrankheiten und zeigt sich als Infektion der Haut in den Zehenzwischenräumen, wenn dort das Milieu feucht, warm und dunkel ist, und als Nagelmykose (Onychomykose).

▶ **Übertragungswege.** Durch direkten Kontakt oder aber auch indirekt durch kontaminierte Gegenstände (Kämme), Flächen (Fußboden in der Sauna) und Utensilien (Handtücher), Haustiere (z. B. mit den Füßen den Hund kraulen); Katzen tragen Dermatophyten auch auf der Zunge, Pferde im Fell, wobei nicht immer ein sichtbarer Herd entsteht.

▶ **Krankheitsbilder**
- Hautveränderungen wie Rötung, Schuppenbildung und Rissigkeit.
- quälender Juckreiz.
- Haare werden, wenn sie befallen sind, brüchig und wirken stumpf; bei einigen Spezies Kahlheit durch Abbrechen der Haare über der Kopfhaut.

▶ **Diagnostik.** Mikrobiologischer Nachweis aus Material der entzündeten Herde; Gewinnung von Haut, Haaren oder Nagelspänen vom frischen Rand, da in den zentra-

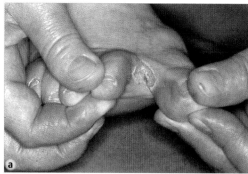
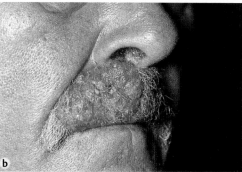

Abb. 7.2 Verschiedene Dermatomykosen.
a Tinea pedis (Fußpilz).
b Tinea barbis. (Hof H: Mykologie für Mediziner. Thieme, Stuttgart 2003)

len, schon fast abgeheilten Arealen oft keine lebenden Pilze mehr zu finden sind; die mikroskopische Untersuchung reicht nicht aus, die Kultivierung ist mühselig und langwierig (bis zu 8 Wochen).

▶ **Hygienemaßnahmen.** Waschen aller den Befallsherden nahen Textilien mit mindestens 60 °C, sorgfältige Händewäsche nach Berührung für die Betroffenen, Pflegepersonal trägt Handschuhe und führt Händedesinfektion durch. Flächendesinfektion bei Barfußbereichen (z. B. um das Bewegungsbecken).

▶ **Therapie.** Oft langwierig; erfordert vom Patienten viel Disziplin und Mitarbeit; eine mechanische Abtragung stark befallener Teile kann die Pilzmasse reduzieren und den Zutritt der Medikamente erleichtern; antimykotische Mittel werden entweder lokal als Salbe oder als Lack aufgetragen oder bei systemischer Gabe durch den Blutkreislauf an den Infektionsherd herangetragen (oft ist beides nötig); Die Behandlung muss deutlich über Symptomfreiheit hinaus fortgesetzt werden.

▶ **Prophylaxe.** Vermeidung einer Infektion durch Änderung des Milieus wie durch Tragen leichter, luftiger, bequemer Schuhe wie auch luftdurchlässiger Socken, die häufig gewechselt werden; ab und zu barfuß gehen.

7.3 Hefepilze

In der Natur gibt es viele sehr unterschiedlich Hefepilze und manche macht man sich auch zunutze, wie die Gattung Saccharomyces, die als Lebensmittelveredler (Bier- oder Bäckerhefe) dient. Bei gesunden Menschen findet man Hefen normalerweise in geringer Zahl auch auf der Haut, auf den Schleimhäuten und v. a. im Darm. Dem Menschen gefährlich werden allerdings nur wenige. So können Vertreter der Gattung Candida menschenpathogen sein.

Hefepilze sind etwa zehnmal größer als Bakterien und vermehren sich durch Abschnüren von Tochterzellen.

7.3.1 Candida

Eine Kolonisation mit Candida ist normal. Die eher kugeligen Zellen der Candidaspezies können jedoch auch eine längere und dünnere Form annehmen – man spricht von einem Pseudomyzel. Damit können sie bei geschwächten Wirten tiefer in das Gewebe eindringen. Meist aber besiedeln sie nur Schleimhäute und führen dann zu leichteren Funktionsstörungen, einem Soor.

Die größte Rolle spielt Candida albicans gefolgt von Candida glabrata und einigen anderen Candidagattungen, von denen Candida krusei recht resistent gegen Antimykotika sein kann. Seltener sind Infektionen mit Trichosporon und einigen anderen Gattungen. Nur wenn die bakterielle Konkurrenz ausgeschaltet ist, z. B. nach einer Antibiotikatherapie, vermehren sich diese Pilze massiv.

▶ **Übertragungswege.** Von außen, z. B. durch medizinisches Personal oder über Lebensmittel (selten), bei Genitalmykose sexuell; in der Regel handelt es sich aber um endogene Infektionen, d. h. massive Vermehrung natürlicherweise auf der Haut und den Schleimhäuten vorkommender Hefen, wenn die natürliche Bakterienflora z. B. durch Verbrennung, Bestrahlung oder Zytostatika, bei Diabetes mellitus oder durch feuchte Kammern gestört ist.

▶ **Krankheitsbilder**
- Lokale Entzündung mit einem dichten, weißlichen Pilzrasen (Soor; ▶ Abb. 7.3).
- Entzündlicher Ausfluss aus der Vagina (Fluor vaginalis).
- Bei geschwächter Immunabwehr Fieber, Nachweis von Hefen in der Blutkultur (Fungämie); in seltenen Fällen kommt es zu einer Pilzpneumonie.

▶ **Diagnostik.** Kultivierung auf den üblichen nicht selektiven Nährmedien; Bildung meist stumpfer weißer Kolonien mit dem typischen Hefeduft; Kultivierung auf Selektivmedien zum Nachweis bei starker bakterieller Besiedlung (Stuhl).

▶ **Hygienemaßnahmen.** Basishygiene.

▶ **Therapie.** Rückgang der Pilzinfektion bei sich erholender Immunabwehr, ggf. Gabe von Antimykotika; je später die Diagnose gestellt und eine antimykotische Therapie eingeleitet wird, desto schlechter ist die Prognose; neben der Lokaltherapie erfolgt eine systemische Therapie, z. B. mit Fluconazol, Voriconazol, Caspofungin oder Anidulafungin.

▶ **Prophylaxe.** Zusätzlich zur Antibiotikatherapie kann die Einnahme von Probiotika versucht werden; bei Risikopatienten prophylaktische Gabe von Nystatin (Antimykotikum, das nicht resorbiert wird und nur auf die Schleimhäute wirkt).

7.3.2 Cryptococcus

Von den vielen Cryptococcusarten ist eigentlich nur Cryptococcus neoformans für den Menschen gefährlich, da dieser Pilz eine dicke Kapsel bildet, die ihn vor der körpereigenen Abwehr schützt.

Zunächst entsteht in der Lunge ein Infektionsherd, der einem Rundherd bei Tuberkulose zum Verwechseln ähnlich ist. Bei starker Immunabwehr wird die Infektion (Kryptokokkose) in diesem Anfangsstadium, das keine Beschwerden macht, nach kurzer Zeit beendet. Gelingt es

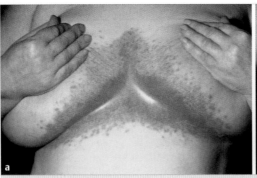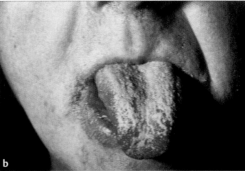

Abb. 7.3 Soor. Infektionen der Haut bzw. Schleimhaut mit Candida.
a submammäre Candida-Mykose mit tiefroter, entzündeter Haut.
b orale Candida-Mykose (Mundsoor). (Hof H: Mykologie für Mediziner. Thieme, Stuttgart 2003)

der Abwehr nicht, die Infektion der Lunge zu stoppen, wie es bei immunsupprimierten Patienten (z. B. AIDS-Patienten oder bei fortgeschrittener Tumorerkrankung) der Fall sein kann, können sich die Pilze in einem zweiten Schub ausbreiten, das Gehirn befallen und dort eine schleichende Meningitis und Enzephalitis auslösen.

▶ **Übertragungswege.** Aerogen über das Einatmen von staubigem Vogelkot; z. B. von Tauben.

▶ **Krankheitsbilder**
- zu Beginn Kopfschmerzen und Fieber
- später neurologische Ausfälle
- Koma

▶ **Diagnostik.** Im Schädel-CT Krankheitsherde sichtbar; im Liquor erhöhte Zahl an Zellen, meistens Lymphozyten; im Liquor finden sich Kryptokokken, die kultiviert werden können; mithilfe eines einfachen Agglutinationstests gelingt der Antigennachweis und damit der fast sichere Beweis für eine Infektion.

▶ **Hygienemaßnahmen.** Basishygiene; Isolierung des Patienten wie bei jeder Meningitis, bis der Erreger bekannt ist (sind Kryptokokken nachgewiesen, kann die Isolierung aufgehoben werden).

▶ **Therapie.** Verabreichung von Antimykotika wie Fluconazol, Itraconazol, Anidulafungin oder Amphotericin B plus 5-Flucytosin in Kombination; der Erfolg hängt weitgehend von der Abwehrlage des Patienten ab; besteht die Erkrankung weiter, muss – zumindest bei männlichen Patienten, bei denen sich die Kryptokokken in der Prostata festsetzen können – eine Suppressionstherapie mit Fluconazol lebenslang fortgeführt werden.

7.4 Schimmelpilze

Schimmelpilze begegnen uns am häufigsten als Lebensmittelverderber. Sie sind relativ hoch entwickelte Mikroorganismen und verfügen anders als die einzelligen Hefen über spezialisierte Zellen mit unterschiedlichen Funktionen. Die Vermehrung erfolgt durch Sporen, die allerdings nicht wie die bakteriellen Sporen resistent gegen viele Desinfektionsmittel sind.

Fällt eine Spore auf ein geeignetes Nährmedium, z. B. ein Stück Brot, keimt sie aus und bildet zunächst das Nährmyzel, das für uns nicht sichtbar sich im Brot ausbreitet und die Nahrung für die Vermehrung beschafft. Die Kolonie wächst und bildet das „flauschige" Luftmyzel, das die Sauerstoffversorgung des Pilzes verbessert. Schließlich werden die ebenfalls oft sichtbaren Sporenträger an Vermehrungsmyzel gebildet. Von dort aus gelangen zahlreiche weitere Sporen in die Umgebung, um weitere Pilzkolonien zu begründen.

Vertiefendes Wissen

Einige Schimmelpilze hat der Mensch in seinen Dienst genommen, sie veredeln Käse wie Camembert oder Gorgonzola und produzieren Antibiotika, wobei der Schimmelpilz Penicillium notatum durch seine Penicillinproduktion legendären Ruf erlangte.

Schimmelpilze bilden Farbstoffe, was die grünliche, graue, schwarze oder gelb-orange Farbe der Kolonien erklärt, und Toxine. Letztere können lebertoxisch sein. Sind Keller oder Wände in Wohnungen mit Schimmel befallen, können flüchtige, als MVOC (microbial volatile organic compounds) bezeichnete Stoffwechselprodukte der Pilze Kopfschmerzen, Schleimhautreizungen und erhöhte Infektanfälligkeit bewirken. Typisch ist auch ein muffeliger Geruch bei stärkerem Pilzbefall. Klinisch können nahezu alle Schimmelpilze Allergien auslösen, Infektionen von Wunden und vor allem der Lunge sind dagegen relativ selten.

Vertiefendes Wissen

Im Internet wird die Gefahr durch Schimmelpilze oft übertrieben, um teure Untersuchungen und Sanierungen zu verkaufen. Dennoch müssen pilzbefallene Räume saniert werden, wobei zu beachten ist, dass die Sanierung nicht gelingen kann, wenn nicht auch die regelhaft vorhandene Feuchtigkeitsquelle ausgeschaltet wird.

An erster Stelle der Schimmelpilze, die einen Menschen infizieren können, ist Aspergillus fumigatus zu nennen, der im Grunde in der normalen Luft nicht vorkommen sollte. Neben Aspergillus fumigatus kommen auch noch andere Aspergillusarten als Infektionserreger infrage. Zusätzlich treten auch noch ganz andere Schimmelpilze wie Mucor, selten Penicillium, Fusarium und die primitiven Zygomyzeten als Krankheitserreger auf. Krank machend sind Schimmelpilze durch invasives Wachstum, Giftbildung (Mykotoxine) und Auslösen von Allergien.

Gelangen solche Pilze z. B.
- während einer Operation z. B. ins Auge,
- durch Katheter in die Bauchhöhle,
- über eine durch Verbrennungen oder Strahlenschäden beschädigte Epitheldecke oder
- bei beatmeten Patienten über die geschädigte Bronchialschleimhaut (▶ Abb. 7.4)

in den Körper (Inokulation), können sie sich lokal ausbreiten und auch tief ins Gewebe eindringen. Sie können sogar im Körper streuen und verschiedene innere Organe wie Lunge, Leber und Hirn befallen. Die Pilze neigen dazu, in Blutgefäße einzudringen; es kommt zu einem Verschluss der Gefäße und nachfolgend zu Gewebezerfall und Blutungen. Gelegentlich besiedeln Schimmelpilze den Darm.

7

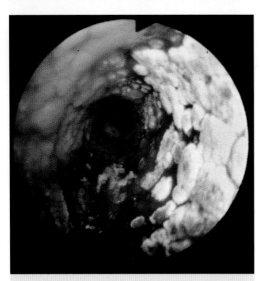

Abb. 7.4 Aspergillose. Endoskopischer Nachweis von Aspergillose der Trachealschleimhaut. (Hof H: Mykologie für Mediziner. Thieme, Stuttgart 2003)

▶ **Übertragungswege.** Aerogen; Quellen sind verschimmelte Lebensmittel wie Marmelade, Gewürze, Pfefferstreuer, Mülltonnen, Biotonnen, Kompost, feuchte Wände und Straßenkleidung.

▶ **Krankheitsbilder**
- Befall der Lunge (Aspergillose)
- Wundinfektionen
- erkältungsähnliche Symptome bei Allergien gegen Schimmelpilze

▶ **Diagnostik.** Da die Infektionen klinisch nicht sehr charakteristisch sind, entgehen sie oft einer frühzeitigen Diagnose, wenn eine gezielte Therapie vielleicht noch hätte helfen können; bildgebende Verfahren wie Röntgen, CT und Ultraschall können wichtige Hinweise geben (▶ Abb. 7.5); Nachweis von Schimmelpilzen im Sputum oder in einer bronchio-alveolären Lavage (BAL), ergänzend kann ein Antikörpernachweis mit serologischen Methoden versucht werden; Schimmelpilze lassen sich in der Regel leicht kultivieren, eine Bebrütung der Nährböden sollte bei Verdacht mehrere Tage durchgeführt werden.

▶ **Hygienemaßnahmen.** Standard- bzw. Basishygiene, bei Hochrisikopatienten (Verbrennungsstation und Wundbefall) Barrierepflege (Handschuhe, Schutzkittel).

▶ **Therapie.** Entscheidend ist die unterstützende Begleittherapie wie der Ausgleich der Abwehrschwäche, evtl. auch eine chirurgische Entlastung; Gabe von Voriconazol und Caspofungin, falls das nicht anschlägt, Amphothericin B in Kombination mit 5-Flucytosin; mäßige Prognose, immer noch relativ hohe Letalität.

7.5 Schwärzepilze

Dieser Name wird als Oberbegriff für gänzlich unterschiedliche Pilze, darunter viele Schimmelpilze, verwendet. Diese Pilze sind dadurch gekennzeichnet, dass sie Pigmente einlagern und deswegen dunkel oder sogar schwarz erscheinen. Die Pigmente sind in der Tat ein wichtiger Virulenzfaktor für Pilze. Sie sind dadurch stabiler in der Umwelt, da diese Farbstoffe z. B. UV-Licht absorbieren und so die DNA der Pilze vor Mutationen schützen. Außerdem sind sie im Körper besser gegen die Fresszellen (Granulozyten, Makrophagen) geschützt.

Schwärzepilze sind z. B.:
- Alternaria,
- Cladosporium,
- Stemphylium,
- Stachybotrys,
- Curvularia,
- Aureobasidium und
- Sporothrix.

Im Grunde sind diese Pilze wenig aggressiv und für einen gesunden Menschen ungefährlich (außer der Allergiegefahr!). Einen stark in seiner Abwehr geschwächten Wirt können selbst diese schwachen Keime infizieren. Wenn

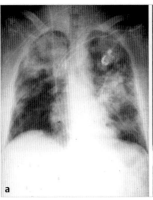
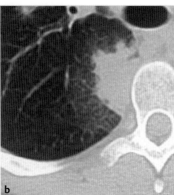

Abb. 7.5 Aspergillose. Bildgebende Verfahren zum Nachweis einer Aspergillose.
a Röntgenbild: diffuse Verschattung der Lunge bei fortgeschrittener Infektion.
b CT: pleuranahe entzündliche Infiltration der Lunge mit Halo. (Hof H: Mykologie für Mediziner. Thieme, Stuttgart 2003)

den Pilzen erst einmal eine Infektion gelungen ist, ist die Prognose schlecht, denn nur wenige Antimykotika sind wirksam.

▶ **Übertragungswege.** Aerogen oder durch eingedrungene Fremdkörper (Verletzung durch einen fauligen Holzscheit oder das Eintreten von verschimmelten Holzsplittern); seltener Lungeninfektionen.

▶ **Krankheitsbilder**
• Wundinfektion
• selten invasives Wachstum in der Lunge

▶ **Diagnostik.** Kultur auf speziellen Pilznährböden.

▶ **Hygienemaßnahmen.** Basishygiene.

▶ **Therapie.** Verabreichung von Voriconazol oder Caspofungin kann versucht werden.

7.6 Dimorphe Pilze

Im eigentlichen Sinne versteht man unter dimorphen Pilzen solche Pilze, die in Abhängigkeit von der Temperatur mal als Hefepilze, mal als Schimmelpilze auftreten. Sie werden aus tropischen Ländern oder den Wüsten in den Südstaaten der USA bei uns eingeschleppt. Beispiele sind Histoplasma capsulatum und Coccidioides immitis. Dimorphe Pilze können einmal wie Hefepilze und einmal wie Schimmelpilze aussehen. Infektionen treten nur bei Touristen und bei Einwanderern aus solchen Gebieten auf. Die Pilze können nicht nur die Lunge befallen, sondern praktisch an jedem Organ eine granulomatöse Infektion, ähnlich einer Tuberkulose, induzieren.

▶ **Übertragungswege.** Einatmen von pilzhaltigen Stäuben (typischerweise karge, wüstenähnliche Regionen).

▶ **Krankheitsbilder**
• Pneumonie

• ggf. Streuung in andere Organe und Bildung von Abszessen

▶ **Diagnostik.** Histologie von Probebiopsien, Kultivierungsversuch auf speziellen Medien.

▶ **Hygienemaßnahmen.** Vorsichtshalber Isolierung der Patienten; Mund-Nase-Schutz und Schutzkleidung für Pflegepersonal.

▶ **Therapie.** Gabe von liposomalem Amphotericin B bei schweren Verläufen, ggf. chirurgische Intervention unter Amphotericin-B-Schutz bei lokalen Prozessen.

7.7 Pneumocystis

Diese außergewöhnlichen Pilze unterscheiden sich von den anderen Pilzen dadurch, dass sie in ihrer Zytoplasmamembran kein Ergosterin haben. Folglich sprechen sie auch nicht auf die gängigen Antimykotika an. Für einen gesunden, abwehrtüchtigen Menschen sind diese Pilze nicht gefährlich. Bei vielen Menschen können diese Pilze sogar nachgewiesen werden. Ein wichtiger Vertreter ist Pneumocystis "jiroveci", eigentlich jirovecii, der früher fälschlicherweise Pneumocystis carinii genannt wurde.

▶ **Übertragungswege.** Aerogen.

▶ **Krankheitsbilder.** Bei Frühgeborenen, schwer Krebskranken und AIDS-Patienten atypische Pneumonie.

▶ **Diagnostik.** Mikroskopisch mit Spezialfärbung aus Sputum oder bronchio-alveolärer Lavage.

▶ **Hygienemaßnahmen.** Basishygiene.

▶ **Therapie.** Verabreichung von Cotrimoxazol.

▶ **Prophylaxe.** Inhalation von Pentamidin bei immunsupprimierten Risikopatienten (z. B. bei AIDS-Patienten).

7

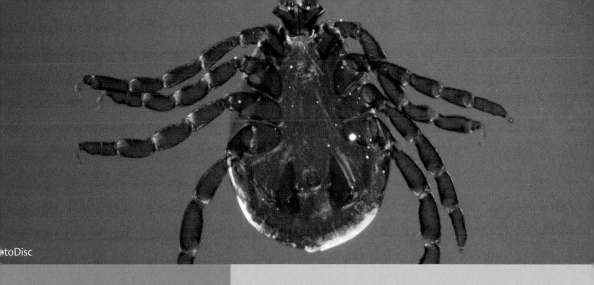

toDisc

Kapitel 8

Parasiten

8 Parasiten

Stefan Schubert

8.1 Allgemeines

Bei den Parasiten unterscheidet man
- Einzeller (Protozoen) und
- Vielzeller und unter den Vielzellern wiederum
  - Würmer (Helminthen) und
  - Gliederfüßer (Arthropoden: Insekten, Spinnentiere).

Aufbau und Biozyklus der Parasiten sind recht unterschiedlich. Arthropoden parasitieren andere Organismen – im Gegensatz zu Protozoen und Helminthen – von außen und werden daher auch als Ektoparasiten bezeichnet. Protozoen, Helminthen und Arthropoden sind frei lebend in der Natur und als Parasiten bei Tieren weit verbreitet. Nur sehr wenige Arten kommen beim Menschen als Parasiten vor. Ihre medizinische Bedeutung ist sehr unterschiedlich. Nicht jeder Parasitenbefall führt zu einer Erkrankung.

Insbesondere durch Protozoen werden gefährliche Krankheiten wie die Malaria tropica hervorgerufen. Die meisten Wurmarten hingegen können sich im Organismus nicht vermehren. Bei einem Helminthenbefall hängt daher die klinische Bedeutung v. a. von der Anzahl der Würmer im Körper, der sog. Wurmlast, ab. Bei der ärmeren Bevölkerung in tropischen Endemiegebieten kann diese Wurmlast sehr hoch sein. Ein schwacher Befall, wie er mitunter bei Tropenreisenden vorkommt, ist nur von geringer medizinischer Bedeutung, wenngleich auch ein einzelner Wurm durch Wanderung an einen atypischen Ort im Organismus mitunter zu gefährlichen Komplikationen führen kann.

8.1.1 Übertragung von Parasiten

Die Übertragung erfolgt bei den meisten Parasitenarten nicht direkt von Mensch zu Mensch, sondern indirekt durch Überträger, z. B. über bestimmte blutsaugende Mücken (Vektoren) bei Malaria, kontaminierte Nahrungsmittel oder kontaminiertes Wasser. Einige Parasiten, insbesondere mehrere Wurmarten, benötigen spezielle Zwischenwirte für den Fortbestand ihres Biozyklus.

Manche Würmer, z. B. Spulwürmer, scheiden Eier aus, die erst nach einem mehrwöchigen Verbleib in der freien Natur und nur unter bestimmten Bedingungen infektionsfähig werden.

Durch die genannten Gegebenheiten können die meisten parasitologischen Erkrankungen nicht direkt von Mensch zu Mensch übertragen werden und sind daher auch nicht ansteckend. Patienten mit Wurmbefall oder mit Malaria brauchen deshalb auf Krankenstationen nicht isoliert zu werden. Das Risiko einer seuchenhaften Ausbreitung von Parasitenerkrankungen ist längst nicht so hoch wie bei Erkrankungen durch Viren und Bakterien, welche durch fäkal-orale Schmierkontakte oder Tröpfcheninfektion direkt von Mensch zu Mensch übertragen werden.

8.1.2 Verbreitung von Parasitosen

Parasitosen treten heute, anders als noch vor etwa 100 Jahren, mit klaren regionalen Unterschieden auf. Waren Parasitosen, die nicht an ein spezielles Klima gebunden sind (z. B. Spulwurmbefall), früher auch bei uns weit verbreitet, kommen mittlerweile viele Wurmparasitosen durch die Verbesserung der Lebensbedingungen, insbesondere die Einrichtung von Abwassersystemen, bei uns kaum noch vor.

▶ **Tropenparasitosen.** In den sog. Entwicklungsländern sind Parasitosen nach wie vor stark verbreitet und zu fakultativen Tropenparasitosen geworden. Daneben sind dort auch sehr gefährliche obligate Tropenparasitosen wie Malaria tropica oder Schistosomiasis weit verbreitet. Deren Vorkommen ist an das tropische Klima bzw. an lebende Überträger (Vektoren) oder Zwischenwirte gebunden, die nur im tropischen Klima existieren. Da weltweit die meisten Menschen in Regionen mit tropischem Klima leben, zählen Parasitosen auch heute noch – neben viralen und bakteriellen Infektionskrankheiten – zu den häufigsten und gefährlichsten Geißeln der Menschheit.

Definition

Fakultative Tropenparasitosen: Erkrankungen, die sich prinzipiell überall auf der Erde verbreiten können, infolge der sozioökonomischen Bedingungen heute jedoch vorwiegend oder ausschließlich in den Tropen vorkommen.

In den Industrienationen kommen Erkrankungen durch Parasiten nur noch sehr selten vor. Doch neben den Parasitosen, die nach wie vor weltweit auftreten (z. B. der Befall mit dem Madenwurm), und einigen, die nur im gemäßigten Klima anzutreffen sind (z. B. der Befall mit dem Fuchsbandwurm), kommen heute auch bei uns – bedingt durch den Massentourismus – in geringer Anzahl parasitologische Erkrankungen aus den Tropen vor. Ob sich durch Klimaveränderungen bisher obligate Tropenparasitosen zukünftig nach Norden ausbreiten werden, ist schwer einzuschätzen. Die globale Umweltverschmutzung trägt einerseits zur gegenwärtigen Erderwärmung bei, zerstört aber andererseits auch zunehmend die ökologischen Lebensgrundlagen für Überträgermücken (z. B. von Malaria tropica).

8.1.3 Schutzmechanismen von Parasiten

Um in ihrem Wirt zu überleben, haben Parasiten effiziente Schutzmechanismen entwickelt. Antikörper, die vom Wirt gegen sie gebildet werden, führen daher in der Regel nicht zur Beseitigung der Parasiten und schützen auch nicht vor Neuinfektionen – anders z. B. als bei zahlreichen

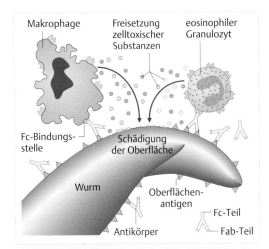

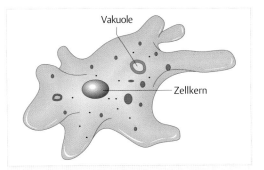

Abb. 8.2 **Amöbe** als Beispiel für Protozoen.

Abb. 8.1 **Wurminfektion.** Die Abwehr von Wurminfektionen durch antikörpervermittelte Zytotoxizität (nach Tortora, Funke und Case). Parasiten, die zu groß sind für die Phagozytose, werden von außen angegriffen. IgE- und IgG-Antikörper binden sich an die Oberfläche eines Wurms. Makrophagen sowie eosinophile Granulozyten binden sich an die Fc-Teile der Antikörper und gelangen so in die Nähe der Parasitenoberfläche. Hier setzen sie toxische Substanzen frei, die die Wurmoberfläche schädigen und den Parasiten zerstören.

Viruserkrankungen wie Masern oder Hepatitis A, nach deren Überstehen eine lebenslang schützende Immunität zurückbleibt.

Gegen Würmer werden IgE-Immunglobuline gebildet und es entsteht eine im Differenzialblutbild nachweisbare Eosinophilie. Die Immunglobuline binden sich an die Wurmoberfläche sowie an eosinophile Granulozyten und Makrophagen. Die Abwehrzellen setzen aus Vesikeln Substanzen frei, welche die Wurmoberfläche schädigen und den Parasiten zerstören (▶ Abb. 8.1). Dies gelingt aber nur bei wenigen Würmern bzw. Wurmstadien.

Der serologische Nachweis von Antikörpern bei parasitären Erkrankungen hat nur eine diagnostische Bedeutung – aber auch nur bei den wenigen Gewebeparasitosen, bei denen ein Direktnachweis der Parasiten nicht möglich ist. Gegen Parasiten, die im Darm leben, bilden sich keine Antikörper, da das Immunsystem des Wirts keinen Kontakt zu den Parasiten hat. Ebenso geht ein reiner Darmbefall mit Würmern nicht mit einer Eosinophilie einher. Der direkte Kontakt zwischen Würmern bzw. deren Stadien und dem Immunsystem, eine Voraussetzung für die Eosinophilie, ist nur bei Befall von Blut bzw. Gewebe gegeben.

8.2 Protozoen

In der Biologie werden die Protozoen nach bestimmten Gesichtspunkten (z. B. Morphologie, Zelloberfläche, Fortbewegungsart) in Wurzelfüßer (Rhizopoden – dazu gehö-

ren die Amöben), Geißeltierchen (Flagellaten), Sporentierchen und andere Stämme eingeteilt (▶ Abb. 8.2 und ▶ Abb. 8.3). Amöben z. B. bewegen sich mittels „Scheinfüßchen", Flagellaten mittels Geißeln fort.

Für das medizinische Verständnis von Erkrankungen durch Protozoen ist jedoch die Unterscheidung nach dem Ort bzw. Organsystem, in dem die Erreger vorwiegend anzutreffen sind, von größerer Bedeutung. Man unterscheidet:
- Blutprotozoen (z. B. Erreger der Malaria),
- Gewebeprotozoen (z. B. Leishmanien) und
- Darmprotozoen (z. B. Amöben).

▶ **Blut- und Gewebeprotozoen.** Blut- und Gewebeprotozoen werden durch bestimmte Vektoren übertragen, Krankheiten durch sie sind daher nicht ansteckend. Die Verbreitung dieser Protozoen beschränkt sich heute weitgehend auf tropische und subtropische Gebiete.

▶ **Darmprotozoen.** Darmprotozoen werden mit der Nahrung aufgenommen und mit dem Stuhl ausgeschieden. Ein Befall mit diesen Parasiten ist daher ansteckend, wenngleich auch nur in geringem Maße. Darmprotozoen sind in den Tropen und Subtropen weit verbreitet, kommen aber auch noch in der gemäßigten Klimazone vor, hier ist jedoch ihre Verbreitung gegenüber früheren Jahrhunderten durch bessere hygienische Verhältnisse (z. B. Abwassersysteme) deutlich zurückgegangen.

▶ **Vaginaltrichomonaden.** Eine Sonderstellung nehmen die Vaginaltrichomonaden ein, die auf sexuellem Wege direkt von Mensch zu Mensch übertragen werden.

Vertiefendes Wissen

In unseren Breiten treten Protozoen als Erreger der Toxoplasmose (Toxoplasma gondii), sehr selten auch der Lambliasis (Giardia lamblia) auf. Bedeutung als Krankheitserreger haben Toxoplasmen nur bei schwerem Immunmangel wie bei fortgeschrittener HIV-Infektion, außerdem in der Schwangerschaft.

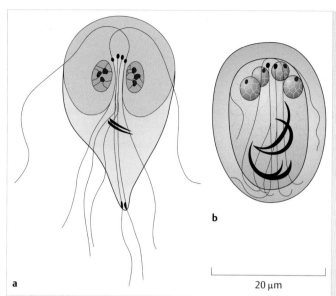

Abb. 8.3 Giardia lamblia.
a Trophozoit
b Zyste (Hof H, Dörries R: Duale Reihe - Medizinische Mikrobiologie. Thieme, Stuttgart 2002)

b

a   20 µm

8.2.1 Plasmodien

Plasmodien sind die Erreger der Malaria (▶ Abb. 8.4). In gemäßigtem Klima kommt die Malaria heute nicht mehr vor, in den Tropen und teilweise auch Subtropen ist sie jedoch weiterhin stark verbreitet. Die gefährliche M. tropica ist in den meisten tropischen Ländern vertreten, ganz besonders in Afrika südlich der Sahara. Durch Massentourismus und Einwanderung tritt die Malaria seit Jahren auch in den Industrieländern vermehrt auf. Die anderen Malariaformen, deren Erreger sich auch bei niedrigeren Außentemperaturen weiterentwickeln, kommen auch weiter nördlich vor. So gibt es die M. tertiana neuerdings wieder in den GUS-Staaten und der Türkei.

Man unterscheidet mehrere Formen der Malaria, die durch verschiedene Plasmodienarten hervorgerufen werden. Die Erreger der einzelnen Malariaformen sind:
- M. tropica (Fieber unregelmäßig): Plasmodium falciparum,
- M. tertiana (Fieber jeden zweiten Tag): P. vivax, P. ovale und
- M. quartana (Fieber jeden dritten Tag): P. malariae.

Gelangen Plasmodien in den Körper von Warmblütern, z. B. des Menschen, vermehren sie sich in den Erythrozyten (▶ Abb. 8.5a). Wenn infizierte Erythrozyten platzen und Plasmodienentwicklungsstadien, die sog. Merozoiten, frei werden, führt dies zu Fieber. Die M. tertiana sowie die M. quartana sind dadurch gekennzeichnet, dass Fieberschübe in regelmäßigen Abständen auftreten; dazwischen kann es fieberfreie Intervalle geben. Frei werdende Merozoiten infizieren neue Erythrozyten, in denen wiederum eine Vermehrung stattfindet. Hierdurch kommt eine lawinenartige Vermehrung in Gang. Diese ist besonders ausgeprägt bei der M. tropica, die deshalb auch die gefährlichste Malariaform darstellt.

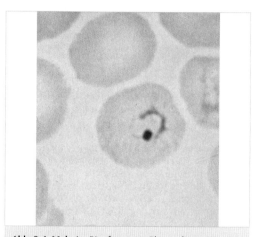

Abb. 8.4 Malaria. Ringform von Plasmodium vivax in Erythrozyt.

▶ **Übertragungswege.** Anophelesmücken (eine große Gruppe von Stechmücken), durch Bluttransfusionen und Organtransplantation (sehr selten).

▶ **Krankheitsbilder**
- Inkubationszeit mindestens 8 Tage, bei M. tropica auch bis 6 Monate, bei M. tertiana auch 5 Jahre (Spätrezidive) und bei M. quartana in extrem seltenen Fällen Jahrzehnte. Zu unterscheiden sind medizinisch unkomplizierte Verlaufsformen von Verläufen mit schweren Komplikationen:
- Unkomplizierte Malaria:
  ○ meist Fieber als Hauptsymptom

8

- anfangs häufig heftiger Schüttelfrost, starke Kopf- und Gliederschmerzen, ausgeprägtes Krankheitsgefühl (wie „schwere Grippe")
- starke Schweißausbrüche
- Komplizierte Malaria (fast ausschließlich bei M. tropica nach mehrtägiger Diagnoseverschleppung):
  - Erbrechen, Durchfall, Husten
  - Koma (zerebrale Malaria)
  - deutliche Luftnot (akutes Atemnotsyndrom)
  - fehlende Urinausscheidung (akute Niereninsuffizienz)
  - Gerinnungsstörungen
  - Multiorganversagen
  - tödlicher Ausgang häufig
- Bei Schwangeren schwerer Verlauf einer M. tropica; Plazentainsuffizienz kann zu Gedeihstörungen des Fetus und zu einer Frühgeburt führen.

Merke

Bei einem typischen Malariafieberanfall besteht oft ein starkes Krankheitsgefühl. Nach einigen Stunden sinkt der Patient erschöpft und mit Schweißausbrüchen in einen tiefen Schlaf, aus dem er mit Wohlbefinden und Fieberfreiheit erwacht. Trotz Abklingens des Fiebers sollte der Verdacht auf Malaria abgeklärt werden.

▶ **Diagnostik.** Wegen der Gefahr eines raschen tödlichen Ausgangs bei M. tropica ist die Diagnostik stets sofort als Notfalldiagnostik durchzuführen. Standard ist der mikroskopische Direktnachweis der Erreger im Ausstrich und sog. dicken Tropfen (▶ Abb. 8.5b). Schnelltests können eine wertvolle Ergänzung sein, z. B. zur zeitlichen Überbrückung bis zum Vorliegen des Mikroskopieergebnisses. Ein negatives Ergebnis – auch der mikroskopischen Untersuchung – schließt eine Malariaerkrankung nicht aus. Bei fortbestehenden Symptomen sind daher Wiederholungsuntersuchungen an den Folgetagen angezeigt. Zusätzlich ist die Bestimmung eines kleinen Blutbildes wertvoll, denn eine normale Thrombozytenzahl schließt zumindest eine komplizierte Malaria für die nächsten 24 Stunden weitestgehend aus. Bakteriologische Blutkulturen sind bei unklaren hochfieberhaften Zuständen aus differenzialdiagnostischen Erwägungen sinnvoll.

Vertiefendes Wissen

Diagnose nicht aus dem Fiebertyp stellen! Treten die Fieberanfälle alle zwei Tage auf, handelt es sich zwar mit hoher Wahrscheinlichkeit um die relativ harmlose M. tertiana. Bei der gefährlichen M. tropica dagegen gibt es jedoch keinen charakteristischen Fieberverlauf. Auf keinen Fall sollte daher der weitere Fieberverlauf für eine „Diagnosestellung aus dem Fiebertyp" abgewartet werden. Im Falle des Beginns einer M. tropica könnte dies zu schweren vermeidbaren Krankheitsfolgen führen.

Diagnoseverschleppung vermeiden! In der Regel beginnt die Erkrankung plötzlich mit Fieber, Schüttelfrost und akuten grippalen Symptomen wie Kopf- und Glie-

derschmerzen und Abgeschlagenheit. Bei Afrikanern aus Malariagebieten fehlt Fieber oft oder ist nur gering ausgeprägt. Auch bei nichtimmunen europäischen Patienten kann sehr selten das Fieber fehlen, was zu lebensgefährlicher Diagnoseverschleppung führen kann. Bei Kindern fehlt in der Regel Schüttelfrost. Eine Milzvergrößerung ist bei der Ersterkrankung klinisch meist nicht feststellbar. Bei Erkennen der Erkrankung in den ersten 24 (bis 48) Stunden nach Beginn der Symptome und sofortiger Therapie ist jede Malaria – auch jede M. tropica – leicht heilbar. Bei einer Verschleppung der Diagnose ist dagegen bei M. tropica bereits ab dem vierten Tag ein tödlicher Ausgang möglich. Daher gehört die Malaria zu den heimtückischsten Erkrankungen in der Medizin überhaupt. Eine Diagnoseverschleppung um einige Tage ist leicht möglich, weil am Folgetag nach dem Erkrankungsbeginn zunächst oft subjektive Besserung und Entfieberung eintreten und daher häufig eine abwartende Haltung eingenommen wird. Daher stellen sich Patienten mitunter hinsichtlich der Vermeidung eines komplizierten Verlaufs der M. tropica zu spät beim Arzt vor.

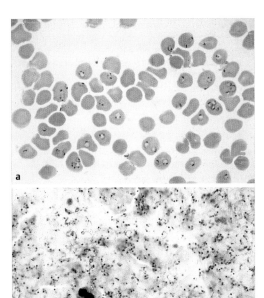

Abb. 8.5 Malaria.
a Blutausstrich von Malaria tropica mit zahlreichen „Siegelringzellen" in den Erythrozyten. Die ringförmigen Strukturen in den roten Blutkörperchen sind Plasmodien-Entwicklungsstadien (Merozoiten).
b „Dicker Tropfen" von Malaria tropica mit massenhaften Erregern. Besonders bei niedrigem Befall ist diese Konzentrationsmethode für eine rasche Erkennung von großem Nutzen. (Gerlach U, Wagner H, Wirth W: Innere Medizin für Pflegeberufe. Thieme, Stuttgart 2000)

8

Merke

Beim Anlegen von Blutkulturen wegen fieberhaften Erkrankungen sollte stets auch eine Malariadiagnostik veranlasst werden, wenn sich der Patient in den letzten Monaten in einem Malariagebiet aufgehalten hatte.

Vertiefendes Wissen

Durchführung der Blutuntersuchungen und Schnelltests:
- Mikroskopische Untersuchung: Benötigt wird EDTA- oder Kapillarblut, das auf einen Objektträger aufgebracht, getrocknet und speziell eingefärbt wird. Bei starkem Befall sind Malariaerreger gut in den Erythrozyten als sog. Siegelringzellen (▶ Abb. 8.5a) oder andere Stadien erkennbar. Die Untersuchung dauert 1–2 Stunden.
- Schnelltests werden mit speziellen Testkärtchen ähnlich wie Blutzuckeruntersuchungen durchgeführt.

▶ **Hygienemaßnahmen.** Basishygiene. Spezielle Hygiene- bzw. Isoliermaßnahmen nicht erforderlich, da Malaria nicht ansteckend ist. Vermeidung von Nadelstichverletzungen mit malariahaltigem Blut von Patienten.

Bei lang anhaltenden Hitzeperioden während der Sommermonate sollten sich keine Mücken im Krankenzimmer des Patienten befinden, da es auch bei uns potenziell geeignete Überträgermücken für Malaria gibt (Anophelesarten).

▶ **Therapie.** Medikamentös: Die M. tertiana und M. quartana werden nahezu ausschließlich mit Chloroquin behandelt. Die Behandlungsdauer beträgt 3–4 Tage. Bei M. tertiana wird zur Rezidivprophylaxe ggf. eine zwei- bis dreiwöchige ambulante Primaquinbehandlung angeschlossen. Eine M. tropica sollte bei uns wegen nicht vorhersehbarer akuter Komplikationen möglichst immer stationär behandelt werden.
- Bei Anfangsstadien und unkomplizierter M. tropica orale Gabe von Mefloquin, Proguanil/Atovaquon, Chinin oder Chloroquin (bei Infektion in Haiti bzw. in der Dominikanischen Republik).
- Bei Erbrechen oder bei Bewusstlosigkeit (komplizierte Malaria) intravenöse Verabreichung. Chinin ist in Ampullenform verfügbar, in tropenmedizinischen Zentren auch Artesunat. Chinin soll stets in Glukoselösungen infundiert werden, weil sonst ernste Hypoglykämien ausgelöst werden können. Bei möglicher Chininresistenz (Infektionen in Südostasien) oder hochgradigem Befall zusätzliche Verabreichung von Doxycyclin i. v. bzw. Artesunat.
- Bei einer komplizierten Malaria ist neben der intravenösen Malariatherapie oft eine intensivmedizinische Behandlung erforderlich mit maschineller Beatmung, Hämodialyse, Wasser-/Elektrolyt-Bilanzierung, Gerinnungsausgleich und Antibiose. Therapiebegleitend sollten möglichst tägliche Untersuchungen von Blutausstri-

chen oder „dickem Tropfen" mit Auszählung der Parasitenlast sowie des kleinen Blutbilds erfolgen.

Vertiefendes Wissen

Nach dem Beginn der Therapie jeder Malariaform sind noch bis zu 4 Tagen Plasmodien im Blut nachweisbar, Fieberschübe können noch 5–7 Tage auftreten. Die Parasitenanzahl muss jedoch täglich abnehmen, die Fiebertendenz nach unten weisen und der Thrombozytenwert allmählich ansteigen. Ist dies nicht der Fall, kann eine resistente Malaria vorliegen und die medikamentöse Therapie muss geändert werden.

▶ **Prophylaxe.** Bei Reisen in Malariagebiete vorbeugender Schutz vor Mückenstichen. Bei Reisen in Gebiete mit starker Malariaverbreitung prophylaktische Einnahme von Proguanil/Atovaquon, Mefloquin oder Doxycyclin (noch sehr selten Chloroquin allein oder in Kombination mit Proguanil), wobei Nebenwirkungen und Nutzen sorgfältig gegeneinander abgewogen werden müssen. Ist keine medikamentöse Prophylaxe angezeigt oder kann nicht innerhalb von 24 Stunden bei Auftreten von malariaverdächtigen Symptomen ein Arzt aufgesucht werden, wird Mitnahme eines Medikaments zu einer Selbstbehandlung im Notfall empfohlen. Im Blutspendewesen bestehen für Blutspender nach Tropenaufenthalt Sperrfristen.

▶ **Resistente Varianten.** Kommen besonders in Südostasien vor. Therapeutisch wirksam sind Proguanil/Atovaquon sowie besonders von der alten chinesischen Heilpflanze Artemisia annua abgeleitete Medikamente wie Artemether/Lumefantrin bzw. in Zentren für komplizierte Malaria-tropica-Fälle auch wie erwähnt intravenös zu verabreichende Medikamente für die intensivmedizinische Behandlung.

▶ **Meldepflicht.** Meldepflicht für das Labor nach § 7 IfSG ohne Namen

Pflegeschwerpunkt Malaria

Ob eine Malaria tropica, die bereits länger als 24 Stunden besteht, in ein kompliziertes Stadium übergeht, entscheidet sich mitunter innerhalb weniger Stunden. Ob eine komplizierte M. tropica trotz Intensivtherapie tödlich ausgeht oder komplett geheilt wird, entscheidet sich innerhalb weniger Tage der intensivmedizinischen Behandlung. Daher ist eine enge Zusammenarbeit zwischen ärztlichem und pflegerischem Personal auf der Intensivtherapiestation äußerst wichtig. Besondere Bedeutung für die Krankenpflege haben deshalb die folgenden Gesichtspunkte:
- Enge Zusammenarbeit mit dem Arzt bei der sofortigen Abklärung eines Malariaverdachts.
- Sorgfältige Überwachung von Malariapatienten:
  ○ Kontrolle von Temperatur, Blutdruck und Puls mehrmals täglich.

- Bestehen Luftnot oder Brechreiz?
- Lässt die Urinausscheidung nach?
- Ändert sich die Urinfarbe?
- Färbt sich der Urin deutlich dunkel, v. a. bei einer Chinintherapie, könnte es sich um das extrem seltene Schwarzwasserfieber handeln. Tritt dieses Symptom auf, ist die laufende medikamentöse Therapie sofort zu unterbrechen. Der diensthabende Arzt ist umgehend zu verständigen.
- Nach einer Nadelstichverletzung mit einer bei einem Malariapatienten gebrauchten Kanüle erfolgt die Vorstellung beim Durchgangsarzt.

8.2.2 Leishmanien

Leishmanien kommen v. a. in den Tropen und Subtropen vor mit einer relativen Häufung bereits in einigen Mittelmeerländern wie Griechenland oder Spanien. Durch Leishmanien werden zwei völlig unterschiedliche Krankheitsbilder hervorgerufen: die kutane und viszerale Leishmaniose (s. u.).

▶ **Übertragungswege.** Durch Schmetterlingsmücken (Phlebotomen, in Lateinamerika Lutzomyia).

▶ **Krankheitsbilder**
- Kutane Leishmaniosen: auch Hautleishmaniosen, Orientbeule, Bagdadbeule genannt; in Lateinamerika besondere Formen, v. a. Espundia als eine gefährlichere Hautleishmaniose.
  - Einzelnes schmerzloses Hautgeschwür, Abheilung von selbst innerhalb spätestens eines Jahres unter Hinterlassung einer deutlichen Narbe.
  - Espundia: chronischer Verlauf mit fortschreitender Zerstörung tieferer Hautschichten.
- Viszerale Leishmaniose (Kala-Azar): sehr gefährlich; tritt nach einigen Wochen, mitunter erst nach vielen Monaten oder sogar erst nach mehr als einem Jahr auf; Vermehrung der Erregers insbesondere in Zellen des Knochenmarks.
  - unregelmäßiges, hohes Fieber

- deutliche Milzvergrößerung
- Leukopenie, Anämie und Thrombopenie im Blutbild

Sowohl die kutane als auch die viszerale Leishmaniose kommen in der Reisemedizin vor. Durch ihre Seltenheit und leichte Verwechselbarkeit mit bei uns bekannteren Krankheiten können sie leicht verkannt werden, was bei der viszeralen Leishmaniose lebensgefährliche Folgen haben kann.

▶ **Diagnostik.** Kutane Leishmaniose: klinisch; Sicherung durch mikroskopische Untersuchung von Hautpartikeln vom Rand des Geschwürs; viszerale Leishmaniose: serologische Blutuntersuchung, Direktnachweis mithilfe einer Knochenmarkuntersuchung (nicht Blut – Erreger in ihm nur selten nachweisbar) in spezialisierten Labors.

▶ **Hygienemaßnahmen.** Basishygiene; spezielle Hygiene- bzw. Isoliermaßnahmen nicht erforderlich, da Leishmaniosen nicht ansteckend. Vermeidung von Verletzungen mit erregerhaltigem Material von Patienten. Bei lang anhaltenden Hitzeperioden während der Sommermonate sollten sich keine Mücken im Krankenzimmer des Patienten befinden, da es auch bei uns in einigen Gebieten (z. B. Rheinebene) potenziell geeignete Übertragermücken gibt.

▶ **Therapie.** Medikamentös, möglichst in tropenmedizinisch erfahrenen Einrichtungen; Gabe von Amphotericin B in liposomaler Form sowie Impavido, die ebenfalls resistente Formen, welche v. a. in Indien aufgetreten sind, erfassen; Behandlung erstreckt sich über mehrere Wochen; unbehandelt meist tödlicher Verlauf.

8.2.3 Trypanosomen

Erkrankungen, die durch Trypanosomen hervorgerufen werden, sind die afrikanische Schlafkrankheit im subsaharischen Afrika (▶ Abb. 8.6) und die Chagaskrankheit in Lateinamerika. In der Reisemedizin kommen beide Erkrankungen extrem selten vor. Die Infektion mit den Erregern der Chagaskrankheit, die über viele Jahre symptomlos bestehen kann, hat lediglich für das Blutspende-

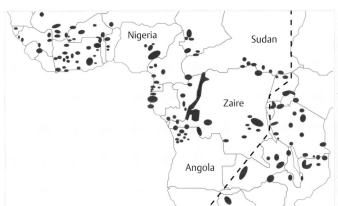

Abb. 8.6 Schlafkrankheit. Verbreitungsgebiete der afrikanischen Schlafkrankheit. Die Verbreitungsgebiete wechseln und ändern sich immer wieder.

8

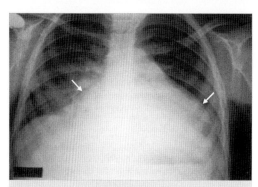

Abb. 8.7 Chagas-Krankheit. Durch die chronische Myokarditis hat sich das Herz deutlich vergrößert (siehe Pfeile). (Hof H, Dörries R: Duale Reihe - Medizinische Mikrobiologie. Thieme, Stuttgart 2002)

wesen in einigen Ländern, in die Einwohner aus Lateinamerika in größerer Anzahl zugewandert sind, eine gewisse Bedeutung erlangt.

▶ **Übertragungswege.** Durch Tsetsefliegen (afrikanische Schlafkrankheit); Raubwanzen (Chagaskrankheit).

▶ **Krankheitsbilder**
- Afrikanische Schlafkrankheit:
  ○ Im Endstadium tiefer Schlafzustand durch eine fortschreitende Hirnentzündung.
  ○ Unbehandelt in einem Zeitraum von Monaten bis Jahren immer tödlich.
- Chagaskrankheit:
  ○ Vergrößerung innerer Organe, v. a. des Herzens (▶ Abb. 8.7) durch allmähliche Zerstörung des Eingeweidenervensystems.

▶ **Diagnostik.** Serologischer Nachweis, bei afrikanischer Schlafkrankheit außerdem Untersuchung von Blutausstrich sowie Liquor.

▶ **Hygienemaßnahmen.** Basishygiene. Spezielle Hygiene- bzw. Isoliermaßnahmen nicht erforderlich, da nicht ansteckend. Vermeidung von Verletzungen mit erregerhaltigem Material.

▶ **Therapie.** Sie sollte stets in tropenmedizinischen Zentren erfolgen. Es stehen nur wenige spezifische Medikamente zur Verfügung, die über internationale Apotheken zu beziehen sind.

8.2.4 Darmprotozoen

Darmprotozoen sind v. a. in den Tropen und Subtropen häufig. Sie sind potenziell ansteckend, allerdings von niedriger Infektiosität. Viele Arten sind apathogen, einige wie Blastocystis hominis oder Dientamoeba fragilis fakultativ pathogen bzw. die Pathogenität ist nicht geklärt. Von medizinischer Bedeutung sind besonders zwei Arten, mit denen etwa 10 % der Weltbevölkerung durchseucht sind und die häufig gleichzeitig mit weiteren apathogenen oder möglicherweise pathogenen Darmprotozoen vorkommen:
- Entamoeba histolytica (landläufig als Amöben bezeichnet) und
- Giardia lamblia (Lamblien).

Die Krankheitsbilder durch Darmprotozoen betreffen v. a. Tropenrückkehrer sowie eingereiste Bewohner südlicher Länder (einschließlich der Mittelmeerländer), bei denen entsprechende Erkrankungen mitunter erst nach vielen Jahren des Aufenthalts in unseren Breiten ausbrechen.

Amöben

Unter einer Amöbiasis versteht man zunächst einen Befall durch Entamoeba histolytica – unabhängig davon, ob Krankheitssymptome auftreten oder nicht. Ein Befall des Darmlumens mit diesen Amöben kann über Jahre bestehen, ohne zu einer Erkrankung zu führen (reine Darmlumeninfektion). Dabei werden vegetierende sog. Minutaformen und v. a. Zysten mit dem Stuhl ausgeschieden, die monatelang in der freien Natur lebensfähig bleiben und über die Nahrungskette zur Ausbreitung der Infektion führen können. Der klinisch gesunde Zystenausscheider ist also eine Infektionsquelle für andere. Mitunter bilden sich im Darm eines befallenen Menschen jedoch sog. Magnaformen der Amöben, die in das Gewebe eindringen und zu schweren, ohne Behandlung sehr gefährlichen Erkrankungen führen können.

▶ **Desinfektionsmittelresistenz.** Nicht bekannt gegenüber den üblichen alkoholischen Desinfektionsmitteln.

▶ **Übertragungswege.** Fäkal-oral – am häufigsten indirekt über kontaminierte Nahrungsmittel und verseuchtes Wasser.

▶ **Krankheitsbilder**
- Amöbenkolitis (Amöbenruhr):
  ○ Durchfälle mit Blut- und Schleimabgang
  ○ in der Regel kein Fieber
  ○ ohne Behandlung häufig chronischer Verlauf
- Amöbom: lokalisierte, raumfordernde Entzündung im Dickdarm; äußerst selten
- Amöbenleberabszess: kann sich bereits nach Wochen, jedoch auch noch nach vielen Jahren nach einem Befall entwickeln
  ○ dumpfe Schmerzen im rechten Oberbauch
  ○ im Akutstadium deutliche Lebervergrößerung
  ○ hohes Fieber
  ○ Leukozytose
  ○ Komplikationen: bei längerer Verkennung und Fehlbehandlung droht eine Abszessruptur in die freie Bauchhöhle mit hoher Todesrate

Merke

Die Amöbenkolitis stellt eine wichtige Differenzialdiagnose zur Colitis ulcerosa dar, denn bei Verkennung und Fehlbehandlung sind lebensgefährliche Komplikationen möglich.

▶ **Diagnostik.** Untersuchung von Stuhl auf Protozoen („Stuhl auf Amöben") durch ein mikrobiologisch-parasitologisches Labor. Ein negatives Ergebnis schließt Amöben nicht aus, bei fortbestehendem klinischem Verdacht mindestens drei weitere Stuhluntersuchungen. Stuhl muss nicht ganz frisch sein, da sich Zysten viele Tage halten (Magnaformen halten sich zwar nur bis etwa 30 Min. nach Absetzen des Stuhls, jedoch werden auch bei akuter Amöbenkolitis meist noch genügend Zysten mit ausgeschieden). Beim Amöbenleberabszess sind zusätzlich eine Amöbenserologie und bildgebende Verfahren (Lebersonografie oder Leber-CT) von großer Bedeutung.

▶ **Hygienemaßnahmen.** Händedesinfektion (übliche bakterienwirksame Desinfektionsmittel) und allgemeine Hygieneregeln, besonders beim Stuhlgang.

▶ **Therapie.** Gegen Amöbiasis werden Metronidazol und Abkömmlinge dieser Substanz (z. B. Tinidazol) gegeben. Gegen die reine Darmlumeninfektion der Amöbiasis gibt es außerdem einige weitere spezielle Medikamente wie Paromomycin. Für eine sichere Sanierung wird nach der Metronidazol- eine Paromomycinbehandlung angeschlossen. Ein klinisch gesunder Ausscheider wird ähnlich behandelt, da Magnaformen bereits in das Gewebe eingedrungen sein können. Bei Amöbenleberabszessen wird Metronidazol verabreicht, gelegentlich in Kombination mit Chloroquin.

▶ **Meldepflicht.** Meldepflicht für das Labor nach § 7 IfSG (Enteritis infectiosa) und bei Beschäftigten im Lebensmittelbereich.

Lamblien

Lamblien (Giardia lamblia) sind Flagellaten (Geißeltierchen), die den oberen Dünndarm befallen.

▶ **Desinfektionsmittelresistenz.** Nicht bekannt gegenüber den üblichen alkoholischen Desinfektionsmitteln.

▶ **Übertragungswege.** Fäkal-oral – am häufigsten indirekt über kontaminierte Nahrungsmittel und verseuchtes Wasser, aber auch von Mensch zu Mensch, am ehesten bei Kindern durch engen Kontakt und Unsauberkeit.

▶ **Krankheitsbilder**
- Akut wässrige Durchfälle, Bauchschmerzen und mitunter Brechdurchfälle (v. a. bei Kindern; Lambliasis oder Giardiasis).

- Möglich sind chronische Verläufe mit nur geringen Beschwerden bzw. Infektionen ohne Krankheitssymptome.

▶ **Diagnostik.** Nachweis im Stuhl, aber auch im Gallensaft bzw. in Präparaten aus einer Dünndarmbiopsie.

▶ **Hygienemaßnahmen.** Händedesinfektion (übliche bakterienwirksame Desinfektionsmittel) und allgemeine Hygieneregeln, besonders beim Stuhlgang.

▶ **Therapie.** Verabreichung von Metronidazol oder Abkömmlingen dieser Substanz (z. B. Tinidazol). Wirksam sind auch weitere Medikamente wie Albendazol. Eine Lambliasis wird nur über 1–2 Tage behandelt. Bei Therapieversagen wiederholte Behandlungen mit anderen Medikamenten wie Albendazol.

▶ **Resistente Varianten.** Bis jetzt nicht sicher bekannt, jedoch kommt gelegentlich ein Therapieversagen vor.

▶ **Meldepflicht.** Meldepflicht für das Labor nach § 7 IfSG (Enteritis infectiosa) und bei Beschäftigten im Lebensmittelbereich

Pflegeschwerpunkt Befall mit Darmprotozoen

Werden im Labor Darmprotozoen nachgewiesen, sollte zunächst geprüft werden, ob es sich um pathogene oder apathogene Arten handelt, um nicht im Falle apathogener Arten unnötige Sorgen und Fehlinterpretationen auszulösen.

Wegen der potenziellen Infektiosität ist die Einhaltung der Hygieneregeln bei der Pflege von Patienten mit Amöben- bzw. Lamblienausscheidung besonders wichtig. Desinfektionsmaßnahmen müssen nach den Hygienerichtlinien durchgeführt werden. Dabei ist zu bedenken, dass bei Amöbenbefall – im Gegensatz zu bakteriellen Durchfallkrankheiten – der akut Kranke nicht die alleinige Infektionsquelle darstellt, sondern v. a. auch der klinisch gesunde Zystenausscheider. Der akut Kranke ist eher in geringerem Maße infektiös, da die von ihm ausgeschiedenen Magnaformen kurz nach der Ausscheidung zugrunde gehen. Ein Patient mit einem Amöbenleberabszess, bei dem häufig keine Amöben mehr mit dem Stuhl ausgeschieden werden, ist dagegen nicht infektiös.

Eine Isolierung bzw. Einzelunterbringung von Ausscheidern ist nicht vorgeschrieben und bei strikter Einhaltung der Hygieneregeln auch nicht zwingend erforderlich. Sie ist jedoch anzustreben, solange die Darmsanierung noch nicht abgeschlossen ist.

Bei jedem Einzelfall besteht Meldepflicht für das Labor nach § 7 IfSG (Enteritis infectiosa) und bei Beschäftigten im Lebensmittelbereich. Für alle anderen gilt die Meldepflicht für Ausbrüche nach § 6 IfSG (zwei oder mehr Fälle mit epidemiologischen Zusammenhang).

8

8.2.5 Toxoplasmen

Toxoplasmen (Toxoplasma gondii) ist der Erreger der Toxoplasmose, einer weitverbreiteten Erkrankung, wobei hinsichtlich der Verbreitung regionale Unterschiede in Abhängigkeit von der Katzendichte und von den Ernährungsgewohnheiten bestehen. Bei uns in Mitteleuropa ist die Durchseuchung in der Bevölkerung besonders hoch. Sie liegt bei Erwachsenen über 50 Jahre weit über 50 %.

Spezifischer Endwirt und einzige ausscheidende Infektionsquelle ist die Katze (▶ Abb. 8.8). Nahezu alle Freiläuferkatzen machen die Infektion innerhalb der ersten beiden Lebensjahre durch und scheiden nach einer gewissen Zeit infektiös werdende Stadien, die sog. Oozysten, mit dem Kot aus. Wenige Tage später sind diese infektiös. Die Ausscheidung der Oozysten dauert allerdings nur 1–3 Wochen. Da eine lebenslange infektgebundene Immunität besteht, werden danach in aller Regel von der Katze keine Oozysten mehr ausgeschieden. Im Freien bleiben die Oozysten viele Monate infektiös und stellen dadurch für viele Tiere und den Menschen über die Nahrungskette die Infektionsquelle dar. Nach der Aufnahme kommt es nach einem komplizierten Entwicklungszyklus schließlich in der quergestreiften Muskulatur, im Herzmuskel oder – wahrscheinlich am häufigsten – im Gehirn zu einem klei-

nen, meist lebenslang fortbestehenden Absiedlungsherd mit Toxoplasmen. Bei intaktem Immunsystem bleibt dieser Herd jedoch durch eine fortwährende Bildung von Antikörpern lokal begrenzt und erlangt klinisch keine Bedeutung. Die Antikörper verleihen gleichzeitig lebenslang eine Immunität sowohl gegenüber neu aufgenommenen Oozysten als auch gegen intrazellulär neu gebildete Gewebsformen der Toxoplasmen. Durch die entstehende Immunität kann man also nur einmal im Leben an Toxoplasmose erkranken. Lediglich die Augentoxoplasmose (Chorioretinitis) stellt eine Ausnahme dar.

In den meisten Fällen handelt es sich um eine unbemerkt einsetzende lebenslange latente Infektion ohne klinische Bedeutung. Selten tritt anfangs eine Lymphknotenschwellung am Hals auf. Die Infektion wird nur dann sehr bedeutsam, wenn sie während einer Schwangerschaft erfolgt, da sie durch das anfängliche Fehlen der Immunität auf den Fetus übergehen kann (angeborene Toxoplasmose). Schwere Erkrankungen (Toxoplasmoseabszess) kann eine Infektion auch bei immungeschwächten Menschen hervorrufen, da sich die Toxoplasmen dann im Absiedlungsherd ungehemmt vermehren können.

▶ Übertragungswege. Überwiegend indirekt oral durch die Aufnahme der Oozysten aus abgesetztem Katzenkot,

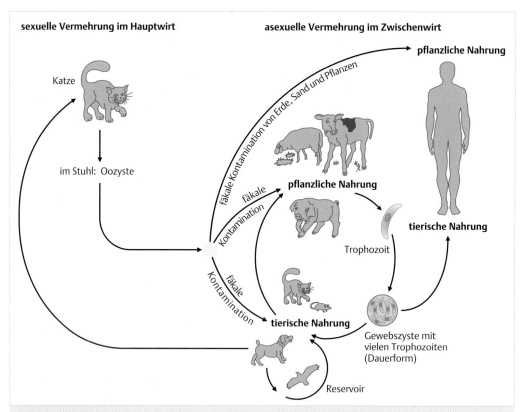

sexuelle Vermehrung im Hauptwirt

asexuelle Vermehrung im Zwischenwirt

pflanzliche Nahrung

Katze

fäkale Kontamination von Erde, Sand und Pflanzen

im Stuhl: Oozyste

pflanzliche Nahrung

fäkale Kontamination

tierische Nahrung

Trophozoit

fäkale Kontamination

tierische Nahrung

Gewebszyste mit vielen Trophozoiten (Dauerform)

Reservoir

Abb. 8.8 Toxoplasmose. Entwicklungszyklus. (Hof H, Dörries R: Duale Reihe - Medizinische Mikrobiologie. Thieme, Stuttgart 2002)

durch Schmier- und Schmutzkontaminationen (verschmutztes Fallobst, ungenügend gereinigte Erdbeeren, kontaminierte Erde); über den Verzehr von ungenügend erhitzten Fleisch- und Wurstwaren vom Schwein und Rind, insbesondere von rohem Fleisch („Hackepeter", Tatar).

▶ **Krankheitsbilder**

• Lymphknotentoxoplasmose (Inkubationszeit bis zu 20 Tagen):
  ○ meist im Jugend- bzw. frühen Erwachsenenalter zu Beginn der Infektion
  ○ Beginn meist einseitig am Hals, spätere Ausdehnung auf die Gegenseite möglich
  ○ gering schmerzhaft
  ○ nur selten geringe Temperaturerhöhungen
  ○ teilweise kann sich die Erkrankung über Monate mit An- und Abschwellen der Lymphknoten hinziehen
• Angeborene (konnatale) Toxoplasmose: Je früher die Infektion des Fetus erfolgt, umso schwerwiegender sind die Schäden beim Kind. Bei der Geburt sind sie meist noch nicht erkennbar, sondern erst nach Monaten oder Jahren. Symptome beim Vollbild sind:
  ○ intrazerebrale Verkalkungen
  ○ Hydrozephalus
  ○ Netzhautentzündung (Chorioretinitis)
  ○ Taubheit
  ○ geistige Retardierung
• Chorioretinitis (Netzhaut- bzw. Aderhautentzündung am Auge durch Toxoplasmen)
  ○ relativ häufige Erkrankung
  ○ plötzliche einseitige Sehstörungen („Schleiersehen" durch wolkige Glaskörpereintrübungen ▶ Abb. 8.9)
  ○ meist auf eine angeborene Toxoplasmose zurückzuführen, die lediglich die Netzhaut eines Auges befallen hat

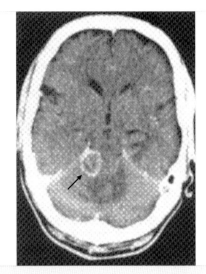

Abb. 8.10 Toxoplasmose. Im CT ist ein Rundherd zu erkennen. Bei dem Patienten handelt es sich um einen AIDS-Kranken. (Hof H, Dörries R: Duale Reihe - Medizinische Mikrobiologie. Thieme, Stuttgart 2002)

8

  ○ Unbehandelt erfolgt innerhalb weniger Wochen eine Selbstheilung mit zurückbleibenden Sehstörungen unterschiedlichen Ausmaßes
  ○ nach Jahren weitere Krankheitsschübe möglich
• Hirnabszesse:
  ○ entwickeln sich aus einer primären Hirnabsiedlung
  ○ entstehen meist erst, wenn die Zahl der T-Helferzellen über längere Zeit gering ist (daher Auftreten fast ausschließlich bei AIDS-Patienten ▶ Abb. 8.10)
  ○ Kopfschmerzen
  ○ Fieber
  ○ Lähmungserscheinungen
• Generalisierte Toxoplasmose:
  ○ extrem selten
  ○ fast nur bei fortgeschrittener Immunschwäche
  ○ lebensbedrohlich

Vertiefendes Wissen

Bei den Infektionen in der Netzhaut des Auges kann die Immunabwehr aus anatomischen Gründen nicht ausreichend wirksam sein. Nach dem Platzen von infizierten Netzhautzellen gelangen die Toxoplasmose-Gewebsformen in den Glaskörper. Dieser ist nicht durchblutet und somit ist der Gehalt an Antikörpern und Immunzellen zu niedrig, um die Erreger abtöten zu können. Die Parasiten können daher längere Zeit ungehindert neue Netzhautzellen in der Umgebung infizieren und sich vermehren. So ist zu erklären, dass auch bei vollständig Immungesunden bis ins Erwachsenenalter immer wieder Schübe von Netzhautentzündungen durch Toxoplasmen möglich sind.

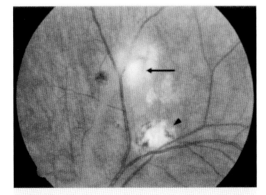

Abb. 8.9 Toxoplasmose. Frische Herde (langer Pfeil) und narbige Veränderungen (kurzer Pfeil) auf der Netzhaut des Auges bei einer Chorioretinitis. (Hof H, Dörries R: Duale Reihe - Medizinische Mikrobiologie. Thieme, Stuttgart 2002)

▶ **Diagnostik.** Ausschließlich serologisch; IgM-Antikörper zeigen eine frische Infektion, IgG-Antikörper das latente Infektionsstadium an. Eine Lymphknotentoxoplasmose wird daher durch den Nachweis von IgM-Antikörpern gesichert.

▶ **Hygienemaßnahmen.** Basishygiene. Keine speziellen Hygiene- bzw. Isoliermaßnahmen, da nicht ansteckend.

▶ **Therapie.** Latente Toxoplasmoseinfektionen und Lymphknotentoxoplasmose werden bei Menschen mit einem gesunden Immunsystem nicht behandelt. Eine frische Toxoplamoseinfektion in der Schwangerschaft wird medikamentös behandelt (im ersten Trimenon Gabe von Spiramycin, ansonsten werden über mindestens 3–6 Wochen Pyrimethamin und Sulfadiazin und gleichzeitig Folsäure gegeben, um hämatologische Nebenwirkungen zu verhindern; alternativ zu Pyrimethamin kann Clindamycin in Kombination oder auch allein eingesetzt werden). Angeborene Toxoplasmose beim Neugeborenen wird etwa ein Jahr behandelt. Eine Chorioretinitis im Jugend- und Erwachsenenalter bei Toxoplasmoseverdacht wird nur therapiert, wenn tatsächlich Sehstörungen bestehen (eher eine Prophylaxe gegenüber erneuten späteren Erkrankungsschüben, die zu bleibenden Sehstörungen führen können). Bei Hirnabszessen bei AIDS-Patienten länger andauernde Gabe von Medikamenten (Kombinationstherapie aus Pyrimethamin, Sulfadiazin und Folsäure) und nach der Therapie eine sog. sekundäre Prophylaxe mit den Medikamenten in niedrigerer Dosierung zur Verhütung von Rezidiven lebenslang bzw. über einen sehr langen Zeitraum.

▶ **Prophylaxe.** Verhütung einer angeborenen Toxoplasmose durch Erfassung einer frischen Infektion während der Schwangerschaft (Schwangerenscreening). Bei positiver Serologie zu Beginn einer Schwangerschaft kann keine neue Infektion und damit auch keine angeborene Toxoplasmose mehr eintreten und es sind keine weitere Kontrollen erforderlich. Bei negativer Serologie sind weitere Kontrollen während der Schwangerschaft in mehrwöchigen Abständen notwendig. Zeigt die Serologie im Laufe der Schwangerschaft dann eine frische Infektion an, ist umgehend eine Therapie zur Verhütung einer angeborenen Toxoplasmose einzuleiten.

> **Merke**
>
> Zur Verhütung einer frischen Toxoplasmoseinfektion in der Schwangerschaft ist es sehr wichtig, dass seronegative Frauen während einer Schwangerschaft den Umgang mit jungen Katzen und ihren Ausscheidungen sowie den Genuss von rohem Fleisch und ungenügend gewaschenem Obst strikt meiden.

▶ **Meldepflicht.** Meldepflicht für das Labor nach § 7 IfSG ohne Namen, nur bei infizierten Neugeborenen.

8.2.6 Trichomonaden

Trichomonas vaginalis (▶ Abb. 8.11 und ▶ Abb. 8.12) ist der Erreger der Trichomoniasis, einer lästigen, sonst weitgehend harmlosen Geschlechtskrankheit, die weltweit verbreitet ist. Die Erreger befinden sich auf den Schleimhäuten vorwiegend der äußeren Geschlechtsorgane einschließlich der Harnröhre. Es gibt bei beiden Geschlechtern einen relativ hohen Anteil klinisch gesunder Träger.

▶ **Übertragungswege.** Sexueller Körperkontakt.

▶ **Krankheitsbilder.** Symptome treten im Abstand von wenigen Tagen bis ca. 4 Wochen nach der Infektion auf:
• Juckreiz
• Rötungen
• teilweise Schmerzen
• verstärkt Ausfluss
• Brennen beim Wasserlassen

▶ **Diagnostik.** Mikroskopischer Nachweis im ungefärbten Abstrichpräparat anhand der charakteristischen Bewegungen sowie an dem typischen Aufbau der Erreger (▶ Abb. 8.12b).

▶ **Hygienemaßnahmen.** Sexualhygiene.

▶ **Therapie.** Gabe von Metronidazol entweder in einer hoch dosierten Einzelgabe oder – vorwiegend bei Frauen – in niedriger dosierten täglichen Gaben über eine Woche bei gleichzeitiger Mitbehandlung des Sexualpartners. Bei

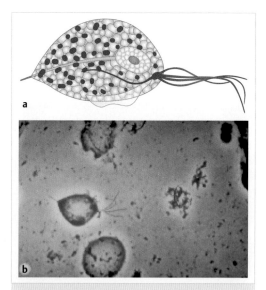

Abb. 8.11 Trichomonaden.
a Schemazeichnung
b mikroskopische Aufnahme (Hof H, Dörries R: Duale Reihe - Medizinische Mikrobiologie. Thieme, Stuttgart 2002)

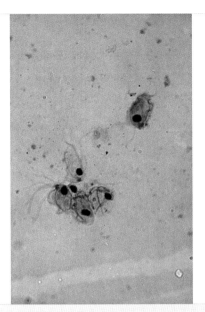

Abb. 8.12 Trichomonaden. Trichomonaden-Präparat. (Skibbe X, Löseke A: Gynäkologie und Geburtshilfe für Pflegeberufe. Thieme, Stuttgart 2001)

Schwangeren kann Metronidazol erst ab dem zweiten Trimenon in möglichst niedriger Dosierung gegeben werden.

8.3 Helminthen

Die Helminthen (Würmer) des Menschen sind entwicklungsgeschichtlich älter als die meisten Protozoen. Viele Arten haben sich zu stärker angepassten Schmarotzern entwickelt als so manche pathogene Protozoenart. So schädigen sie trotz ihrer enormen Größe (einige Bandwurmarten sind bis über 10 Meter lang) ihren Wirt in den meisten Fällen nicht, sondern lassen sich von ihm nur miternähren. Dies trifft besonders auf die im Darm schmarotzenden Würmer zu, die auch als Kommensalen („Tischgenossen") bezeichnet werden.

Vertiefendes Wissen

Schätzungsweise müssen Tausende Tonnen Reis in den tropischen Ländern jährlich zusätzlich angebaut werden, um die dort beim Menschen sehr häufig vorkommenden Spulwürmer mitzuernähren. Der hohe Verwurmungsgrad ist daher nicht nur von gesundheitlicher, sondern auch von volkswirtschaftlicher Bedeutung und trägt zur Unterernährung der Bevölkerung in diesen Ländern bei.

Einige wenige Wurmarten haben generell eine große klinische Bedeutung und potenziell kann fast jede Wurmart – je nach Wanderung und Ansiedlung im Körper – zu ernsten klinischen Komplikationen führen.

Bei den Würmern unterscheidet man folgende Klassen:
- Fadenwürmer (Nematoden)
- Saugwürmer (Trematoden)
- Bandwürmer (Zestoden)

8.3.1 Fadenwürmer

Zu den Fadenwürmern gehören Spulwürmer, Madenwürmer und andere Nematoden.

Spulwurm

Der Spulwurm (Ascaris lumbricoides) ist der Erreger der Askariasis und weltweit der häufigste Parasit (▶ Abb. 8.13). Gegenwärtig sind ca. 1 Milliarde Menschen befallen. Weibliche Spulwürmer erreichen eine Länge bis zu 40 cm, männliche Würmer nur bis zu 25 cm.

Nach der Eiaufnahme schlüpfen im oberen Darmtrakt die Larven, durchbohren die Darmwand und wandern über Pfortader, Leber und Blutkreislauf in die Lunge, wo sie mehrere Tage lang weiter heranreifen. Anschließend wandern sie über die oberen Luftwege, den Rachen und die Speiseröhre wieder in den Magen-Darm-Trakt. Dort entwickeln sie sich zu erwachsenen Würmern und paaren sich. Die Weibchen legen einige Zeit nach der Paarung

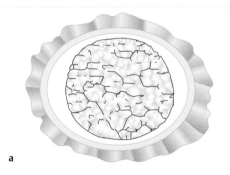

a

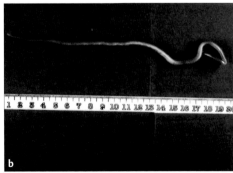

b

Abb. 8.13 Spulwurm.
a Schemazeichnung eines Eies
b Wurm (Gerlach U, Wagner H, Wirth W: Innere Medizin für Pflegeberufe. Thieme, Stuttgart 2000)

Eier, die mit dem Stuhl ins Freie gelangen, wo sie monatelang infektionsfähig bleiben und auf diesem Wege in die Nahrung gelangen. Sie sind allerdings nicht sofort ausgereift. Im Ei entwickelt sich innerhalb von etwa 10–14 Tagen im Freien eine infektionsfähige Larve. Fäkal-orale Schmierinfektionen wie bei bakteriellen Darminfektionen spielen hier daher überhaupt keine Rolle.

Bis zum Bau von Kanalisation bzw. Kläranlagen vor etwa 100 Jahren war der Spulwurm auch bei uns weit verbreitet, vereinzelt auch noch bis nach dem Zweiten Weltkrieg. Durch den Ferntourismus werden es heute hin und wieder diagnostiziert – mitunter bei einem Spontanabgang aus dem Anus oder durch Wurmerbrechen. Zu uns aus warmen Ländern eingereiste Menschen sind häufig befallen, ohne dass sie gesundheitliche Beschwerden haben. Die geregelte Abwasserentsorgung und die Abkehr von der Klärschlammdüngung im Obst- und Gemüseanbau verhindern, dass sich die Erreger bei uns wieder ausbreiten.

▶ **Übertragungswege.** Durch pflanzliche Nahrung, v. a. durch Gemüse, das mit ausgereiften Wurmeiern aus menschlichen Fäkalien kontaminiert ist.

▶ **Krankheitsbilder.** Meist asymptomatisch. Bei massivem Befall oder durch Wurmwanderungen:
- Eosinophiles Lungeninfiltrat: tritt zwischen dem 3. und 15. Tag infolge Larvenwanderungen durch die Lunge auf und führt zu asthmaähnlicher Symptomatik (Wurmlarven lassen sich im Sputum nachweisen); fast nur noch in tropischen Ländern und auch dort nur noch selten.
- Darmverschluss (Askarideniileus): fast nur noch in tropischen Ländern.
- Stauungsikterus (Askaridenikterus): durch Einwanderung eines Wurms in den Gallengang.

▶ **Diagnostik.** Bei Verdacht auf eosinophiles Lungeninfiltrat (nur denkbar unmittelbar nach Tropenrückkehr) Sputumuntersuchung auf Larven. Eier von Askariden lassen sich im Stuhl frühestens 9–12 Wochen nach Aufnahme infektiöser Eier nachweisen; liegt der Aufenthalt in einem tropischen Land länger als 2 Jahre zurück, können Bauchbeschwerden nicht mehr mit einem Askaridenbefall zusammenhängen, da die Lebensdauer von Askariden 1,5 bis maximal 2 Jahre beträgt.

▶ **Hygienemaßnahmen.** Händewaschen nach Kontakt mit Erdboden sowie gründliches Waschen bzw. Kochen von Salaten, Obst und Gemüse in Endemiegebieten.

▶ **Therapie.** Gabe von Mebendazol über 3 Tage. Bei Askarideniileus ist eine chirurgische Entfernung nötig.

Hunde- und Katzenspulwürmer

Hunde- und Katzenspulwürmer (Toxocara canis bzw. T. cati) sind die Erreger der Toxocariasis, auch Larva migrans visceralis genannt. Diese tierischen Spulwurmarten kommen auch in unseren Breiten vor, weshalb man bei Hun-

den und Katzen Entwurmungskuren durchführt. Der Mensch kann die Eier, ähnlich wie beim menschlichen Spulwurm, oral aufnehmen. Er ist aber kein echter Wirt, sodass sich die Larven nach Durchdringen der Darmwand nicht zu erwachsenen Würmern weiterentwickeln können, sondern im Gewebe verschiedener Körperareale umherwandern. Dadurch entsteht in der Regel eine starke Eosinophilie. Der Verlauf der Toxocariasis ist oft asymptomatisch, wodurch der Befall häufig nur zufällig entdeckt wird. Mitunter bestehen aber ganz unterschiedliche akute Krankheitsschübe.

▶ **Übertragungswege.** Durch pflanzliche Nahrung, die mit Eiern verschmutzt ist, oder durch Essen mit schmutzigen Fingern. Bei Kindern z. B. durch Spielen in Sandkästen, in denen von befallenen Hunden bzw. Katzen Kot abgesetzt worden ist.

▶ **Krankheitsbilder**
- hohes Fieber
- deutliche Eosinophilie
- uncharakteristische Beschwerden
- gelegentlich Augenbefall (Netzhaut – lokaler Entzündungsherd)
- teilweise stark rezidivierende Symptomatik; dennoch gute Prognose durch folgenlose Selbstheilung nach Absterben der Larven. Sehr vereinzelt führen zerebrale oder kardiale Komplikationen zum Tod

▶ **Diagnostik.** Serologische Untersuchung, die zur Abklärung einer unklaren Eosinophilie gehört.

▶ **Hygienemaßnahmen.** Händewaschen nach Gartenarbeit. Gründliches Waschen von Erdbeeren sowie Fallobst vor dem Verzehr. Fernhalten von Haustieren von Kinderspielplätzen und Sandkästen.

▶ **Therapie.** Bei deutlicher Symptomatik Therapieversuche mit Albendazol, auch in Verbindung mit Kortikosteroiden. Besonders bei Befall eines Auges ist eine hochdosierte medikamentöse Therapie oder eine Behandlung mit Laser angezeigt.

▶ **Prophylaxe.** Routinemäßige veterinärmedizinische Entwurmungskuren bei jungen Hunden und Katzen sowie die Vorstellung beim Tierarzt, wenn z. B. ein Hundebesitzer den Abgang von Spulwürmern beim Hund bemerkt.

Hakenwürmer

Hakenwürmer (Ancylostoma duodenale, Necator americanus) sind die Erreger der Ancylostomiasis. Die bis max. 15 mm großen Parasiten sind in tropischen Ländern bei der barfuß laufenden Bevölkerung weit verbreitet, da sich aus den Eiern im Boden Larven entwickeln, die durch die intakte Haut eindringen. Nach einem Entwicklungszyklus siedeln sich die erwachsenen Würmer im Dünndarm an und saugen dort Blut. Die Lebensdauer beträgt viele Jahre. Man schätzt, dass etwa 700 Mio. Menschen Wurmträger sind.

▶ **Übertragungswege.** Barfußlaufen bzw. direkter Bodenkontakt mit ungeschützter Haut in ländlichen Gebieten tropischer Länder.

▶ **Krankheitsbilder**
• Anämie
• Eiweißmangel

▶ **Diagnostik.** Nachweis von Wurmeiern im Stuhl.

▶ **Hygienemaßnahmen.** Vermeiden von Barfußlaufen/ direktem Hautkontakt mit potenziell kontaminiertem Erdboden in tropischen Endemiegebieten.

▶ **Therapie.** Gabe von Mebendazol über 3 Tage.

▶ **Prophylaxe.** In den sog. Entwicklungsländern das Tragen von Schuhen und das Anlegen von Latrinen.

Hunde- und Katzenhakenwürmer

Hakenwürmer von Hunden (Ancylostoma braziliense), seltener von Katzen, kommen in unseren Breiten nicht vor. Die Larven dringen ähnlich wie beim menschlichen Hakenwurm durch die Haut ein. Der Mensch ist aber ein Fehlwirt, weshalb sie bei ihm das Hautorgan nicht in die Tiefe verlassen können. Sie wandern dann als Larven wochenlang in der Haut umher und verursachen das als Hautmaulwurf bezeichnete Krankheitsbild.

▶ **Übertragungswege.** Barfußlaufen bzw. sonstiger ungeschützter Haut-Boden-Kontakt, z. B. an Badeständen.

▶ **Krankheitsbild.** Charakteristische stark juckende Gänge.

▶ **Diagnostik.** Klinische Blickdiagnose, die in der Reisemedizin bei Badeurlaubern (v. a. an den Füßen) nach der Rückkehr aus den Tropen häufiger gesehen wird (▶ Abb. 8.14).

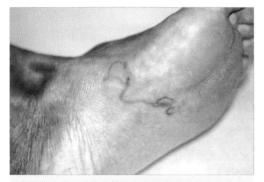

Abb. 8.14 Hautmaulwurf. Typische Gänge durch tierische Hakenwurmlarven. (Löscher T, Burchard GD. Tropenmedizin in Klinik und Praxis. Thieme, Stuttgart 2010)

▶ **Therapie.** Anwendung von mintezolhaltigen Salben, die speziell angefertigt werden müssen, sowie in hartnäckigen Fällen Verabreichung von Albendazoltabletten.

▶ **Prophylaxe.** Tragen von Schuhen bzw. die Vermeidung vor direktem Bodenkontakt bei Fernreisen – besonders auch an tropischen Badeständen.

Madenwürmer

Madenwürmer (Oxyuris vermicularis syn. Enterobius vermicularis) sind die Erreger der Oxyuriasis (Enterobiasis). Die Größe beträgt wenige Millimeter. Sie sind weltweit verbreitet, besonders in Kindereinrichtungen der Industrieländer. Hier liegt die Durchseuchungsrate bei weit über 50 % (▶ Abb. 8.15).

Die weiblichen Oxyuren wandern nach der Eiausreifung nachts in den Analring, wo sie große Mengen von Eiern in die Analfalte ablegen, was als Juckreiz verspürt wird. Danach gehen die Würmer zugrunde. Es können daher nach der Eiablage im Stuhl zahlreiche abgestorbene, mitunter auch noch lebende Würmer beobachtet werden. Ihre Lebensdauer beträgt maximal 100 Tage. Da die Eier allerdings bereits innerhalb weniger Stunden ausreifen und durch die orale Aufnahme sofort zu einer neuen Infektion entweder des Patienten selbst oder einer anderen Person führen können, besteht der Befall in wenigen Fällen bei manchen Erwachsenen jahrelang fort. Dabei sind auch sog. „stumme Wurmträger" in der Familie anzunehmen. In den meisten Fällen, v. a. im Kindesalter, tritt bei dieser kurzen Lebensdauer eine Selbstheilung ein, ohne dass der Befall bemerkt worden ist.

▶ **Übertragungswege.** Mensch zu Mensch (fäkal-oral), Finger-Anus-Mund-Kontakt bei Kindern nachts Ursache einer Selbstinfektion (Autoinfektion), vermutlich auch Einatmen von „Staubeiern" im Wohnumfeld.

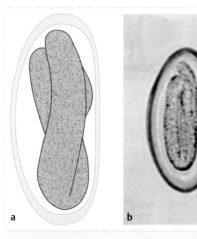

a   b

Abb. 8.15 Madenwurm.
a Ei mit Embryo
b mikroskopische Aufnahme

8

▶ **Krankheitsbild**
- nächtlicher Analjuckreiz
- Bei Kleinkindern unruhiger Schlaf, häufiges Kratzen im Analbereich, bei Mädchen auch im Vulvabereich.
- Bei Erwachsenen teilweise trotz peinlichster Toiletten- und Esshygiene chronisch-rezidivierende Verläufe, vermutlich durch fortgesetzte Reinfektionen im Wohnumfeld bzw. in der Familie.

▶ **Diagnostik.** Mikroskopische Untersuchung von abgegangenen Würmern, die in Stuhlröhrchen mit physiologischer Kochsalzlösung gesammelt wurden. Bei Kleinkindern auch Anwendung der Zellophanklebestreifenmethode, bei Erwachsenen Analabstrich.

▶ **Hygienemaßnahmen.** Schutzhandschuhe und peinliche Sauberkeit bei den Untersuchungen.

▶ **Therapie.** Bei erstmaligem Befall einmalige medikamentöse Behandlung mit Mebendazol, Pyrvinium, Albendazol, Pyrviniumembonat oder ähnlichen Substanzen. Bei Rezidiven ggf. nochmals eine Behandlung nach 2–4 Wochen. Bei fortbestehendem Befall in Gemeinschaftsunterkünften von Kindern (Gruppeninfektion) kann eine simultane Behandlung aller Beteiligten indiziert sein. Bei chronisch-rezidivierendem Befall, v. a. im Erwachsenenalter, führt oft eine „biozyklusadaptierte Familienbehandlung" zum Erfolg: Behandlung aller Familienmitglieder über 3–6 Monate in 28-täglichem Abstand mit einem äußerst wirksamen Wurmmittel wie Albendazol (tötet Würmer und auch Larven in den Eiern); Schwangere dürfen wegen eines erhöhten Missbildungsrisikos aber nicht mit diesem Medikament behandelt werden!

▶ **Prophylaxe.** Konsequentes Waschen der Hände nach dem Stuhlgang. Vor allem bei Kindern Tragen von Schlafanzug bzw. Unterwäsche während des Schlafes zur Vermeidung von wiederholter Selbstinfektion (Autoinfektion). Auskochen bzw. heißes Waschen der benutzten Unter- und Bettwäsche.

Trichinen

Trichinen (Trichinella spiralis) sind die Erreger der Trichinosen. Sie kommen eher in gemäßigtem Klima vor und waren früher auch bei uns verbreitet. Trichinen gelangen in die quergestreifte Muskulatur und kapseln sich dort ab (▶ Abb. 8.16). Vor allem durch gesetzliche Fleischbeschau („Trichinenschau") bei Schlachttieren, die konsequent fortzusetzen ist, sind Trichinosen in Mitteleuropa weitgehend eliminiert worden. Einzelfälle kommen aber sehr vereinzelt auch weiterhin vor, wenn bei Hausschlachtungen von Schweinen bzw. von erlegtem Jagdwild eine Fleischbeschau nicht konsequent durchgeführt wird, wobei dann oft Gruppenerkrankungen auftreten. Dies betrifft mitunter auch ausländische Bürger bei uns nach Teilnahme an Schlachtfesten im Heimatland.

▶ **Übertragungswege.** Verzehr von befallenem rohem bzw. ungenügend erhitztem Fleisch.

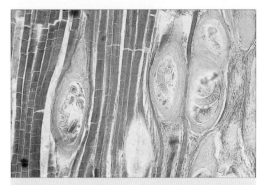

Abb. 8.16 Trichinella spiralis. Trichinen in einem Muskelpräparat. (Hof H, Dörries R: Duale Reihe - Medizinische Mikrobiologie. Thieme, Stuttgart 2002)

▶ **Krankheitsbilder**
- Fieber
- Eosinophilie
- Muskelschmerzen
- von der Lokalisation der Trichinen im Organismus abhängige Beschwerden

▶ **Diagnostik.** Hauptsächlich durch serologische Untersuchungen und Muskelbiopsien. Wenn vorhanden, sollte auch das Fleisch des Schlachttieres mit untersucht werden.

▶ **Hygienemaßnahmen.** Fleisch eines befallenen Schlachttieres sollte, soweit noch vorhanden, aus dem Handel genommen werden.

▶ **Therapie.** Verabreichung von Albendazol und anderen Medikamenten.

▶ **Prophylaxe.** Fleischbeschau.

▶ **Meldepflicht.** Meldepflicht für das Labor nach § 7 IfSG.

Filarien

Filarien sind die Erreger der Filariosen und in den Tropen – etwa zwischen dem nördlichen und südlichen Wendekreis – weit verbreitet. In unseren Breiten kommen sie nicht vor, da hier die speziellen Überträgermücken bzw. -fliegen fehlen. Schwerpunktgebiet ist Zentral- und Westafrika. Insgesamt sind dort viele Millionen Menschen befallen.

Filarien sind Nematoden, die nicht im Darm, sondern in Lymphgefäßen, im Bindegewebe unter der Haut bzw. in anderen Körperregionen des Menschen leben. Während ihres viele Jahre dauernden Lebens im Wirt bilden die erwachsenen Würmer (Makrofilarien) beständig neue Mikrofilarien. Eier fehlen, da die Filarien lebend gebärend sind.

Unter den Filarien gibt es apathogene und pathogene Arten. Pathogene Arten sind:
- Wucheria bancrofti,

- Onchocerca volvulus (v. a. im tropischen Afrika) und
- Loa loa (v. a. in West- und Zentralafrika).

In der Reisemedizin – auch bei längerem Aufenthalt – werden Filariosen fast nie beobachtet. Bei Einwohnern aus Endemiegebieten, die z. B. zum Studium zu uns gekommen sind, werden mitunter frühe Filariosestadien festgestellt. Besonders bei unklarer Eosinophlie bei ausländischen Bürgern aus den Tropen ist mit an sie zu denken.

▶ **Übertragungswege.** Durch spezielle blutsaugende Mücken oder Fliegen, die bei der Blutmahlzeit sog. Mikrofilarien aufnehmen.

▶ **Krankheitsbilder**
- allgemein deutliche Bluteosinophilie
- Wucheria bancrofti:
  ○ chronisch-schleichender Verlauf
  ○ Verschluss von Lymphgefäßen, dadurch im Verlauf von Jahren monströse einseitige Lymphschwellungen in den unteren Extremitäten und äußeren Genitalien („Elephantiasis")
- Onchocerca volvulus (Onchozerkose):
  ○ chronisch-schleichender Verlauf
  ○ starker Hautjuckreiz
  ○ subkutane Hautknoten, die erwachsene Würmer (Makrofilarien) enthalten
  ○ bei einigen Formen zunehmende Augenentzündung durch Einwanderung von Mikrofilarien mit allmählicher Erblindung („afrikanische Flussblindheit", da v. a. in Flusstälern verbreitet; ▶ Abb. 8.17)
- Loa loa:
  ○ flüchtige Hautschwellungen
  ○ gelegentlich sichtbare Wurmwanderung im Auge unter der Bindehaut

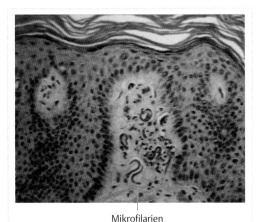

Mikrofilarien

Abb. 8.17 Mikrofilarien. Hautpräparat mit Mikrofilarien (Hof H, Dörries R: Duale Reihe - Medizinische Mikrobiologie. Thieme, Stuttgart 2002)

▶ **Diagnostik.** Nachweis von Mikrofilarien im Kapillarblut oder Blutausstrich; Mikrofilarien sind bereits in einem nativen Blutstropfen mikroskopisch erkennbar. Außerdem serologische Untersuchungsverfahren.

Vertiefendes Wissen

Beim Nachweis der Filarien im Blut ist die Tageszeit der Blutabnahme entscheidend: bei W. bancrofti nachts, bei Loa loa tagsüber. Wenn tags und nachts Filarien nachweisbar sind, handelt es sich in erster Linie um eine apathogene Art.

▶ **Hygienemaßnahmen.** Schutz vor Insektenstichen in tropischen Ländern.

▶ **Therapie.** Medikamentös mit Albendazol, Ivermectin u. a. Die Onchozerkose wird heute bei uns über längere Zeit mit Doxycyclin, gefolgt von Einzelgaben von Ivermectin, behandelt. Chirurgische Entfernung von subkutan gut zugänglichen Onchozerkoseknoten. Massenbehandlungen in afrikanischen Hochendemiegebieten durch orale Einzelgaben von Ivermectin in Halbjahres- bzw. Jahresabständen.

8.3.2 Saugwürmer

Saugwürmer (Trematoden) sind mit Saugnäpfen versehene Würmer von ovaler Gestalt und wenigen Zentimetern Größe. Sie werden auch als „Egel" bezeichnet. Ein Befall mit ihnen ist niemals ansteckend, da sie für ihren Biozyklus ausnahmslos bestimmte Schnecken als Zwischenwirte benötigen (bei Schistosomen z. B. Wasserschnecken, beim großen Leberegel z. B. Landschnecken). Ihre Verbreitung hängt vom Vorhandensein der spezifischen Zwischenwirtschnecken ab, jedoch auch von bestimmten Ernährungsgewohnheiten und vom Kontakt mit verseuchtem Wasser.

Nach dem Ansiedlungsort im Organismus unterscheidet man folgende vier Gruppen:
- Adernegel (Schistosomen)
- Leberegel
  ○ Chinesischer Leberegel (Clonorchis sinensis): kommt in Südostasien vor; Aufnahme durch rohe Gerichte aus Süßwasserfisch
  ○ Großer Leberegel (Fascioloa hepatica) weltweit verbreitet
  ○ Darmegel (Fasciolopsis buski): kommen in Südostasien vor, weiterhin viele apathogene Arten kleinerer Gestalt in mehreren tropischen Gebieten
- Lungenegel (Paragonimus westermani): in Ostasien; Aufnahme durch rohe Krabben

Unter den Egeln gibt es pathogene und apathogene Arten. Die apathogenen Arten finden sich v. a. im Darm.

Schistosomen

Schistosomen, die Erreger der Bilharziose (Schistosomiasis), sind weltweit die bei Weitem medizinisch bedeutsamsten Trematodenarten (▶ Abb. 8.18). Bei den menschenpathogenen Arten handelt es sich um obligate Tropenhelminthen. Zwischenwirte sind spezielle Süßwasserschnecken. In sie dringen Wimpernlarven ein, die aus Schistosomeneiern im Wasser freigesetzt werden. Diese Eier werden von befallenen Menschen mit dem Urin oder Stuhl ausgeschieden. Von den Schnecken werden nach einiger Zeit massenweise infektiöse Erregerstadien, Zerkarien, in das Wasser entlassen. Die Zerkarien dringen durch die intakte Haut des Menschen, wenn er sich im Wasser aufhält (▶ Abb. 8.19). Nach einem Entwicklungszyklus entwickeln sich in ihm erwachsene Schistosomen, die sich in kleinen Venen um Harnblase bzw. Darm ansiedeln und dort viele Jahre überleben können. Sie legen in den Venengefäßen kontinuierlich Eier ab, welche die Harnblasen- bzw. Darmwand durchdringen und mit Urin

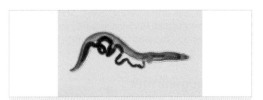

Abb. 8.18 Schistosoma mansoni. Wurmpärchen. Das kleinere Weibchen wird vom größeren Männchen umschlossen. (Hof H, Dörries R: Duale Reihe - Medizinische Mikrobiologie. Thieme, Stuttgart 2002)

bzw. Stuhl ausgeschieden werden. Somit ist der Biozyklus geschlossen.

Die Erkrankungen entstehen v. a. dadurch, dass bei der Blasenbilharziose viele Eier in der Harnblasenwand stecken bleiben und zu einer chronischen Entzündung führen. Bei der Darmbilharziose werden die Eier über die Pfortader in die Leber verschleppt und rufen dort durch Mikroembolien eine zunehmende Leberfibrose mit deutlichem Pfortaderhochdruck hervor. Bei allen Formen können Eier über den Blutstrom verschleppt werden, z. B. in die Lunge, wodurch ein pulmonaler Hochdruck entsteht. Mitunter gelangen Eier auch in das Zentralnervensystem und können zu ernsten neurologischen Komplikationen führen.

Die Schwere entstehender Erkrankungen hängt wesentlich vom Befallsgrad, der sog. Wurmlast, ab. Sie ist bei Bewohnern tropischer Endemiegebiete, die fortgesetzten Neuinfektionen ausgesetzt sind, weitaus höher als z. B. bei Touristen, die nur einmalig durch Baden in einem Fluss oder einem See wie dem Malawisee infiziert wurden. Bei nur geringem Befall gibt es viele klinisch gesunde Wurmträger bzw. Eiausscheider.

Hauptsächlich betroffen ist die arme Landbevölkerung im gesamten Afrika. Kanalisationen fehlen weitgehend. Kinder werden bereits befallen, wenn sie in Süßgewässern baden, Reisbauern und Wäscherinnen stehen im Reisfeld bzw. im Fluss. Weitere Endemiegebiete außerhalb Afrikas befinden sich in Jemen, im Nordosten Brasiliens, auf den Philippinen und in China, wobei in China in den vergangenen Jahrzehnten die Verbreitung deutlich gesenkt werden konnte. Bei uns könnte sich eine Bilharziose trotz Verunreinigung von Binnengewässern mit den Wurmeiern nicht ausbreiten, da hier die speziellen tropischen Zwischenwirtschnecken fehlen.

8

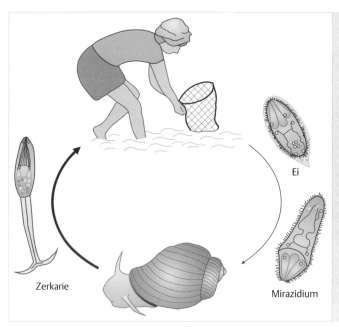

Abb. 8.19 Schistosoma mansoni. Entwicklungszyklus. (Gerlach U, Wagner H, Wirth W: Innere Medizin für Pflegeberufe. Thieme, Stuttgart 2000)

Ei

Zerkarie

Mirazidium

▶ **Übertragungswege.** Wasserkontakt bzw. das Baden in verseuchten tropischen Süßgewässern.

▶ **Krankheitsbilder**
- In den ersten Wochen vorübergehend hohes Fieber („Katayama-Fieber") mit hoher Bluteosinophilie.
- Urogenitalbilharziose (Blasenbilharziose. Erwachsene Würmer leben in den kleinen Venen um die Harnblase, daher auch der Name „Adernegel"):
  - blutiger Urin (Makrohämaturie bzw. Mikrohämaturie im Urinstatus innerhalb von Monaten nach Infektion)
  - Störungen der Harnentleerung
  - in Spätstadien einseitige zunehmende Rückenschmerzen durch Nierenstauung
  - bei schwerem Verlauf örtlich eine ausgedehnte chronische Entzündung mit Harnblasenverkalkung, Uretereinengung (dadurch zunehmende Harnstauung) und mitunter ein Harnblasenkarzinom
- Intestinalbilharziose (Darmbilharziose; erwachsene Würmer leben in den kleinen Venen um den Dickdarm einschließlich dem Rektum):
  - blutig-schleimige Durchfälle
  - diffuse Bauchschmerzen
  - später in schweren Fällen Vergrößerung von Leber und Milz, Aszites und Blutungen aus den Ösophagusvarizen
- Pulmonaler Hochdruck durch Verschleppung von Eiern in die Lunge.
- Neurologische Komplikationen durch Verschleppung von Eiern in das Zentralnervensystem.

▶ **Diagnostik.** Nachweis der Eier im Urin bzw. im Stuhl. Schistosomeneier haben einen für jede Schistosomenart charakteristischen „Stachel" (▶ Abb. 8.20). Diagnostische Treffsicherheit im Urin ist höher, wenn er erst in der Mittagszeit und möglichst erst nach körperlicher Belastung gewonnen wird. Ein negatives Ergebnis schließt einen Schistosomenbefall nicht aus, weshalb mehrere Kontrollen durchzuführen sind. Bei trotz negativen Ergebnisses fortbestehendem Verdacht Blasenspiegelung bei Urogenitalbilharziose bzw. Rektumspiegelung bei Intestinalbilharziose – jeweils mit Biopsie. Außerdem serologische Untersuchung und Differenzialblutbild, das eine Bluteosinophilie zeigt. Bei länger bestehenden Erkrankungen Ultraschalluntersuchung, um die Ausdehnung zu beurteilen.

▶ **Hygienemaßnahmen.** Meiden von Baden in natürlichen Süßgewässern in tropischen Endemiegebieten.

▶ **Therapie.** In Anfangsstadien Gabe von Praziquantel. In Spätstadien mit schweren Formen von Nierenstauung oder Pfortaderhochdruck sind trotz medikamentöser Sanierung mitunter komplizierte urologische bzw. gastroenterologische Operationen notwendig.

Vertiefendes Wissen

Die weltweit bei Wasservögeln vorkommenden Schistosomenarten sind Erreger der Badedermatitis. Gelangen die Zerkarien (Wurmzwischenstadien) in den Menschen, können sie sich nicht weiterentwickeln und bleiben in der Haut stecken. Hierdurch entsteht nach dem Baden eine charakteristische Hautentzündung („rote Punkte", ▶ Abb. 8.21), die stark juckt – daher auch Swimmers Itching genannt – und nach wenigen Wochen von selbst abklingt. Antihistaminhaltige Salben können den Juckreiz lindern. Diese harmlose Erkrankung kommt bei Badeurlaubern nach dem Baden sowohl in Süß- als auch in Salzwasser vor. Da auch in unseren Breiten Enten und andere Wasservögel befallen sind, tritt die Erkrankung auch bei uns auf.

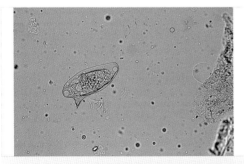

Abb. 8.20 Schistosoma mansoni. Schistosoma mansoni. Ei mit „Stachel". (Gerlach U, Wagner H, Wirth W: Innere Medizin für Pflegeberufe. Thieme, Stuttgart 2000)

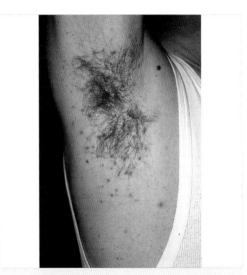

Abb. 8.21 Badedermatitis. Typisches Bild (nach Baden in der Karibik). (Hof H, Dörries R: Duale Reihe - Medizinische Mikrobiologie. Thieme, Stuttgart 2002)

Großer Leberegel (Fasciola hepatica)

Diese Wurmart kommt weltweit besonders bei Weidetieren (Rinder, Schafe, Ziegen) vor. Die erwachsenen Würmer erreichen eine Länge von ca. 2–4 cm und eine Dicke von ca. 1 cm. Sie parasitieren jahrelang in den kleinen Gallengängen der Leber. Ihre Eier gelangen mit dem Gallensaft in den Darm der Tiere und werden mit dem Kot ausgeschieden (▶ Abb. 8.22). Die aus den Eiern frei werdenden Wimpernlarven gelangen in die Zwischenwirtschnecken (bestimmte Land- und Wasserschnecken), aus denen nach einem längeren Vermehrungszyklus wieder Zerkarien schlüpfen. Diese Zerkarien bilden längere Zeit überlebensfähige Zysten (Metazerkarien) an Pflanzen und werden so von Weidetieren aufgenommen. In der Leber dieser Tiere entstehen innerhalb weniger Monate wieder erwachsene Egel. Der Mensch ist, besonders bei uns, vom Großen Leberegel sehr selten betroffen.

▶ **Übertragungswege.** Verzehr von kontaminierten Salaten oder Gewürzgräsern (z. B. Brunnenkresse) oder durch Kauen an kontaminierten Strohhalmen (Befall mitunter erkennbar an weißen stecknadelkopfartigen Gebilden an den Pflanzen).

▶ **Krankheitsbilder**
- In den ersten Wochen hohes allergisches Fieber mit gleichzeitiger deutlicher Bluteosinophilie.
- Dumpfes Druckgefühl im rechten Oberbauch durch Leberschwellung.

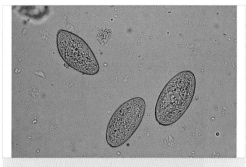

Abb. 8.22 Leberegel. Eier des Leberegels.

- Später gelegentlich uncharakteristische Bauchbeschwerden.
- Selten Ikterus durch Gallengangsverschluss.

▶ **Diagnostik.** Nachweis der Eier im Stuhl oder auch im Gallensaft (Probengewinnung z. B. im Rahmen einer endoskopisch-retrograden Cholangiopankreatografie, ERCP). Serologische Untersuchungen sind in spezialisierten Labors möglich.

▶ **Therapie.** Zur Therapie wird das aus der Veterinärmedizin stammende Mittel Triclabendazol eingesetzt. Fehlen Beschwerden weitgehend, kann auch die Spontansanierung abgewartet werden. Da der Mensch ein eher wenig geeigneter Wirt ist, verlassen ihn die Egel oft bereits innerhalb eines Jahres – meist unbemerkt – auf natürlichem Weg über den Darm.

▶ **Prophylaxe.** Salat, Kresse und Fallobst usw. sollten gründlich gewaschen werden, besonders wenn sich der Garten in unmittelbarer Nähe von Weideflächen befindet.

8.3.3 Bandwürmer des Menschen

Bandwürmer bestehen aus einem winzigen Kopf, mit dem sie sich im Dünndarm des Endwirtes festhalten, einem kurzen Hals und einer sich daran anschließenden langen Gliederkette, deren Länge bei den verschiedenen Arten sehr unterschiedlich ist (wenige Zentimeter beim Zwergbandwurm bis etwa 10 m beim Rinderbandwurm). Die einzelnen Glieder der Kette werden Proglottiden genannt (▶ Abb. 8.23).

Jedes Glied bildet selbstständig Eier. Am Ende eines Wurms lösen sich die massenhaft mit Eiern gefüllten Glieder ab, während hinter dem Kopf ständig neue Glieder nachwachsen. Bei einigen Arten lösen sich die Glieder bereits im Darm auf, bei den meisten jedoch verlassen sie im Ganzen den Darm bzw. werden mit dem Stuhl ausgeschieden und setzen im Freien massenhaft Eier frei. Diese Eier sind monatelang in der freien Natur überlebensfähig. Für die Aufrechterhaltung des Biozyklus müssen die meisten Bandwurmarten durch orale Aufnahme in einen Zwischenwirt gelangen, in dessen Muskulatur oder Organen (z. B. Leber) sie zystenartige Dauerstadien (Finnen usw.) bilden. Daher ist ein Bandwurmbefall in den meisten Fällen nicht von Mensch zu Mensch über-

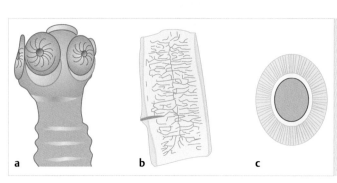

Abb. 8.23 Rinderbandwurm.
a Kopf
b Proglottide
c Ei (Gerlach U, Wagner H, Wirth W: Innere Medizin für Pflegeberufe. Thieme, Stuttgart 2000)

a   b   c

tragbar. Die Übertragung auf den Endwirt erfolgt durch den Verzehr von befallenem Fleisch der Zwischenwirte in rohem oder ungenügend gekochtem Zustand.

Definition

Zystizerkose: Befall eines Zwischenwirtes mit Finnen

Bandwürmer, bei denen der Mensch der Endwirt ist, sind:
- Rinderfinnenbandwurm (Taenia saginata),
- Schweinefinnenbandwurm (Taenia solium),
- Fischbandwurm (Diphyllobotrium latum) und
- Zwergbandwurm (Hymenolepis bzw. Vampirolepis nana).

Ihre Verbreitung hängt weitgehend von der Art der kommunalen Abwasserbeseitigung, von der Tierhaltung, von veterinärhygienischen Kontrollen, individuell aber ganz besonders vom eigenen Essverhalten ab. Vegetarier können z. B. selbst in Gebieten starker Verbreitung nicht von den ersten drei Arten befallen werden – abgesehen vom Zwischenwirtstadium des Schweinefinnenbandwurms durch Aufnahme von Eiern mit der Nahrung in Endemiegebieten.

Rinder- und Schweinefinnenbandwurm

Früher waren beide Bandwurmarten bei uns weit verbreitet. Seit weit über einem halben Jahrhundert kommt die weitaus gefährlichere Art – der Schweinefinnenbandwurm (s. u.) – bei uns in Mitteleuropa nicht mehr vor. Dies ist in erster Linie darauf zurückzuführen, dass Schweine durch die Stallhaltung nicht mehr mit menschlichen Fäkalien in Kontakt kommen, wodurch der Biozyklus unterbrochen ist. Außerdem sind die Finnen bei der gesetzlichen Fleischbeschau gut feststellbar. Beim Rinderfinnenbandwurm dagegen bestehen durch die Düngung von Weiden mit Klärschlämmen („Jauchen") besonders günstige Voraussetzungen für die Aufrechterhaltung des Biozyklus. Durch die weitgehende Einstellung dieser Oberflächendüngung und durch die Maßnahmen der Fleischüberwachung ist auch der Rinderfinnenbandwurm in den letzten Jahren bei uns deutlich seltener geworden.

Im Ausland ist der Rinderfinnenbandwurm v. a. in Äthiopien noch weit verbreitet, wo rohes Rindfleisch für einen Großteil der Bevölkerung eine Delikatesse darstellt. Der Schweinefinnenbandwurm ist noch weit verbreitet in Südostasien und Lateinamerika, teilweise auch noch in Osteuropa.

Die mit dem Stuhl abgehenden Bandwurmglieder sind ca. 1,5–2 cm lang und sehen bei beiden Arten sehr ähnlich aus. Die Glieder des Rinderfinnenbandwurms sind jedoch eigenbeweglich, die des Schweinefinnenbandwurms dagegen weitgehend unbeweglich. Mitunter verlassen Glieder des Rinderfinnenbandwurmes aktiv den Enddarm und wandern dann einzeln am Körper, in der Unterwäsche oder im Bettlaken umher.

Der Schweinefinnenbandwurm ist deshalb gefährlicher, da der Mensch nicht nur Endwirt ist, sondern sich in ihm auch das gefährliche Zwischenwirtstadium entwickeln kann (Zystizerkose). Im Darm aus Eiern geschlüpfte Larven durchdringen die Darmwand und siedeln sich in verschiedenen Geweben wie quergestreifte Muskulatur oder Gehirn in Form von Zysten (Finnen) an.

▸ **Übertragungswege.** Verzehr von rohem finnenhaltigem Rindfleisch (Schabefleisch, Tatar) bzw. Schweinefleisch (Hackepeter). Fäkal-orale Aufnahme der Eier des Schweinbandwurms mit Nahrung bzw. Trinkwasser in Endemiegebieten.

▸ **Krankheitsbilder**
- Bandwurmbefall: meist nur geringe Beschwerden, jedoch Ekelgefühl durch Abgang von Bandwurmgliedern mit dem Stuhl.
- Zystizerkose: meist nur geringe Beschwerden bei Absiedlung in quergestreifter Muskulatur.
- Neurozystizerkose: relativ häufig in Endemiegebieten und oft sehr gefährlich ist der Hirnbefall, mitunter mit Krämpfen und neurologischen Ausfällen.

▸ **Diagnostik.** Untersuchung der abgegangenen Bandwurmglieder und Untersuchung des Stuhls auf Eier. Diagnostik der Zystizerkose durch serologische Untersuchung und bildgebende Verfahren (Schädel-CT, -MRT).

▸ **Hygienemaßnahmen.** Bei Schweinefinnenbandwurmbefall bis zum Abschluss der Sanierung allgemeine Toilettenhygiene wichtig.

▸ **Therapie.** Die heutige medikamentöse Behandlung der Bandwürmer durch eine orale Einmalgabe von Praziquantel in niedriger Dosierung ist fast immer erfolgreich. Unbehandelt würde ein Bandwurm ein Alter von mehr als 15 Jahren im Darm des Menschen erreichen können. Bei Zystizerkose und Neurozystizerkose sind längere Behandlungen mit unterschiedlichen Medikamenten in hoher Dosierung erforderlich, ggf. auch neurochirurgische Eingriffe bei Neruozystizerkose.

▸ **Prophylaxe.** Meiden von rohen bzw. ungenügend erhitzten Fleischgerichten im Ausland, v. a. bei Fernreisen.

Fischbandwurm

Diese Bandwurmart kommt regional noch in Osteuropa (z. B. Baltikum), vereinzelt in skandinavischen Ländern und in Asien vor. Der Fischbandwurm erreicht oft eine Länge von mehr als 10 m. Eine Besonderheit besteht darin, dass er der Nahrung Vitamin B_{12} entzieht und dadurch zur Vitamin-B_{12}-Mangel-Anämie führen kann. Die Bandwurmglieder lösen sich in der Regel bereits im Darm auf.

▸ **Übertragungswege.** Durch rohe oder ungenügend erhitzte Gerichte mit Süß- oder auch Salzwasserfischen.

▶ **Krankheitsbilder**
- mitunter symptomlos
- Vitamin-B$_{12}$-Mangel-Anämie

▶ **Diagnostik.** Mikroskopische Untersuchung des Stuhls auf Eier.

▶ **Hygienemaßnahmen.** Meiden ungenügend erhitzter Fischgerichte in Endemiegebieten.

▶ **Therapie.** Einmalbehandlung mit Praziquantel.

Zwergbandwurm

Der Zwergbandwurm – er wird lediglich 2–6 cm lang – gilt als der häufigste Bandwurm des Menschen. Er ist v. a. in den wärmeren Ländern einschließlich dem Mittelmeergebiet verbreitet und wird am häufigsten im Kindesalter angetroffen. Im Erwachsenenalter erlischt meist die Infektion – vermutlich durch eine zunehmende Immunität. Trotz Massentourismus und Migration wird ein Befall bei uns allerdings nur selten festgestellt. Der Mensch ist der alleinige Wirt (für einige Stämme wird lediglich in Nagetieren ein zusätzliches Reservoir vermutet). Die Glieder zerfallen bereits im Darm.

▶ **Übertragungswege.** Oral durch Aufnahme der Eier, durch Schmutz- und Schmierinfektionen sowohl eine fäkal-orale Selbstinfektion als auch eine Übertragung von Mensch zu Mensch, z. B. in Gemeinschaftseinrichtungen von Kindern sowie in Familien.

▶ **Krankheitsbilder**
- oft symptomlos
- besonders bei Kindern diffuse Bauchbeschwerden

▶ **Diagnostik.** Mikroskopische Untersuchung des Stuhls auf Eier.

▶ **Hygienemaßnahmen.** Allgemeine Toilettenhygiene bis zum Abschluss der Sanierung.

▶ **Therapie.** Einmalbehandlung mit Praziquantel (höhere Dosierung). Durch die fäkal-orale Übertragbarkeit sind Partner- und Familienuntersuchungen und ggf. eine entsprechende Mitbehandlung angezeigt (evtl. auch über Gruppenbehandlungen bei Gemeinschaftsunterkünften).

8.3.4 Echinokokken

Echinokokken sind die Erreger der Echinokokkose. Endwirte sind Hunde, Füchse und andere fleischfressende Tiere, Zwischenwirte sind dagegen Schafe, Ziegen und andere pflanzenfressende Tiere sowie Nagetiere, die den Endwirten als Nahrung dienen. Beim Menschen bildet sich nach Aufnahme der Eier ebenfalls das Zwischenwirtstadium aus. Der Mensch kann von zwei Echinococcusarten befallen werden, ist allerdings für beide ein Fehlwirt, stellt also innerhalb des Biozyklus eine biologische Sackgasse dar. Es handelt sich um:

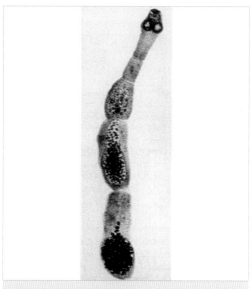

Abb. 8.24 Echinokokken. Erwachsener Wurm. (Hof H, Dörries R: Duale Reihe - Medizinische Mikrobiologie. Thieme, Stuttgart 2002)

- Hundebandwurm (Echinococcus granulosus) und
- Fuchsbandwurm (E. multilocularis, frühere Bezeichnung: E. alveolaris, ▶ Abb. 8.24).

Der Befall des Menschen mit dem Fuchsbandwurm ist deutlich gefährlicher als der Befall mit dem Hundebandwurm, da die Erkrankung zum Zeitpunkt der Diagnose häufig nicht mehr operativ geheilt werden kann. Früher verlief sie meist innerhalb weniger Jahre tödlich, heute kann dagegen selbst bei den inoperablen Fällen von Fuchsbandwurmbefall eine medikamentöse Langzeittherapie das Langzeitüberleben erheblich verbessern. Ein Hundebandwurmbefall ist dagegen in der Mehrzahl gut operabel, unterdessen auch einem perkutanen Behandlungsverfahren zugängig, und selbst bei inoperablen Fällen ist für eine Heilung eine medikamentöse Dauerbehandlung in der Regel nicht erforderlich.

Die nur wenige Zentimeter großen Bandwürmer leben im Darm ihrer Endwirte Hund bzw. Fuchs. Diese scheiden die Bandwurmglieder mit dem Kot aus. Die Glieder können jedoch nur kurze Zeit nach dem Absetzen des Kotes beobachtet werden, da sie bei Erkalten rasch abwandern. Dabei setzen sie massenhaft Eier in der Umgebung frei, die sich sehr lange in der Natur halten und infektionsfähig bleiben.

Nach Aufnahme von Eiern schlüpfen im Organismus die Larven, die sich danach in verschiedenen Organen ansiedeln. Betroffen ist v. a. die Leber, aber auch Lunge, Gehirn, Knochensystem und andere Organe werden befallen.

Innerhalb eines längeren Zeitraums (beim Menschen meist innerhalb von Jahren bis Jahrzehnten) entwickeln sich aus den Larven Zwischenwirtstadien, die beim Menschen im Bereich der Leber die Größe eines Kindskopfes erreichen können. Es handelt sich hierbei nicht um einfache Zysten, sondern beim Hundebandwurm um „Brutkapseln", sog. Hydatiden, beim Fuchsbandwurm um infiltrativ wachsende und das befallene Organ zunehmend zerstörende Gebilde.

Die Infektion der Endwirte geschieht z. B. durch Verfütterung ungekochter Schlachtabfälle von befallenen Weidetieren an Hunde. In der Natur wird der Fuchs durch Verzehr z. B. von infizierten Mäusen oder Ratten im Wald befallen. Für Hund bzw. Fuchs stellt der Bandwurmbefall keine schwere Erkrankung dar.

Der Hundebandwurm ist – regional unterschiedlich stark – weltweit verbreitet und v. a. in Schafzuchtgebieten häufig anzutreffen. Der Fuchsbandwurm dagegen kommt nur in der gemäßigten Klimazone des Nordens und hier auch nur in einigen Regionen vor: in Mitteleuropa in den Alpenländern (Nordschweiz, Österreich), in Deutschland bisher v. a. in Bayern und im Südschwarzwald. Durch Zunahme der Fuchspopulation ist allerdings eine allmähliche Ausbreitung nach Norden festzustellen.

▶ **Übertragungswege.** Oral durch die Aufnahme der Eier mit pflanzlicher Nahrung, z. B. mit kontaminierten Waldfrüchten, der Hundebandwurm auch durch Schmierinfektion beim Spielen mit einem befallenen Hund.

▶ **Krankheitsbilder**
- Symptome meist erst im Erwachsenenalter
- durch Leberbefall zunehmender dumpfer Druckschmerz im rechten Oberbauch
- weitere Symptome und Komplikationen durch andere Organlokalisationen wie pathologische Frakturen durch Knochenbefall

▶ **Diagnostik.** Serologischer Nachweis von Antikörpern und bildgebende Verfahren (z. B. Oberbauchsonografie bzw. CT). Erkennbar „gekammerte Zysten" in der Leber sind charakteristisch für den Befall mit dem Hundebandwurm (▶ Abb. 8.25), der deshalb auch zystische Echinokokkose heißt. Der Befall mit Fuchsbandwurm wird als alveoläre Echinokokkose bezeichnet. Die Unterscheidung

zwischen Hunde- und Fuchsbandwurmbefall ist sehr wichtig und ist mitunter nur in spezialisierten Einrichtungen mit neueren serologischen und histologischen Untersuchungsverfahren sicher möglich.

▶ **Hygienemaßnahmen.** Operativ entfernte Gewebe und Flüssigkeit sind durch den Gehalt an bereits infektionsfähigen Larvenstadien als infektiös einzuschätzen und entsprechend zu behandeln.

▶ **Therapie.** Bei einer zystischen Echinokokkose (Hundebandwurm) besteht die Therapie in der operativen Entfernung der gekammerten Zyste – oft in Kombination mit einer medikamentösen Behandlung zur Vorbeugung eines Rezidivs. Neuerdings kann auch in geeigneten Fällen durch ein sog. Punktions-Aspirations-Injektions-Reaspirations-Verfahren unter sonografischer Kontrolle die Heilung erreicht werden. Bei einer alveolären Echinokokkose (Fuchsbandwurm) steht dagegen die medikamentöse Behandlung im Vordergrund, da durch das infiltrative Wachstum mit weitgehender Durchsetzung der Leber häufig keine operative Sanierung möglich ist. Durch eine Langzeit- bzw. Dauertherapie mit Albendazol liegt die 5-Jahres-Überlebensquote dabei auch unter Einschluss der inoperablen Fälle heute über 90 %.

▶ **Prophylaxe.** Keine Verfütterung unsicherer Schlachthausabfällen an Hunde. Vorstellung des eigenen Hundes beim Tierarzt für eine Sanierung, wenn Abgang von Bandwurmgliedern beobachtet wurde, sowie Untersuchungen bei Familienmitgliedern hinsichtlich eines möglicherweise eingetretenen Befalls. Wegen der Gefahr eines Fuchsbandwurmbefalls kein Verzehr von ungewaschenen bzw. unabgekochten Waldfrüchten, Fernhalten von Kindern bei der Zubereitung von Waldpilzen – v. a. in Endemiegebieten.

▶ **Meldepflicht.** Meldepflicht für das Labor nach § 7 IfSG ohne Namen.

8.4 Arthropoden

Definition

Ektoparasiten: Parasiten, die von außen auf dem Körper parasitieren.

Arthropoden sind nicht nur bedeutende Überträger von Parasiten und anderen Krankheitserregern, sondern sie treten auch selbst als Ektoparasiten auf. Da sie von außen parasitieren, sind durch sie hervorgerufene Krankheitsbilder in der Dermatologie gut bekannt. Ist die Stichreaktion mit Juckreiz verbunden, handelt es sich um ausgesprochene „Lästlinge". Besonders lästig sind die Stiche von sogenannten Gnitzen, die mitunter nach Gartenarbeit auftreten und zu lang anhaltenden, stark juckenden Hautausschlägen führen können. Bei einigen Arten allerdings wird der Stich nicht bemerkt – so z. B. der Stich von Ze-

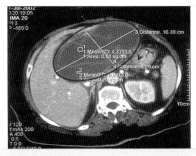

Abb. 8.25 Echinokokkose. Gekammerte Echinokokkenzyste von einem Hundebandwurm in der Leber (CT). (Hof H, Dörries R: Duale Reihe - Medizinische Mikrobiologie. Thieme, Stuttgart 2002)

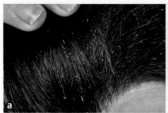 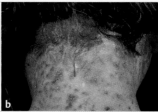

Abb. 8.26 Kopfläuse.
a Nissen.
b Nackenekzem nach Lausbissen. (Skibbe X, Löseke A: Gynäkologie und Geburtshilfe für Pflegeberufe. Thieme, Stuttgart 2001)

cken (Ixodes rhizinus, Holzbock), wodurch in unseren Breiten verschiedene Krankheitserreger übertragen werden können, v. a. Borrelia burgdorferi (Borreliose) und FSME-Viren (Frühsommer-Meningoenzephalitis), oder auch der von Anophelesmücken, die die Malaria übertragen. Bedeutsamere Krankheitsbilder im Sinne von Ektoparasitosen sind v. a. in den wärmeren Ländern verbreitet und daher bei uns in der Reisemedizin bekannt.

Stiche von Insekten können aber auch mit Keimen der Hautflora bakteriell superinfiziert werden. Eine Folge können Hautabszesse sein (meist durch Staphylococcus aureus hervorgerufen). In ausgeprägten Fällen ist dann eine chirurgische Behandlung erforderlich.

Bei einigen Arten, z. B. Läusen und Krätzmilben, ist eine direkte Übertragbarkeit von Mensch zu Mensch von Bedeutung. Die Gefahr einer Verbreitung bzw. Wiederverbreitung bei uns ist jedoch durch die Veränderung der Lebensbedingungen (keine beengten Wohnverhältnisse, rasche ärztliche Untersuchung und Behandlung) und durch Bekämpfungsmaßnahmen allgemein als gering einzuschätzen.

8.4.1 Insekten

Zu den als Ektoparasiten lebenden Insekten zählen:
• Läuse,
• Flöhe,
• Wanzen,
• Mücken und
• Fliegen

Läuse

Bei den Läusen unterscheidet man:
• Kopfläuse (Pediculus capitis; ▸ Abb. 8.26),
• Kleiderlaus (Pediculus humanus) und
• Filz- oder Schamlaus (Phtiris pubis; ▸ Abb. 8.27).

Sie sind je nach Art etwa 1–4 mm groß (am größten sind die Kleiderläuse) und dadurch mit dem bloßen Auge erkennbar.

Kopfläuse treten seit längerer Zeit auch bei uns wieder häufiger auf. Sie kommen in der Kopfbehaarung vor und befallen auch gepflegte Köpfe. Kleiderläuse waren zuletzt im Zweiten Weltkrieg verbreitet und hatten als wichtigste Überträger des Fleckfiebers (eine gefährliche Rickettsiose) eine große Bedeutung. Sie kommen hauptsächlich in der Bekleidung, gelegentlich aber auch in der Körperbehaarung und in Bettwäsche vor. Filzläuse sind weltweit verbreitet und kommen vor allem zwischen den Schamhaaren, gelegentlich aber auch in der Achselbehaarung vor.

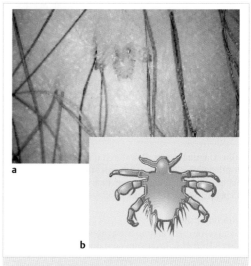

Abb. 8.27 Filzlaus.
a Eine Filzlaus klammert sich an zwei Schamhaaren fest.
b Schemazeichnung.

▸ **Übertragungswege.** Kopflaus durch engen Kontakt von Mensch zu Mensch durch v. a. in Betreuungseinrichtungen für Kinder. Kleiderlaus durch gemeinsam genutzte Kleidung und Bettwäsche. Filzlaus beim Geschlechtsverkehr und durch gemeinsam genutzte Kleidung und Bettwäsche.

▸ **Krankheitsbilder**
• Kopflausbefall Pediculosis capitis: lästiger Juckreiz im gesamten Kopfhaarbereich, besonders auch in der Nackenpartie.
• Kleiderlausbefall: stammbetont juckende Stichreaktionen.
• Filzlausbefall: durch die Stiche der Schamläuse kleine blaue Flecken, Rötungen, vergleichsweise schwacher Juckreiz.

▸ **Diagnostik**
• Kopflaus: makroskopisch durch Suche nach sog. Nissen (Eiern), die im Gegensatz zu Kopfschuppen fest am Haar haften (▸ Abb. 8.26a), und Läusen, die sich eher an den Haarschäften über der Kopfhaut befinden (besonders an der Nackenhaargrenze und hinter den Ohren). Suche nach entzündete Kratzspuren (▸ Abb. 8.26b).

8

- Kleiderlaus: makroskopisch durch Suche nach Nissen und Läusen in der Kleidung (meist an Stoffnähten und Falten).
- Filzlaus: makroskopisch durch Suche nach Nissen an der Schambehaarung, mitunter auch an der Achselbehaarung, gelegentlich auch an Barthaaren, Wimpern und Augenbrauen.

▶ **Hygienemaßnahmen.** Meiden eines engen Körperkontakts mit Befallenen (auch kurzzeitiger Haarkontakte).

▶ **Therapie**
- Kopflaus: Anwendung von Lösungen mit Lindan oder Pyrethroiden (Pyrethrum, Permethrin). Nissen werden zusätzlich mit verdünntem Essig und mit einem Nissenkamm entfernt. Engere Kontaktpersonen sollten stets mitbehandelt werden (Schulklassen, Spielkameraden, Familienmitglieder).
- Kleiderlaus: häufiger Kleiderwechsel und das Auskochen, heißes Bügeln bzw. die „Entwesung" der befallenen Kleidung sind umgehend erforderlich.
- Filzlaus: Rasieren der betroffenen behaarten Bereiche oder eine örtliche Behandlung mit Lindan.

▶ **Meldepflicht.** Meldepflicht nach § 6 IfSG beim Auftreten von zwei oder mehr Fällen, Tätigkeitsverbot nach § 34 IfSG in Einrichtungen zur Betreuung von Kindern

Vertiefendes Wissen

Es besteht zwar keine Meldepflicht nach § 6 des Infektionsschutzgesetzes. Wird ein Kopflausbefall in Kindereinrichtungen bzw. Schulen festgestellt, sollten jedoch der Kontakt zu Gesundheitsämtern für Gemeinschaftsuntersuchungen umgehend aufgenommen und die Bekämpfung rasch eingeleitet werden, um einer Ausweitung entgegenzuwirken.

Flöhe (Menschenfloh: Pulex irritans)

Flöhe sind ca. 2–4 mm groß, flügellos und von dunkler Farbe. Sie bewegen sich rasch und sind lichtscheu. Beim Anheben der Bettdecke springen sie davon. Sie halten sich häufig in Fußbodenritzen oder unter Teppichen auf. Ein weiblicher Floh kann bis 500 Nachkommen hervorbringen, die sich innerhalb von ca. 6 Monaten nach der Eiablage entwickeln. Es sollte daher rechtzeitig ein Schädlingsbekämpfer konsultiert werden. Durch Verpuppung können Flöhe sehr lange in leer stehenden Wohnungen überleben.

▶ **Übertragungswege.** Spaziergänge, Gartenarbeit, Großveranstaltungen oder über Haustiere (Katzen, Hunde).

▶ **Krankheitsbilder**
- Größere Stichreaktionen, meist mehrere Stiche, z. T. linienförmig angeordnet („Flohstraße"), besonders an Knöchelregion und Beinen bzw. mit Schlafwäsche bedeckten Körperstellen.

- Sehr starker Juckreiz, der wochen- oder gar monatelang bestehen kann. Z. T. bakterielle Sekundärinfektion.

▶ **Diagnostik.** Makroskopisch über typische Stichanordnung, Lokalisation und den starken, lang anhaltenden Juckreiz.

▶ **Hygienemaßnahmen.** Bei Verdacht genaue Inspektion von Kleidung, Bettwäsche, Wohnung an den typischen Stellen, um rasch mit Insektiziden (Pyrethroide) zu sanieren. Da tierische Flöhe auch den Menschen befallen können, müssen Hunde und Katzen und deren Lager ebenfalls inspiziert und behandelt werden.

▶ **Therapie.** Linderung bringen juckreizstillende Salben oder Einreibungen. Gleichzeitig sollen die Kleidung, die Bettwäsche und die Umgebung genauestens nach Flöhen abgesucht werden, um eine Ausbreitung möglichst zu verhindern.

▶ **Prophylaxe.** Vor Flohbefall, falls in der Wohngegend häufig, können insektenabweisende Mittel (Repellents) auf Haut und Kleidung bzw. Schuhwerk weitgehend schützen.

Vertiefendes Wissen

Der Sandfloh (Tungu penetrans) kommt nur in warmen Ländern vor und wird mitunter bei Tropenrückkehrern beobachtet. Das Weibchen gräbt sich in die Haut im Bereich der Füße ein, häufig unter einen Zehennagel. Nach der Eiablage stirbt das Weibchen und kann mit einer Nadel oder Pinzette entfernt werden. Infektionen im Bereich dieser Eintrittspforte sollten vermieden werden (Hautdesinfektion, Tetanusschutz überprüfen). Bereits aufgetretene Infektionen müssen entsprechend behandelt werden.

Wanzen (Bettwanze: Cimex lectularius)

Bettwanzen stechen ausschließlich nachts und im Gegensatz zu den Flöhen vorwiegend an unbedeckten Körperstellen wie an Händen, Armen, am Halsausschnitt und im Gesicht. Tagsüber befinden sich die lichtscheuen Wanzen in Ritzen, Matratzen, im Mauerwerk oder an anderen Stellen in der Wohnung. Sie sondern ein übel riechendes Sekret ab, das den Verdacht auf sie lenken kann. Sie kommen weltweit vor, auch in Hotels der Industrieländer. Gelegentlich bringen Reisende unbemerkt Bettwanzen im Gepäck aus dem Urlaub mit und werden über Wochen immer wieder gestochen. Betroffene sollten sich rasch mit dem Schädlingsbekämpfer in Verbindung setzen.

▶ **Übertragungswege.** Gemeinsam genutzte Bettwäsche.

▶ **Krankheitsbilder**
- Stiche werden meist nicht wahrgenommen, Entzündungsreaktionen mitunter am Morgen

8

- juckende Einstichstellen leicht blutig und oft umgeben von einem roten Hof und Quaddeln
- mitunter länger anhaltende Entzündungsreaktion.

▶ **Diagnostik.** Makroskopisch durch typische Stichlokalisation, Reiseanamnese.

▶ **Hygienemaßnahmen.** Bei wiederholtem Befall genaue Inspektion der Wohnung an typischen Stellen und Sanierung mit Insektiziden.

▶ **Therapie.** Maßnahmen zur Verhinderung einer Infektion an den Einstichstellen; keine weitere Behandlung.

Mücken

Die auch bei uns sehr häufigen Mückenstiche (meist verursacht durch Vertreter der Gattung Culex) sind harmlos. Besondere Lästlinge sind einige Arten (v. a. Gnitzen), die bevorzugt in Bereiche der unteren Extremitäten stechen und lang anhaltenden Juckreiz verursachen.

▶ **Desinfektionsmittelresistenz.** Nicht Desinfektionsmittel-, sondern Insektizidresistenzen (mückenabtötende Mittel) sind von Bedeutung, jedoch mehr in der Landwirtschaft sowie in der Humanmedizin in tropischen Ländern, wo durch Mücken gefährliche Krankheiten wie Malaria übertragen werden, dagegen kaum für die Humanmedizin bei uns. Ob jemand sehr von den Mücken belästigt wird, hängt auch nicht nur von der Wirksamkeit eines mückenabtötenden bzw. -abwehrenden Mittels ab (Insektizid bzw. Repellent), sondern von der Zusammensetzung des Schweißes eines Menschen, der individuell sehr unterschiedlich ist. Einige Menschen werden daher in der warmen Jahreszeit sehr von Mücken befallen trotz der Anwendung von Antimückenmittel, andere auch ohne solche Mittel kaum.

▶ **Übertragungswege.** Unter anderem Gartenarbeit.

▶ **Krankheitbilder**
- Unter Umständen lang anhaltender Juckreiz
- Entzündungsreaktionen und in der Folge Hautabszesse durch bakterielle Infektion der Stiche v. a. in tropischen Ländern, vereinzelt jedoch auch bei uns

▶ **Diagnostik.** Typische Hautreaktionen.

▶ **Therapie.** Hautabszesse durch bakteriell superinfizierte Mückenstiche sind lokal chirurgisch zu sanieren - möglichst nach mikrobiologischer Erreger- und Resistenzbestimmung.

▶ **Prophylaxe.** Behandlung von Mückenstichen (wie auch Bagatellverletzungen der Haut) mit hautdesinfizierenden Salben oder Einreibungen besonders in tropischen Ländern. Hautdesinfektion bei beginnender bakterieller Superinfektion, um Abszessbildung zu vermeiden. Imprägnierung der Oberbekleidung mit einem pyrethroidhaltigen Spray vor Reiseantritt, da tagaktive Mücken auch in einem hohen Prozentsatz durch leichte Kleidung hindurchstechen können (gleichzeitige Prophylaxe gegen Erkrankungen bei Tropenreisen, die in entsprechenden Gebieten durch Mücken übertragen werden wie Denguefieber oder auch Malaria). Imprägnierung der Kleidung auch von Personen, die in der warmen Jahreszeit sehr häufig bei der Gartenarbeit von Mücken gestochen werden.

Fliegen

Blutsaugende Fliegen kommen fast nur in warmen Ländern vor.

▶ **Krankheitbilder.** Eine spezielle Problematik stellt der Fliegenmadenbefall (Myiasis) dar. Hierbei parasitieren nicht die erwachsenen Fliegen selbst den Menschen, sondern ihre Larven. Häufige Vertreter sind die Tumbufliegen in Afrika oder die Dasselfliegen in Lateinamerika. In der Reisemedizin werden hin und wieder Fälle von solchem lokalisierten Fliegenmadenbefall beobachtet, der jedoch in der Regel leicht beherrschbar ist (▶ Abb. 8.28). Unter ungünstigen Lebensbedingungen, v. a. bei hinfälligen Patienten mit schweren Grundleiden, kommen in diesen Ländern auch ausgeprägte Formen mit massenhaftem Befall wandernder Fliegenmaden vor. Doch auch bei uns gibt es solche Fälle, z. B. wenn Patienten in Sommermonaten längere Zeit unbeobachtet bewusstlos und mit offenen Hautwunden in ihrer Wohnung gelegen haben.

Wandernde Fliegenmaden ernähren sich in der Regel nur von entzündeter und nekrotischer Haut- und Schleimhautsubstanz, nicht von intakter Haut. In der modernen Medizin werden sie daher für die Mitbehandlung von chronischen superinfizierten Hautgeschwüren genutzt, indem dafür gezüchtete Fliegenmaden auf solche Geschwüre (z. B. Ulcus cruris, diabetische Fußgangrän)

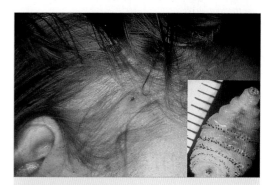

Abb. 8.28 Fliegenmaden. Fliegenmadenbefall im Schläfenbereich bei einer Urlauberin nach Karibik-Aufenthalt: links die kleine nässende Öffnung, die seit wenigen Wochen bestand, rechts die operativ entfernte Fliegenlarve (Millimeterskala zum Größenvergleich; Sitz im Bereich der Arteria temporalis, was zu ernsten Komplikationen hätte führen können). (Oestreicher E u. a.: HNO, Augenheilkunde, Dermatologie und Urologie für Pflegeberufe. Thieme, Stuttgart 2003)

zeitweilig aufgebracht werden. Dadurch wird die Heilungschance verbessert.

▶ **Diagnostik.** Inspektion der Haut und Feststellung einer lokalisierten, an Größe allmählich zunehmenden derben Schwellung unter der Haut mit einer kleinen Öffnung, aus der sich blutfarbenes Sekret entleert. Es kann sich dabei um einen lokalisierten Fliegenmadenbefall handeln (fast nur bei Tropenrückkehrern).

▶ **Therapie.** Bei lokalisiertem Befall Aufbringen von Öl auf die Hautöffnung (führt zum Luftabschluss) oder Berühren der Öffnung mit einer noch glimmenden Streichholzkuppe, um die Made zum Verlassen ihrer Höhle zu bewegen. Entfernung durch eine chirurgische Hautinzision unter entsprechender Desinfektion. Wandernde Fliegenmaden werden mechanisch aus den befallenen Arealen entfernt.

▶ **Prophylaxe.** Schutz vor Insektenstichen.

8.4.2 Spinnentiere

Milben

Als Krankheitsüberträger haben Milben nur in wenigen Gebieten der Welt, z. B. in Südostasien, eine Bedeutung. Die weltweit größte Bedeutung von Milben liegt in der Ektoparasitose durch die Spezies Sarcoptes scabiei (▶ Abb. 8.29), welche die Hautkrankheit Krätze (Skabies) hervorruft. Im Gegensatz zu anderen Ektoparasiten verbleiben die Erreger im Hautorgan, bilden Gangsysteme, vermehren sich und führen zu einem bunten Bild von Hautreaktionen. Die Krätze kommt auch bei uns vor, wird dann aber häufig, wenn nicht ein erfahrener Arzt bzw. Hautarzt konsultiert wird, lange Zeit als Ekzem oder ähnliche Hautkrankheit verkannt und entsprechend erfolglos behandelt.

▶ **Übertragungswege.** Enger Hautkontakt, gelegentlich auch durch Kleidung bzw. Bettwäsche; häufig innerhalb einer Familie oder Wohngemeinschaft.

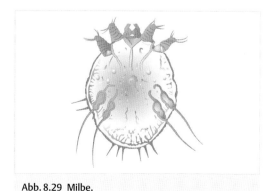

Abb. 8.29 Milbe.

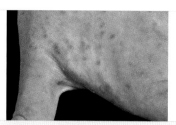

Abb. 8.30 Skabies. Typische Skabiesinfektion in den Fingerzwischenräumen. (Skibbe X, Löseke A: Gynäkologie und Geburtshilfe für Pflegeberufe. Thieme, Stuttgart 2001)

▶ **Krankheitsbilder**
- Besonders nachts sehr quälender Juckreiz.
- Verschieden aussehende Hautreaktionen; typische Lokalisation sind die Fingerzwischenräume (▶ Abb. 8.30), die äußeren Handkanten, Bereiche der Achselhöhlen, der weiblichen Brüste sowie der äußeren Geschlechtsorgane v. a. beim Mann. Nahezu kein Befall von Rücken und Kopf.

▶ **Diagnostik.** Skabies wird vermutet durch das klinische Bild; gesichert durch den mikroskopischen Nachweis von Milben, ihren Ausscheidungen und ihren Eiern in Hautschuppen.

▶ **Hygienemaßnahmen.** Allgemeine Körperpflege.

▶ **Therapie.** Äußerlich z. B. mit einer Lindanemulsion über 3 Tage, bei Schwangeren und Kindern mit anderen Lösungen.

▶ **Prophylaxe.** Meiden von Hautkontakt mit Befallenen bis zum Abschluss der Behandlung. Zur Vorbeugung einer Weiterverbreitung regelmäßiger Wechsel von Kleidung, Handtüchern und Bettwäsche sowie einfaches Waschen der Textilien, da die Milben nicht lange außerhalb des menschlichen Körpers überleben können.

▶ **Meldepflicht.** Meldepflicht nach § 6 IfSG beim Auftreten von zwei oder mehr Fällen, Tätigkeitsverbot nach § 34 IfSG in Einrichtungen zur Betreuung von Kindern.

Vertiefendes Wissen

Besonders ansteckend ist eine sehr seltene Form der Krätze mit Ausprägung größerer borkiger Hauterscheinungen bei geschwächter Abwehr (heute daher gelegentlich bei Patienten mit HIV-Infektion). An diese Krätzeform ist spätestens dann zu denken, wenn auch beim Pflegepersonal stark juckende Hauterscheinungen auftreten.

Zecken

Der Stich von Zecken selbst ist in der Regel klinisch ohne Bedeutung. Er ist schmerzlos und weitgehend reaktionslos. Die Zecken werden daher am Körper, obwohl der Saugakt mitunter länger als einen Tag dauert, meist nicht bemerkt, zumal sie zumindest anfangs sehr klein sind. Die große klinische Bedeutung der Zecken resultiert daraus, dass sie beim Saugakt verschiedene und z.T. sehr gefährliche Krankheitserreger übertragen können.

In unseren Breiten kommt der Gemeine Holzbock (Ixodes rizinus) vor. Übertragen werden durch ihn v.a. der bakterielle Erreger der Lyme-Borreliose (Borrelia burgdorferi) sowie in bestimmten Regionen der virale Erreger der Frühsommer-Meningoenzephalitis (FSME). Auf anderen Kontinenten gibt es weitere Zeckenarten und durch sie übertragene Krankheiten wie die Rickettsiosen (beispielsweise das „Rocky Mountain spotted fever" in den USA).

Die Saison des Zeckenbefalls durch Aufenthalt im Freien erstreckt sich in unseren Breiten etwa von Ende Februar bis in den Oktober – je nach jahreszeitlicher Wetterlage.

▶ **Übertragungswege.** Kontakt mit Pflanzen, auf denen die Zecken auf einen Wirt warten.

▶ **Krankheitsbilder**
- Unmittelbar nach Zeckenstich auftretende kleine Hautrötung, die bereits innerhalb weniger Tage abklingt (oft unbemerkt).
- Übertragene Krankheiten in mitteleuropäischer Region:
  - Borreliose-Erkrankung, Lyme-Borreliose (S. 292)
  - Neuroborreliose (S. 292)
  - Frühsommer-Meningoenzephalitis (S. 278)

Eine Haurötung, die innerhalb weniger Tage beginnt und in der Folgezeit (mitunter Wochen) zunimmt (bis etwa Handtellergröße oder noch größer), wird Erythema chronicum migrans genannt. Sie stellt das erste Krankheitsstadium einer Borreliose-Erkrankung dar. Die Zecke bleibt oft unbemerkt und hat zu Beginn des Erythems den Körper meist bereits verlassen. Mitunter ist im Zentrum die kleine Einstichstelle noch zu sehen. Unbehandelt klingt dieses Erythem von selbst ab. Die Infektion kann aber dann innerhalb einer längeren Zeit zu einem höhergradigen Krankheitsstadium an Borreliose führen. Um dies weitgehend zu vermeiden, sollte bei Auftreten eines solchen Erythems eine antibiotische Behandlung erfolgen (bei Erwachsenen in der Regel mit Doxycyclin 200 mg/d über 3–4 Wochen). Die Entstehung eines solchen Erythems kann aber auch ausbleiben, weshalb dann erst ein höhergradiges Stadium die Erstmanifestation einer Borreliose-Erkrankung darstellt, sofern die Infektion zu einer Erkrankung an Borreliose geführt hat.

▶ **Prophylaxe.** Tragen langer geschlossener Kleidung und hohen Schuhwerks bei Aufenthalt im Wald sowie in hohem Gras, Vermeidung von direktem Hautkontakt mit Gräsern, Imprägnieren der Hosenbeine bei der Gartenarbeit mit pyrethroidhaltigen Sprays. Für Waldarbeiter und andere im Freien tätige Berufsgruppen gibt es entsprechende Arbeitsschutzvorschriften. Wird eine Zecke am Körper während des Blutsaugens entdeckt, sollte sie schnellstmöglich sachgerecht mithilfe einer Zeckenzange, -pinzette bzw. -schablone entfernt werden (▶ Abb. 8.31), um durch das Zudrücken des Stechrüssels vor der Entfernung der Zecke eine Borrelieninfektion weitgehend zu verhüten.

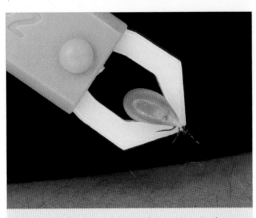

Abb. 8.31 Zecke. Korrektes Entfernen einer Zecke mit der Zeckenzange. (Oestreicher E u.a.: HNO, Augenheilkunde, Dermatologie und Urologie für Pflegeberufe. Thieme, Stuttgart 2003)

Merke

Die Zecke sollte vor dem Entfernen nicht durch Aufbringen von Klebstoff oder Öl in ihrer Atmung behindert werden, da sie sonst vermehrt borrelienhaltigen Speichel in die Stichwunde abgibt.

Mit der Zeckenzange wird der Rüsselansatz gefasst und die Zecke samt Rüssel mit einem Ruck aus der Haut entfernt. Zurück bleibt eine kleine Wunde, die desinfiziert werden sollte, um Sekundärinfektionen, z. B. durch Staphylococcus aureus oder Streptococcus pyogenes, zu verhindern.

Da FSME-Viren bereits zu Beginn des Saugaktes übertragen werden, lässt sich eine Infektion mit diesen Viren durch das frühzeitige Entfernen der Zecke mit der Zange nicht verhindern. Borrelien gelangen dagegen erst am Ende in die Wunde.

Pflegeschwerpunkt parasitäre Erkrankungen

Die Bedeutung von Erkrankungen durch Parasiten für das Pflegepersonal ist in unseren Breiten nicht so groß wie in tropischen und subtropischen Ländern. Abgesehen davon, dass einige Parasitosen wie Toxoplasmose, Madenwurmbefall und Echinokokkose nach wie vor auch in unserer Bevölkerung vorkommen, sind durch die Einreise von Menschen aus dem Ausland und durch den Massentourismus heute bei uns wieder mehr Patienten mit parasitären Erkrankungen zu betreuen.

Nochmals hervorzuheben ist, dass die meisten parasitären Erkrankungen nicht ansteckend sind und einige wenige nur zu einem geringen Grad von Mensch zu Mensch übertragen werden.

Einer speziellen Fürsorge bedürfen Patienten, die aus tropischen Ländern stammen. Oft werden – eher als Zufallsbefunde – Parasitosen festgestellt, von denen man noch nie etwas gehört hat. Unsicherheit oder gar Berührungsängste in der medizinischen Betreuung dieser Patienten sollten nicht die Folge sein.

Kehren Touristen mit parasitären Erkrankungen aus dem Ausland zu uns zurück, bestehen oft unklare Vorstellungen, meist übertriebene Ängste, mitunter jedoch auch gefährliche Verharmlosungen der Beschwerden. Um in Gesprächen während ambulanter Vorstellungen oder während eines stationären Aufenthalts mithelfen zu können, dass einerseits unnötige Ängste abgebaut werden, andererseits wichtige Untersuchungen rasch erfolgen, ist ein entsprechendes Hintergrundwissen erforderlich. Das rasche Handeln betrifft v. a. die Malaria tropica.

8

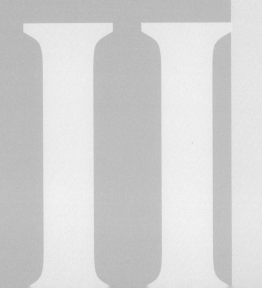

Teil II

Hygiene

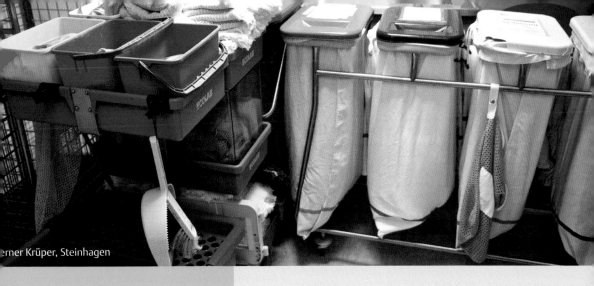

erner Krüper, Steinhagen

Kapitel 9

Einführung in die praktische Hygiene

9 Einführung in die praktische Hygiene

Andreas Schwarzkopf

9.1 Geschichte der Hygiene bis heute

Bereits in der Antike versuchte man, das Wohlbefinden der Menschen durch Hygiene zu steigern. Die römischen Bäder geben davon beredtes Zeugnis. Auch wurden bereits Quarantänemaßnahmen (Isolierungen, Absperrungen) vorgenommen, um die Ausbreitung von Infektionen zu verhindern. Im europäischen Mittelalter ging das Wissen verloren, Sauberkeit und Desinfektion galten als unnötig. Den Seuchenzügen der Pest, Cholera und Pocken begegnete man mit religiösem Eifer, aber wenig brauchbaren Maßnahmen, von denen die sog. Schnabelmaske als Atemschutz noch zu den effektivsten zählt (▶ Abb. 9.1).

Vertiefendes Wissen

Die Schnabelmaske der Pestärzte war mit Heilkräutern austamponiert. Eigentlich wohl dazu gedacht, den Gestank erträglicher zu machen, führten die Heilkräuter durch ätherische Öle auch zur Abtötung des Pesterregers im Schnabel und stellten einen wirkungsvollen Schutz für den Träger dar.

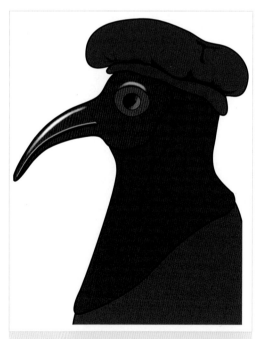

Abb. 9.1 Schnabelmaske. Mit solchen Masken versuchten sich im Mittelalter Pestärzte vor einer Ansteckung zu schützen.

Das Geburtsjahr der modernen Hygiene war etwa 1840, als Ignaz Semmelweis, ein Assistent an der Klinik für Geburtshilfe in Wien, die Händedesinfektion mit Chlorkalk einführte und damit die Sterblichkeit von Wöchnerinnen um 90 % reduzieren konnte. Gedankt wurde es ihm nicht – Semmelweis starb in einer „Irrenanstalt" bei Wien. Joseph Lister, ein britischer Chirurg, verwendete Karbol zur Desinfektion im Operationssaal und für Hände und Instrumente. 1865 wurde der erste Deutsche Lehrstuhl für Hygiene gegründet und mit Max von Pettenkofer besetzt. Mit den Fortschritten in der Mikrobiologie und dem damit einhergehenden zunehmenden Verständnis für die Ausbreitung von Erregern, zu dem z. B. Robert Koch mit seiner Entdeckung der Tuberkulosebakterien maßgeblich beitrug, verfeinerten sich auch die Hygienemaßnahmen. Diese schufen auch die Basis z. B. für die Lebensmittelbehandlung, wie sie 1864 von Louis Pasteur entwickelt wurde. Die im Laufe der Jahrzehnte gewachsenen Erkenntnisse über die Ernährung und Wasserversorgung trugen ebenfalls dazu bei, dass die Zahl von Infektionskrankheiten drastisch abnahm. Die Einführung von Impfungen – die erste Impfung mit Erregern der Kuhpocken gegen die echten Pocken wurde 1796 vom britischen Arzt Edward Jenner durchgeführt – bedeutete einen neuen Meilenstein und seit 1967 werden von der Weltgesundheitsorganisation (WHO) weltweite Impfstrategien entwickelt. Auch der Kampf gegen Parasiten wie Würmer, Flöhe, Läuse war insofern von Erfolg gekrönt, dass die meisten Bundesbürger mittlerweile parasitenfrei leben können. Endgültig ausgerottet werden konnte bisher aber kein Erreger, mit Ausnahme der Pocken, die derzeit außerhalb von Labors nicht mehr vorkommen.

Vertiefendes Wissen

Joseph Lister versuchte auch, durch Verneblung von Karbol die Luftkeime im Operationssaal zu reduzieren, gab es aber auf, da hauptsächlich die Hände und Instrumente und nachfolgend das Verbandmaterial als Überträger erkannt wurden.

Heute umfasst der Begriff Hygiene alle Aspekte der Gesunderhaltung. Hierzu gehören:

- Umwelthygiene: betrifft die Umwelt; Vermeidung von Umweltgiften z. B. in Luft, Wasser, Erde, Baumaterialien für Wohnungen
- Sozialhygiene: betrifft das Sozialwesen wie den Arbeitsplatz, den persönlichen Status, den Platz in der Gesellschaft, Normen und Umgang in der Gesellschaft, die Unterstützung von Kranken
- Lebensmittelhygiene: betrifft die Reinheit und Haltbarkeit von Lebensmitteln
- Psychohygiene: betrifft die Seele, z. B. eine Entlastung im Krankheitsfall, Sinngebung im Alter, ausreichende Schmerzstillung

9

In einem Krankenhaus oder einer Pflegeeinrichtung sind alle Aspekte zu berücksichtigen. Dies betrifft Konstruktion und Farbgestaltung der Einrichtung, Personalschlüssel, hygienische Kontrollen von Wasser und Lebensmitteln, korrekte Wartung von Aufbereitungsanlagen und vieles mehr. Mit das Wichtigste ist aber das stete und bewusste hygienische Verhalten bei der Pflege und Versorgung der Patienten oder Bewohner.

Besondere Herausforderungen der heutigen Zeit sind immer ältere und kränkere Patienten und die zunehmende Zahl multiresistenter Erreger. Auch der häufigere Einsatz immer komplexerer Medizinprodukte sowie Implantate bedarf der sorgfältigen Planung hygienischer Maßnahmen.

Vertiefendes Wissen

Die relativ junge Wissenschaft der Psychoneuroimmunologie untersucht die Zusammenhänge von Psyche und Infektionsabwehr. Menschen unter Dauerstress haben eine erhöhte Infektionsanfälligkeit und eine verzögerte Wundheilung.

9.2 Hygienemanagement

Definition

- **Gefährdungsbeurteilung:** wird durchgeführt, um das Infektionsrisiko für das Personal zu beschreiben.
- **Hygieneplan:** Sammlung aller Arbeitsanweisungen zum Thema Hygiene; wichtige Dokumente befassen sich z. B. mit Personalhygiene, Medizinprodukteaufbereitung, Pflegemaßnahmen wie Wundversorgung und Infusionen usw.; Querverweise zu Pflegestandards sind möglich, da diese im Allgemeinen auch Abschnitte mit Hygieneinhalten enthalten.
- **Multiresistenz:** Ein Bakterium ist gegen mehr als vier Antibiotikagruppen, die gegen Bakterien der gleichen Spezies normalerweise sensibel sind, resistent geworden; jede Bakterienspezies ist in der Lage, einzelne multiresistente Stämme hervorzubringen; bekannt hierfür sind Staphylococcus aureus (MRSA), Enterokokken (VRE/GRE), Darmbakterien, Pseudomonas aeruginosa und Acinetobacter baumanii.
- **nosokomiale Infektion:** eine Infektion (wenn MRGN, siehe Kapitel 5.8ff), die der Patient/Bewohner bei der Aufnahme im Krankenhaus/in der Pflege- oder Rehabilitationseinrichtung noch nicht hatte und in deren Inkubationszeit er sich zu diesem Zeitpunkt auch noch nicht befand (griech. „im Haus erworbene" Infektion); in Pflege- und Rehabilitationseinrichtungen steht der Begriff für Infektionen im Zusammenhang mit pflegerischen oder therapeutischen Maßnahmen; etwa die Hälfte aller nosokomialen Infektionen kann durch Hygienemaßnahmen verhindert werden.
- **Risikobewertung:** Analyse von Infektionsrisiken für Patienten/Bewohner und deren Bewertung; falls erforderlich werden Maßnahmen zur Prävention durchgeführt und im Hygieneplan festgeschrieben.

9.2.1 Organisation der Mitarbeiter

Krankenhaus

Die Krankenhaushygiene ist ein unverzichtbarer Bestandteil des Qualitätsmanagements im Krankenhaus. Gesetzlich verantwortlich für die korrekte Durchführung der Krankenhaushygiene ist der Geschäftsführer oder Vorstand. Dies gilt vor dem Gesetz, aber natürlich ist jeder einzelne Mitarbeiter – vom Chefarzt bis zur Reinigungskraft – nach der Einweisung in den Hygieneplan auch selbst für die Krankenhaushygiene verantwortlich. Jeder leistet durch korrektes Ausführen der beschlossenen Hygienemaßnahmen seinen Beitrag, um das Infektionsrisiko für Patienten, aber auch für sich selbst zu minimieren. Experten aus Pflege und Ärzteschaft sorgen für ein professionelles Management.

▶ **Hygienefachkraft.** Die Hygienefachkraft ist eine Pflegekraft mit einer umfangreichen Zusatzausbildung. Sie:
- erstellt Hygienepläne,
- aktualisiert vorhandene Hygienepläne,
- kontrolliert die Umsetzung von Hygieneplänen,
- nimmt Proben zur Kontrolle des Hygienestandards und
- führt Schulungen durch.

▶ **Hygienebeauftragte Ärzte.** sind z. B. Chirurgen und Internisten, die das Amt zusätzlich zur klinischen Tätigkeit wahrnehmen. Sie sind besonders geschult und arbeiten mit den Hygienefachkräften zusammen.

▶ **Hygienebeauftragter in der Pflege.** Der Hygienebeauftragte in der Pflege ist eine erfahrene, weiterqualifizierte Pflegekraft auf den Stationen oder in Bereichen der Funktionsdiagnostik. Sie:
- unterstützt die Hygienefachkräfte und
- führt Schulungen für den eigenen Bereich durch, z. B. über die Beschlüsse der Hygienekommission.

▶ **Krankenhaushygieniker.** Der Krankenhaushygieniker ist ein Facharzt für Hygiene und Umweltmedizin oder für Mikrobiologie und Infektionsepidemiologie mit entsprechenden Zusatzkenntnissen oder ein Facharzt für andere Fächer mit einer entsprechenden Zusatzausbildung. Er:
- ist an der Erstellung des Hygieneplans beteiligt,
- bewertet Infektions-, Resistenz- und Antibiotikaverbrauchsstatistiken und
- unterstützt alle Bereiche des Krankenhauses mit seinem Fachwissen.

▶ **Hygienekommission.** Die Hygienekommission wird von den oben genannten Experten gebildet und kommt meist zweimal im Jahr zusammen, um neue Hygieneplandokumente zu verabschieden und aktuelle Probleme sowie Vorschriftenänderungen zu besprechen. Ebenfalls an-

9

wesend sind ein Vertreter der Verwaltung, die Pflegedienstleitung, eventuell die Hauswirtschaftsleitung, ein Mitarbeiter des technischen Dienstes und gelegentlich der Betriebsarzt. Andere Mitarbeiter oder Dienstleister des Krankenhauses wie der Apotheker, der Küchenchef und bei Umbaumaßnahmen Architekten und Ingenieure werden bei Bedarf hinzugezogen, um spezielle Fragen zu klären. Natürlich kann auch das örtliche Gesundheitsamt hinzugebeten werden.

Die Hygienekommission plant Hygienemaßnahmen im Detail und stellt entsprechende Mittel bereit. Die von der Kommission verabschiedeten Dokumente zum Hygieneplan sind für alle Mitarbeiter verbindlich.

Rehabilitations- und Pflegeeinrichtungen

Rehabilitations- und Pflegeeinrichtungen haben meistens einen Hygienebeauftragten, wobei Erstere oft auch Hygienefachkräfte und einen zumindest extern beratenden Krankenhaushygieniker einsetzen.

Aufgaben des Hygienebeauftragten sind, den Hygieneplan zu aktualisieren und die Belange der Hygiene in den Einrichtungen zu unterstützen und zu überwachen. Sie werden unterstützt von sog. Hygieneteams, deren Zusammensetzung je nach Einrichtung in etwa den Hygienekommissionen der Krankenhäuser entspricht. Die Ausbildung des Hygienebeauftragten ist deutlich kürzer als die der Hygienefachkräfte der Krankenhäuser.

9.2.2 Erstellen eines Hygieneplans

Im Hygieneplan sind Maßnahmen festgehalten, die der Erkennung, der Vermeidung und der Bekämpfung von Infektionen im Krankenhaus und in Reha- und Pflegeeinrichtungen dienen. Ausgearbeitet wird der Hygieneplan von der Hygienefachkraft mit Unterstützung durch den Krankenhaushygieniker. Um eine Arbeitsanweisung im Bereich der Hygiene zu erstellen, sind unterschiedliche Schritte zu durchlaufen:

1. Risikoanalyse: Wo entstehen Übertragungsrisiken für welche Infektionen?
2. Risikobewertung: Wo sind Maßnahmen zur Verhütung erforderlich?
3. Rechts- und Empfehlungsanalyse: Was ist vorgegeben?
4. Ortsbegehung und Gespräch mit dem Personal vor Ort
5. Maßnahmenplanung: Wie verhindern wir möglichst umfassend Übertragungen?
6. Entwurf einer Arbeitsanweisung
7. Verabschiedung der Arbeitsanweisung durch die Hygienekommission
8. Inkraftsetzung der Arbeitsanweisung durch die Geschäftsführung; ab jetzt ist sie arbeitsrechtlich verbindlich
9. Bekanntgabe, Schulung der Mitarbeiter
10. Kontrolle der Durchführung und Wirksamkeit; falls diese Kontrolle unbefriedigend ausfällt, wird entsprechend korrigiert, wobei ab Schritt 5 alle Schritte erneut durchlaufen werden müssen

9.2.3 Qualitätskontrolle in der Hygiene

Hygieneregeln sind aufgestellt und die Mitarbeiter informiert. Aber werden die Vorgaben auch befolgt und reichen sie aus?

Wichtige und für Krankenhäuser und Einrichtungen für ambulantes Operieren verbindlich vorgeschriebene Instrumente der Qualitätskontrolle sind die Resistenzstatistik, in der Antibiotikaresistenzen von im Krankenhaus nachgewiesenen Keimen dokumentiert werden, und die Infektionsstatistik, in der nosokomiale Infektionen registriert und ausgewertet werden. Das RKI schlägt eine einheitliche Erfassung nosokomialer Infektionen vor, sodass die Infektionsraten verschiedener Krankenhäuser miteinander verglichen werden können. Entsprechende Referenzdaten stellt das Nationale Referenzzentrum für Surveillance im Rahmen des sog. Krankenhaus-Infektions-Surveillance-Systems (KISS) zur Verfügung. Dieses hat verschiedene Module z. B. wie

- DEVICE-KISS: hier geht es um Infektionen bei Gefäß- und Harnwegskathetern
- OP-KISS: Infektionen bei verschiedenen Operationen
- NEO-KISS: für Frühgeborenenstationen
- ITS-KISS: für Intensivstationen und
- HAND-KISS: für die Händehygiene, siehe hierzu auch Kapitel Händehygiene (S. 178)

Die Pflege wird durch Führen von Tabellen über Katheter bei den Patienten mit in die Erfassung eingebunden.

Die Hygienefachkraft kann den Hygienestandard durch mikrobiologische Untersuchungen aber auch direkt kontrollieren. Hierzu dienen beispielsweise Abklatschuntersuchungen von frisch gereinigten oder desinfizierten Flächen oder ein Handabklatsch zur Kontrolle der Händehygiene. Desinfektionsapparate wie Steckbeckenspüler, Instrumentenreinigungs- und Desinfektionsmaschinen müssen nach dem Medizinprodukterecht ebenfalls regelmäßig geprüft werden. Auch das Wasser im Krankenhaus wird kontrolliert, um zu prüfen, ob z. B. die Zahl der Legionellen ein gefährliches Ausmaß erreicht hat. Für die jährlich anfallenden Prüfungen wird ein Probenplan erstellt und regelmäßige Begehungen erlauben die Kontrolle der Hygiene im laufenden Einrichtungsbetrieb. Diese Kontrollen werden auch von Hygienebeauftragten in Heimen durchgeführt.

▶ **PDCA-Zyklus.** Alle aktuellen QM-Systeme haben ein Hygienekapitel. Das QM ist in aller Regel nach dem PDCA-Zyklus nach Deming aufgebaut. Dieser steht für:

- Plan
  ○ fundierte Planungen für Ziel und Prozess
  ○ Verantwortlichkeit ist geregelt
- Do
  ○ die Umsetzung in der Praxis erfolgt strukturiert
- Check
  ○ die Effektivität der Maßnahme an sich sowie deren korrekte Durchführung wird regelmäßig überprüft

- Act
  - „Benchmarking" (Vergleich mit den Daten aus anderen Einrichtungen oder mit den Vorjahren) findet statt, die erhobenen Daten werden genutzt. Eigene Messergebnisse führen zu Verbesserungsmaßnahmen.

Übertragen auf die Hygiene könnte das so aussehen:
- Plan: Regelung der Verantwortung, Informationsübermittlung, Berücksichtigung der rechtlichen Grundlagen
- Do: Hygienepläne, die den Mitarbeitern jederzeit einsichtig sind, Aktualisierung, Sitzungen der Hygienekommission mit Protokoll, Umsetzung von Beschlüssen
- Check: Überprüfungen der Durchführung, Teilnahme am KISS-System (S. 170)
- Act: Maßnahmen aufgrund der Resultate von Check, z. B. Hygieneschulungen, Austausch von Medizinprodukten, Änderungen des Hygieneplans

Zur guten Durchführung von Hygiene gehören weiterhin:
- Strukturqualität: Ausreichend qualifiziertes Personal, genügend Händedesinfektionsmittelspender z. B. ein schnell arbeitendes Labor
- Prozessqualität: verständliche Arbeitsanweisungen, gute Schulungen
- Ergebnisqualität: Erfassung und Bewertung von Qualitätsindikatoren wie oben beschrieben

Leider sind viele QM-Systeme überbordend und werden deswegen nicht gelebt. Auch mancher Auditor hat nur ein angelesenes Wissen, so dass deren Ausführungen gelegentlich distanziert zu betrachten sind.

Merke

Wahre Qualität entsteht aus tiefem Verständnis und Überzeugung in Verbindung mit ausreichenden Ressourcen!

9.3 Rechtsgrundlagen der Hygiene

Definition

- **Gesetze:** werden entweder von der Bundesregierung (Bundestag und Bundesrat) oder den Regierungen der einzelnen Bundesländer erlassen; stellen oft auch Umsetzungen von Vorgaben der Europäischen Union dar und gehen in der Regel nicht ins Detail, sodass man mit Gesetzen allein keinen Hygieneplan erstellen kann.
- **technische Regeln:** Durchführungsbestimmungen zur Biostoffverordnung und zur Gefahrstoffverordnung.
- **Verordnungen:** konkretisieren in Gesetzen festgelegte Vorgaben und geben die praktische Umsetzung vor; können Details für die Erstellung eines Hygieneplans enthalten.

Für den Schutz des Personals und auch der Patienten hat die Bundesregierung Gesetze erlassen, die den Umgang mit infizierten Personen, infektiösem Material, allgemeinen Gefahrstoffen und Medizinprodukten wie auch Desinfektionsmaßnahmen usw. regeln.
- Patienten- und Bewohnerschutz:
  - Infektionsschutzgesetz (IfSG)
  - Landeshygieneverordnung (LHygV)
  - Trinkwasserverordnung (TrinkWV 2011)
- Mitarbeiterschutz:
  - Biostoffverordnung (BioStoffV) mit technischen Regeln für biologische Arbeitsstoffe (TRBA), z. B. TRBA 400 und TRBA 250
  - Gefahrstoffverordnung (GefStoffV) mit technischen Regeln für Gefahrstoffe (TRGS), z. B. TRGS 525 und TRGS 540
- Medizinprodukterecht:
  - Medizinproduktegesetz (MPG)
  - Medizinproduktebetreiberverordnung (MPBetreibV)
  - Medizinproduktesicherheitsplanverordnung (MPSicherheitsplanV)
- keinen Gesetzescharakter haben Veröffentlichungen der
  - Kommission für Krankenhaushygiene und Infektionsprävention (KRINKO)
  - Kommission Antiinfektiva, Resistenz und Therapie (ART) am Robert Koch-Institut (RKI)
  - deutsche Industrienormen (DIN)
  - europäische Normen (EN)
  - weltweit gültige Normen (ISO)
  - Veröffentlichungen von medizinischen Fachgesellschaften wie der Arbeitsgemeinschaft medizinisch-wissenschaftlicher Fachgesellschaften (AWMF), des Deutschen Netzwerks für Qualitätsentwicklung in der Pflege (DNQP), der Deutschen Gesellschaft für Krankenhaushygiene (DGKH), der Deutschen Gesellschaft für Hygiene und Mikrobiologie (DGHM) und des Verbunds für angewandte Hygiene (VAH)

Vertiefendes Wissen

Vorgaben und Zuständigkeiten: Der **Gemeinsame Bundesausschuss** (G-BA) als oberstes Beschlussgremium der Selbstverwaltung der Ärzte, Zahnärzte, Psychotherapeuten, Krankenhäuser und Krankenkassen in Deutschland bestimmt Richtlinien zur Qualitätssicherung im ambulanten und stationären Bereich des Gesundheitswesens. Weitere Informationen: www.g-ba.de/institution/themenschwerpunkte/hygiene

Die **Arbeitsgemeinschaft der Wissenschaftlichen Medizinischen Fachgesellschaften** (AWMF) verfasst Leitlinien, die auch Hinweise zum Thema Hygiene enthalten. Weitere Informationen: www.awmf.org/leitlinien.html

Das **Robert Koch-Institut** gibt eine Übersicht über die Zuständigkeiten in den Bundesländern und den dort geltenden zentralen Hygieneverordnungen. Weitere Informationen: www.rki.de/DE/Content/Infekt/Krankenhaushygiene/Netzwerke/Adressen.html

9

9.3.1 Patienten- und Bewohnerschutz

Infektionsschutzgesetz (IfSG)

Die Bundesregierung, vertreten durch das Bundesministerium für Gesundheit und soziale Sicherheit (BMGS), hat mit dem IfSG ein generell gültiges Gesetz zum Schutz vor Infektionen erlassen. Es enthält Listen für meldepflichtige Infektionskrankheiten einschließlich einer Meldepflicht für Ausbrüche (wenn zwei oder mehr Infektionen mit dem gleichen Erreger und einem Zusammenhang der betroffenen Personen stattgefunden haben). Neben den für die gesamte Bevölkerung gültigen Regelungen ist Paragraf (§) 23 speziell von Krankenhäusern und anderen medizinischen Einrichtungen umzusetzen, § 36 gilt für Heime.

§ 23 Absatz (Abs.) 4 betrifft die Pflicht zur Führung einer Infektionsstatistik für nosokomiale Infektionen. Dazu gehört auch die Erfassung von bestimmten resistenten oder multiresistenten Erregern und des Antibiotikaverbrauchs in Krankenhäusern und Einrichtungen für ambulantes Operieren. § 36 IfSG ordnet zum Schutz für Bewohner und Personal an, dass Heime wie auch andere Gemeinschaftseinrichtungen einen Hygieneplan erstellen müssen. Dieser Hygieneplan muss auf die jeweilige Einrichtung bezogen sein und den aktuellen Stand der Hygiene widerspiegeln. Laut § 23 Abs. 3 sind hierzu die vom Robert Koch-Institut veröffentlichten Empfehlungen von KRINKO und ART heranzuziehen. Diese sind evidenzbasiert. Das bedeutet, dass zahlreiche Studien ausgewertet wurden, um die Empfehlungen auszusprechen. Die Empfehlungen haben jedoch keinen Gesetzescharakter. Da für einige Hygienefragen entsprechende Studien fehlen oder keine einheitliche Meinung herrscht, gibt es verschiedene Evidenzkategorien. Diese reichen von I (breite Einigkeit, gesicherte Studien) über II (für einige Krankenhäuser empfehlenswert) und III (ungelöste Frage) bis IV (gesetzlich vorgeschrieben).

Daneben befinden sich im Infektionsschutzgesetz noch Paragrafen, die sich z. B. mit der Behandlung von infektiösem Abfall vor der Entsorgung oder aber behördlich angeordneten besonderen Desinfektionsmaßnahmen bei bestimmten Erregern befassen.

Verordnungen der Bundesländer (LHygV)

Jedes Bundesland hat eine eigene Hygieneverordnung, (mit unterschiedlichen Bezeichnungen in den einzelnen Ländern), die sich mit der Hygiene in Krankenhäusern und anderen medizinischen Einrichtungen befasst, erlassen. Mittels Infektionsschutzgesetz hat der Bund den Ländern zu klärende Inhalte vorgegeben:

1. hygienische Mindestanforderungen an Bau, Ausstattung und Betrieb der Einrichtungen
2. Bestellung, Aufgaben und Zusammensetzung einer Hygienekommission
3. die personelle Ausstattung mit Hygienefachkräften und Krankenhaushygienikern und die Bestellung von hygienebeauftragten Ärzten einschließlich bis zum 31. Dezember 2016 befristete Übergangsvorschriften zur Qualifikation einer ausreichenden Zahl geeigneten Fachpersonals

4. Aufgaben und Anforderungen an Fort- und Weiterbildung der in der Einrichtung erforderlichen Hygienefachkräfte, Krankenhaushygieniker und hygienebeauftragten Ärzte
5. die Qualifikation und Schulung des Personals hinsichtlich der Infektionsprävention
6. Strukturen und Methoden zur Erkennung von nosokomialen Infektionen und resistenten Erregern und zu ihrer Erfassung im Rahmen der ärztlichen und pflegerischen Dokumentationspflicht
7. die zur Erfüllung ihrer jeweiligen Aufgaben erforderliche Einsichtnahme der unter Punkt 4 genannten Personen in Akten der jeweiligen Einrichtung einschließlich der Patientenakten
8. die Information des Personals über Maßnahmen zu Verhütung und Bekämpfung von nosokomialen Infektionen und Krankheitserregern mit Resistenzen
9. die klinisch-mikrobiologisch und klinisch-pharmazeutische Beratung des ärztlichen Personals
10. die Information von aufnehmenden Einrichtungen und niedergelassenen Ärzten bei der Verlegung, Überweisung oder der Entlassung von Patienten über Maßnahmen zu Verhütung und Bekämpfung von nosokomialen Infektionen und von Krankheitserregern mit Resistenzen

Trinkwasserverordnung (TrinkWV)

In der TrinkWV sind die Anforderungen an Wasser für den menschlichen Gebrauch (Trinken, Kochen, Waschen) geregelt. Sowohl chemische als auch mikrobiologische Parameter müssen kontrolliert und die Grenzwerte eingehalten werden. Sind sie überschritten, muss eine Meldung an das zuständige Gesundheitsamt erfolgen und es sind Maßnahmen zu ergreifen, wie das Anbringen von Sterilfiltern an Wasserhähnen, wenn auf der Intensivstation zu viele Legionellen im Wasser gefunden wurden.

9.3.2 Mitarbeiterschutz

Biostoffverordnung (BioStoffV) mit technischen Regeln für biologische Arbeitsstoffe (TRBA)

Die Biostoffverordnung mit technischen Regeln für biologische Arbeitsstoffe dient dem Personalschutz. Bei der erforderlichen Gefährdungsbeurteilung werden Erreger in Risikogruppen (▶ Tab. 9.1) und Tätigkeiten in Schutzstufen (▶ Tab. 9.2) eingeteilt. Auf diese Weise kann das Risiko einer Infektion des Personals relativ gut ermittelt werden.

Ist das Risiko ermittelt, müssen entsprechende Regeln entwickelt und im Hygieneplan festgelegt werden. Die Einhaltung der Regeln und Vorgaben wird durch die Gewerbeaufsicht kontrolliert, die bei Verstößen (z. B. Schmuck an den Händen bei Händedesinfektion) auch „Strafzettel" ausstellen kann.

Personal, das regelmäßig Umgang mit biologischen Arbeitsstoffen hat, muss natürlich auch entsprechend geschult werden. Diese Schulung ist zu dokumentieren und der Geschulte hat sie durch Unterschrift zu quittieren.

Tab. 9.1 Einteilung von Erregern in Risikogruppen.

Risikogruppe	Definition (sinngemäß)	Beispiele
1	harmlose oder nur extrem seltene Krankheitserreger	Bierhefe und andere lebensmittelveredelnde Mikroorganismen, Teile der Hautflora
2	Krankheitserreger, durch Basishygiene sind Infektionen jedoch zu verhindern, Therapie gut möglich	Staphylococcus aureus Darmbakterium Pseudomonas, Legionellen Acinetobacter Clostridium difficile
3**	Erreger schwerer Krankheiten, jedoch nicht über die Luft übertragbar, durch Basishygiene können Infektionen verhindert werden	Hepatitis B und C, HIV
3	Erreger schwerer Krankheiten, Therapie möglich, erweiterte Hygienemaßnahmen erforderlich	Tuberkulose Typhus, Paratyphus
4	Erreger schwerer Krankheiten, Therapie schwer möglich, Sondermaßnahmen erforderlich	Ebolavirus und andere hämorrhagische Viren

Tab. 9.2 Einteilung von Tätigkeiten in Schutzstufen.

Schutzstufe	Definition (sinngemäß)	Beispiele
1	Kontakt mit Patienten, aber nicht deren Körperflüssigkeiten, einfache Untersuchungen, jedoch nicht der Körperöffnungen und ohne Berühren der Augen	Empfang, Patienten führen, EKG, EEG, Thoraxröntgen, Abtasten eines schmerzenden Gelenks
2	Kontakt mit Körperflüssigkeiten, jedoch ohne besondere Infektionsgefahr, wenn übliche Hygienemaßnahmen eingehalten werden	Inkontinenzmaterial wechseln, Wundversorgung, Injektionen, Intubation, Assistenz bei Operationen
3	regelhafter Umgang mit Erregern der Risikogruppe 3, besondere Verletzungsgefahr	Arbeit auf der Tuberkulosestation, verletzungsintensive Operationen (z. B. Sternumverdrahtung)
4	Tätigkeit in Bereichen mit Erregern der Risikogruppe 4	Pflege von Patienten mit Infektionen mit dem Ebolavirus und anderen hämorrhagische Viren

▶ **Unfallverhütungsvorschriften der Berufsgenossenschaften.** Für den Personalschutz sind auch die Berufsgenossenschaften, die praktisch als Arbeitsunfallversicherungen fungieren, zuständig. Zu diesem Zweck haben sie Unfallverhütungsvorschriften erlassen. Diese haben Gesetzescharakter, d. h., sie müssen beachtet werden. Die Berufsgenossenschaft für das Pflegepersonal ist die Berufsgenossenschaft „Gesundheitsdienst und Wohlfahrtspflege". Die hier gültige Unfallverhütungsvorschrift heißt BGR 250 (BGR steht für berufsgenossenschaftliche Regeln) und entspricht exakt der TRBA 250. Unfallverhütungsvorschriften gibt es auch für Institutionen, die eng mit dem Krankenhaus zusammenarbeiten oder Material aus dem Krankenhaus verarbeiten. Beispiele hierfür sind Kapitel 2.6 der BGR 500, die Unfallverhütungsvorschrift für das „Betreiben von Wäschereien", und die BGR 206, die Vorschrift für „Desinfektionsarbeiten im Gesundheitsdienst" für das Reinigungspersonal.

Die Berufsgenossenschaften fordern auch Gesundheitsprüfungen vor der Aufnahme von Tätigkeiten mit Infektionsgefahr und weitere Untersuchungen des Personals in der Regel alle 2 Jahre.

Zum Umsetzung der BiostoffV gehören auch Schutzimpfungen, wobei der Arbeitgeber in der Regel zumindest die Hepatitis-B-Impfung (besser kombiniert mit Hepatitis-A-Antigen) und manchmal noch die Grippeschutzimp-

fung kostenlos anbietet. Dieses Angebot muss nicht angenommen werden, die Ablehnung wird dokumentiert. Infiziert sich der Arbeitnehmer, zahlt die Berufsgenossenschaft trotzdem, da es in Deutschland seit Abschaffung der Pockenimpfung keine Impfpflicht mehr gibt.

Gefahrstoffverordnung (GefStoffV) mit technischen Regeln für Gefahrstoffe (TRGS)

Im Krankenhaus zählen nicht nur Mikroorganismen, Prione und Erregertoxine zu den Gefahrstoffen, sondern auch Chemikalien wie Zytostatika, Desinfektionsmittelkonzentrate und sogar das Händedesinfektionsmittel (da leichtentzündlich). Die Fachkraft für Arbeitssicherheit erstellt ein Gefahrstoffkataster, aus dem hervorgeht, wo welche Gefahrstoffe in welchen Mengen (Durchschnittswerte) gelagert werden. Für Chemikalien wird eine Gefährdungsbeurteilung vorgenommen, die möglichen Risiken sind in Sicherheitsdatenblättern beschrieben. Mögliche Sicherheitsmaßnahmen sind in übersichtlicher Form in einer Betriebsanweisung gemäß § 14 Gefahrstoffverordnung zu formulieren.

9

Auch bei der GefStoffV gibt es technische Regeln, z. B. die TRGS 540, die puderfreie Handschuhe und die Schulung des Personals im Umgang mit Gefahrstoffen fordert.

9.3.3 Medizinprodukterecht

Medizinprodukte werden in allen Einrichtungen zu Untersuchung, Behandlung und Pflege von Menschen gelagert, angewendet und aufbereitet. Man muss sich auf sie verlassen können – erst recht auf Medizinprodukte, die in den Körper eingebaut werden. Künstliche Hüftgelenke und Knieprothesen beispielsweise sind fast schon Standard – hier kommt es auf Stabilität und Haltbarkeit an. Herzschrittmacher müssen für eine lange Zeit exakt arbeiten, künstliche Herzklappen werden mechanisch extrem belastet und Brustimplantate sollten das Leben ihrer Trägerinnen lange dicht sein. Aber auch die unzähligen technischen Hilfsmittel auf Station vom Pflegebett bis zum Blutzuckermessgerät müssen korrekt funktionieren und bedürfen der entsprechenden Wartung und Pflege.

Medizinproduktegesetz (MPG)

Das MPG legt fest, was ein Medizinprodukt ist und welche Klassen von Medizinprodukten es gibt. Außerdem sind die Pflichten der Hersteller (z. B. die Beilage einer gut verständlichen Gebrauchsanleitung mit Sicherheits- und Desinfektionshinweisen), der Inverkehrbringer (Händler und Importeure), der Betreiber wie Krankenhaus, Rehaklinik, Praxis, Heime vertreten durch die Leitung und der Anwender (Personal) festgelegt.

Medizinproduktebetreiberverordnung (MPBetreibV)

Die MPBetreibV legt die Pflichten der Betreiber (der anwendenden Einrichtung) fest – zu ihnen zählen eine regelmäßige Wartung und die Formulierung korrekter Aufbereitungsanweisungen – und der Anwender, die letztlich haften. Anwender müssen sich vor der Anwendung eines Medizinprodukts vom ordnungsgemäßen Zustand des Medizinprodukts überzeugen und ggf. die Funktion prüfen und sie dürfen es auch nur bestimmungsgemäß (wofür es vom Hersteller oder Inverkehrbringer gedacht ist) anwenden. Doch es gibt auch Ausnahmen. So darf eine Injektionsspritze natürlich zur Wundspülung oder zur Applikation von Medikamenten über eine Magensonde verwendet werden.

Medizinproduktesicherheitsplanverordnung (MPSicherheitsplanV)

Die MPSicherheitsplanV bestimmt, dass unerwartete Vorgänge und Fälle, bei denen Menschen durch eine Fehlfunktion zu Schaden kommen (Zwischenfall) oder hätten zu Schaden kommen können (Beinahezwischenfall), an das Bundesinstitut für Arzneimittel und Medizinprodukte (BfArM) gemeldet werden, auch dann, wenn eine Fehlbedienung mit ursächlich war. Zu berücksichtigen ist auch die gemeinsame Empfehlung von RKI und BfArM zur Aufbereitung von Medizinprodukten.

9.3.4 Veröffentlichungen ohne Gesetzescharakter

Kommission für Krankenhaushygiene und Infektionsprävention (KRINKO)

Nach § 23 Abs. 3 IfSG ist ein Hygieneplan nur dann auf dem Stand der medizinischen Wissenschaft und Technik, wenn bei seiner Erstellung die Empfehlungen der beiden Kommissionen beachtet wurden. Die KRINKO unternimmt umfangreiche Literaturrecherchen, um evidenzbasierte Hygienemaßnahmen empfehlen zu können. Leider fehlen für einige Hygienefragen entsprechende Studien oder es besteht keine einheitliche Meinung. Daher gibt es verschiedene Evidenzkategorien:

- Ia: gesichert durch Studien
- Ib: gesichert durch Studien; plausible theoretische Ableitungen
- II: hinweisende Studien; plausible theoretische Ableitungen
- III: widersprüchliche Studien; ungelöste Fragen
- IV: gesetzlich vorgeschrieben

Von Ib–III können die Hygieneexperten an einer Einrichtung interpretierend tätig werden und die Umsetzung für die eigene Einrichtung festlegen. Maßnahmen der Kategorie Ia sollten, der Kategorie IV müssen umgesetzt werden. Mehr Informationen auch über interessante Erreger finden sich unter http://www.rki.de.

Kommission Antiinfektiva, Resistenz und Therapie (ART) am RKI

Die ART gibt anhand der Literatur Empfehlungen zu Diagnostik und Therapie vor allem von Infektionen mit multiresistenten Erregern heraus.

9

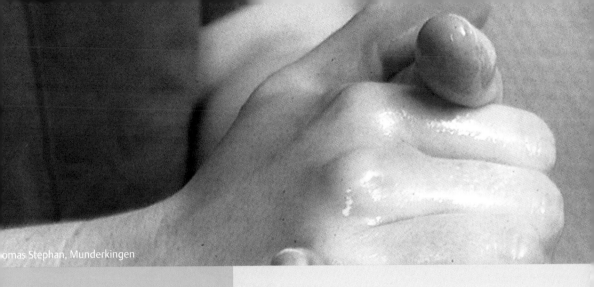
omas Stephan, Munderkingen

Kapitel 10

Hygienemanagement in der Pflege

10 Hygienemanagement in der Pflege

Andreas Schwarzkopf

10.1 Berufs-, Bereichs- und Schutzkleidung

Vertiefendes Wissen

Rechtsgrundlagen:
- TRBA/BGR 250
- KRINKO/RKI: Anforderungen der Krankenhaushygiene und des Arbeitsschutzes an die Hygienebekleidung und persönliche Schutzausrüstung (2007)
- Berufsgenossenschaft für Gesundheitsdienst und Wohlfahrtspflege (BGW): Dresscode Sicherheit
- KRINKO/RKI: Anforderungen der Hygiene bei Operationen und anderen invasiven Eingriffen (2000)
- KRINKO/RKI: Prävention postoperativer Wundinfektionen im Operationsgebiet (2007)

Die richtige Berufs- oder Dienstkleidung und besonders die Schutzkleidung tragen dazu bei, das Personal von medizinischen Einrichtungen und Heimen vor Infektionen zu schützen.

10.1.1 Arbeitskleidung

Definition

Arbeitskleidung: im Sinne des Arbeitsschutzes jede Kleidung, die bei der Arbeit getragen wird, unabhängig vom Aussehen.

In einigen Einrichtungen, z. B. psychosomatischen Kliniken, ist die Arbeitskleidung identisch mit der Privatkleidung. In diesem Fall darf die Arbeitskleidung laut TRBA 250 nach einer Kontamination nicht zu Hause gewaschen werden. Das bedeutet, dass für den Fall einer unerwarteten Kontamination Ersatzkleidung vorhanden sein muss. Bei allen Tätigkeiten, die eine Kontamination zumindest wahrscheinlich machen (z. B. Blutentnahme), ist eine Schutzkleidung zu tragen.

10.1.2 Berufs- oder Dienstkleidung

Definition

Berufs- oder Dienstkleidung: gehört zur Arbeitskleidung, wird aber nach bestimmten Kriterien (Corporate Identity) ausgewählt und oft vom Arbeitgeber gestellt (z. B. Hosen und Oberteile in bestimmten Farben).

Durch das Tragen von Berufs- oder Dienstkleidung im Pflegealltag soll die Privatkleidung vor Kontamination

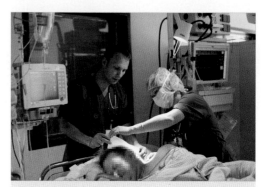

Abb. 10.1 Bereichskleidung. Sie unterscheidet sich farblich von der Ausstattung anderer Mitarbeiter.

und Verschmutzung bewahrt werden. Im Pflegebereich sollte die Arbeitskleidung eine helle Farbe haben, um Verunreinigungen rechtzeitig erkennen zu können. Das Material sollte eine Wäsche bei 60 °C oder besser noch bei 95 °C erlauben.

Trockene Kleidung aus dichtem Gewebe schützt die darunterliegende Haut relativ gut vor Keimkontakt. Dieser Effekt schwindet allerdings, wenn die Kleidung feucht wird. Daher sollte durchgeschwitzte Kleidung, z. B. im Operationssaal, auch vor Beendigung der Arbeitszeit gewechselt werden, denn natürlich gelangen umgekehrt die Keime des Körpers auch leichter nach außen.

Dienstkleidung sollte im Krankenhaus bzw. durch die Krankenhauswäscherei gewaschen werden und möglichst wenige Maschen haben, an denen man hängen bleiben könnte. Strickjacken sind also ungeeignet und werden am besten durch Sweatshirts ersetzt. Diese haben den gleichen wärmenden Effekt, bieten jedoch durch die glatte Oberfläche weniger Angriffsfläche für mechanische Einwirkung und lassen sich im Ernstfall gut desinfizierend aufbereiten.

▶ **Bereichskleidung.** Die Bereichskleidung wird in bestimmten Bereichen (z. B. OP-Trakt, Endoskopie, Intensivstation) getragen und kann entweder den Bereich von Keimeintrag von außen schützen oder verhindern, dass Keime nach außen getragen werden. Bereichskleidung besteht meist aus Kasack und Hose und unterscheidet sich farblich von der anderen Arbeitskleidung, die im Krankenhaus getragen wird (▶ Abb. 10.1).

10.1.3 Schutzkleidung, persönliche Schutzausrüstung

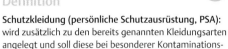

Definition

Schutzkleidung (persönliche Schutzausrüstung, PSA): wird zusätzlich zu den bereits genannten Kleidungsarten angelegt und soll diese bei besonderer Kontaminationsgefahr schützen.

Schutzkleidung muss vom Arbeitgeber, also von der Einrichtung, gestellt und von der Einrichtung oder einer von dieser beauftragten Wäscherei gewaschen bzw. desinfiziert werden. Sie hat drei wichtige Funktionen:

• Schutz des Personals vor Keimen, die vom Patienten stammen (z. B. im Isolierzimmer)
• Schutz der Patienten vor Keimen anderer Patienten; der Schutz erfolgt indirekt, indem eine Übertragung durch das Personal möglichst verhindert wird (z. B. Barrierepflege bei multiresistenten Erregern).
• Schutz der Patienten vor Keimen des Personals; sog. protektive Isolierung (z. B. Schutzkleidung im OP)

Je nach Situation und Erreger kann die Schutzkleidung aus unterschiedlichen Komponenten zusammengestellt werden.

▶ **Handschuhe.** Handschuhe sind obligater Bestandteil jeder Schutzkleidung. Allerdings werden sie auch zur normalen Arbeitskleidung im normalen Pflegealltag relativ häufig getragen.

▶ **Einmalschürze aus Plastik.** Die Einmalschürze aus Plastik (▶ Abb. 10.2) stellt die einfachste Form der zusätzlichen Schutzkleidung dar. Sie schützt vor Durchfeuchtung und dient bei bestimmten Pflegemaßnahmen als wirkungsvolle Barriere zwischen Patient und der eigenen Arbeits- bzw. Dienstkleidung. Bei bestimmten Tätigkeiten wie der Pflege von Harnwegskathetern reicht die Einmalschürze als Schutzkleidung aus. Sie kann auch angelegt werden, wenn z. B. Mahlzeiten zubereitet werden sollen und die Dienstkleidung nicht abgelegt werden konnte. In Pflegeeinrichtungen wird die Schürze auch gerne beim Baden der Bewohner angelegt.

▶ **Schutzkittel.** Der Schutzkittel (▶ Abb. 10.3) stellt gegenüber der Einmalschürze eine erweiterte Form des Schutzes dar. Im Idealfall ist er langärmlig und hat Bündchen. Er wird immer dann getragen, wenn Erreger leicht auch auf das Personal übergehen können. Dabei ist es gleichgültig, ob das Personal besiedelt werden kann (wie bei multiresistenten Erregern) oder auch tatsächlich infiziert (wie bei der Krätzmilbe). Im OP dienen sterilisierte Schutzkittel mit einer Flüssigkeitsbarriere dem Schutz der Patienten vor den Keimen des Personals.

Vertiefendes Wissen

Einmalschutzkitteln begegnet man aufgrund des dünnen Materials gelegentlich mit Misstrauen. Dies ist aber unangebracht, da die Schutzwirkung vor allem über die elektrostatische Aufladung vermittelt wird.

▶ **Mund-Nase-Schutz.** Genau wie der Schutzkittel hat auch der Mund-Nase-Schutz (▶ Abb. 10.3) mehrere Funktionen. Zum einen kann er Personal vor aerogen übertragbaren Infektionserregern schützen. Zum anderen schützt er im OP beispielsweise die Patienten vor Keimen des Personals. Auch der Mundschutz muss möglichst trocken sein, um seine Funktion optimal erfüllen zu können, d. h., je länger er getragen wird, desto eher können ihn Keime durchdringen.

Vertiefendes Wissen

Die Schutzwirkung von Mund-Nase-Masken wird in verschiedene Klassen eingeteilt. FFP steht für Face Filtering Piece und die Klassen 1–3 zeigen unterschiedliche Abscheidungsgrade von ca. 80–95 % an. Bei Viren oder Tuberkulose empfiehlt sich, FFP2-Masken einzusetzen, FFP3-Masken werden nur bei besonders gefährlichen Viren benötigt.

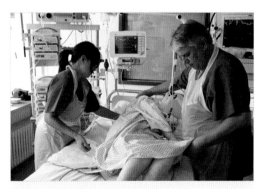

Abb. 10.2 Einmalschürze aus Plastik.

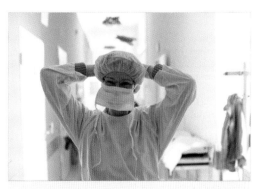

Abb. 10.3 Schutzkittel, Mund-Nase-Schutz, Haube.

▶ **Haube.** Die Haube stellt eine weitere Schutzmaßnahme dar. Des Hygienikers Lieblingshaube ist übrigens das Modell „Badehaube um 1900" (▶ Abb. 10.3) oder im OP die „Astronautenhaube". Nur wenn die Haare optimal bedeckt sind, erfüllt die Haube auch ihre Funktion. Eine Haube sollte immer dann getragen werden, wenn Keime von der Kopfhaut oder auf den Haaren ein Patientenrisiko darstellen könnten (protektive Isolierung, OP). Natürlich sollte eine Haube auch dann getragen werden, wenn Keime in Aerosolen auf die Haare des Personals gelangen könnten (z. B. beim offenen Absaugen mit multiresistenten Keimen oder gefährlichen Infektionserregern).

▶ **Schuhe.** Die Schuhe sollten bequem und trittsicher sein und durch ausreichende Luftzufuhr Fußschweiß vermeiden. Für die beliebten hinten offenen Schuhe schreibt die Berufsgenossenschaft Fersenriemchen vor.

Merke

Der Hygieneplan bzw. auch die Hygienefachkraft geben darüber Auskunft, in welcher Situation welche Schutzkleidung anzulegen ist.

10.2 Persönliche Hygiene

Ein Zuviel an persönlicher Hygiene schadet der körpereigenen Abwehr genauso wie ein Zuwenig. In der Regel sollte alle 2 Tage geduscht werden, am Tag dazwischen ist eine Wäsche unter den Achseln und im Intimbereich zu empfehlen. Die Verwendung von Deospray, Deoroller oder Ähnlichem bleibt den persönlichen Vorlieben überlassen, stellt jedoch keine prinzipielle Forderung der Hygiene dar. Im Interesse der Patienten sollte man auf geruchsintensive Parfüms verzichten.

▶ **Piercings.** Piercings sind eine Sache des persönlichen Geschmacks, solange die gepiercte Stelle nicht entzündet ist. Im Fall einer Entzündung ist von einer Ansammlung von Eitererregern auszugehen und es besteht ein Hygienerisiko sowohl für den Träger des Piercings als auch für die Patienten. Das Piercing ist dann unverzüglich zu entfernen und es sind Maßnahmen der Wundantisepsis einzuleiten.

▶ **Fingernägel.** Die Fingernägel sollten kurz geschnitten und sauber sein. Im Zeitalter der Schutzhandschuhe bei der Wundversorgung ist die Frage des Nagellacks nur noch von untergeordneter Bedeutung. Allerdings führt der Gebrauch von Desinfektionsmitteln oft zu einem vorzeitigen Absplittern des Nagellacks, was ein unvorteilhaftes Bild ergibt. Künstliche Fingernägel sind nicht angebracht, im OP-Bereich sogar untersagt. Für Fingernägel, die mit Gel überzogen wurden, sind Ausnahmen möglich, wenn das Gel wegen Nagelkauens appliziert wurde, die Nägel kurz und glatt gehalten und alle 4 Wochen erneuert/ergänzt werden.

10.3 Händehygiene

Vertiefendes Wissen

Rechtsgrundlagen:
- TRBA/BGR 250 (2008)
- KRINKO/RKI: Händehygiene (2000)

Definition

Hautantiseptik: Desinfektion der Haut mit einem geeigneten Hautdesinfektionsmittel.

Eine erfolgreiche Händehygiene besteht aus vier Teilen, von denen jeder einzelne unverzichtbar ist:
- Händereinigung bzw. -wäsche
- Händedesinfektion
- Handpflege
- Anwendung von Schutzhandschuhen

10.3.1 Händereinigung bzw. -wäsche

Definition

- **residente Flora:** eigene Flora der Haut, die sich weder durch Waschen noch durch Desinfektion vollständig entfernen lässt.
- **transiente Flora:** Mikroorganismen und Viren, die aus der Umgebung oder vom eigenen Körper (Darm, Nase) aufgenommen wurden und nicht zur Hautflora gehören.

Die Händereinigung dient der Entfernung von gröberem Schmutz, der auch Bakteriensporen, die gegen alkoholische Flächendesinfektionsmittel resistent sind, enthalten kann. Ebenfalls beseitigt werden Hautschuppen, Schweißrückstände, hauteigenes Fett und auch Rückstände von Pflegemitteln. All dies lagert sich an der Oberfläche der Hornschicht der Haut ab.

Eine Händewäsche reduziert die transiente Flora allein durch Entfernung der genannten Partikel um ca. 90 %. Das reicht jedoch nicht aus, um bei der teilweise recht hohen Zahl an Erregern z. B. in Körperflüssigkeiten die Infektionsdosis sicher zu unterschreiten. Die Hände müssen nach der Wäsche daher zusätzlich desinfiziert werden. Da die Entfernung der Partikel nicht nur Erreger beseitigt, sondern auch die Effizienz der Händedesinfektion erhöht, gibt es Zeitpunkte, zu denen eine Händewäsche besonders angebracht ist:
- bei Arbeitsantritt
- nach dem Toilettengang
- vor dem Essen in den Pausen und nach der Pause
- vor der Darreichung und Zubereitung von Lebensmitteln
- bei optisch sichtbaren Kontaminationen

Zum eigenen Wohlbefinden können die Hände auch zwischendurch gewaschen werden, jedoch soll berücksichtigt werden, dass dies die Haut mehr strapaziert als die alleinige Händedesinfektion.

10.3.2 Händedesinfektion

Die Hände – auch gewaschene Hände! – sind immer noch zu 80 % für die Übertragung von Infektionen im Krankenhaus und in Pflegeeinrichtungen verantwortlich. Dieser hohe Anteil zeigt, wie bedeutend und unverzichtbar eine Händedesinfektion ist (▶ Abb. 10.4).

Händedesinfektionsmittel bestehen aus Alkoholen wie Iso-Propanol und Ethanol, die nicht toxisch sind. Beigemischt wird zumindest ein Rückfetter, der den als Hydrolipid-Film bezeichneten Hautfettfilm unterstützen soll. Früher wurden auch oft noch Farb- und Duftstoffe beigemischt, darauf wird heute wegen der Allergiegefahr weitgehend verzichtet.

Wichtig ist, dass alle Stellen der Haut vom Desinfektionsmittel benetzt werden. Die europäische Norm EN 1500 enthält eine Anweisung zur „lückenlosen" Hände-

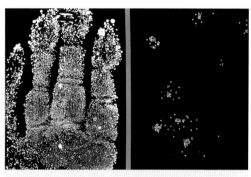

Abb. 10.4 Händedesinfektion. Links die Bakterienflora vor, rechts nach der Händedesinfektion.

desinfektion. Angelehnt an diese Norm sollte die Händedesinfektion wie folgt ablaufen (▶ Abb. 10.5):

- Entnahme aus dem Spender: Bedienung des Spenderhebels mit dem Ellenbogen, wobei die Hand, die das Desinfektionsmittel auffängt, nicht mit dem Spender in Berührung kommen sollte (▶ Abb. 10.5a); „zwei Hübe"

Abb. 10.5 Händedesinfektion. Bildbeschreibung im Text.

10

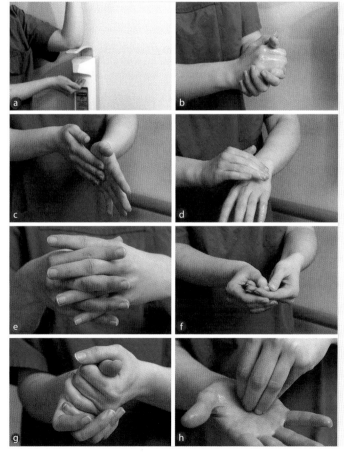

oder „3 Milliliter", wie häufig angegeben wird, entsprechen etwa einer Hohlhand voll; bei entsprechender Konstruktion des Spenders alternativ Bedienung mit den Fingerrücken

- grobe Benetzung der Hände mit dem Desinfektionsmittel (▶ Abb. 10.5b)
- Einreiben des Desinfektionsmittels entsprechend der EN 1500:
  1. Handfläche auf Handfläche (▶ Abb. 10.5c)
  2. rechte Handfläche über linkem Handrücken und linke Handfläche über rechtem Handrücken (▶ Abb. 10.5d)
  3. Handfläche auf Handfläche mit verschränkten, gespreizten Fingern (▶ Abb. 10.5e)
  4. Außenseite der Finger auf gegenüberliegender Handfläche mit verschränkten Fingern (▶ Abb. 10.5f)
  5. kreisendes Reiben des rechten Daumens in der geschlossener linker Handfläche und umgekehrt (▶ Abb. 10.5g)
  6. kreisendes Reiben hin und her mit geschlossenen Fingerkuppen der rechten Hand in der linken Handfläche und umgekehrt (▶ Abb. 10.5h)

Man muss die Reihenfolge nicht zwingend in allen Punkten einhalten und kann auch eine eigenverantwortliche Einreibetechnik durchführen und die Hände nach einem selbst gewählten Muster benetzen und desinfizieren. Allerdings ist auf lückenlose Desinfektion auch der Fingerrücken, -spitzen und Daumen zu achten. Wichtig ist, sich ein festes Schema einzuprägen, das dann immer wieder durchlaufen wird.

So wird die Präzision der Händehygiene erhöht, da unbewusste Faktoren, die unvollständige Desinfektion auslösen könnten, fehlen. Wie leicht das Unbewusste sich einmischt, kann man ausprobieren: Die Hände falten. Dann den oben liegenden Daumen gegen den unten liegenden austauschen. Fast immer stellt sich sofort ein unangenehmes Gefühl ein. So steuern ererbte Bewegungsmuster unser Tun. „Passen" die sechs Schritte nicht, werden sie vom Gehirn automatisch verändert. Da die Händedesinfektion im Alltag nicht bewusst durchgeführt wird, können Lücken entstehen, da unsere Hautsinnesorgane nicht in der Lage sind, die flächendeckende Desinfektion zu erspüren.

Händedesinfektionen sind erforderlich:

- nach der Händewäsche auf der Toilette
- vor und nach Pflegemaßnahmen (auch wenn Handschuhe getragen wurden)
- vor der Durchführung von aseptischen Tätigkeiten (z.B. Vorbereiten von Injektionen)
- bei vermuteten oder tatsächlichen Kontaminationen
- bei Berührung von Gegenständen der patienten- oder bewohnernahen Umgebung, ohne die Person selbst berührt zu haben

Sichtbare Kontaminationen werden mithilfe eines desinfektionsmittelgetränkten Einmalhandtuchs, Zellstoff oder Ähnlichem entfernt. Anschließend werden die Hände gewaschen und desinfiziert. Bei einer sehr geringen

sichtbaren Kontamination reicht die vollständige Beseitigung mithilfe eines desinfektionsmittelgetränkten Tuches aus.

▶ **Händedesinfektion in der Chirurgie.** In der Chirurgie werden nicht nur die Hände desinfiziert, sondern auch die Unterarme. Der Vorgang dauert mindestens 1,5 min, oft 3 min. Sterile Bürsten dienen dabei der Reinigung der Nägel und dem Einmassieren von Desinfektionsmittel in den Nagelfalz.

Vertiefendes Wissen

In der ambulanten Pflege und manchmal auch in stationären Einrichtungen können Taschenbehälter mit Händedesinfektionsmitteln eingesetzt werden. Um eine Kontamination der Taschen zu vermeiden, geht man folgendermaßen vor:

- vor der Pflegemaßnahme Taschenbehälter auf einer alkoholfesten Unterlage (in Wohnungen z.B. auf einem Teller) bereitstellen
- nach der Pflegemaßnahme Händedesinfektion durchführen:
  1. Entnahme einer Hohlhand voll und auf den Händen verreiben
  2. nochmalige Entnahme und den Behälter abreiben
  3. Händedesinfektion beenden, Behälter einstecken

Das Verfahren hat den Nachteil, dass sich Rückstände der rückfettenden Inhaltsstoffe ablagern können. Die Behälter werden daher nach Schichtende mit einem Desinfektionstuch gereinigt.

10.3.3 Handpflege

Alkoholische Händedesinfektionsmittel enthalten sog. Rückfetter, die den Fetthaushalt der Haut regulieren sollen. Allerdings reichen diese Bestandteile bei einer starken Beanspruchung der Haut durch die häufige Desinfektion und Wäsche nicht aus. Dies gilt erst recht, wenn auch noch Witterungseinflüsse (z.B. Kälte im Winter) hinzukommen. Daher ist die Handpflege eine weitere wichtige Komponente der Händehygiene.

Nur die intakte Haut gewährleistet einen möglichst guten Infektionsschutz. Regelmäßige Handpflege mit einem geeigneten Handpflegepräparat erlaubt den Epithelien die Regeneration und erhält der Haut eine Elastizität, die die Verletzungsgefahr vermindert. Je gehaltvoller das Hautpflegemittel für die Haut ist, desto langsamer zieht es ein. Im Arbeitsalltag werden daher schnell einziehende Öl-in-Wasser-Präparate gewählt. Nach Dienstschluss aber sollte ein Wasser-in-Öl-Präparat verwendet werden, das zwar langsamer einzieht, jedoch die Regeneration der Haut deutlich besser unterstützt.

10

Kontaminationsgefahren und schlichte Gleichgültigkeit bekämpft werden.

Aus dem Fett kann die Hautflora Fettsäuren gewinnen und so den pH-Wert der gesunden Haut von ca. 5,5 erzeugen. Damit werden transiente Bakterien, die einen höheren pH-Wert bevorzugen, von der Besiedlung abgeschreckt.

Die Hautpflege ist so wichtig, dass die Berufsgenossenschaft einen Hautschutzplan fordert. In diesem Hautschutzplan, der im Grunde einen Auszug aus dem Reinigungs- und Desinfektionsplan darstellt, werden die Handwaschlotion, das Händedesinfektionsmittel und das Hautpflegemittel aufgeführt.

10.3.4 Schutzhandschuhe

Wenn bei einer Pflegetätigkeit eine Kontamination mit Blut, Sekreten oder Exkreten zu befürchten ist (z. B. beim Entfernen einer Zahnprothese oder dem Wechseln einer Inkontinenzeinlage), müssen Schutzhandschuhe getragen werden. Einmalhandschuhe bieten keinen absoluten Schutz. Schon herstellungsbedingt ist ein kleiner Anteil von ihnen mit winzigen, für das Auge nicht sichtbaren Löchern versehen, die für Keime groß genug sind, um auf die Finger zu gelangen (Mikroperforationen). Solche Mikroperforationen können auch bei der Arbeit entstehen. Daher ist es sinnvoll, die Hände nach dem Ausziehen der Einmalhandschuhe sorgfältig zu desinfizieren.

Unter bestimmten Bedingungen sind sterile Handschuhe zu verwenden, z. B. wenn eine Wunde beim Verbandwechsel direkt mit den Fingern berührt werden muss.

Der AQL-Wert auf der Handschuhpackung gibt die Häufigkeit von Mikroperforationen in Prozent an. Üblich sind AQL-Werte von 1 oder 1,5.

10.3.5 Motivation zur Händehygiene

In Deutschland wird durch Intensive Schulung und Bereitstellung ausreichender Ressourcen wie Spendern versucht, die Händedesinfektion zu intensivieren. Die ursprünglich von der WHO initiierte „Aktion saubere Hände" bietet hierzu mittlerweile allen interessierten Einrichtungen einen Anreiz. Die Erfassung des Desinfektionsmittelverbrauchs mit Umrechnung in Händedesinfektionen pro Patiententag, Beobachtungen bei der Anwendung und die Vergleichsmöglichkeit mit anderen Einrichtungen bieten Anreize. Hinzu kommt die Bereitstellung von Schulungsmaterial, Postkarten, Plakaten und eine spezielle Schulung des Hygienepersonals durch Fachleute. Das Hygienepersonal wird diese Kenntnisse im Rahmen von Aktionstagen weitergeben. So können die Hauptursachen für mangelnde Händehygiene wie Unwissenheit über die

10.4 Postexpositionsprophylaxe

Postexpositionsprophylaxe (PEP): prophylaktische Einnahme von Antibiotika oder Virustatika, wenn eine Exposition mit gefährlichen Infektionserregern (z. B. Meningokokken, Hepatitis-B- oder -C-Viren, HIV) nicht verhindert werden konnte

Ist es trotz aller Vorsorge und Vorsicht zu einer Exposition mit Krankheitserregern gekommen oder muss eine solche vermutet werden, lässt sich eine Infektion durch gezielte Maßnahmen verhindern.

- Stich- oder Schnittverletzung an potenziell kontaminiertem Material
  - Blutung unterstützen
  - Desinfizieren (Hautdesinfektionsmittel oder Octenidin)
  - Verband bzw. Pflaster
  - Dokumentation im Verbandbuch, ggf. D-Arzt/Betriebsarzt aufsuchen
  - bei entsprechendem Verdacht Kontakt mit der Beratungsstelle für Hepatitis und HIV aufnehmen, um aktuelles Prophylaxeschema zu erfahren, und serologische Untersuchung zum Antikörpernachweis veranlassen (Ausgangswert)
  - ggf. Impfungen auffrischen
  - ggf. Prophylaxe (in der Regel Verabreichung eines Antibiotikums oder einer Kombination aus verschiedenen Virustatika oder Interferon)
- unerwartete Kontamination der Haut
  - Grobreinigung mit einem Einmalhandtuch, das mit Händedesinfektionsmittel getränkt ist
  - Hände oder andere betroffene Stelle waschen und mit Einmalhandtuch abtrocknen
  - Hände wie üblich desinfizieren; auch für andere Hautstellen kann Händedesinfektionsmittel verwendet werden
  - Waschplatz desinfizieren
- Kontamination des Auges bzw. der Bindehaut
  - Ausspülen mit Leitungswasser oder physiologischer Kochsalzlösung
  - ggf. Augenarzt aufsuchen, dokumentieren
- Kontamination der Mundhöhle
  - reichlich ausspülen mit Leitungswasser; nicht schlucken!
  - ggf. Desinfektion mit desinfizierendem Mundwasser
  - ggf. Arzt aufsuchen

10.5 Hygienemaßnahmen bei Injektionen und Punktionen

Vertiefendes Wissen

Rechtsgrundlagen:
- TRBA 250
- KRINKO/RKI: Prävention gefäßkatheterassoziierter Infektionen (2003)
- KRINKO/RKI: Anforderungen an die Hygiene bei Punktionen und Injektionen (2011)

Die Möglichkeit, Arzneimittel direkt in den Blutkreislauf zu geben, hat der Medizin gewaltige Heilungschancen eröffnet. Allerdings werden beim Durchstechen der Haut immer auch Keime in tiefere Gewebeschichten oder ins Blut gebracht.

Die körpereigene Abwehr wird mit einer gewissen Keimzahl problemlos fertig. Beim stark abwehrgeschwächten Menschen können die Abwehrmechanismen jedoch weniger effizient sein. Daher sollte man sich von Anfang an eine hygienisch einwandfreie Injektionstechnik und das korrekte Richten von Injektionen und Infusionen angewöhnen.

10.5.1 Vorbereitung und Durchführung von Injektionen

Definition

- **Injektion:** Einbringen von Medikamenten oder Nährstoffen mittels Injektionsspritze in eine Vene (i. v.), in die Muskulatur (i. m.) oder unter die Haut (s. c.), in Arterien (i. a.) oder in die Haut (i. c.).
- **keimarme Tupfer:** Tupfer, die vom Hersteller sterilisiert wurden, in der Einrichtung aber unsteril (z. B. im Rollenspender) vorgehalten werden.
- **sterile Tupfer:** Tupfer, die steril verpackt sind und deren Verpackung erst unmittelbar vor dem Einsatz geöffnet wird.
- **stichsichere Arbeitsmittel:** nach Ziffer 4.2.4 der TRBA/BGR 250 vorgeschriebene Kanülen, die einen Mechanismus haben, der eine sichere Abdeckung der Spitze direkt nach Nutzung am Patientenbett erlaubt.

Bereits beim Vorbereiten einer Injektion ist eine entsprechende Sorgfalt geboten. Die folgenden Schritte sind einzuhalten:
1. Schaffen einer aseptischen Arbeitsfläche durch Wischdesinfektion
2. Bereitstellen der Utensilien:
   - Ampulle (kontrolliert) mit Medikament
   - Einmalspritze in passender Größe
   - Kanüle zum Aufziehen
   - Kanüle zum anschließenden Aufstecken für die Injektion
   - auf einem Tablett:
     - keimarme oder sterile Tupfer (▶ Tab. 10.1)
     - Hautdesinfektionsmittel
     - Stauschlauch (nur für i v.-Injektionen)
     - Kanülenabwurfbehälter
3. Händedesinfektion
4. Auspacken von Spritze und Kanüle mithilfe der Peeltechnik, also durch Öffnen und „Abpellen" der Sterilgutverpackung, aseptisch aufziehen
5. Beschriften der Spritze; ggf. Etikett mit Inhalt und Datum/Uhrzeit aufkleben
6. Transport zum Patienten, Verordnungskontrolle
7. Hautdesinfektion durch Sprühen oder Wischen mit geeignetem Tupfer (▶ Tab. 10.1); Einwirkzeit beachten!
8. Verabreichen der Injektion
9. Anlegen eines Verbands mit keimarmem Pflaster
10. Entsorgen der Kanüle und der Spritze

Die Desinfektion erfolgt mindestens durch das Aufsprühen eines Hautdesinfektionsmittels und das Abwarten der Einwirkzeit (nach Angaben des Herstellers, meist 15–30 sec). Besser ist es jedoch, mit einem sterilisierten (einmal vom Hersteller sterilisierten, aber jetzt unsteril gelagerten) Tupfer die Haut mit Desinfektionsmittel abzuwischen. Damit werden zwei wichtige Effekte erreicht:
- Schmutzpartikel und bakterielle Sporen werden mechanisch entfernt (Hautdesinfektionsmittel wirkt nicht gegen Sporen!).
- Der Lipidfilm der Haut – samt den darin und darauf lebenden Keimen – wird deutlich reduziert.

Sofort nach Ablauf der Einwirkzeit wird die Injektion gesetzt.

Bei i. m.-Injektionen hat sich die Technik Sprühen – Wischen – Sprühen – Trocknenlassen bewährt. Diese

Tab. 10.1 Anforderungen an Injektionen (nach KRINKO/RKI).

Punktionsart	Tupfer, falls Wischdesinfektion	Handschuhe
s. c.-Injektion durch medizinisches Personal (auch mit Pen)	keimarm	nicht erforderlich
Lanzettenblutentnahme	keimarm	keimarm
Blutabnahme	keimarm	keimarm
i. v.-Injektion	keimarm	keimarm
i. m.-Injektion	keimarm	nicht erforderlich
i. m.-Injektion (Risikopatient, Injektion von Kortikoiden oder gewebetoxischen Substanzen)	steril	keimarm

10

Technik wird auch bei der Punktion großer Gefäße angewendet, z. B. bei der Angiografie.

Pflege

Nach Abbrechen des Ampullenkonus der Ampulle wird unverzüglich die Spritze aufgezogen. Die Flüssigkeit kann aber auch mit der Spritze ohne Kanüle der Ampulle entnommen werden, wobei darauf zu achten ist, dass der Spritzenkonus nicht mit der Außenseite der Ampulle in Berührung kommt. Muss der Stempel der Spritze hin und her bewegt werden (Luft entfernen), wird nur hinten an der Stempelplatte angefasst.

Normalerweise sollten Injektionen unverzüglich nach der Zubereitung auch verabreicht werden. Unter bestimmten Bedingungen können hiervon Ausnahmen gemacht werden, z. B. bei Anästhesiemedikation im OP-Bereich oder bei Verwendung fertig aufgezogener Notfallmedikation in Bereichen der Funktionsdiagnostik, z. B. Endoskopie. Der Hygieneplan gibt Auskunft darüber, ob, wann und wie die Lagerungsfristen verlängert werden.

Vertiefendes Wissen

Die maximal erlaubte Aufbewahrungszeit und die Lagerbedingungen (staub- und lichtgeschützt, Raumtemperatur oder Kühlschrank) werden vom Krankenhaushygieniker mit dem Apotheker festgelegt. So wird eine Verkeimung vermieden und auch, dass sich das Arzneimittel chemisch verändert und unwirksam wird.

Subkutane Infektion

Die subkutane Injektion birgt allenfalls ein geringes Infektionsrisiko. Subkutanabszesse als eine der möglichen Folgen sind einer Behandlung relativ leicht zugänglich. Sie wird, bedingt durch die zahlreichen Insulingaben, am häufigsten durchgeführt.

Intravenöse Injektion

Bei intravenösen Injektionen ist das Risiko aus hygienischer Sicht am geringsten, da die Keime im strömenden Blut normalerweise keine große Überlebenschance haben. Bei hohen Keimzahlen allerdings besteht das Risiko einer Bakteriämie mit Absiedlungen im Körper oder sogar einer Sepsis.

Intramuskuläre Injektion

Aus hygienischer Sicht am komplikationsreichsten ist die i. m.-Injektion. Präparate, die heute noch i. m. verabreicht werden, haben häufig eine ölige Basis, um eine langsame Resorption in den Blutkreislauf zu gewährleisten. Diese Zubereitung aber verhindert, dass die Zellen der körpereigenen Abwehr ihre Wirkung optimal entfalten können.

Außerdem sind möglicherweise auftretende Abszesse in der Muskulatur einer Behandlung relativ schlecht zugänglich. Daher wird zumindest bei Risikopatienten, Kortikoidgabe oder der Applikation gewebetoxischer Substanzen bei Wischdesinfektion die Verwendung eines sterilen Tupfers gefordert.

Mehrdosisbehälter

Definition

Mehrdosisbehälter: Behälter, dem entweder für mehrere Patienten oder aber für denselben Patienten über mehrere Tage hinweg Injektionslösung entnommen werden kann.

Mehrdosisbehälter müssen nach Vorgaben des Europäischen Arzneimittelbuchs konserviert sein. Der Hersteller muss Angaben darüber machen, wie lange der Mehrdosisbehälter nach dem ersten Anstechen weiterverwendet werden kann. Um im Pflegealltag eine Übersicht darüber zu haben, wird vor dem ersten Anstechen und der ersten Entnahme das Datum auf das Etikett geschrieben, am besten auch gleich das Verfallsdatum. Auf die Weise kann auch jede nachfolgende Pflegekraft, die etwas dem Mehrdosisbehälter entnehmen möchte, prüfen, ob die Verwendbarkeit noch gegeben ist.

Vor dem Anstechen wird das Gummiseptum mit Hautdesinfektionsmittel und keimarmem Tupfer wischdesinfiziert. Für jede Entnahme wird eine frische Kanüle verwendet, möglichst mit engem Lumen, um den Eintrag an Partikeln in den Behälter zu minimieren. Das Vorspritzen von etwas Raumluft zur leichteren Entnahme ist zulässig. Die Kanüle darf nach der Entnahme nicht im Behälter belassen werden.

Eine Alternative stellen sog. Entnahmekanülen (Filterkanülen, Minispikes) dar, die vom jeweiligen Hersteller extra für diesen Zweck ausgewiesen sind.

10.5.2 Punktionen

Definition

Punktion: Einbringen von Kanülen oder Trokaren in Blutgefäße, den Liquorraum, Gelenke oder Körperhöhlen mit dem Ziel, Flüssigkeiten und ggf. Gewebeproben zu diagnostischen oder therapeutischen Zwecken zu gewinnen oder mikrochirurgische Instrumente und/oder Medikamente zu platzieren; in diese Gruppe gehören auch Arthroskopien, Biopsien mittels Endoskop und die Kapillarblutgewinnung mit der Lanzette.

Die KRINKO hat auch für alle möglichen Punktionen Vorgaben gemacht. Neben erweiterter Schutzkleidung werden hier – je nach Art der Punktion – auch Abdeckungen z. B. durch Lochtücher gefordert (▶ Tab. 10.2).

10

Tab. 10.2 Anforderungen an die Durchführung von Punktionen.

Punktionsart	Tupfer	steriles Abdeck- oder Lochtuch	zusätzliche Schutzkleidung	
			durchführende Person	Assistenz
Lanzettenblutentnahme	keimarm	–	keimarme Handschuhe	keine Assistenz
Shunt-Punktion zur Dialyse	steril	–	keimarme Handschuhe	keine Assistenz
Punktion einer Portkammer	steril	–	sterile Handschuhe	
Lumbalpunktion (diagnostisch)	steril	–	sterile Handschuhe	keine besonderen Anforderungen
Blasenpunktion	steril	–	sterile Handschuhe	
Pleurapunktion, Aszitespunktion (diagnostisch)	steril	–	sterile Handschuhe Mund-Nase-Schutz	
Beckenkammpunktion	steril	+	sterile Handschuhe	keine besonderen Anforderungen
Amniozentese, Chorionzottenbiopsie	steril	+	sterile Handschuhe	
transvaginale (schallkopfgesteuerte) Zysten- oder Gewebepunktion	steril	+	sterile Handschuhe	
Organpunktion (z. B. Niere, Leber, Lymphknoten, Milz, Schilddrüse)	steril	+	sterile Handschuhe	
Anlegen einer suprapubischen Ableitung	steril	+	sterile Handschuhe Mund-Nasen-Schutz	
Spinalanästhesie (Single Shot), intrathekale Medikamentenapplikation	steril	+	sterile Handschuhe Mund-Nase-Schutz	Mund-Nase-Schutz
Gelenkpunktion (diagnostisch bzw. mit Einzelinjektion)	steril	+	sterile Handschuhe Mund-Nase-Schutz bei Punktionen mit Spritzenwechsel	Mund-Nase-Schutz bei Punktion mit Spritzenwechsel
Anlegen einer Bülau-Drainage, eines Pleuracath, einer Monaldi-Drainage	steril	+	sterile Handschuhe Mund-Nase-Schutz OP-Haube steriler langärmeliger Kittel	Mund-Nase-Schutz
Peridural-, Spinalanästhesie mit Anlegen eines Katheters, Anlegen eines Periduralkatheters zur Schmerztherapie	steril	+	sterile Handschuhe Mund-Nase-Schutz OP-Haube steriler langärmeliger Kittel	unsterile Handschuhe Mund-Nase-Schutz
Anlegen einer perkutanen endoskopischen Gastrostomie (PEG)	steril	+	sterile Handschuhe Mund-Nase-Schutz OP-Haube steriler langärmeliger Kittel	unsterile Handschuhe Mund-Nase-Schutz ggf. Einwegschürze

10.6 Hygienische Anforderungen an Infusionen

Vertiefendes Wissen

Rechtsgrundlagen:
- KRINKO/RKI: Prävention gefäßkatheterassoziierter Infektionen (2003)
- KRINKO/RKI: Anforderungen der Hygiene an Punktionen und Injektionen (2011)

Infusionen ermöglichen die wohldosierte Verabreichung von Medikamenten über längere Zeit und sogar bei Be-

darf eine vollständige parenterale Ernährung. Dies bedeutet, dass Infusionsflaschen oft mehrere Stunden, manchmal sogar Tage bei Raumtemperatur am Patientenbett hängen. Die meisten Bakterien können sich auch bei Raumtemperatur relativ rasch vermehren, weshalb beim Zubereiten von Infusionen, beim Umgang mit den Infusionssystemen und bei der Standzeit der einzelnen Infusionsflasche Sorgfalt geboten ist.

Vertiefendes Wissen

Viele der über längere Zeit verabreichten Infusionslösungen wie die physiologische Kochsalzlösung oder die Ringerlösung bieten Bakterien nur mäßige Wachstumsbedingungen. Deutlich vermehrungsfreudiger sind Bakterien in Vitamin- und Aminosäurelösungen, optimale Nahrungsbedingungen finden sie in Lipidinfusionen und bei Blutprodukten.

10.6.1 Vorbereitung und Durchführung von Infusionen

Definition

- **Infusion:** Gabe von Flüssigkeiten zu therapeutischen Zwecken; im Gegensatz zur Injektion erfolgt die Gabe einer Dosis über einen längeren Zeitraum.
- **Infusionssystem:** Schlauchsystem zur Gabe von Infusionen; das Ende mit der Tropfenkammer wird mittels Spike in die Infusionsflasche gesteckt, das andere Ende mit der Kanüle in der Patientenvene verbunden; Zubehör können Dreiwegehähne sein.
- **Perfusor:** Gerät zur exakt dosierten Verabreichung von Medikamenten über einen längeren Zeitraum.

Infusionslösungen sollte möglichst unmittelbar vor der Applikation zubereitet werden. Dies ist vor allem dann wichtig, wenn es sich um sog. Mischinfusionen handelt, also z. B. einer Flasche mit physiologischer Kochsalzlösung Medikamente zugesetzt werden.
Folgende Schritte sind erforderlich:
1. Arbeitsfläche desinfizieren
2. Händedesinfektion
3. Abziehen des Schutzes vom Septum der Infusionsflasche
4. Wischdesinfektion des Gummiseptums mit Hautdesinfektionsmittel und keimarmem Tupfer; erübrigt sich, wenn aus dem Begleitzettel des Herstellers hervorgeht, dass das Gummiseptum unter der Schutzhülle steril ist
5. ggf. Injektion des zuzugebenden Medikaments
6. Einstechen der Spitze des Infusionssystems bei noch geschlossenem Ventilrad
7. Transport zum Patienten; mitzunehmen sind
   - keimarme Tupfer
   - Hautdesinfektionsmittel
   - weißes Pflaster für eine ggf. erforderliche zusätzliche Fixierung

8. Befüllen des Infusionssystems am Patienten; Entfernen der Luft; Schließen des Ventilrads; Aufhängen der Infusion an Ständer; das Patientenende des Infusionssystems darf das Bett oder den Patienten nicht berühren
9. Desinfektion des äußeren Bereichs des Anschlusskonus der liegenden Kanüle mit Hautdesinfektionsmittel und keimarmem Tupfer (das verwendete Desinfektionsmittel darf das Material des Konus nicht angreifen!)
10. Entfernen des Infusionssystemdeckels auf der Patientenseite; Verwerfen von ein paar Tropfen; Anschließen; ggf. Fixierung mit Pflaster, Tupfer unterlegen
11. Lauf kontrollieren

Zum korrekten Hygienemanagement bei Infusionen gehört auch festzulegen, wie lange Überleitungssysteme genutzt werden dürfen. Empfehlungen hierzu hat das Robert Koch-Institut abgegeben (▶ Tab. 10.3).

10.6.2 Kurzinfusionen

Gelegentlich benötigen Patienten nur Kurzinfusionen, beispielsweise Antibiotika. Ob das Infusionssystem nach jeder Gabe gewechselt werden muss oder mehrfach (zwischendrin mit sterilem Verschluss versehen) genutzt werden darf, entscheidet die Hygieneabteilung in Abhängigkeit von dem infundierten Medikament und der Risikobewertung für die Patienten.

10.6.3 Subkutaninfusionen

Definition

- **Subkutaninfusion:** vorwiegend im Bereich der Geriatrie verwendete Infusion mittels Butterfly in das Subkutangewebe zur Rehydrierung.
- **Butterfly (Schmetterlingskanüle):** Kanüle mit „Schmetterlingsflügeln" für eine bessere Fixierung und einem Schlauch zur Infusionsapplikation.

Um nicht eine Venenkanüle legen zu müssen, eignet sich die Subkutaninfusion am Oberschenkel zur vergleichsweisen schnellen Rehydrierung alter Menschen. Hierzu wird eine Infusion nach Anordnung vorbereitet, wie oben in den Schritten 1–4 und 6 beschrieben. Mitzunehmen sind Butterflykanüle, Hautdesinfektionsmittel, sterile

Tab. 10.3 Standzeiten von Infusionslösungen und -systemen am Patienten.

Art der Infusionslösung	Standzeit des Systems (Stunden)	Standzeit der einzelnen Flasche/des Beutels (Stunden)
überwiegend anorganisch	72	72
Vitamine Aminosäureglukose	72	24
lipidhaltige Mischinfusion zur parenteralen Ernährung	24	24
reine Lipide	24	12
Blut, Blutprodukte	6	unverzügliche Applikation

Tupfer und weißes Pflaster zur Fixierung. Am Patienten bzw. Bewohner wird das Infusionssystem nach Befestigung der Flasche an die ausgepackte Butterflykanüle angeschlossen und das Ventilrad geöffnet, sodass System und Kanüle entlüftet werden. Nach Hautdesinfektion durch Sprühen oder Wischen mit alkoholgetränktem sterilem Tupfer wird die Butterflykanüle eingestochen und fixiert.

10.7 Harnableitende Systeme

Vertiefendes Wissen

Rechtsgrundlagen:
- KRINKO/RKI: Empfehlungen zur Prävention und Kontrolle katheterassoziierter Harnwegsinfektionen (1999)
- KRINKO/RKI: Infektionsprävention in Heimen (2005)

10.7.1 Transurethraler und suprapubischer Katheter

Definition

- **transurethraler Katheter:** Katheter, der durch die Harnröhre in die Blase eingeführt und dort mittels Ballon geblockt wird (heute meist aus Vollsilikon).
- **suprapubischer Katheter:** dünner Katheter aus Vollsilikon, der über eine Blasenpunktion durch die Bauchdecke in die Blase gelegt wird und so weniger infektionsanfällig als ein transurethraler Katheter ist.
- **Harnröhre:** beim Mann längere, bei der Frau kürzere Verbindung der Blase zur Abgabe von Urin.
- **Harnleiter:** Verbindung der Nierenbecken zur Blase.

Mit 30–40 % sind Harnwegsinfekte auf Allgemeinstationen im Krankenhaus die häufigste nosokomiale Infektion. Von diesen Harnwegsinfektionen sind etwa 90 % mit einem transurethralen Katheter assoziiert.

Wie rasch ein transurethraler Blasenkatheter mit Bakterien besiedelt wird und schließlich die Harnwege infiziert werden, hängt von der Technik beim Legen des Katheters und vom Material des Katheters selbst ab. Silikonkatheter haben eine sehr glatte Oberfläche, die es den Haftorganen der Bakterien erschwert, sich festzusetzen. Silikonkatheter haben oft eine Liegedauer von 4–6 Wochen, ohne dass Komplikationen auftreten.

Eine Alternative zum transurethralen Blasenkatheter stellt der suprapubische Blasenkatheter dar (▶ Abb. 10.6). Der Vorteil aus hygienischer Sicht liegt in einer relativ geringen Komplikationsrate.

Ebenfalls eine niedrigere Infektionsrate hat die intermittierende Katheterisierung, bei der sich der gut geschulte Patient in bestimmten Zeitabständen selbst einen Einmalkatheter schiebt.

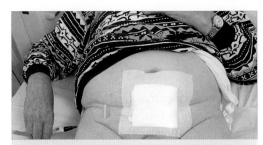

Abb. 10.6 Blasenkatheter. Ein suprapubischer Blasenkatheter ist mitunter eine Alternative zum transurethralen Blasenkatheter. (Kirschnick O: Pflegetechniken von A bis Z. Thieme, Stuttgart 2003)

Merke

Blasenkatheter sollten nur gelegt werden, wenn eine entsprechende Indikation vorhanden ist. Inkontinenz an sich gilt nicht als Indikation! Katheter sollten so schnell wie möglich entfernt, aber nicht routinemäßig gewechselt werden. Blasenkatheter werden also nur dann ausgetauscht, wenn sie verstopft oder extrem kontaminiert sind.

Beim Legen der Katheter ist zu beachten, dass die Harnröhrenmündung desinfiziert und bei beiden Geschlechtern ausreichend Gleitgel verwendet wird. Das Gleitgel enthält im Allgemeinen das Antiseptikum Chlorhexidin, das eine zusätzliche Prophylaxe gegen Infektionen darstellt. Alle Materialien, die für das Legen eines Katheters verwendet werden, müssen steril sein.

Zunächst werden keimarme Handschuhe angezogen und die Harnröhrenmündung gemäß Pflegestandard desinfiziert. Dann wird das Gleitmittel eingebracht. Nach Anziehen der sterilen Handschuhe wird der Katheter unter aseptischen Kautelen gelegt.

Merke

Die bakterielle Besiedlung reicht deutlich tiefer in die Harnröhre, als die Desinfektion der Harnröhrenmündung erreichen kann. Daher ist antiseptisches Gleitgel sinnvoll.

Die Reinigung des Genitalbereichs bei liegendem Katheter erfolgt mit Wasser und pH-Wert-neutraler Waschlotion ohne Zusatz antiseptischer Substanzen. Die Normalflora soll zur Kolonisationsresistenz möglichst erhalten bleiben.

Zug und mechanische Einwirkungen am Katheter müssen möglichst vermieden werden. Inkrustationen durch Harnröhrensekret lassen sich mit 3 %igem Wasserstoffperoxid oder Octenidinlösung und Mullkompressen beseitigen. Bei dieser Arbeit werden unsterile Einmalhandschuhe getragen. Benutzte Mehrwegmaterialien wie

10

Messbecher werden nach dem Gebrauch gereinigt und desinfiziert.

Während der Katheter liegt, sind Diskonnektionen auf ein Minimum zu beschränken und der Durchlauf des Urins sicherzustellen. Hierzu gehört auch die Schulung des Patienten oder Bewohners zu folgenden Punkten:

- Abknicken des Schlauchs zum Beutel vermeiden
- Beutel nicht auf den Boden legen, immer unter Blasenniveau halten

Letzteres kann z. B. beim Besuch der Cafeteria schwierig sein, daher stellen Beinbeutel eine gute Ergänzung dar. Diese am Unterschenkel befestigten Auffangbeutel erlauben dem Betroffenen mehr Freiheit, verfügen aber oft über kein Rückschlagventil, das den Rückfluss von Urin aus dem Beutel in die Harnröhre verhindert. Daher muss der Bettbeutel angestöpselt werden, wenn z. B. für ein Mittagsschläfchen die Beine hochgelegt werden.

Routinemäßige Blasenspülungen über den Katheter sind nur sehr selten indiziert, also in der Regel überflüssig und ein zusätzliches Hygienerisiko.

Eine Alternative zu einem Katheter ist aufsaugendes Inkontinenzmaterial, das zur Vermeidung der Hautmazeration mit der Gefahr eines Soorpilzbefalls durch Candidaspezies (Windeldermatitis) regelmäßig zu wechseln ist.

10.7.2 Urostoma

Definition

Urostoma: bei Verlust der Blase z. B. infolge eines Karzinoms künstlicher Auslass für Urin, bei dem die Harnleiter operativ durch die Haut geführt werden.

Bei einem Urostoma wird der Beutel direkt auf die Haut geklebt und sollte daher nach einer Füllung zu etwa $1/3$ geleert werden, damit er sich nicht durch das eigene Gewicht löst. Haare im Klebebereich müssen schonend entfernt werden. Die Reinigung erfolgt mit warmen Wasser, einem frischen Waschlappen oder keimarmen Tuch und Seife, wobei vom Stoma weg gewischt werden sollte.

10.8 Reinigung und Desinfektion von Flächen

Vertiefendes Wissen

Rechtsgrundlagen:
- BiostoffV: Gefährdungsbeurteilung
- TRBA 250: Hygieneplan, Schutzmittel, Schutzkleidung
- Berufsgenossenschaftliche Veröffentlichungen:
  - BGV A1: Koordinationspflicht bei externen Dienstleistern
  - BGR 206: Desinfektionsarbeiten im Gesundheitsdienst
  - BGR 208: Reinigungsarbeiten mit Infektionsgefahr in medizinischen Bereichen

- KRINKO/RKI: Anforderung der Hygiene an die Reinigung und Desinfektion von Flächen (2004)

Definition

- **Abreicherung:** additive Keimreduktion durch mehrmaliges Reinigen der gleichen Fläche kurz hintereinander auf Werte ähnlich der Desinfektion; ähnlich der Desinfektion; kann angewendet werden, wenn eine Desinfektion aufgrund des Materials von Gegenständen nicht möglich ist oder Sporen bei fehlender Sporozidie des Desinfektionsmittels entfernt werden sollen.
- **Sporozidie/sporozid:** Desinfektionsverfahren, das bakterielle Sporen abzutöten vermag; in der Regel Sauerstoffabspalter oder Aldehyde.
- **Viruzidie/viruzid:** Desinfektionsverfahren, die unbehüllte Viren inaktivieren können; in der Regel Sauerstoffabspalter oder Aldehyde.

10.8.1 Reinigung

Definition

Reinigung: Behandlung von Flächen durch Wischen mit Reinigungslösung; die zu erzielende Keimreduktion beträgt 50–80 %.

Im Gegensatz zur Desinfektion, bei der Keimarmut angestrebt wird, besteht das Ziel der Reinigung in „optischer" Sauberkeit. Gereinigte Flächen sollen sauber und ansprechend wirken. Dies wird erreicht, indem man Staub (Pollen, Kleidungs- und Stofffasern, Reifenabrieb usw.), organische Partikel wie Hautschuppen, aber auch von Menschen abgegebene Bakterien und Viren sowie Schimmelpilze aus der Luft und Gebrauchsrückstände (Fingerabdrücke, Speise- und Getränkereste usw.) entfernt.

▶ **Reinigung in Krankenhäusern und Pflegeeinrichtungen.** Im normalen Haushalt können trockene Abfälle, Schmutz und Stäube auch trocken entfernt werden, z. B. mit einem Besen. Im Krankenhaus und in Pflegeeinrichtungen ist dies allerdings nicht gestattet, da Keime aufgewirbelt und auf diese Weise verbreitet werden können. Hier muss also feucht bzw. staubbindend (z. B. mit Öltüchern) gereinigt werden. Durch den feuchten Lappen oder einen auch als Mopp bezeichneten Wechselbezug werden sehr viele Partikel, an denen Keime haften, von der Fläche entfernt (▶ Abb. 10.7).

Eine Reinigung erzielt nur eine Keimarmut, die Keime werden nicht abgetötet. Die Folgen der unzureichenden Keimreduktion werden durch folgende Überlegungen deutlich: In einem Speicheltröpfchen befinden sich ca. 10 000 Keime. Werden von diesen Keimen 90 % entfernt, bleiben noch 1000 Keime auf der Fläche übrig. Die 9000 entfernten Keime befinden sich zum großen Teil noch le-

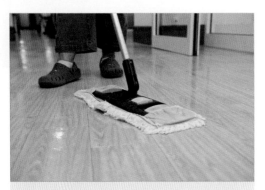

Abb. 10.7 Reinigung mit einem Mopp.

bend im Reinigungswasser oder im Lappen. Da diese Keime durch die Reinigungslösung nicht sicher abgetötet werden, können sie von Zimmer zu Zimmer verschleppt werden.

Eine einfache Reinigung reicht daher nicht immer aus. Die Hygieneabteilung kann in bestimmten Bereichen dennoch eine Reinigung vorsehen wie in Heimen, wo eine Keimreduktion – wie im Haushalt – im Regelfall genügt. Werden hier Sekrete oder Exkrete in sichtbaren Mengen freigesetzt, reicht die gezielte Desinfektion z. B. mit einem alkoholischen Flächendesinfektionsmittel. In Isolierzimmern, auf Intensivstationen und natürlich im OP-Trakt muss hingegen regelmäßig desinfiziert werden.

10.8.2 Dekontamination

Definition

Dekontamination: über die Reinigung hinausgehende, doch die Desinfektion nicht erreichende Keimreduktion (heute gelegentlich auch als Oberbegriff für Reinigungs- und Desinfektionsmaßnahmen verwendet).

Der Begriff Dekontamination dürfte vielen im Zusammenhang mit radioaktiver Strahlung bekannt sein. Auch in der Hygiene wird er verwendet, allerdings weniger für Flächen als für die Haut. Dekontaminierende Waschlotionen haben eine stärkere keimentfernende und -abtötende Wirkung als herkömmliche Seifen und Duschgels. Ihre Wirkung liegt jedoch deutlich unter der von Hände- oder Hautdesinfektionsmitteln. Dekontaminationslösungen erreichen im Labor einen Reduktionsfaktor 3, also von 1000 auf 1 Keim.

Im Küchenbereich von Gaststätten oder Hotels erfolgt eine Händedekontamination, wodurch ein keimreduzierender Effekt zwischen dem der Händewäsche und dem der Händedesinfektion erreicht wird. In Pflegeeinrichtungen und Krankenhäusern ist in der Küche die Händedesinfektion wie bei Pflegenden und Ärzten erforderlich.

10.8.3 Desinfektion von Flächen

Definition

Desinfektion: Reduktion, Inaktivierung und Abtötung pathogener Mikroorganismen auf Flächen und Gegenständen, sodass von ihnen keine Infektion mehr ausgehen kann; erreicht in der Praxis eine Reduktion der Keime und Viren um 85–99 %; auch als Antisepsis bezeichnet.

Anfänge der Desinfektion

Bereits im 18. Jahrhundert war bekannt, dass durch die Behandlung von Pflanzen und Saatgut mit einer Mischung aus Kalk und Kupfersulfat „Fäulnis" verhindert werden konnte. Um 1840 führt der Arzt Ignaz Semmelweis in Wien die Händedesinfektion mit Chlorkalk nach pathologischen Untersuchungen ein und Sir Joseph Lister entdeckte die Wirksamkeit einer Phenollösung als Wund-, Instrumenten- und Flächendesinfektionsmittel.

Desinfektion heute

Moderne Desinfektionsmittel sind meistens aus mehreren Wirkstoffen zusammengesetzt. Zum Einsatz kommen z. B. Biguanide, quarternäre Ammoniumverbindungen und für eine gute Wirkung auf Sporen und unbehüllte Viren Perverbindungen oder Aldehyde. Damit können die Bakterien nur schwer eine Gegenstrategie entwickeln. In der Praxis sind Desinfektionsmittel jedoch nur dann voll wirksam, wenn die Fläche einigermaßen sauber ist. Eine erste Grobreinigung einer stark (sichtbar) verschmutzten und zu desinfizierenden Fläche ist daher sinnvoll.

Neben der Keimbelastung der Fläche sind Konzentration und Einwirkzeit die entscheidenden Parameter für den Ablauf der Desinfektion. Anwendungskonzentration und Einwirkzeit werden vom Hersteller vorgegeben. Im Krankenhaus sollen derzeit nur Desinfektionsmittel verwendet werden, die in der Liste des Verbunds für angewandte Hygiene (VAH) aufgelistet sind. In dieser Liste ist ebenfalls angegeben, welches Desinfektionsmittel mit welchen Konzentrationen und Einwirkzeiten eingesetzt werden kann.

Geeignet sind als Flächendesinfektionsmittel gekennzeichnete Mittel, also nicht etwa Haut- oder Instrumentendesinfektionsmittel, obwohl das durchaus im Einzelfall funktionieren kann. Gemäß der Substitutionspflicht nach Gefahrstoffverordnung sind die Mittel zu wählen, die einen guten Desinfektionseffekt mit der geringsten Umweltbelastung und Mitarbeiterbelastung (beim unvermeidlichen Einatmen sowie der Haut, falls die Handschuhe eine Mikroperforation haben oder während der Arbeit bekommen) gewährleisten.

10

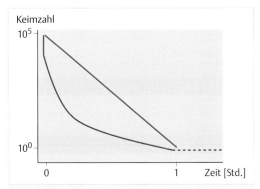

Abb. 10.8 Desinfektion. Ideeller (blau) und wirklicher (rot) Verlauf der Desinfektion. Ein Teil der Keime verbleibt bei der Wischdesinfektion im Lappen und ist damit von der Fläche entfernt. Im weiteren Verlauf wirkt das Desinfektionsmittel relativ schnell. Die gestrichelte Linie zeigt die sog. Remanenzwirkung an.

Vertiefendes Wissen

Beispiele für die Kombination von Konzentration und Einwirkzeit bei der Flächendesinfektion:
- 0,5 % Gebrauchskonzentration, Einwirkzeit 1 Stunde
- 1 % Gebrauchskonzentration, Einwirkzeit 30 min

Der Begriff der Einwirkzeit besagt nicht, dass die desinfizierende Wirkung erst nach dieser Zeit beginnt. Der Prozess beginnt unverzüglich nach dem Aufbringen des Desinfektionsmittels; allein durch das Wischen wird bereits ein Teil der Keime entfernt (▶ Abb. 10.8).

Die desinfizierende Wirkung bei der Behandlung von Flächen endet nicht mit dem Trocknen des Desinfektionsmittels, obwohl die Fläche dann wieder genutzt werden kann. Die auf der Fläche befindlichen Moleküle des Mittels wirken weiter, oft noch ein paar Stunden über die angegebene Einwirkzeit hinaus. Keime, die also kurz nach Ablauf der Einwirkzeit noch auf die desinfizierte Fläche gelangen, werden noch abgetötet. Diese Wirkung bezeichnet man als Remanenz.

Als Routinedesinfektion, Unterhaltsdesinfektion oder „laufende" Desinfektion werden tägliche Desinfektionsmaßnahmen in den Patientenzimmern oder im OP bezeichnet. Das Pflegepersonal kann nach sog. Routinedesinfektionen von Patientenzimmern das Zimmer auch vor Ablauf der Einwirkzeit ohne Bedenken wieder betreten, um Pflegemaßnahmen durchzuführen. Die Schlussdesinfektion dagegen wird nach Verlegung oder Entlassung des infektiösen Patienten durchgeführt und umfasst das gesamte Inventar einschließlich der Vorhänge. Bei der Schlussdesinfektion wird die Einwirkzeit eingehalten.

Regeln im Umgang mit Desinfektionsmitteln

Desinfektionsmittelkonzentrate unterliegen der Gefahrstoffverordnung. Sie können, wenn sie z. B. durch Spritzer in den Mund oder in die Augen gelangen, erhebliche gesundheitliche Schädigungen zur Folge haben. Wer also Desinfektionsmittel ansetzt und mit ihnen umgeht, muss sich zuvor mit dem Ablauf genau vertraut machen und folgende Regeln beachten:
- Die Konzentrate in den Kanistern sind Gefahrstoffe. Zu den Risiken gibt das Etikett auf dem Kanister bzw. auf der Verpackung des Konzentrats Auskunft. Ein orangefarben unterlegtes Feld oder eine rote Raute mit Symbol gibt erste Hinweise auf Gefahren. Die Gebrauchsanweisung gibt vor, welche Schutzkleidung gemäß Gefahrstoffverordnung anzulegen ist (▶ Abb. 10.9).
- Desinfektionsmittel werden mit kaltem, gelegentlich mit „handwarmem", Wasser angesetzt, wenn der Hersteller das vorgibt.
- Desinfektionsmittel dürfen weder mit Reinigungsmitteln noch mit anderen Desinfektionsmitteln gemischt werden. Die Folge einer Vermischung kann eine Inaktivierung des Desinfektionsmittels sein.
- Behälter mit Desinfektionsmittellösungen müssen einen Deckel haben; alternativ gibt es Tuchtrommeln, denen fertig getränkte Tücher zur Desinfektion entnommen werden können.
- Muss eine Lösung manuell angesetzt werden, sind Sicherheitshinweise zu beachten, Konzentration zu berechnen oder eine Dosiertabelle zu verwenden und genau mit geeigneten Behältern abzumessen. Die Dosiertabelle gibt für die gewünschte Konzentration die benötigte Wasser- und Konzentratmenge an. Häufig werden Dosierpumpen verwendet, die eine definierte Menge Desinfektionsmittel in ein mit Wasser gefülltes Gefäß abgeben. Für Flächendesinfektionsmittel stehen oft automatische Wandspender bzw. Desinfektionsmittelmischautomaten zur Verfügung, die auf Knopfdruck gebrauchsfertige Desinfektionsmittellösung aus Leitungswasser und Konzentrat anmischen und abgeben (▶ Abb. 10.10). Bei Dosierbeuteln wird der Inhalt in die vorgegebene Menge Wasser gegeben.
- Die BGR 206 sowie die TRBA 250 schreiben für Desinfektionsarbeiten das Tragen von Handschuhen mit Stulpen vor. Diese Handschuhe verringern das Risiko, dass Desinfektionsmittel oben in den Handschuh eindringt und die Lösung über den Unterarm läuft, wenn in Kopfhöhe gearbeitet werden muss (dazu müssen die Stulpen umgeschlagen werden, um eine Tropfenfalle zu bilden).
- Flächendesinfektionsmittel werden routinemäßig durch Wischen ausgebracht, Sprühen ist nach GefahrstoffV nicht erlaubt (anders als bei Hautdesinfektionsmitteln). Verneblung wird heute mit Produkten auf der Basis von Wasserstoffperoxid durchgeführt, hierbei werden zeituhrgesteuerte Geräte eingesetzt, die Mitarbeitenden verlassen den Raum vorher und sind so vor Exposition geschützt. Die Verneblung wird zusätzlich zur Wischdesinfektion eingesetzt und erreicht auch

Mustereinrichtung Musterstadt	**BETRIEBSANWEISUNG** gemäß § 14 GefStoffV **Geltungsbereich und Tätigkeiten**	Stand ――――― Freigabe

GEFAHRSTOFFBEZEICHNUNG
Viromort®

Instrumentendesinfektion

GEFAHREN FÜR MENSCH UND UMWELT

R-Sätze

10	• Entzündlich.
22	• Gesundheitsschädlich beim Verschlucken.
36/38	• Reizt die Augen und die Haut.
43	• Sensibilisierung durch Einatmen und Hautkontakt möglich.

SCHUTZMASSNAHMEN UND VERHALTENSREGELN

S-Sätze

26 • Bei Berührung mit den Augen sofort mit Wasser abspülen und Arzt konsultieren.
36/37/39 • Bei der Arbeit geeignete Schutzkleidung, Schutzhandschuhe und Schutzbrille/Gesichtsschutz tragen.

VERHALTEN IM GEFAHRFALL

- Im Gefahrfall Bereich verlassen und absperren (Bildung explosiver Dampfgemische möglich!).
- Umgehend Feuerwehr alarmieren **(Telefon: 112).**
- Geeignete Löschmittel: CO_2, Schaum, Löschpulver und Wassersprühstrahl.
- Nicht geeignete Löschmittel: Wasservollstrahl.
- Verschüttetes Material in geringen Mengen mit Bindemittel aufnehmen und in verschlossenem Behälter lagern.

ERSTE HILFE

Notruf 112

- Allgemeine Hinweise: Beschmutzte oder getränkte Kleidung sofort ausziehen.
  Bei Unwohlsein ärztlichen Rat einholen.
- Nach Einatmen: Nach Einatmen der Dämpfe sofort an die frische Luft bringen.
  Bei anhaltenden Beschwerden einen Arzt aufsuchen.
- Nach Hautkontakt: Sofort mit viel Seife und viel Wasser abwaschen.

- Nach Augenkontakt: Sofort mit viel Wasser, auch unter den Augenlidern, ausspülen.
  Sofort einen Arzt hinzuziehen.
- Nach Verschlucken: Kein Erbrechen hervorrufen (Gefahr der Schaumaspiration!). Hohe Erstickungsgefahr!
  Viel Wasser trinken und sofort einen Arzt hinzuziehen.

SACHGERECHTE ENTSORGUNG

- Aufsaug- und Reinigungshilfsmittel (z. B. Putzlappen oder Papiertücher) sind als Gewerbemüll zu entsorgen.
- Produkt darf gemäss örtlichen Vorschriften der Müllverbrennung zugeführt werden.
- Regionale Entsorgungsvorschriften beachten.
- Abfallschlüsselnummer: 07 06 99.

Abb. 10.9 Betriebsanweisung. Eine Betriebsanweisung für das imaginäre Instrumentendesinfektionsmittel Viromort nach § 14 Gefahrstoffverordnung.

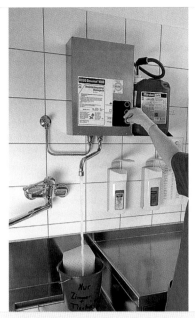

Abb. 10.10 Dezentrales Desinfektionsmitteldosierge-rät. Auf Knopfdruck entleert sich eine vorher einge-stellte Desinfektionsmittelmenge in den Eimer.

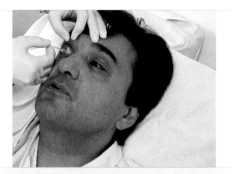

Abb. 10.11 Augenspülung. Das Desinfektionsmittel muss durch sofortiges gründliches Spülen (hier mit einer Infusionslösung) aus dem Auge entfernt werden. (Houssein Kouchek-Zadeh/Astrid Schneider, Mainz)

züglich Hilfe geholt und ein Arzt aufgesucht werden. Der Betroffene sollte keinesfalls versuchen zu erbrechen, da sich dadurch Schaum bilden kann.

10.9 Umgang mit Lebensmitteln und Sondenernährung

Vertiefendes Wissen

Rechtsgrundlagen:
* Lebensmittel-, Bedarfsgegenstände- und Futtermittel-gesetzbuch (LFGB)
* europäische Lebensmittelhygieneverordnung EG 852/2004
* deutsche Lebensmittelhygieneverordnung LMHV 2007
* IfSG § 42, 43: zweijährige Schulungen für Küchenper-sonal und lebensmittelherstellendes Personal
* KRINKO/RKI: Infektionsprävention in Heimen (2005)

schwer zugängliche Stellen im Raum, was bei bestimm-ten Erregern (Clostridium difficile, Acinetobacter bau-manii, aber auch Noroviren) kritischen Patienten bei der Wiederbelegung des Zimmers zusätzliche Sicher-heit bietet.

Merke

Desinfektionsmittelkonzentrat darf auf keinen Fall „nach Gefühl" dosiert werden.

Was tun, wenn Desinfektionsmittel bzw. -konzentrat auf die Haut oder in die Augen oder in den Mund gelangt ist? Das Desinfektionsmittel wird mit einem feuchten Lappen von der Haut aufgenommen. Anschließend wird der be-treffende Hautbereich gründlich gespült. Ist das Desinfek-tionsmittel in die Augen gelangt, muss sofort Hilfe geholt werden. Durch gründliches Spülen mit Leitungswasser oder physiologischer Kochsalzlösung aus einer Augen-spülflasche wird der Reizstoff zunächst verdünnt (▶ Abb. 10.11). Anschließend muss der Betriebsarzt oder ein Augenarzt aufgesucht werden. Die Gebrauchsanwei-sung und das Sicherheitsdatenblatt zur Substanz sollten zum weiterbehandelnden Arzt mitgenommen werden, da sie wichtige Hinweise geben! In den Mund gelangtes Des-infektionsmittelkonzentrat wird sofort ausgespuckt und der Mund ausgiebig mit Wasser ausgespült. Keinesfalls darf Desinfektionsmittel geschluckt werden! Wurde Des-infektionsmittel versehentlich verschluckt, muss unver-

Lebensmittel sind für Mikroorganismen sehr attraktiv und sind von Natur aus niemals steril. Schon früh ver-suchten Menschen, Lebensmittel auf verschiedene Arten zu konservieren. Räuchern, Pökeln, Süßen, Einkochen oder Obsttrocknen sind Methoden, mit denen sich die Zahl an Mikroorganismen reduzieren und damit die Le-bensmittel länger haltbar machen lässt, und die meisten dieser Verfahren sind zumindest für eine gewisse Zeit er-folgreich.

Wie gut sich Mikroorganismen in Lebensmitteln ver-mehren können, hängt von verschiedenen Faktoren ab:
* Wassergehalt: Je weniger Wasser ein Lebensmittel ent-hält, desto widerstandsfähiger ist es gegen Befall mit Bakterien und Pilzen. So hat Knäckebrot eine erheblich längere Haltbarkeit als z. B. frisches Weißbrot.
* Zuckergehalt: Ist der Zuckergehalt eines Lebensmittels höher als 50 %, ist es durch die damit verbundene Was-serbindung relativ gut vor dem Verderben durch Bakte-rien wie auch durch Schimmelpilze geschützt. Bei Le-

bensmitteln, die mit Süßstoff gesüßt sind, fehlt dieser Schutz.

- Salzgehalt: Salzen war und ist eine beliebte Konservierungsmethode. Hier gilt das Gleiche wie für den Zucker, auf einige Keime wirkt ein erhöhter Salzgehalt sogar schädigend.
- pH-Wert: Je saurer Lebensmittel sind, desto weniger leicht werden sie bakteriell verderben. So ist ein mit Essig und Öl angemachter Salat haltbarer als einer mit Sahnesoße.
- „Natürliche Flora" der Lebensmittel: Sterile Lebensmittel gibt es nicht. Pflanzliche Lebensmittel, Fleisch und Milch sowie Milchprodukte sind von Natur aus oder durch den Herstellungs- bzw. Verarbeitungsprozess mit Keimen besiedelt.
- Lagerungstemperatur: Je kälter ein Lebensmittel gelagert wird, desto weniger schnell können sich Keime vermehren. Allerdings werden Bakterien und Pilze nicht durch Kälte abgetötet!
- Zubereitung: Ausreichendes Erhitzen von Lebensmitteln stellt eine Art „Thermodesinfektion" dar. Durch Erhitzen wird die Anzahl an Keimen deutlich reduziert und meistens auf eine für Menschen unschädliche Anzahl zurückgedrängt.
- Konservierungsstoffe: Der Zusatz von Konservierungsstoffen hemmt zumindest die Vermehrung von Keimen, manchmal findet auch eine Keimreduktion statt.

10.9.1 Qualitätsmanagement in der Küche

Bundesweit nehmen immer mehr Menschen an einer Gemeinschaftsverpflegung teil, hierzu zählt das Essen in der Betriebskantine ebenso wie in Fast-Food-Ketten und im Asia-Imbiss von nebenan.

Küchen von Pflegeeinrichtungen und Krankenhäusern obliegt eine zusätzliche Verantwortung, da sie für kranke oder teilweise in ihrer Abwehr reduzierte Menschen kochen. Großküchen sind daher einem strikten, gesetzlich vorgeschriebenen Qualitätsmanagement, dem sog. HACCP-Konzept, unterworfen, wobei HACCP für Hazard Analysis Critical Control Points steht. Das Konzept fordert, dass die Küchenleitung den Weg der Lebensmittel vom Wareneingang bzw. von der Rohproduktion bis zur Ausgabe an den Verbraucher genau verfolgen muss. Jeder Schritt in der Herstellung oder Verarbeitung, der Lebensmittel in der Qualität einschränken oder verderben kann, muss erfasst und beschrieben werden. Diese Schritte werden als „kritische Kontrollpunkte" bezeichnet. Beeinträchtigungen sind auf verschiedene Weise möglich:

- biologisch, d. h. durch Mikroorganismen und/oder
- chemisch, z. B. durch Reinigungs- und Entkalkungslösungen und/oder
- physikalisch, d. h. durch Fremdkörper

Für jeden kritischen Kontrollpunkt muss die Küchenleitung ein geeignetes Prüfverfahren festlegen (z. B. das Messen der Kerntemperatur in Lebensmitteln) und in einer Arbeitsanweisung Maßnahmen vorgeben, was mit Lebensmitteln zu geschehen hat, die einer Prüfung nicht standhalten.

Die Küchenleitung muss dafür Sorge tragen, dass das Personal regelmäßig geschult wird. Tiefkühlräume, Kühlräume und Kühlschränke müssen regelmäßig kontrolliert werden, ob sie die erforderliche Temperatur erbringen. Natürlich benötigt auch die Küche einen Reinigungs- und Desinfektionsplan, wobei die zur Auswahl stehenden Desinfektionsmittel nicht wie im Krankenhaus aus der Liste der Deutschen Gesellschaft für Hygiene und Mikrobiologie stammen, sondern von der Deutschen Veterinärmedizinischen Gesellschaft (DVG) vorgegeben werden. Diese Fachgesellschaft von Tierärzten empfiehlt Desinfektionsmittel, die dem speziell in der Küche anzutreffenden Keimspektrum begegnen und wenig toxisch sind. Zu einer gut geführten Küche gehören außerdem detaillierte Arbeitsanweisungen zur Reinigung der Küchengeräte.

10.9.2 Lebensmittelhygiene auf Stationen bzw. in Wohnbereichen

Die Verantwortung der Küchenleitung einer Einrichtung endet in der Regel, wenn die fertig zubereiteten Lebensmittel den Küchenbereich verlassen haben, jedoch sind sie noch lange nicht beim Verbraucher angelangt. Sie müssen zu den Stationen bzw. Wohnbereichen transportiert und dort verteilt werden. Hier sollte das Essen noch eine Kerntemperatur von 65 °C haben, um sicherzustellen, dass sich lebensmittelverderbende Keime nicht vermehren können.

Die Hygienebeauftragten einer Einrichtung bzw. die Hygienekommission eines Krankenhauses legen fest, was mit Lebensmitteln zu geschehen hat, die nicht sofort an Bewohner oder Patienten ausgegeben werden können. Im Hygieneplan wird festgelegt, wie lange die Speisen bei Raumtemperatur gelagert werden dürfen und wie sie korrekt wieder zu erwärmen sind, damit von ihnen keine Gefahr für die Konsumenten ausgeht. So muss der Kühlschrank regelmäßig abgetaut und gereinigt und die Temperatur fortlaufend überwacht und dokumentiert werden. Gelagerte Lebensmittel müssen auf ihr Verfallsdatum hin kontrolliert werden. Dies gilt auch für separat zu lagernde mitgebrachte Lebensmittel von Angehörigen.

Merke

Lebensmittel des Personals sollten nicht im selben Kühlschrank wie Lebensmittel für Patienten aufbewahrt werden.

Grundregeln der Lebensmittelhygiene

Jeder, der mit Lebensmitteln umgeht, muss die Grundregeln der Lebensmittelhygiene beherrschen:
- Vor dem Umgang mit Lebensmitteln Hände zumindest waschen, eventuell desinfizieren, auch wenn Besteck benutzt wird!

10

- Nicht auf Lebensmittel husten oder niesen, denn in den Nasenvorhöfen könnte Staphylococcus aureus siedeln, der ein bekannter Lebensmittelvergifter ist! Auch kann die eigene Nasen-Rachen-Flora für Patienten potenziell pathogene Keime enthalten.
- Pflegepersonal sollte bei der Zubereitung von Lebensmitteln über die bei den Pflegetätigkeiten getragene Arbeitskleidung eine frische Schürze ziehen!
- Jeder, der Durchfall oder eitrige Wunden an den Händen hat oder bei dem der Verdacht auf Hepatitis A oder E besteht, sollte nicht mit Lebensmitteln, die für andere bestimmt sind, umgehen! Bei Ekzemen und anderen nicht eitrigen Hautverletzungen können Handschuhe getragen werden.

Belehrung

In vielen Bundesländern benötigt auch das Pflegepersonal eine Bescheinigung gemäß § 42 und 43 Infektionsschutzgesetz über Belehrung zur Lebensmittelhygiene mit praktischen Hinweisen. Diese wird vom Gesundheitsamt oder einem beauftragten Arzt erstmalig ausgestellt. Eine erneute Belehrung alle zwei Jahre wird durch den Arbeitgeber organisiert und dann z.B. von der Hygienefachkraft durchgeführt.

Lebensmittelhygiene im häuslichen Bereich

Mitarbeiter eines ambulanten Pflegedienstes müssen mit den Hygieneverhältnissen leben, die sie in den Wohnungen der Patienten vorfinden. Hier kann unter Umständen kein richtiges Hygieneregime eingeführt werden. Müssen hier Lebensmittel zubereitet werden, werden sauberes Geschirr und Besteck verwendet und die Arbeitsflächen anschließend mit einem fettlösenden Reiniger gesäubert.

Durch frisch gewaschene bzw. desinfizierte Hände, eine saubere Arbeitsplatte sowie sauberes Besteck und Geschirr lässt sich der Eintrag von Keimen in Lebensmitteln reduzieren. Außerdem können eine korrekte Lagerung sowie die Verwendung optisch einwandfreier Lebensmittel viele Lebensmittelinfektionen verhindern.

10.9.3 Ernährung über eine Sonde

Bei allen Sondenarten ist eine bakterielle Besiedlung möglich und früher oder später auch nachweisbar. Je länger eine Ernährungssonde liegen muss, desto glatteres Material wird gewählt. Bei lange liegenden Sonden wird daher Silikon bevorzugt (▶ Abb. 10.12).

Meist wird gebrauchsfertige Sondenkost gegeben. Diese ist zwar keimarm, muss nach dem Anbrechen aber relativ schnell – in der Regel innerhalb von 24 Stunden – verbraucht werden. Aus Pulver angerührte Sondenkost enthält meistens etwas mehr Keime, gemessen an „normalen" Lebensmitteln jedoch immer noch relativ wenige.

Die Überleitungssysteme sind nach den Angaben der Hersteller, meistens jedoch alle 24 Stunden zu wechseln. Die Sonde selbst wird nach der Nahrungsapplikation gut gespült. Hierzu empfiehlt sich stilles Mineralwasser oder

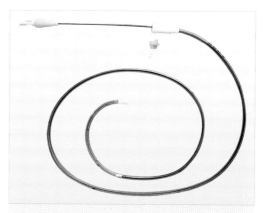

Abb. 10.12 Ernährungssonde. Aus hygienischen Gründen sind Ernährungssonden aus Silikon. (Kirschnick O: Pflegetechniken von A bis Z. Thieme, Stuttgart 2003)

frisch abgekochtes Wasser. In Tee kann die Keimzahl durch die Aufbewahrung in der Thermoskanne und die allmähliche Abkühlung rasch zunehmen, frischer Tee (kein Schwarztee oder Früchtetee, um Ablagerungen zu vermeiden) kann aber verwendet werden.

10.10 Körperpflege bei Patienten

Vertiefendes Wissen

Rechtsgrundlagen:
- KRINKO/RKI: Infektionsprävention in Heimen (2005)

Definition

- **Biofilm:** bakterielle Siedlungsform unter Bildung eines alginat- und polysaccharidhaltigen Schleims, der vor Desinfektionsmitteln und Antibiotika schützt.
- **Hautflora:** natürliche bakterielle Besiedlung der Haut durch koagulasenegative Staphylokokken, Mikrokokken, Corynebakterien und vielen andere; kann auch bei der Hautdesinfektion nicht vollständig entfernt werden und wird auch als residente Flora bezeichnet.
- **Mundflora:** Schleimhautflora des Mundes und Rachens, überwiegend bestehend aus vergrünenden Streptokokken und Neisserien.

10.10.1 Zahn- und Zahnprothesenpflege

Im Mund leben etwa 300 verschiedene Bakterienarten, gemeinsam bilden sie die Mundflora. Der Speichel hat eine Keimdichte von etwa 100 Mio. Bakterien pro Milliliter. Diese haften auf Zähnen bzw. auf Zahnprothesen. Da der bakterielle Stoffwechsel Säuren erzeugt, können eini-

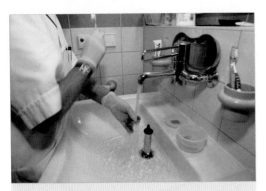

Abb. 10.13 Prothesenreinigung. Zahnprothesen werden mit der Bürste über einem Wasserspiegel gereinigt.

10

ge Erreger, besonders Streptococcus mutans, bei ungenügender Zahnpflege Karies verursachen. In den Karieslöchern setzen sich schließlich weitere Bakterien in einem Biofilm fest und können den Prozess noch beschleunigen.

Begünstigt durch Speisereste entsteht der Biofilm täglich neu. Da er die Bakterien in gewissem Umfang vor Desinfektionsmitteln schützt, reicht Gurgeln mit desinfizierendem Mundwasser allein nicht aus, um den Biofilm zu entfernen. Notwendig ist eine mechanische Reinigung mithilfe einer Zahnbürste.

Der Biofilm bildet sich jedoch nicht nur auf den eigenen Zähnen, sondern auch auf Zahnprothesen. Werden diese nur schlecht gepflegt, können von ihnen Entzündungen im Mund-Rachen-Raum ausgehen. Daher müssen zunächst Speisereste mit einer Zahnbürste von der Prothese entfernt werden (▶ Abb. 10.13), bevor die Prothese in eine Reinigungslösung gelegt wird. Die handelsüblichen Reinigungstabletten haben einen ausreichend desinfizierenden Effekt.

10.10.2 Hautpflege

Auch unsere Haut ist dicht mit Bakterien besiedelt (10^1–10^8 Bakterien pro Quadratzentimeter), wobei auf talgdrüsenreichen Arealen (z. B. Achseln, Leisten, entlang der Wirbelsäule) mehr Bakterien zu finden sind als auf talgdrüsenarmen. Die Hautflora hat eine wichtige Schutzfunktion. Durch ihre dichte Besiedlung und die Stoffwechselaktivität, die den pH-Wert auf der Haut in den leicht sauren Bereich (pH ca. 5,5) verschiebt, erschweren die Bakterien den Infektionserregern Ansiedlung und Vermehrung.

Die Körperwäsche dient in erster Linie dazu, Erreger, die nicht zur natürlichen Flora gehören, zu entfernen. Außerdem sollen Hautschuppen, Schweißreste und Schmutz entfernt werden.

Eine zu häufige Körperwäsche wirkt durch die wiederholte Entfernung bzw. Schädigung des Lipidfilms und die mechanische Reizung hautschädigend. Dermatologen empfehlen daher, nur jeden zweiten Tag zu duschen und die Haare zu waschen, bei Bedarf (z. B. Schwitzen bei Fieber) können talgdrüsenreiche Regionen täglich gewa-

schen werden, um eine Geruchsbildung zu vermeiden. Dazu sind mindestens zwei Waschlappen erforderlich, die zweckmäßigerweise nur einmal genutzt werden. Heute stehen industriell gefertigte Waschtücher zur Verfügung, die keimarm und damit auch für Intensivpatienten geeignet sind. Hauben mit integriertem Waschsubstrat ersetzen die Kopfwäsche bei Patienten, die diese nicht durchführen dürfen, z. B. nach einer Operation.

Kosmetika wie Deos können die Patienten oder Bewohner nach Wunsch verwenden, allerdings werden diese kontaminiert, was vor allem bei der MRSA-Sanierung (s. Kap. 15.1) zu beachten ist.

10.10.3 Körperpflege bei Pilzinfektionen der Haut

Bei Hautarealen, die mit Pilzen, z. B. Dermatophyten oder Hefepilzen (S. 128), infiziert sind, gelten im Prinzip dieselben Regeln wie für die normale Körperwäsche. Pilzinfektionen sind übertragbar. Daher sollte das Pflegepersonal für die Körperpflege des Patienten Schutzhandschuhe tragen. Mit Pilzen befallene Hautareale werden – möglichst mit einem eigenen Waschlappen – zuletzt gewaschen, anschließend wird der Waschlappen in die Wäsche gegeben und die Waschschüssel desinfiziert.

Nässende und blutige Ekzeme werden mit einer dekontaminierenden Wundspüllösung oder einem Antiseptikum behandelt. Selbstverständlich werden auch hier Schutzhandschuhe getragen.

Bei seltenen Hautinfektionen wie der Wundtuberkulose können besondere Hygienemaßnahmen angeordnet werden.

10.10.4 Pflege von Schleimhäuten

Genitalschleimhäute verfügen wie die Haut über eine natürliche bakterielle Besiedlung (Kolonisationsresistenz). Auch die Genitalschleimhäute sollten maximal einmal am Tag mit Wasser und wenig Seife, die anschließend vollständig entfernt wird, gereinigt werden. Normalerweise reicht das aus, um Gerüche zu vermeiden. Ist das nicht der Fall, spricht dies für eine Infektion oder Fehlbesiedlung und sollte mikrobiologisch näher untersucht werden (z. B. auf Hefepilze oder Gardnerella vaginalis). Auflagerungen auf den Schleimhäuten oder Ausfluss sind zusätzliche Hinweise auf solche Infektionen.

▶ **Piercing.** Das derzeit modische Genitalpiercing kann eine problemlose Reinigung behindern. Verkrustete Piercings können mit 3 %iger H_2O_2-Lösung gereinigt werden. Dabei ist auf Entzündungszeichen zu achten. Liegt eine Entzündung vor, sollte das Piercingstück entfernt werden.

▶ **Baden des Patienten.** Aus hygienischer Sicht ist zu beachten, dass die Badewanne nach dem Baden des Patienten gründlich gereinigt und desinfiziert wird. Werden Hilfsmittel wie ein Badewannenlifter eingesetzt, müssen auch diese in die Aufbereitung einbezogen werden.

10.11 Umgang mit Verstorbenen

Vertiefendes Wissen

Rechtsgrundlagen:
- TRBA 250
- Bestattungsverordnungen der Bundesländer
- KRINKO/RKI: Infektionsprävention in Heimen (2005)

Definition

Exkret: hier Oberbegriff für Körperflüssigkeiten.

Aus hygienischer Sicht stellt der gerade verstorbene Mensch kein größeres Hygienerisiko, als er es zu seinen Lebzeiten gewesen ist. Durch den Funktionsverlust der Schließmuskeln treten Urin und Kot aus. Diese entsprechen in ihrer mikrobiologischen Zusammensetzung dem Urin und Stuhl eines lebenden Menschen. Allerdings verschiebt sich die Anzahl der unterschiedlichen in der Darmflora vorhandenen Keime nach Eintritt des Todes. Clostridien übernehmen als klassische Fäulniskeime die Vorherrschaft und leiten den Verwesungsprozess ein. Dessen Geschwindigkeit ist abhängig von der Außentemperatur. Aus hygienisch-mikrobiologischer Sicht sind Exkrete des Toten (Speichelreste, Körperflüssigkeiten) Fäkalien gleichzusetzen, hinzu kommen mögliche Infektionserreger.

Personal, das mit der Versorgung von Verstorbenen betraut ist, wird dies respektvoll, aber unter Beachtung der Hygieneregeln tun. Sind z. B. Katheter, Magensonden oder Ähnliches zu ziehen, müssen Schutzhandschuhe, vielleicht auch eine Einmalschürze getragen werden.

Ist ein infektiöser Patient gestorben, müssen natürlich weiterhin alle angeordneten Hygienemaßnahmen zum Selbstschutz eingehalten werden. Bei der Besiedelung mit multiresistenten Erregern wie MRSA wird ein Schutzkittel mit Handschuhen angelegt. Der Mund-Nase-Schutz ist trotz Stillstand der Atmung zu tragen, da über den Mund entweichende Gase Aerosole erzeugen können.

Die Wäsche und Bettwäsche werden wie üblich als exkretbelastete Wäsche (TRBA 250) entsorgt. Eine besondere Kennzeichnung als „Leichenwäsche" ist nicht erforderlich. In der Regel wird der Verstorbene zugedeckt in seinem Bett zum Leichenkühlraum gebracht.

Bestatter müssen über Infektionen oder Besiedlungen mit multiresistenten Erregern informiert werden, da sie gemäß den Bestattungsverordnungen der Bundesländer besondere Maßnahmen ergreifen müssen. Das Krankenhausbett wird gemäß Hygieneplan aufbereitet.

10.12 Umgang mit Wäsche

Vertiefendes Wissen

Rechtsgrundlagen:
- TRBA 250
- BGR 500: Kapitel 2.6
- IfSG §§ 6, 34
- RKI: Liste der geprüften Waschverfahren

Definition

- **infektionsverdächtige Wäsche:** Wäsche aus Krankenhäusern und Pflegeheimen (gemäß der Unfallverhütungsvorschrift der Wäschereien; Kapitel 2.6 der BGR 500).
- **infektiöse Wäsche:** Wäschestücke von Patienten mit nach IfSG § 6 bzw. 34 zu meldenden Erregern; hierzu gehören auch Ausbruchserreger; die Unfallverhütungsvorschrift der Wäscherei versteht darunter allgemein die Wäsche von Patienten, die aufgrund von Infektionen isoliert wurden.

Nur wenige Krankenhäuser oder Pflegeeinrichtungen betreiben heute noch eine eigene Wäscherei. Meist wird die angefallene Wäsche in einer Großwäscherei gewaschen. Die Ausstattung einer Wäscherei, die Wäsche aus diesen Einrichtungen aufbereitet, unterliegt besonderen Vorschriften. So werden für infektiöse Wäsche besondere Maschinen bereitgehalten und eine Trennung von unreiner und reiner Seite stellt sicher, dass die sauber gewaschene Wäsche nicht mehr kontaminiert wird. Das RKI führt eine Liste mit geprüften Waschverfahren. Wurden diese etabliert, muss die Wäscherei jährlich ein Hygienezeugnis vorlegen, welches bestätigt, dass die Anforderungen an die Waschverfahren erfüllt sind.

10.12.1 Wäsche sortieren

Schon beim Sortieren der Wäsche und deren Transport sind Vorgaben zu beachten, im Hygieneplan gibt es hierzu eine spezielle Arbeitsanweisung. So sieht z. B. die TRBA 250 vor, dass mit Exkreten (Stuhl, Urin) belastete Wäschestücke separat in keimdichten Behältern (hier bieten sich Plastiksäcke an, die zusätzlich über die Textilsäcke gestülpt sind) zu sammeln sind.

Kugelschreiber, Klemmen, Scheren und Ähnliches dürfen nicht in den Wäschesack gelangen. Diese Utensilien können die Wäsche nicht nur verflecken, sondern auch die Waschmaschine beschädigen. Auch Zellstoffreste, Papiertaschentücher und natürlich Inkontinenzhöschen dürfen nicht in den Wäschesack hinein.

Das Wäschereipersonal darf schmutzige Wäsche nicht mehr sortieren. Dies muss schon auf den Stationen oder in den Bereichen erfolgen. Hierzu gibt es verschieden gekennzeichnete Wäschesäcke. Volle Wäschesäcke werden meist in einen Korbwagen gelegt, der dann von der Wä-

10

scherei abgeholt oder vom Reinigungspersonal zu einer zentralen Sammelstelle gebracht wird.

10.12.2 Wäsche im Isolierzimmer

In einem Isolierzimmer anfallende Wäsche wird zunächst im Zimmer gesammelt. Wie mit der Wäsche jeweils zu verfahren ist, geht aus dem Hygieneplan hervor bzw. wird von der Hygienefachkraft oder dem hygienebeauftragten Arzt angeordnet. Handelt es sich um infektiöse Wäsche, wird sie in die entsprechend markierten Säcke abgeworfen. Diese sind mit einem Plastiksack umgeben, der beim Herausbringen aus dem Zimmer abgestreift wird, sodass die Säcke außen nicht kontaminiert sind und sicher transportiert werden können.

10.12.3 Wäsche von Patienten oder Bewohnern

Die private Wäsche der Patienten wird den Angehörigen zum Waschen mitgegeben. Bei der persönlichen Wäsche von Heimbewohnern, die in der Einrichtung direkt gewaschen wird, handelt es sich nicht um infektionsverdächtige Wäsche. Daher kann eine normale Haushaltswaschmaschine mit normalen Waschgängen eingesetzt werden.

Wird kein desinfizierendes Waschmittel verwendet, wird die Zahl der Keime in der 30-Grad-Wäsche zwar reduziert (Entfernung von Hautfettresten und Hautschuppen, an denen sich Keime befinden), aber die Keime werden weder auf der Wäsche noch im Abwasser sicher abgetötet. Bei 60 °C wird bereits ein Teil der Keime abgetötet, vor allem, wenn bleichehaltiges Vollwaschmittel verwendet wird. Lediglich die 90-Grad-Wäsche kann auch im Haushaltbereich nahezu die Kriterien der Desinfektion erreichen.

10.12.4 Transport und Verteilung der frischen Wäsche

Frische Wäsche wird meistens mit einem stoffbedeckten Korbwagen angeliefert und kann dann in die Wäscheschränke geräumt werden. Wäscheschränke sind möglichst geschlossen zu halten. Wird die Wäsche direkt dem Korbwagen entnommen, muss dessen Abdeckung wieder verschlossen werden. Wäscheschränke sollten ein- bis dreimal im Monat gereinigt werden, eine Desinfektion ist nicht notwendig.

> **Merke**
>
> Saubere und schmutzige Wäsche dürfen nicht direkt in Kontakt kommen und auch nicht in demselben Raum gelagert werden.

10.13 Umgang mit Abfall

Vertiefendes Wissen

Rechtsgrundlagen:
- Kreislaufwirtschafts- und Abfallgesetz
- Merkblatt der Landesarbeitsgemeinschaft Abfall (LAGA)
- TRBA 250 Anhang II

Definition

- **europäischer Abfallkatalog (EAK):** Liste von Abfällen, auch solchen aus Krankenhäusern und Pflegeeinrichtungen.
- **Abfallschlüssel (AS):** Nummern, unter denen die einzelnen Müllarten im EAK aufgelistet sind.

Mülltrennung und Wertstoffsammlung sind mittlerweile jedem ein Begriff. Im Krankenhaus und in Pflegeeinrichtungen gibt es wegen der möglichen Infektionsgefahr jedoch andere Gruppen von Abfällen als im Privathaushalt. Entsprechende Hinweise gibt ein Merkblatt der Länderarbeitsgemeinschaft Abfall. Insgesamt werden folgende relevante Gruppen von Müll unterschieden:

▶ **Hausmüll.** Er wird in der Amtssprache auch als „gemischter Siedlungsabfall" bezeichnet und stammt z.B. aus den Papierkörben in den Patienten- bzw. Bewohnerzimmern (AS 20 01 03).

▶ **Wertstoffe.** Dazu zählen beispielsweise Papier und Pappe (AS 15 01 01) und gemischte Verpackungen, besser bekannt als „gelber Sack" oder „gelbe Tonne" (AS 15 01 06).

▶ **Pflegemüll.** Dazu zählen Handschuhe, Inkontinenzmaterial, alte Verbände usw. (AS 18 01 04).

▶ **Scharfe oder spitze Gegenstände.** Diese Gegenstände wie Kanülen oder Skalpelle sind in speziellen durchstichsicheren, flüssigkeitsdichten Behältern zu sammeln, welche nach dem Befüllen fest verschlossen werden können (AS 18 01 01).

▶ **Gemischter infektiöser Müll.** Dieser Müll ist in Behältern zu entsorgen, die von der Bundesanstalt für Materialprüfung (BAM) geprüft sind. Die Behälter werden fest verschlossen, wenn sie zu ¾ gefüllt sind, und anschließend zur Thermodesinfektion oder zu einer geeigneten Müllverbrennung transportiert. Der Müll ist bei folgenden Erkrankungen zu melden:
- Brucellose
- Cholera
- Diphtherie
- Creutzfeld-Jakob-Krankheit (CJK) mit neuer Variante (bei Liquorkontamination)
- Lepra

10

- Maul- und Klauenseuche
- Meningitis (unbekannte Erreger und Meningokokken)
- Milzbrand
- Paratyphus
- Pest
- Pocken
- Poliomyelitis
- Q-Fieber
- Rotz
- Tollwut
- Tuberkulose (offen)
- Tularämie
- Typhus
- virusbedingtes hämorrhagisches Fieber

Auch entsprechende mikrobiologische Kulturen aus dem Labor gelten als infektiöser Abfall. Darüber hinaus werden mit Blut kontaminierte Abfälle von HIV-Infizierten und akut an einer Virushepatitis Erkrankten als infektiös angesehen. Der Abfallschlüssel ist AS 18 01 03.

▸ **Chemische Laborabfälle, mit Zytostatika kontaminierte Abfälle und andere stark umweltschädliche Substanzen.** Dieser Müll unterliegt der Gefahrstoffverordnung und der Gefahrgutverordnung „Straße", die regelt, wie er zu markieren und zu transportieren ist. Jedes Krankenhaus und viele Pflegeeinrichtungen haben einen Gefahrstoffbeauftragten, der darüber informiert ist. Auch der Apotheker kann in Bezug auf Zytostatika bestimmte Ver- und Entsorgungswege anordnen. Pflegekräfte, die mit solchen Substanzen arbeiten, werden sorgfältig eingewiesen. An Orten, wo mit derartigen Substanzen umgegangen wird oder sie in größeren Mengen gelagert werden, hängen Betriebsanweisungen und Hinweise auf Schutzmaßnahmen aus. Die Abfallschlüssel sind AS 18 01 06 oder 18 01 08, wobei viele Substanzen eigene Abfallschlüssel haben.

▸ **Abfall aus dem Operationssaal und in der Blutbank.** Der dort anfallende Abfall kann verderblich und für den Durchschnittsmenschen ungewohnt sein (z. B. amputierte Gliedmaßen, gefüllte Blutbeutel oder Ähnliches). Abfälle dieser Gruppe sind unter dem Abfallschlüssel AS 18 01 02 zusammengefasst und müssen in undurchsichtigen Behältern transportiert und entsorgt werden. Oft sind Spezialfirmen hierfür zuständig. Genau wie infektiöser Müll wird dieser Müll im Krankenhaus oft gekühlt gelagert, um Gärungsprozesse durch eventuell enthaltene Mikroben zu vermeiden.

▸ **Weiterer Sondermüll.** Viele Krankenhäuser haben noch zusätzliche Sondermüllfraktionen (z. B. radioaktive Substanzen aus der nuklearmedizinischen Abteilung). Da jedes Krankenhaus ein schlüssiges Abfallkonzept vorweisen muss, sind für den Umgang mit diesen Substanzen Arbeitsanweisungen vorhanden und müssen beachtet werden.

10.14 Umgang mit Medikamenten

Vertiefendes Wissen

Rechtsgrundlagen:
- Arzneimittelrecht
- TRBA 250
- KRINKO/RKI: Infektionsprävention in Heimen

Definition

- **Blister:** eingeschweißte Tabletten in einer Lage zu z. B. 10 Stück.
- **Dispenser:** Kunststoffbehälter mit einer Einteilung nach Tageszeiten und manchmal auch Tagen für die zeitgerechte Darreichung von Medikamenten.

Sowohl im Krankenhaus wie auch in Pflegeeinrichtungen müssen jeden Tag Medikamente verteilt werden. Die Verteilung kann auf unterschiedliche Weise erfolgen. Bei einem System richtet das Pflegepersonal die Medikamente nach den vorgegebenen Verordnungsplänen, wobei jeder Patient einen Dispenser mit der Unterteilung „morgens", „mittags", „abends" und „nachts" erhält. In Pflegeheimen werden Dispenser oft täglich für eine ganze Woche im Voraus an die Bewohner ausgegeben. Sowohl in Krankenhäusern wie Heimen werden die Medikamente von der Apotheke in die Dispenser einsortiert. Bei der Ausgabe muss sich jede Pflegekraft überzeugen, dass die richtigen Patienten oder Bewohner die richtigen Medikamente bekommen.

Tropfen werden in Medikamentenbechern gereicht, oft mit Wasser zu einer trinkbaren Menge aufgefüllt.

Die Herstellerhinweise zur Lagerung von Medikamenten z. B. im Kühlschrank sind zu beachten. Dieser Medikamentenkühlschrank soll regelmäßig gereinigt werden. Außerdem ist jeden Tag die Temperatur zu kontrollieren und zu dokumentieren – am besten geeignet ist ein gut einsehbares Thermometer mit der Anzeige der Minimal- und Maximaltemperatur, das im Kühlschrank deponiert wird.

Alle Behälter, denen mehrfach Arzneimittel oder Kosmetika entnommen werden, müssen mit dem Anbruchdatum versehen werden und die vom Hersteller angegebene Haltbarkeit nach Anbruch ist zu beachten. Ein Symbol gibt vor allem bei Kosmetika Auskunft über die Haltbarkeit (▸ Abb. 10.14).

Die Ausgabe von oral einzunehmenden Medikamenten stellt hygienisch im Grunde kein großes Problem dar, die täglich verzehrten Lebensmittel enthalten deutlich mehr Keime. In einigen Hygieneplänen wird zwar darauf hingewiesen, dass das Pflegepersonal Medikamente möglichst nicht berühren soll (▸ Abb. 10.15), doch hängt dieser Hinweis eher mit dem Schutz des Personals vor möglichen Medikamentenresten zusammen als mit hygienischen Problemen für die Patienten bzw. Bewohner. Heute werden für kooperative Patienten oder Bewohner die Tablet-

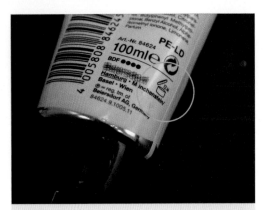

Abb. 10.14 Kosmetikprodukt. 12 Monate nach Öffnen haltbar.

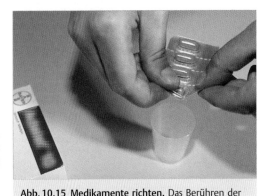

Abb. 10.15 Medikamente richten. Das Berühren der Medikamente sollte vermieden werden.

ten originalverpackt (verblistert) ausgegeben, wobei die benötigte Anzahl von dem Blister abgeschnitten wird.

Beim Rücklauf der Dispenser und Tropfenbecher aus den Patientenzimmern reicht gewöhnlich der gleiche Reinigungsprozess, wie er für Geschirr angewendet wird.

Bei Infektionen ist eine Desinfektion der Dispenser und Tropfenbecher z. B. im Instrumententauchbad zu erwägen, sofern diese kein Einmalmaterial sind. Nach Ablauf der Einwirkzeit werden die Dispenser und Tropfenbecher normal gespült. Normalerweise reicht ein Spülen in der Spülmaschine bei 60 °C völlig aus, um eine ausreichende Keimreduktion zu erreichen.

Merke

Ist beim Umgang mit gebrauchten Dispensern oder Tropfenbechern eine Kontamination zu befürchten, sollten Schutzhandschuhe getragen werden.

Die Vorbereitung und Verabreichung parenteraler Medikamente finden sich in Kap. 10.5.1 (Injektionen) und Kap. 10.6.1 (Infusionen).

10.15 Wundverbände und Verbandwechsel, Katheterpflege

Vertiefendes Wissen

Rechtsgrundlagen:
- TRBA 250
- KRINKO/RKI: Infektionsprävention in Heimen (2005)
- KRINKO/RKI: Prävention postoperativer Infektionen im Operationsgebiet (2007)
- DNQP: Pflege von Menschen mit chronischen Wunden

Definition

- **Wunde:** Unterbrechung der Integrität von Haut oder Schleimhaut
- **chronische Wunde:** Wunde, die nach 8 Wochen noch nicht geschlossen ist
- **No(n)-Touch-Technik:** Verbandwechsel ausschließlich mit Instrumenten, also ohne direkten Einsatz der Hände

10.15.1 Besiedlung von Wunden mit Keimen

Jede Wunde wird relativ schnell von bestimmten Vertretern der Hautflora, der Staphylococcus-epidermidis-Gruppe, besiedelt. Die Staphylokokken gelangen von den Wundrändern in die Wunde und verbinden sich mit den Fibrinkoageln. Im weiteren Verlauf stoßen andere Bakterien, meist aus der patienteneigenen Flora, z. B. Darmkeime, aber auch Wasser- und Umweltkeime dazu. Eine chronische Wunde kann auf diese Weise dicht, mit 100 000 Keimen und mehr pro Gramm Wundmaterial besiedelt sein. Die Bakterien produzieren verschiedene Substanzen und bilden zusammen mit Resten des Wundexsudats einen Biofilm. Schließlich stellt sich ein Gleichgewicht zwischen den unterschiedlichen Keimen untereinander und mit der körpereigenen Abwehr des betroffenen Patienten ein. Werden nun weitere Keime eingebracht, z. B. durch unsteriles Verbandmaterial, wird dieses empfindliche Gleichgewicht gestört und es kann eine Wundinfektion mit den klassischen Zeichen aus Schwellung, Rötung, Schmerz, Überwärmung und verzögerter Heilung entstehen.

10.15.2 Wundversorgung

Die Wundversorgung muss steril und sorgfältig durchgeführt werden. Anzuwenden ist möglichst die sog. No-Touch-Technik (oft auch als Non-Touch-Technik beschrieben). Muss die Wunde dennoch mit den Händen berührt werden, müssen sterile Handschuhe angezogen werden. Die Wundreinigung kann mit einer antiseptischen Spüllösung erfolgen. Anschließend wird mit einem sterilen Instrumentarium das neue Verbandmaterial aufgelegt. Bei der No-Touch-Technik reichen frische, unsterile Einmalhandschuhe hierfür aus. Der alte Verband wird über den „Pflegemüll" (AS 18 01 04) entsorgt. Näheres hierzu siehe Kap. Umgang mit Abfall (S. 196).

Bei Wundspülungen kann es sinnvoll sein, zusätzlich eine flüssigkeitsdichte Einmalschürze anzulegen. Je nach Hygieneplan ist weitere Schutzkleidung erforderlich, z. B. wenn die Wunde mit multiresistenten Erregern besiedelt ist oder eine Wundinfektion besteht (septische Wunde). Um eine Besiedlung des Nasen-Rachen-Raums des Personals in solchen Fällen zu verhindern, kann es bei der Entfernung des Verbands angebracht sein, einen Mund-Nase-Schutz zu tragen, da Keime beim Entfernen des Verbandmaterials in die Luft geschleudert werden können. Gleichzeitig wird auch die Wunde vor der Rachenflora des verbindenden Personals geschützt – sinnvoll vor allem bei längeren Verbandwechseln und Abwehrschwäche der Patienten.

Während des Verbandwechsels können aus dem alten Verband und aus der Wunde beträchtliche Keimmengen in die Umgebung abgegeben werden. Anschließend kann daher die Desinfektion der patientennahen Umgebung angezeigt sein. Bei Verbandwechseln im Bett sollte die Matratze abgedeckt werden.

Der Verband postoperativer Wunden sollte möglichst nach 48 Stunden das erste Mal gewechselt werden, um die erste Phase der Wundheilung nicht zu unterbrechen. Durchgeblutete oder durchnässte Verbände sind durchlässig für Bakterien und müssen sofort gewechselt werden.

Mittels Niederdruckverfahren können heute auch komplizierte Wunden geschlossen werden. Dabei wird mit einer Pumpe ein Unterdruck auf die Wunde gebracht, der eine gute Sekretabfuhr und Ernährung des Wundgrundes bewirkt.

10.15.3 Versorgung venöser oder arterieller Katheter

Auch die Eintrittsstelle eines venösen oder arteriellen Katheters stellt eine kleine Wunde dar. Der Fremdkörper in dieser Wunde – also der Katheter – schafft für Bakterien günstige Bedingungen. Ist der Katheter darüber hinaus nicht gut fixiert, begünstigt der mechanische Reiz an der Eintrittsstelle eine Infektion.

Eintrittsstellen venöser oder arterieller Katheter im Krankenhaus werden immer steril verbunden (▶ Abb. 10.16). Früher wurde häufig Antibiotikapuder auf die trockene Eintrittsstelle gegeben, was nicht mehr erlaubt ist. Auch der Einsatz von Antiseptika wie Octenidin ist nur selten erforderlich.

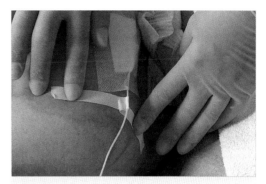

Abb. 10.16 ZVK. Die Einstichstelle wird steril verbunden.

Merke

Eine trockene, reizlose Eintrittsstelle sollte auch trocken verbunden werden.

Im häuslichen Bereich verzichten die Patienten oft auf Verbände an Kathetereintrittsstellen. Die besiedelnden Bakterien stammen hier meist aus der patienteneigenen Flora und stellen daher keine große Gefahr dar, sodass dagegen nichts einzuwenden ist.

Nässt eine Kathetereintrittsstelle jedoch und sondert sie Sekret ab, ist eine antiseptische Behandlung zu erwägen. Allerdings ist zu prüfen, ob der betroffene Katheter noch benötigt oder besser gezogen und ggf. durch einen neuen an anderer Stelle ersetzt wird. Beim Verbandwechsel werden zunächst die Sekretreste vorsichtig mit einem Antiseptikum (Octenidin oder Polihexanid) entfernt. Anschließend wird die Kathetereintrittsstelle mit Octenidin (Materialverträglichkeit beachten!) antiseptisch behandelt. Anschließend wird trocken verbunden.

Als Verbandmaterialien können Gaze oder dampfdurchlässige Folien verwendet werden. Das Intervall des Verbandwechsels richtet sich nach dem Zustand des Patienten und dem Verbandmaterial. Während die durchsichtigen Folienverbände in der Regel nach spätestens einer Woche gewechselt werden sollten, werden Gazeverbände täglich inspiziert und die Eintrittsstelle palpiert. Geben bewusstseinsklare Patienten bei der Palpation Schmerzen an, besteht eine (beginnende) Entzündung. Bei Patienten, die sich nicht äußern können, muss der Gazeverband täglich gewechselt und die Einstichstelle inspiziert werden.

Heute stehen viele verschiedene Verbandmaterialien zur Verfügung, mit denen Wunden je nach Heilungsstadium verbunden werden können. Begleitende Maßnahmen wie die Kompressionstherapie bei Ulcus cruris venosum unterstützen die Wundheilung bzw. machen sie überhaupt erst möglich. Hierzu müssen die Pflegestandards und – falls eingesetzt – die Anweisungen einer speziell ausgebildeten Pflegekraft (z. B. Wundexperte ICW e. V.) beachtet werden.

10

10.16 Tiere in Einrichtungen des Gesundheitsdienstes

Vertiefendes Wissen

Rechtsgrundlagen:
KRINKO/RKI: Infektionsprävention in Heimen (2005) und Anforderungen an die Hygiene bei der medizinischen Betreuung von immunsupprimierten Patienten (2010).

Pflegeeinrichtungen, Rehabilitationskliniken, sogar Krankenhäuser und Therapeuten in niedergelassener Praxis binden häufiger Tiere wie Hunde und Katzen, aber auch durchaus Esel, Schafe und Pferde in ihre Konzepte mit ein. Die Vorteile des Tierkontaktes für die Patienten sind nach Studien erhöhte Lebensfreude und Ablenkung von der Krankheit, damit eine verminderte Komplikationsrate, vermehrte Bewegung mit dem Tier, Blutdruckharmonisierung, geringerer Verbrauch an Analgetika und/oder Psychopharmaka.

10.16.1 Organisation der Therapie mit Tieren

Beim „Besuchsdienst" kommen die Tiere, die in Haushalten leben, mit ihrem Besitzer stundenweise zu Besuch in die Einrichtung. In anderen Fällen werden die Tiere direkt dort gehalten und von den Bewohnern (Patienten) oder dem Personal betreut, z.B. als „Stationskatze" in einer psychiatrischen Klinik. Manche Altenheime lassen den Einzug von Bewohnern mit ihrem Tier zu. Die dritte Form sind Therapieformen mit Tieren, Beispiel hierzu ist die Hippotherapie, bei der Behinderte auf einem geschulten Pferd Gleichgewichtssinn und Selbstbewusstsein trainieren können.

10.16.2 Anforderungen

Die Tiere müssen gesund und gutmütig sein, da auch ein ungeschickter Handgriff ohne Biss vertragen werden muss. Sie müssen vollständig geimpft, frei von Ektoparasiten, gepflegt und regelmäßig entwurmt sein. Auch müssen sie sauber sein und artgerecht gehalten werden. Nicht artgerechter Umgang mit Tieren, zum Beispiel „auf die Schnauze küssen", erhöht das Risiko für eine Infektionsübertragung und ist abzulehnen.

Tiere erwerben im Umgang mit anderen Tieren und bei Bewegung im Freien beispielsweise Umweltkeime, pathogene Darmkeime wie Salmonellen und gelegentlich Ektoparasiten. Diese führen auch bei älteren Menschen kaum zu bedrohlichen Infektionen, wenn die Basishygiene eingehalten wird.

Im Hygieneplan werden neben den hier genannten Anforderungen und Kontraindikationen nach Ermessen der behandelnden Ärzte (z.B. Allergien, Asthma, Neurodermitis, Abwehrschwächende und konsumierende Erkrankungen, akute Erkrankungen wie Lungenentzündung, schwerer nicht eingestellter Diabetes, Malignome sowie akute Infektionserkrankungen) für den Tierkontakt niedergelegt. Der Reinigungs- und Desinfektionsplan muss nicht geändert werden, aber es werden zusätzliche Maßnahmen wie Reinigung von Futter- und Wasserschüsseln sowie ggf. Käfigen, Aquarien und Betten aufgenommen werden.

Eine Dokumentation von Impfungen, Tierarztbesuchen etc. gehört gleichfalls zu jedem Tier bei der Hygieneabteilung hinterlegt.

Vorgaben der Berufsgenossenschaft zum Schutz des Personals vor Unfällen sind zu beachten. Somit muss vor Einführung von Tieren in therapeutische Konzepte Rücksprache mit dem Hygieniker sowie den Aufsichtsbehörden genommen und das Personal geschult und motiviert werden. Bewohner oder Patienten und Angehörige müssen entsprechend aufgeklärt werden. Haustiere von Immunsupprimierten dürfen bleiben, aber die Patienten werden über die nötigen Hygienemaßnahmen aufgeklärt.

10

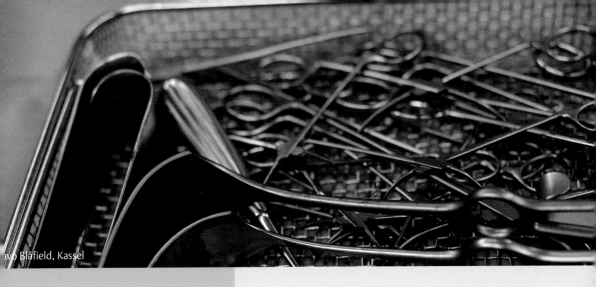

avo Bläfield, Kassel

Kapitel 11

Medizinprodukte

11 Medizinprodukte

Andreas Schwarzkopf

Vertiefendes Wissen

Rechtsgrundlagen:

- Medizinproduktegesetz (MPG)
- Medizinproduktebetreiberverordnung (MPBetreibV)
- Empfehlung RKI/BfArM: Anforderungen an die Hygiene bei der Aufbereitung von Medizinprodukten (2012)

Definition

Medizinprodukte: nach Medizinproduktegesetz (MPG) alle einzeln oder miteinander verbunden verwendeten Instrumente, Apparate, Vorrichtungen, Stoffe und Zubereitungen aus Stoffen oder andere Gegenstände einschließlich der für ein einwandfreies Funktionieren des Medizinprodukts eingesetzten Software, die vom Hersteller zur Anwendung für Menschen mittels ihrer Funktionen zum Zwecke der Erkennung, Verhütung, Überwachung, Behandlung oder Linderung von Krankheiten, Verletzungen oder Behinderungen (einschließlich deren Kompensation z. B. durch spezielle Prothesen), der Untersuchung, der Ersetzung oder der Veränderung des anatomischen Aufbaus oder eines physiologischen Vorgangs oder der Empfängnisregelung (z. B. Diaphragma) zu dienen bestimmt sind und deren Wirkung nicht auf pharmakologischen Effekten beruht.

11.1 Risikobewertung für Medizinprodukte

Aufgrund ihrer Bauart und ihres Anwendungsbereichs müssen Medizinprodukte einer Risikobewertung unterzogen werden. Diese umfasst:

- kontaminierende Erreger (Bakterien, Pilze, Viren, Parasiten, Prione),
- die geplante Untersuchung oder Operation (unkritisch, semikritisch, kritisch),
- die Wahl des Aufbereitungsverfahrens:
  - Reinigung,
  - Desinfektion mit Konzentration und Einwirkzeit,
  - Sterilisation (Programm, Gas- oder Dampfsterilisation)
- sowie die Freigaberegelung (wann das Medizinprodukt ausreichend behandelt wurde und wieder benutzt werden darf).

Aufgrund der Herstellerangaben zur Aufbereitung, der Risikobewertung und der Festlegungen zur Aufbereitung werden entsprechende Arbeitsanweisungen erstellt, die von allen strikt einzuhalten sind, die die Medizinprodukte aufbereiten.

Das Robert Koch-Institut hat in Zusammenarbeit mit dem Bundesinstitut für Arzneimittel und Medizinprodukte zum korrekten Umgang mit Medizinprodukten eine Empfehlung herausgegeben. Nach dieser Empfehlung werden Medizinprodukte in drei Gruppen eingeteilt:

- unkritische Medizinprodukte: Medizinprodukte, die bestimmungsgemäß nur mit geschlossener und intakter Haut in Berührung (z. B. Blutdruckmanschetten, EKG-Elektroden, Stethoskopmembranen oder Fingeroximeter) kommen; in der Regel reicht es aus, diese Medizinprodukte zu reinigen, in Risikobereichen werden sie desinfiziert
- semikritische Medizinprodukte: Medizinprodukte, die mit intakter Schleimhaut in Berührung (z. B. Spekula in der Gynäkologie, Mundstücke von Inhalatoren oder Endoskope) kommen; die Aufarbeitung kann mitunter sehr schwierig sein; in der Regel reicht eine Desinfektion, gelegentlich ist eine Sterilisation vorgesehen
  - A: leichte Aufbereitung und Kontrolle der Aufbereitung
  - B: schwerere Aufbereitung und Kontrolle (z. B. Endoskope wegen ihrer langen dünnen Luft/Wasser- und Arbeitskanäle)
- kritische Medizinprodukte: Medizinprodukte, die die intakte Haut oder Schleimhaut durchstoßen und in sterile Bereiche des Körpers vordringen; müssen sterilisiert sein; auch Medizinprodukte, die bestimmungsgemäß mit Wunden in Berührung kommen (z. B. Wundversorgungssets, chirurgische Instrumente)
  - A: leichte Aufbereitung und Kontrolle der Aufbereitung
  - B: schwerere Aufbereitung und Kontrolle (z. B. Endoskope wegen ihrer langen dünnen Luft/Wasser- und Arbeitskanäle)
  - C: hitzeempfindliche Medizinprodukte, die nicht dampfsterilisiert werden können

11.2 Was Anwender wissen müssen

Definition

Inverkehrbringer: Händler, die Medizinprodukte aus dem außereuropäischen Ausland importieren

Medizinprodukte werden in jeder medizinischen Einrichtung und auch in Pflegeheimen tagtäglich eingesetzt und aufbereitet. Jedes Medizinprodukt ist vom Hersteller oder Inverkehrbringer mit einer gut verständlichen Betriebsanleitung zu versehen, und obwohl ein Medizinprodukt nicht unbedingt routinemäßig desinfiziert werden muss, muss der Hersteller angeben, wie sich es sich im Falle einer Kontamination desinfizieren lässt.

Merke

Bei jedem Medizinprodukt, das man einsetzt, muss man sich vorher mit der Funktion und ggf. möglichen Störungen vertraut machen.

Medizinprodukte, die sich nach einer Aufbereitung verändert haben (z. B. verklebte Kabel) dürfen nicht mehr eingesetzt werden. Mit einer Schadensbeschreibung werden sie an die Haustechnik gegeben, die sich um die Weiterleitung zur Reparatur kümmern wird.

Bei Sterilgut ist vor der Anwendung zu überprüfen, ob die Verpackung trocken und intakt ist. Das Ablaufdatum darf nicht überschritten sein.

Jeder Anwender muss darauf achten, dass ein Medizinprodukt noch intakt und gut zu reinigen und zu desinfizieren ist. Beispielsweise ist bei Lagerungshilfen im OP häufig der Überzug defekt. Diese müssen neu bezogen oder so repariert werden, dass sie wieder flüssigkeitsdicht und leicht zu desinfizieren sind.

Komplizierte medizintechnische Geräte (z. B. Dialyse- oder Beatmungsgeräte) müssen nach dem Gebrauch wieder korrekt gereinigt, gepflegt und mit entsprechendem Einmalmaterial ausgerüstet werden.

11.3 Aufbereitung der Medizinprodukte

Definition

Aufbereitung von bestimmungsgemäß keimarm oder steril zur Anwendung kommenden Medizinprodukten: die nach der Inbetriebnahme der Medizinprodukte zum Zwecke der erneuten Anwendung durchgeführte Reinigung, Desinfektion und Sterilisation einschließlich der damit zusammenhängenden Arbeitsschritte sowie die Prüfung und Wiederherstellung der technisch-funktionellen Sicherheit (z. B. ob das Instrument noch intakt ist und funktioniert).

Der § 4 der Medizinproduktebetreiberverordnung schreibt für die Aufbereitung von bestimmungsgemäß keimarmen oder sterilen Medizinprodukten sog. validierte Verfahren vor. Krankenhäuser und Pflegeeinrichtungen haben daher für das Personal entsprechende Aufbereitungsanweisungen erlassen. Diese sind in der Regel Bestandteil des Hygieneplans. Um den komplexen Anforderungen gerecht zu werden, arbeiten in den Abteilungen zur Sterilgutversorgung Fachkräfte, die die entsprechenden Arbeitsgänge durchführen und überwachen. Pflegepersonal wird in aller Regel nur mit den ersten Schritten der Instrumentenaufbereitung zu tun haben.

11.3.1 Vorbereitung auf der Station oder in den Bereichen

Ein gebrauchtes Instrument, z. B. eine Pinzette, die beim Verbandwechsel eingesetzt wurde, wird zunächst bei sichtbarer „Anschmutzung" (Blut, Gewebereste) mit einem Einmalhandtuch oder mit Zellstoff abgewischt, natürlich unter Beachtung des Selbstschutzes. Anschließend wird es entweder in einen durchstichsicheren, flüssigkeitsdichten und verschlossenen Behälter (Trockenentsorgung) oder in ein Tauchbad für die Instrumentendesinfektion gelegt (Nassentsorgung). Das Instrument muss dabei vollständig von Desinfektionsmittel bedeckt sein. Die Instrumentenwanne muss einen Deckel haben. Auf diesem Deckel befindet sich ein Aufkleber mit dem Datum, wann das Desinfektionsmittel auszutauschen ist.

Welches Instrumentendesinfektionsmittel in welcher Konzentration und mit welcher Einwirkzeit verwendet wird, schreibt der Hygieneplan vor. Meist gibt der Hygieneplan auch ein Wechselintervall für die Instrumentendesinfektionslösung an. Dieses Intervall muss verkürzt werden, wenn die Lösung trüb wird oder aber sehr viel Instrumentarium angefallen ist.

Merke

Die Einwirkzeit darf keinesfalls unterschritten werden. Um Schäden am Instrumentarium zu vermeiden, sollte sie aber auch nicht wesentlich überschritten werden.

11.3.2 Maschinelle Aufbereitung in der Sterilgutabteilung

Die Instrumente werden in ihren Behältern in die Sterilgutabteilung transportiert. Dort wird das Instrumentarium in die Instrumentenwaschmaschine (Reinigungs- und Desinfektionsgerät, RDG; ▶ Abb. 11.1) eingeräumt. Diese Maschine hat unterschiedliche Einsätze, sodass jedes Instrument bauartspezifisch sorgfältig in einem Arbeitsgang gereinigt und desinfiziert werden kann. Nur wenige Instrumente müssen auch in der Sterilgutabteilung bauartbedingt noch mit der Hand (manuell) aufbereitet werden.

Nach der maschinellen Aufbereitung wird das Instrumentarium auf seine Funktionsfähigkeit hin überprüft (▶ Abb. 11.2) und es werden eventuell Pflege- oder Nachreinigungsmaßnahmen durchgeführt. Anschließend wird das Instrumentarium verpackt (▶ Abb. 11.3), sterilisiert (s. Kap. 11.4), mithilfe eines Protokolls kontrolliert, freigegeben und erst dann wieder zur Ausgabe bereitgestellt.

11

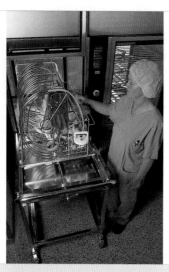

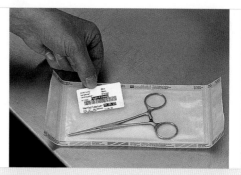

Abb. 11.3 Nadelhalter in Folienverpackung. Das Etikett, das jetzt aufgebracht wird, gibt ein Verfallsdatum an. Ist dieses Verfallsdatum überschritten, ist die Sterilität des Instruments nicht mehr garantiert! Außerdem muss sich jede Pflegekraft vor dem Öffnen der Packung vergewissern, ob die Packung unbeschädigt und damit das Instrument noch steril ist.

Abb. 11.1 Instrumentenreinigung. Instrumentarium bereit zu Reinigung und Desinfektion in der entsprechenden Maschine.

sieabteilungen bereiten auch ihr Material, z.B. Beatmungsschläuche, noch selbst auf. Auch hier sind Arbeitsanweisungen und Kontrollen erforderlich.

11.4 Sterilisation

Definition

Sterilisation: Abtöten aller pathogenen und apathogenen Mikroorganismen (einschließlich der bakteriellen Sporen) von Flächen und Gegenständen; der Reduktionsfaktor muss 6 sein, d. h. nach der Sterilisation allein (also ohne vorherige Desinfektion) müssen 1 000 000 Erreger (10^6) auf 1 (10^0) reduziert sein.

Die Sterilisation ist das Verfahren, welches das breiteste Spektrum an Erregern abtötet und die stärkste Keimreduktion erreicht. Genau wie die Desinfektion eine bessere Wirkung erzielt, wenn die Instrumente zuvor gereinigt wurden, funktioniert auch die Sterilisation optimal, wenn bereits Reinigung und Desinfektion vorausgegangen sind. Keime, die in noch vorhandenen Blutkoageln oder sogar Salzkristallen eingeschlossen sind, könnten – je nach Verfahren – nicht erreicht werden und die Sterilisation wäre unvollständig. Außerdem sollten die Instrumente trocken und so weit wie möglich zerlegt sein.

Für alle Verfahren mit Ausnahme der Filtration legen Arbeitsanweisungen jeden Aufbereitungsschritt, die Verpackung und das Programm der Sterilisation fest.

Zur Sterilisation stehen thermische und chemische Verfahren zur Verfügung.

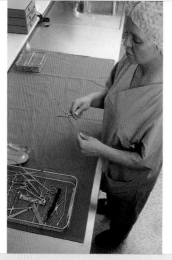

Abb. 11.2 Sterilisation. Die Sterilisationsfachkraft prüft die Funktion einer Klemme.

11.3.3 Maschinelle Aufbereitung auf der Station oder im Bereich

Maschinell aufbereitet werden auch Pflegegeschirre wie Steckbecken oder Urinflaschen. Verwendet wird ein Steckbeckenspüler, der mindestens einmal im Jahr gewartet und von der Hygieneabteilung kontrolliert wird. Im OP gibt es häufig eine Schuhwaschmaschine, wobei OP-Schuhe aber keine Medizinprodukte sind. Einige Anästhe-

11.4.1 Thermische Verfahren

Dampfsterilisation

Das in der Klinik am häufigsten eingesetzte Sterilisationsverfahren ist die Dampfsterilisation. Neben einer sicher sterilisierenden Wirkung (wenn die erforderlichen Parameter eingehalten werden) ist sie gut steuerbar, hat ein gutes Preis-Leistungs-Verhältnis und bietet die Möglichkeit einer Validierung, kann also lückenlos überwacht und dokumentiert werden. Dies geschieht auch aus Gründen der Rechtssicherheit, wenn z. B. in einer juristischen Auseinandersetzung behauptet werden sollte, dass eine Operation mit unsterilem Instrumentarium durchgeführt wurde. Auch trockene Hitze kann sterilisieren (Heißluftsterilisation), hier ist die Validierung allerdings schwieriger.

Das Prinzip der Dampfsterilisation ist einfach: Gesättigter und erhitzter (gespannter) Wasserdampf wird im Überdruck zum Sterilgut geleitet. Dabei kann bei einer Temperatur von 121 °C ein Überdruck von 2,04 bar (1 atm) und bei einer Temperatur von 134 °C sogar von 3 bar (2 atm) erreicht werden. Bei dieser Kombination aus Wasserdampf und Hitze halten nicht einmal bakterielle Sporen stand.

▶ **Beladen der Sterilisatoren.** Die großen Sterilisatoren in Kliniken werden von speziell ausgebildeten Fachkräften mit gereinigten, desinfizierten und verpackten Instrumenten und Textilien beladen. Anschließend wird die Tür geschlossen. Um sicherzugehen, dass der Dampf auch wirklich den letzten Winkel des Sterilguts (so heißen die gepackten Instrumente, OP-Mäntel usw. jetzt) erreicht, wird zunächst ein fraktioniertes Vakuumverfahren angewendet. Dabei wird die Luft aus dem Sterilisator gesaugt und durch heißen Dampf ersetzt. Dieses Verfahren wird mehrfach wiederholt (▶ Abb. 11.4). In der nun folgenden Aufheizzeit wird das Sterilgut auf die gewünschte Temperatur gebracht.

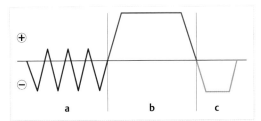

Abb. 11.4 Druckverlauf bei der Dampfsterilisation. Zunächst herrscht in der Kammer der normale atmosphärische Druck (schwarze Linie). Anschließend wird abwechselnd Vakuum angelegt und Dampf eingeblasen (a). Der eigentliche Sterilisationsprozess findet im Überdruck statt (b). Der abschließende Trocknungsprozess nach Dampfabsaugung (c) beendet den Sterilisationsablauf.

▶ **Sterilisationszeit.** Nach Beendigung der Aufheizzeit beginnt die eigentliche Sterilisationszeit. Sie besteht aus der notwendigen Abtötungszeit (bis auch die bakteriellen Sporen abgetötet sind) und einem Sicherheitszuschlag (falls die Reinigung und Desinfektion nicht optimal durchgeführt wurden). Anschließend folgt die Abkühl- und Trocknungsphase, nach der das Sterilgut entnommen werden kann. Dem Sterilgut beigelegte chemische Indikatoren zeigen an, ob die gewünschte Temperatur tatsächlich erreicht wurde.

Häufig eingesetzte Programme sind 121 °C, etwa 2 bar und 20 min Einwirkzeit oder 134 °C, etwa 3 bar und 5 min Einwirkzeit.

Heißluftsterilisation

In manchen Pflegeeinrichtungen wird noch mit Heißluftsterilisatoren gearbeitet. Das Prinzip ist, dass sehr heiße Luft (180 °C und mehr) das Sterilgut umgibt. Auch dieses Sterilisationsverfahren ist durchaus effizient. Da es sich jedoch schlecht kontrollieren lässt – die Medizinproduktebetreiberverordnung (MPBetreibV) fordert in § 4 ein validiertes und damit jederzeit kontrollierbares und nachvollziehbares Verfahren –, geht ihre Bedeutung immer weiter zurück.

11.4.2 Chemische Verfahren

Die thermischen Verfahren haben den großen Nachteil, dass große Hitze auf das Sterilgut einwirkt. Nicht alle Materialien vertragen diese hohe Temperatur. Daher gibt es als Alternative die sog. Gassterilisation. Derzeit sind drei Verfahren im Einsatz.

▶ **Ethylenoxidsterilisation.** Ethylenoxid ist ein hochtoxisches Gas, das leider nicht nur für Mikroben, sondern durchaus auch für Menschen tödlich ist und die Umwelt belastet. Die Ethylenoxidsterilisation hat zwar bei Kunststoffen eine gute Tiefenwirkung und führt auch zur sicheren Sterilität, wird aber wegen der genannten Nachteile immer weniger eingesetzt.

▶ **Formaldehydsterilisation.** Als Alternative bietet sich die Sterilisation mit Formaldehyd an. Hierbei wird Formaldehydgas auf das Sterilgut geleitet. Spezielle Verpackungen sorgen dabei dafür, dass das Formaldehyd gut auf das Sterilgut einwirken und die Keime abtöten kann.

▶ **Plasmasterilisation.** Als Plasma werden ionisierte Gase bezeichnet. Für die Plasmasterilisation wird 58 %iges Wasserstoffperoxid genutzt. Um das Plasma herzustellen, wird Wasserstoffperoxid in ein Vakuum eingeblasen und mithilfe elektrischer Felder ionisiert. Der große Vorteil dieses Sterilisationsverfahrens ist, dass die Temperatur ähnlich niedrig ist wie bei der Gassterilisation und nach Beendigung des Sterilisationsprozesses die gebildeten toxischen Sauerstoffradikale rückstandsfrei in Wasser und Sauerstoff zerfallen. Natürlich sind auch hier spezielles Verpackungsmaterial und entsprechende Indikatoren

11

notwendig. In Krankenhäusern hat die Plasmasterilisation die Gassterilisation weitgehend abgelöst.

11.4.3 Andere Sterilisationsverfahren

Bestrahlung

Wer die Packungen steriler Einmalartikel betrachtet, wird gelegentlich auf den Hinweis „strahlensterilisiert" stoßen. Hierbei werden mittels einer „Kobaltkanone" Gammastrahlen auf das Sterilgut geleitet. Das Material des Sterilguts wird dadurch nicht verändert, wohl aber das Erbgut der sich darauf befindenden Keime. Diese sterben ab und das Sterilgut wird keimfrei. Die Anforderungen des Strahlenschutzes sind jedoch so hoch, dass kein Krankenhaus eine eigene Strahlensterilisation wirtschaftlich betreiben könnte. Dieses Verfahren steht nur bei der industriellen Herstellung zur Verfügung.

Filtration

Ein in der Pharmaindustrie immer wieder eingesetztes Verfahren ist die „Sterilfiltration". Hierbei werden bakteriendichte Filter mit einer Porengröße von z. B. 0,2 μm eingesetzt, um etwa Infusionslösungen steril und pyrogenfrei zu machen. „Pyrogenfrei" bedeutet, dass auch abgetötete Bakterien entfernt werden. Dies ist wichtig, da beim Tod einiger Bakterien freigesetzte Endotoxine (z. B. Bestandteile der Zellwand) Fieber auslösen können. Da manche Endotoxine nur sehr schwer zu entfernen sind, muss von Anfang an eine ausgesprochen keimarme Herstellung gewährleistet sein.

Verbrennen und Ausglühen

Verbrennen ist nur dann ein brauchbares Sterilisationsverfahren, wenn die erreichte Temperatur ausreichend hoch ist. In einer modernen Müllverbrennungsanlage werden Temperaturen von über 800 °C erreicht. Damit werden auch Keime abgetötet. Ein ähnliches Verfahren ist das Ausglühen von Metallinstrumenten. Viele mikrobiologische Labors glühen z. B. Ösen (S. 363) über einem Bunsenbrenner aus, um sie zu sterilisieren.

11.4.4 Freigabe, Transport und Lagerung des Sterilguts

Bevor das Sterilgut freigegeben werden kann, muss kontrolliert werden, ob der Sterilisationsprozess korrekt und vollständig abgelaufen ist. Hierzu werden die Dokumentation des Geräts – heute erstellt ein Sterilisator standardmäßig Ausdrucke mit Informationen über den Ablauf –, Behandlungsindikatoren (Farbumschlag) und ggf. weitere Prüfverfahren herangezogen. Natürlich müssen auch die Verpackungen des Sterilguts selbst unbeschädigt sein, damit die Freigabe erfolgen kann. Bei freigegebenen Medizinprodukten können sich alle darauf verlassen, dass sie in tadellosem Zustand und einsatzbereit sind.

Während des weiteren Transports dürfen die Verpackungen nicht beschädigt werden. Auf Station muss

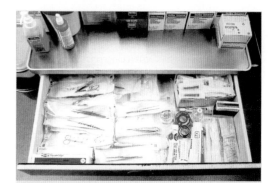

Abb. 11.5 Sterilgutlagerung. Durch eine unsachgemäße Lagerung in engen Schränken oder Schubfächern kann die Packung des Sterilgutes beschädigt werden.

das Sterilgut vor Staub, UV-Licht und Feuchtigkeit geschützt gelagert werden. Geeignet sind geschlossene Schubläden, Schränke oder auch der Pflegewagen. So gelagertes Sterilgut hat eine Haltbarkeit von 6 Monaten. Liegen die Packungen z. B. auf dem Verbandwagen, gelten sie nach etwa 24–48 Stunden als nicht mehr steril (▶ Abb. 11.5), denn die Verpackung könnte vorzeitig beschädigt worden sein und Keime ungehindert eingedrungen sein. Beschädigte Verpackungen und ausgepackte Instrumente (auch unbenutzte) werden an die Sterilgutabteilung zurückgegeben. Dort werden sie erneut aufbereitet, verpackt und wieder sterilisiert.

Merke

In jeder Klinik regelt der Hygieneplan, wie und wo das Sterilgut für die verschiedenen Anwendungen zu lagern ist.

Merke

„Instrumentenwühlkörbchen" im Schrank erhöhen die Gefahr eines Verpackungsschadens und erschweren das Herausfinden bereits abgelaufener Instrumente.

Auch unkritische Medizinprodukte sollten korrekt gelagert werden, also nicht auf dem Boden. Geeignet ist ein Regal, dessen unterstes Brett sich wenigstens 30 cm über Bodenniveau befindet, oder alternativ ein niedrigeres Regal mit Scheuerleiste.

11

11.5 Bettenaufbereitung

Vertiefendes Wissen

Rechtsgrundlagen:
* TRBA 250
* BGR 500 Kapitel 2.6

Definition

* **zentrale Bettenaufbereitung:** Die aufzubereitenden Betten werden abgedeckt von der Station in einen Aufbereitungsbereich verbracht und kehren gereinigt zurück
* **dezentrale Bettenaufbereitung:** Die Betten werden im Bereich aufbereitet, entweder in den Zimmern oder in einem separaten Raum im Bereich

Die Bettenaufbereitung hat das Ziel, neu eingetroffenen Patienten saubere Betten zur Verfügung zu stellen. Hygienische Schwachstellen eines Krankenhausbettes sind die Matratze, die Bettdecke und das Kopfkissen. Die Bezüge können relativ leicht gewechselt werden, Matratze, Bettdecke und Kopfkissen sind dagegen aufwendiger aufzubereiten. Bezüglich der Matratzen ist heutzutage ein Schutzbezug Standard, dies gilt oft auch für Decken und Kissen. Schutzbezüge sind flüssigkeits- und keimdicht, jedoch atmungsaktiv. Der große Vorteil solcher Schutzbezüge ist, dass sie beim Patientenwechsel oder bei Inkontinenz nur desinfizierend abgewischt werden müssen. Nur bei stärkerer Verschmutzung kann auch dieser Bezug zum Waschen gegeben werden.

Zur gründlichen Bettenaufbereitung gehört auch eine systematische Reinigung oder Desinfektion des Bettgestells, die zentral oder dezentral geschieht.

Bei der Bettenaufbereitung im Krankenhaus werden zwei Systeme unterschieden:
* die zentrale Bettenaufbereitung und
* die dezentrale Bettenaufbereitung.

11.5.1 Zentrale Bettenaufbereitung

Bei der zentralen Bettenaufbereitung verfügt das Krankenhaus über eine meist im Kellergeschoss angesiedelte Bettenaufbereitung. Hierbei werden auf der unreinen Seite die gebrauchten Betten angeliefert und abgerüstet, d. h., die Bezüge werden abgezogen und in einen Wäschesack für infektionsverdächtige Wäsche (s. Kap. 10.12) zum Waschen entsorgt. Hilfsmittel wie Aufrichtevorrichtungen („Galgen") usw. werden demontiert und gleichfalls desinfizierend aufbereitet. Bettdecke, Kopfkissen und Matratze werden einer Thermodesinfektion zugeführt, d. h. mit heißem Dampf behandelt. Durch die hohe Temperatur (105 °C) und die Feuchtigkeit wird bereits innerhalb einer Minute eine gute Tiefenwirkung erzielt und die Keime abgetötet sowie Viren inaktiviert. Nach abschließender Trocknung können die Utensilien auf der reinen Seite entnommen werden. Das Bettgestell wird entweder durch eine Art „Waschstraße" gefahren und dabei desinfiziert oder es wird (v. a. Betten mit umfangreicher elektrischer Steuerung) mit einem Hebegerät angehoben und dann manuell desinfiziert. Nach der Trocknung werden die Betten auf die reine Seite gebracht, dort wieder aufgerüstet und bis zur Verwendung mit einer Folie abgedeckt.

Der Vorteil der zentralen Bettenaufbereitung besteht in dem standardisierten, gründlichen Verfahren. Nachteile sind ein höherer Materialverschleiß sowie die erforderliche Transportlogistik der unreinen und reinen Betten durch das Haus.

11.5.2 Dezentrale Bettenaufbereitung

Aus Kostengründen und wegen der genannten Nachteile der zentralen Bettenaufbereitung setzt sich in den Krankenhäusern immer mehr die dezentrale Bettenaufbereitung durch. Hierzu sollte auf der Station ein extra Aufbereitungsraum zur Verfügung stehen. Die Aufbereitung auf der Station wird in der Regel von Hauswirtschaftskräften durchgeführt. Je nach Hygieneplan wird das Bett nach Entfernen aus dem Patientenzimmer in den Aufbereitungsraum gefahren, abgerüstet und gereinigt oder desinfiziert (▶ Abb. 11.6). Bei dieser Methode ist auf sorgfältige Instruktion des durchführenden Personals zu achten, damit schwer zugängliche Stellen und empfindliche elektrische Bauteile eines Bettes bekannt sind. Im Prinzip lässt sich bei der dezentralen Aufbereitung der gleiche Hygienestandard wie bei der zentralen Aufbereitung erreichen.

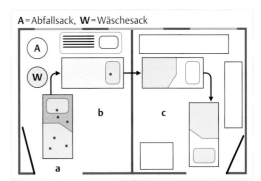

A = Abfallsack, **W** = Wäschesack

Abb. 11.6 Dezentrale Bettenaufbereitung. Schemazeichnung eines Raums für dezentrale Bettenaufbereitung. Das Bett wird „im Kreis herum" aufbereitet. Durch die linke Tür wird das gebrauchte Bett in den Raum geschoben und zunächst die Bettwäsche abgezogen. Hier können auch Bettdecke und Kissen zur Aufbereitung entsorgt werden. Anschließend wird das Bettgestell desinfiziert und gereinigt. Im letzten Arbeitsgang wird das Bett mit frischer Wäsche aufgerüstet.

11

11.5.3 Betten aus Isolierzimmern

Bei Betten aus Isolierzimmern ist besondere Vorsicht geboten. Daher werden diese Betten oft nach Verlegung oder Entlassung des Patienten im Isolierzimmer abgerüstet und desinfiziert. Während der Schutzbezug der Matratze auch hier einfach desinfizierend abgewischt werden kann, werden Bettdecke und Kopfkissen, genau wie die Bezüge, in markierten Säcken zu einem entsprechenden desinfizierenden Waschverfahren gebracht. Das Personal der Hauswirtschaft erhält eine Schutzkleidung, die während der Aufbereitung zu tragen ist.

11

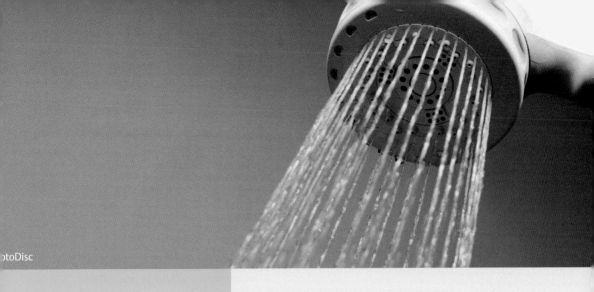
PhotoDisc

Kapitel 12

Technische Hygiene

12 Technische Hygiene

Andreas Schwarzkopf

Vertiefendes Wissen

Rechtsgrundlage: Trinkwasserverordnung (TrinkwV 2011)

Definition

Biofilm: mikrobielle Lebensgemeinschaft in einer schützenden Schleimmatrix.

Ein Krankenhaus und ein Pflegeheim verfügen heute über eine Menge technischer Einrichtungen. Da sich Krankheitserreger prinzipiell überall ansiedeln können, müssen Patienten auch vor Keimen geschützt werden, die aus technischen Einrichtungen stammen. Neben der regelmäßigen Wartung durch die Haustechniker gibt es einige Maßnahmen zur technischen Hygiene, die im Folgenden vorgestellt werden.

12.1 Wasserhygiene

Definition

- **Armatur:** Wasserhähne und Brauseköpfe nebst Schlauch
- **koloniebildende Einheit (KBE):** ein lebendes und sich vermehrendes Bakterium, das auf einem Nährboden eine sichtbare Kolonie gebildet hat
- **Laminarstrahlregler:** Einsatz im vorderen Teil des Wasserhahns, um einen vollen Strahl zu erzeugen
- **Perlator:** siebartiger Einsatz im vorderen Teil des Wasserhahns, um einen vollen Strahl zu erzeugen; Funktion identisch mit der des Laminarstrahlreglers, eher im Haushaltsbereich eingesetzt

Trinkwasser oder Wasser für den menschlichen Gebrauch wird im Krankenhaus und Pflegeheim viel gebraucht. Leitungswasser dient der Zubereitung von Speisen und Getränken, zur Medikamenteneinnahme und zur Körperpflege. Genau wie feste Nahrung muss es nicht steril sein, aber es sollte keine oder nur wenige relevante Krankheitserreger enthalten. Die Trinkwasserverordnung erlaubt eine bakterielle Belastung von maximal 100 KBE/ml, dies entspricht immerhin 100 000 Bakterien pro Liter Wasser. Damit wird unsere Abwehr in Mund und Darm in der Regel spielend fertig, problematisch kann die Keimzahl aber für die Lunge sein, vor allem wenn sie vorgeschädigt ist oder eine generelle Abwehrschwäche besteht. Lässt man Wasser aus Armaturen laufen, können Aerosole entstehen, die dann eingeatmet werden, sodass dieser Infektionsweg durchaus von Bedeutung ist.

12.1.1 Biotop Leitungswasser

Leitungswasser ist nicht steril, obwohl viele in diesem Glauben sind. Es steckt voller Leben und verschiedene Bakterienspezies, aber auch Amöben und Pilze teilen sich den „Lebensraum Wasserleitung". Beispielsweise können folgende potenzielle Erreger nachgewiesen werden:
- Bakterien:
  - Burkholderia cepacia
  - Pseudomonas aeruginosa
  - Legionella pneumophila
  - Stenotrophomonas maltophilia
  - nichttuberkulöse Mykobakterien (NTM)
- Amöben
  - Acanthamoeba
  - Naegleria
  - Endolimax nana
- Pilze
  - Aspergillus fumigatus

Solange keiner dieser Mikroorganismen eine kritische Menge erreicht und der Konsument des Wassers eine intakte Immunabwehr hat, besteht keine Gefahr. Bei immungeschwächten Patienten können die Erreger jedoch infektiös sein, sodass die Hygieneabteilung besondere Maßnahmen wie die Filtration des Wassers anordnen kann.

12.1.2 Wasseraufbereitung

Die Trinkwasserverordnung macht verbindliche Aussagen zur erforderlichen Qualität des Trinkwassers. So dürfen in 100 ml keine Escherichia-coli-Bakterien und Enterokokken enthalten sein sowie nicht mehr als 100 KBE Legionellen. Werden diese Werte überschritten, sind unverzüglich Maßnahmen zu treffen.

Die einfachste Maßnahme ist, mindestens einmal pro Woche sämtliche nicht oder nur selten genutzte Armaturen durchzuspülen. Dabei müssen die Hähne für mehrere Minuten geöffnet werden. Außerdem kann das warme Wasser so stark erhitzt werden, dass die Temperatur in den Leitungen auf über 65 °C steigt. In Altbauten kann die Verkeimung der Leitung so groß sein, dass zusätzliche Geräte zur Wasseraufbereitung in das Leitungsnetz eingebaut werden müssen. Steriles Wasser erzeugen aber nur Filter mit einer Porengröße von 0,2 µm, die sich direkt an der Armatur befinden.

Das Wasser in Therapie- und Bewegungsbecken wird mit einer automatischen Desinfektionsanlage auf Chlor- und/oder Ozonbasis hygienisch sauber gehalten. Die Funktion dieser Anlage wird fortlaufend durch die Haustechniker oder Mitarbeiter der Physiotherapie kontrolliert.

12.2 Lufthygiene

Vertiefendes Wissen

Rechtsgrundlagen:
- DIN 1946 Teil 4 (Empfehlung)
- KRINKO/RKI: Anforderungen der Hygiene bei Operationen und anderen invasiven Eingriffen

Definition

Raumlufttechnische Anlage (RLT): Be- und Entlüftungsanlagen im Krankenhaus

Viele Räume im Krankenhaus werden nicht über Fenster, sondern über eine RLT belüftet, allen voran natürlich der Operationsbereich. Hier sorgen Filter für eine Keimreduktion der Luft. Durch spezielle Technik werden Luftkeime aus dem OP-Gebiet weitgehend ferngehalten. Auch manche Intensivstationen, vor allem solche, die schwer Abwehrgeschädigte oder Verbrennungspatienten betreuen, nutzen RLT zur keimreduzierenden Belüftung.

In vielen Krankenhäusern und Pflegeeinrichtungen gibt es innenliegende Nasszellen, die über eine Abluftanlage entlüftet werden. Die Zuluft stammt aus dem Zimmer, das mit Fenstern belüftet wird. Diese Abluftanlagen müssen Feuchtigkeit von Duschen und Toilettengerüche abführen und müssen, in der Regel von den Haustechnikern, gereinigt und gewartet werden.

Gleiches gilt für Abluftanlagen in den Küchen und im Schwimmbeckenbereich.

12.3 Logistik

Die Logistik ist ein wichtiger struktureller Bestandteil jeder Einrichtung. Viele Güter müssen transportiert werden: Wäsche, Instrumente und Medizinprodukte, Speisen und Getränke, Abfälle und natürlich auch die Patienten oder Bewohner. Diese Transporte werden vom Personal des Hol-und-bring-Dienstes, vom hauswirtschaftlichen Personal und gelegentlich auch vom Pflegepersonal, wenn es sich z. B. aufbereitete Instrumente der Sterilgutabteilung handelt, erledigt. Auch hier sind Hygienemaßnahmen zu beachten, vor allem beim Transport von kontaminierten Materialien und infektiösen Patienten. Auskunft über die nötigen Maßnahmen gibt der Hygieneplan. Bei einem Ausbruch von nosokomialen Infektionen, z. B. Brechdurchfall durch Noroviren, steigt der Logistikbedarf, gleichzeitig sind Sondermaßnahmen wie eine häufigere Desinfektion der Wagengriffe notwendig.

12.4 Baumaßnahmen

Baumaßnahmen stellen einen Ausnahmezustand im Klinikbetrieb dar. Neben offensichtlichen Belästigungen wie Staub oder Lärm gibt es auch unsichtbare Gefahren: Abrissmaterial und neues Baumaterial enthalten Mengen an Schimmelpilzsporen, die bei immungeschwächten Patienten zu Lungen- und Wundinfektionen führen können. Auch Bakterien sind in den Materialien enthalten. So muss die Hygieneabteilung den Patientenschutz sorgfältig planen. Hierzu gehört das Aufstellen von Staubschutzwänden, die Planung der Wege für Handwerker und Materialien sowie unter Umständen die Verlegung besonders gefährdeter Patienten in andere Bereiche der Klinik. Für den täglichen Ablauf auf der Station sind derartige Schutzmaßnahmen zwar lästig, für den Patientenschutz aber unvermeidlich.

12

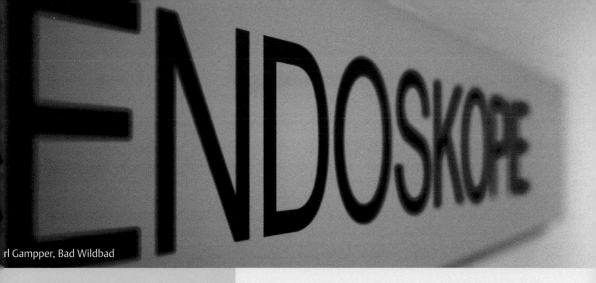

rl Gampper, Bad Wildbad

Kapitel 13

**Hygiene in der
Funktionsdiagnostik**

13 Hygiene in der Funktionsdiagnostik

Andreas Schwarzkopf

Vor der Behandlung eines jeden Patienten steht die Diagnostik, auch während der Behandlung erfolgen immer wieder Kontrollen. Natürlich sollen auch bei diesen Untersuchungen keine Krankheitserreger weitergegeben werden. Daher sind Basishygienemaßnahmen zu beachten, die im Folgenden kurz vorgestellt werden.

▶ **EKG/EEG/Ultraschall.** Außer den Händen des Personals sind die Elektroden mögliche Überträger, die deswegen nach jedem Patienten z.B. mit Alkohol desinfiziert werden. Für das EKG gibt es auch Einmalelektroden, die nach Gebrauch entsorgt werden. Für die empfindlichen Schallköpfe eines Ultraschallgeräts stehen heute Desinfektionstücher ohne Alkohol zur Verfügung, die nach jedem Patienten eingesetzt werden können.

Gele zur besseren Übertragung müssen nicht steril sein, sollten aber entweder in Einmalbehältern oder in frisch gereinigten, wiederbefüllbaren Flaschen gelagert werden. Flächen mit Kontakt zu Händen oder Haut des Patienten werden nach jedem Patienten z.B. mit einem alkoholischen Flächendesinfektionsmittel desinfiziert.

▶ **Endoskopie.** Endoskope lassen sich in der Regel nicht sterilisieren und müssen daher sorgfältig gereinigt und desinfiziert werden. Dies geschieht heute im Allgemeinen in Aufbereitungsmaschinen, die validiert sind und die Aufbereitung dokumentieren. Um die Vermehrung von Wasserkeimen in den engen Kanälen der Endoskope zu vermeiden, müssen diese richtig getrocknet werden.

Steht nur ein Untersuchungszimmer zur Verfügung, wird die Reihenfolge der Untersuchungen nach der Dichte der Keimbesiedlung durchgeführt: erst Bronchoskopie, dann Gastroskopie und schließlich die Koloskopie. Nach jedem Patienten werden die Flächen der patientennahen Umgebung desinfiziert. Das an der Endoskopie mitwirkende Personal trägt während der Untersuchung Schutz-

kleidung, bei Verdacht auf Infektionskrankheiten auch ein Visier oder Mund-Nase-Schutz und Schutzbrille.

Am Ende des Arbeitstags werden der Fußboden und das Inventar desinfizierend gereinigt. Arbeitsflächen für aseptische Tätigkeiten (z.B. Injektionen) müssen kurz vor Ausübung der Tätigkeit wischdesinfiziert werden.

▶ **Röntgendiagnostik.** In der Röntgenabteilung werden Notfallpatienten und stationäre Patienten untersucht. Händehygiene nach Patientenkontakt ist die wichtigste Hygienemaßnahme auch zum Selbstschutz. Flächen mit direktem Hautkontakt werden mit einem Desinfektionstuch abgewischt, bevor der nächste Patient behandelt wird. Dies reicht meist auch aus, wenn die Patienten infektiös sind. Den Anordnungen der Hygieneabteilung ist zu folgen.

Medizinprodukte und Hilfsmittel (z.B. Gonaden- und Schilddrüsenschutz, Klammern für gehaltene Aufnahmen, Keile zum Unterlegen usw.) sollten bis zum Gebrauch staubarm gelagert und vor Gebrauch desinfiziert werden.

▶ **Lungenfunktionsuntersuchung.** Hier müssen die Kabine und vor allem die Mund- und Nasenstücke desinfiziert werden. Die Aufbereitung erfolgt durch Wischdesinfektion der Kabinenwände und der Hand-/Hautkontaktstellen bzw. durch Einlegen der Mund- und Nasenstücke in geeignete Desinfektionsmittel. Nach Ablauf der Einwirkzeit werden sie mit Leitungswasser gespült und vor dem nächsten Einsatz gründlich getrocknet.

▶ **Schlaflabor.** In Hier werden die Patienten während des Schlafs überwacht. Neben Elektroden zur Ableitung verschiedener Funktionen tragen die Patienten ggf. auch Masken für die Atmung. Die Testmasken können in der Regel mit geeigneten Desinfektionsmitteln wiederaufbereitet werden, hierzu sind die Herstellerangaben zu beachten. Bei jedem Patientenwechsel wird das Bett frisch bezogen sowie die patientennahe Umgebung gereinigt und/oder desinfiziert. Die Elektroden werden, wie in Abschnitt 13.1 beschrieben, behandelt.

▶ **Herzkatheterlabor.** Das Herzkatheterlabor stellt eine Kombination aus Eingriffsraum und Raum für bildgebende Geräte dar. Heutzutage ist die Palette der Eingriffe in einem Herzkatheterlabor breit, weswegen der Raum auch gerne als „Hybrid-OP" bezeichnet wird. Zu Beginn der Etablierung dieser Labors war man beschränkt auf das Einführen von Kathetern in Beinvenen und -arterien. Sie wurden bis zum Herzen vorgeschoben. Ein nächster Schritt war die Applikation von Kontrastmittel, wodurch sich unterschiedliche Befunde erheben ließen, z.B. die Dichtigkeit der Herzsepten oder der Zustand der Koronararterien, die den Herzmuskel versorgen. Später wurden über diese Katheter auch Ballons zur Aufdehnung von Engstellen in den Gefäßen und Stents zur Tunnelung von Gefäßengstellen gelegt. Heute können sogar Bioherzklap-

13

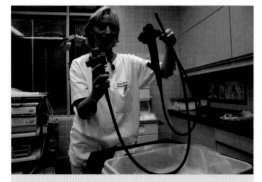

Abb. 13.1 Endoskope. Sie lassen sich in der Regel nicht sterilisieren und werden deshalb sorgfältig gereinigt und desinfiziert.

pen einfach und mit minimaler Patientenbelastung implantiert werden. Auch die Implantation von Herzschrittmachern mit den dazugehörigen Hauttaschen wird im Herzkatheterlabor vorgenommen.

Entsprechend herrschen hier OP-ähnliche Hygienezustände. Chirurgische Händedesinfektion, Hautdesinfektion und sorgfältiges steriles Abdecken sind hier Pflicht (s. Kap. 14.2). Zwischen zwei Behandlungen erfolgt jeweils eine Desinfektion der patientennahen Umgebung. Während der Eingriffe sollte möglichst wenig gesprochen werden, unnötige Bewegungen von Personen im Raum sind zu vermeiden.

13

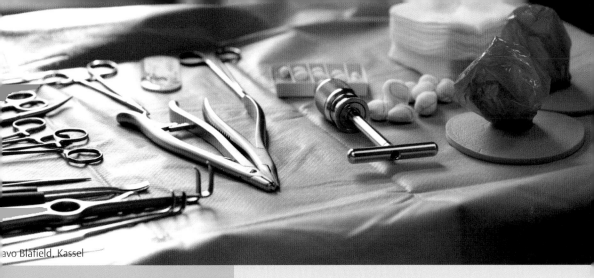

avo Bläfield, Kassel

Kapitel 14

Hygiene in speziellen Bereichen

14 Hygiene in speziellen Bereichen

Andreas Schwarzkopf

14.1 Intensivstationen

Vertiefendes Wissen

Rechtsgrundlagen:
- TRBA 250
- KRINKO/RKI: Anforderungen der Hygiene an die funktionelle und bauliche Gestaltung von Einheiten für Intensivmedizin (Intensivtherapie) (1995)
- KRINKO/RKI: Empfehlungen zur Prävention nosokomialer Infektionen bei neonatologischen Intensivpflegepatienten mit einem Geburtsgewicht unter 1500 g (2007)
- KRINKO/RKI: Anforderungen an die Hygiene bei der medizinischen Versorgung immunsupprimierter Patienten (2010)

Definition

- **Absaugsysteme:** Beatmete Patienten müssen regelmäßig abgesaugt werden. Dies kann offen durch Trennen des Tubus von dem Beatmungsschlauch und Einführen eines Absaugkatheters geschehen, wobei Aerosolwolken entstehen. Alternativ kann ein geschlossenes System verwendet werden, das einen integrierten Absaugkatheter mit Spüleinrichtung hat.
- **Device-Tag (DT):** Tag, an dem ein Patient entweder einen Harnwegskatheter, zentralen Venenkatheter (ZVK) trägt oder beatmet wird; trifft alles drei bei einem Patienten zu, entspricht dies drei Device-Tagen
- **ITS-KISS (Intensivstationen-Krankenhaus-Infektions-Surveillance-System):** Erfassungssystem für typische nosokomiale Infektionen auf Intensivstationen wie katheterassoziierte Harnwegsinfektionen, ZVK-assoziierte Sepsis oder beatmungsassoziierte Pneumonie

14.1.1 Problematik auf Intensivstationen

Die körpereigene Abwehr des Patienten ist beeinträchtigt. Immobilität, parenterale Ernährung oder Sondenkost, Abpufferung der Magensäure und zahlreiche Kathetereintrittsstellen verschieben das üblicherweise zwischen Mensch und Mikroorganismus bestehende Gleichgewicht zugunsten Mikroben. Eine erhöhte Anfälligkeit für Infektionen ist die Folge. Hinzu können oft noch weitere Risikofaktoren wie große Wundflächen (Polytrauma, Verbrennungen), ausgedehnte Operationen oder Multimorbidität mit verminderter Funktion vieler Organe kommen. Auf Intensivstationen sind multiresistente Erreger besonders häufig, da wegen der Infektionsgefahr und den häufiger auftretenden Infektionen häufig Antibiotika ver-

abreicht werden müssen, wodurch die Selektion von MRSA begünstigt wird. Kaum eine moderne Intensivstation kommt ohne eine ausgedehnte i. v.-Therapie aus, zahlreiche Perfusoren und Infusionen machen immer wieder Manipulationen mit entsprechendem Infektionsrisiko notwendig.

Die häufigste nosokomiale Infektion auf der Intensivstation ist die beatmungsassoziierte Pneumonie. Die häufigsten Erreger dieser Form der Lungenentzündung sind Darmbakterien wie Escherichia coli, gefolgt von Staphylococcus aureus und Pseudomonas aeruginosa. Die Bakterien wandern aus dem Darm durch den Magen, der durch eine entsprechende Medikation weniger antibakteriell wirkende Säure enthält, über die Speiseröhre und den Rachenraum in den Beatmungstubus. Harnwegsinfektionen (s. Kap. 21.1) sind am zweithäufigsten, die katheterassoziierte Sepsis (s. Kap. 31.2) vergleichsweise seltener.

14.1.2 Organisation einer Intensivstation

Während es in kleineren Häusern sog. interdisziplinäre Intensivstationen gibt, die von allen Fachgebieten belegt und meist von Anästhesisten geleitet werden, haben die großen Kliniken fachspezifische Intensiveinheiten, z. B. Chirurgie, Neurochirurgie, Kardiologie usw., mit entsprechender Leitung. Oft sind die Intensivstationen vom übrigen Krankenhausbereich durch Schleusen abgetrennt und das Personal trägt Bereichskleidung (s. Kap. 10.1.2). Moderne Intensivstationen verfügen über einen hohen Anteil an Einzelzimmern zur Isolierung von infektiösen oder besonders stark infektionsgefährdeten Patienten (Umkehrisolierung oder protektive Isolierung, siehe Kap. 14.1.6), ggf. mit einem abgetrennten Vorbereich, in dem das Personal die Schutzkleidung anlegen kann. Besucher auf der Intensivstation benötigen in der Regel keine Schutzkleidung, unter bestimmten Bedingungen gibt es aber Ausnahmen (Mundschutz bei Erkältung, protektive Isolierung des Patienten). Überschuhe sind nicht erforderlich.

Verbrauchsmaterial wird in den Zimmern bevorratet. Chirurgische Intensivstationen sollten je über einen septische und aseptischen Verbandwagen verfügen, ggf. nach Fachgebieten getrennt. Die Sanitärausstattungen müssen den Anforderungen der TRBA 250 entsprechen (berührungsfreie Armaturen, geringe Aerosolbildung, Spender für Seife und Desinfektionsmittel sowie Handtücher).

14.1.3 Verhalten des Personals auf der Intensivstation

Ungeachtet der Tatsache, dass auf Intensivstationen viele Tätigkeiten anfallen, für die eine Zusatzausbildung (Fachpflege) sinnvoll ist, besteht die wichtigste Hygienemaßnahme in einer besonders sorgfältig durchgeführten Ba-

14

sishygiene. Hierzu gehört neben dem Anlegen der Bereichskleidung und der angeordneten Schutzkleidung eine stets sorgfältige Händehygiene – auf Intensivstationen liegt der Richtwert bei 32 Händedesinfektionen pro Patiententag!

Besonders bewusst ist beim Absaugen und bei der Katheterpflege vorzugehen. Eine Beobachtung der Katheteraustrittsstellen und die Dokumentation des jeweiligen Zustands sind dabei genauso wichtig wie der korrekte Verbandwechsel möglichst in No(n)-Touch-Technik (s. Kap. 10.15).

Konzentration ist auch bei der Versorgung von Patienten gefragt, die mit multiresistenten Erregern besiedelt oder infiziert sind. Neben dem korrekten An- und vor allem Ausziehen der Schutzkleidung gehört hierzu auch der ärztlich angeordnete Einsatz von Antiseptika bei der Katheterpflege und die korrekte Durchführung der Sanierungsmaßnahmen bei MRSA (s. Kap. 15.1).

Die Bettenaufbereitung erfolgt meist im Zimmer, wobei die Vorgaben der dezentralen Bettenaufbereitung zu beachten sind (s. Kap. 11.5.2). Pflegewagen sollten nicht in die Zimmer genommen werden (▶ Abb. 14.1).

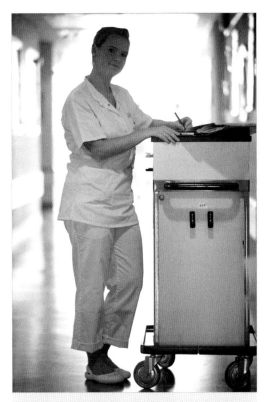

Abb. 14.1 Pflegewagen. Sie sollten nicht in die Zimmer genommen werden. (Hoehl M, Kullick P (Hrsg.): Gesundheits- und Kinderkrankenpflege. Thieme, Stuttgart 2012)

14.1.4 Prävention beatmungsassoziierter Pneumonien

Die Beatmungsgeräte sind hinsichtlich des Druckverlaufs und beispielsweise der Befeuchtung so weit entwickelt, dass die natürliche Atmung sehr gut simuliert wird. Allerdings werden Tracheostomata gerne von Bakterien besiedelt, da die körpereigene Abwehr an dieser Stelle naturgemäß nicht sehr stark ist und sich die Kanüle zum Anheften anbietet.

Eine wichtige Präventionsmaßnahme ist der regelmäßige Wechsel der Beatmungsschläuche und der Filter, die die Atemluft keimarm halten. Aber auch eine gute Mundhygiene ist essenziell und die Befeuchtung und Reinigung der Schleimhaut hilft, die Rachenflora zu stabilisieren und Pilzinfektionen mit Candida vorzubeugen.

Geeignete Patienten werden über eine Maske (nichtinvasive Beatmung, NIV; für engl.: non invasive ventilation) beatmet, wodurch das Risiko einer Pneumonie weiter reduziert wird.

Bei elektiven Eingriffen, die eine Nachbeatmung erforderlich machen, trägt ein Atemtraining dazu bei, die Entwicklung einer beatmungsassoziierten Pneumonie zu verhindern. Beatmete Patienten sollten so schnell wie möglich von der Beatmung entwöhnt und extubiert werden.

Ggf. zu vernebelnde Flüssigkeiten müssen steril sein. Wiederverwendbares Beatmungszubehör sollte bevorzugt maschinell aufbereitet werden, aber auch manuell lässt sich bei einer sorgfältigen Durchführung ein gutes Ergebnis erzielen.

Vertiefendes Wissen

Bei kritischen langzeitbeatmeten Patienten wird gelegentlich eine selektive Darmdekontamination (SDD) in Kombination mit einer selektiven oropharyngealen Dekontamination (SOD) durch ausschließlich lokal wirksame Antibiotika und Antimykotika angeordnet, zur Pneumonieprophylaxe beitragen können.

14.1.5 Frühgeborenenstationen

Eine Herausforderung für die moderne Medizin sind Frühgeborene, besonders Kinder mit einem Gewicht unter 1500 g. Sie werden in Inkubatoren betreut, die im Idealfall in einem klimatisierten Zimmer stehen, aus dem Abwärme abgeführt wird und es sich daher angenehmer arbeiten lässt. Die extreme Infektionsanfälligkeit von Frühgeborenen ergibt sich aus folgenden Tatsachen:

- Das Immunsystem ist wie die anderen Organsysteme noch unreif.
- Durch die sterile Geburt fehlt die schützende Schleimhautflora.
- Die Ernährung erfolgt oft ganz oder teilweise über das Blutsystem (parenteral). Dabei eingetragene Bakterien können besonders leicht einen immensen Schaden an-

richten, da die Gegenspieler der Abwehr fehlen oder in zu geringer Zahl vertreten sind.

- Da Frühgeborene oft beatmet werden müssen, besteht ein entsprechendes Pneumonierisiko (s. Abschnitt 14.1.4).
- Der Nabelstumpf ist eine obligate Wunde, durch die Erreger eindringen können.
- Bakterielle Fehlbesiedlungen können durch Resorptionsstörungen Gedeihprobleme nach sich ziehen.

Bei aller Vorsicht vor Infektionen, benötigen Frühgeborene den Körperkontakt für ihre psychische Entwicklung. Hier hat sich die Känguru-Pflege bewährt, bei der das Kind auf der Brust eines Elternteils gelagert und zugedeckt wird. Diese Gratwanderung bedeutet striktes Einhalten der Basishygiene. Außerdem werden die parenterale Ernährung und i.v.-Medikamente unter Reinstbedingungen zubereitet. Die Pflege von Nabelstumpf und Katheteraustrittsstellen ist sorgfältig nach dem Pflegestandard durchzuführen.

14.1.6 Intensivstationen für schwerst Immunsupprimierte

Intensivstationen für schwerst Immunsupprimierte betreuen Patienten mit extrem reduzierter körpereigener Abwehr. Die Ursachen für diesen Zustand können unterschiedlich sein: Trauma und großflächige Wunden mit schlechter Heilungstendenz, z.B. bei Schwerstbrandverletzten, Erlöschen der zellulären Abwehr durch Fehlen fast aller Leukozyten (Aplasie) infolge bestimmter Formen der Leukämie oder eine durch die Ärzteschaft angeordnete (iatrogene) Abwehrschwäche bei z.B. Organ- und Stammzelltransplantationen, um eine Abstoßungsreaktion zu verhindern. Eine Indikation könnte auch eine extreme Form allergischer Reaktionen beim MCS-Syndrom (Multiple chemical sensitivity-Syndrom) sein.

In diesen Bereichen wird vom Pflegepersonal am Patienten stets konzentriertes Arbeiten unter sehr strikter Beachtung der bereits vorgestellten Hygieneregeln für Intensivstationen gefordert. Dazu kommt die protektive Isolierung der Patienten, die auch als Umkehrisolierung bezeichnet wird. Darunter versteht man die Isolierung des Patienten zum Schutz vor Erregern, die von außen an den Patienten herangetragen werden könnten, und nicht, wie bei der „normalen" Isolierung eines infektiösen Patienten, zum Schutz des Personals und/oder der Mitpatienten vor Erregern, die vom Patienten stammen.

Es wird die komplette Schutzkleidung einschließlich Mund-Nase-Schutz und Haube angelegt, um den Patienten vor der natürlichen Flora des Personals zu schützen, denn schon diese kann ihm in seinem Zustand gefährlich werden. Die Schutzkleidung ist bei jedem Betreten des Zimmers zu tragen und entbindet natürlich nicht – wie sonst auch – von der Pflicht zu einer sorgfältigen Händehygiene.

14.2 OP und Eingriffsräume

Vertiefendes Wissen

Rechtsgrundlagen:
- TRBA 250
- KRINKO/RKI: Prävention postoperativer Wundinfektionen im Operationsgebiet (2007)
- KRINKO/RKI: Anforderungen der Hygiene bei Operationen und anderen invasiven Eingriffen (2000)

Definition

- **Hygienegruppe:** Einteilung von Operationen nach Besiedlungsgrad des Operationsgebiets; vier Gruppen werden unterschieden:
  - aseptisch (steril)
  - sauber kontaminiert (schwach besiedelt)
  - kontaminiert (stark besiedelt) und septisch (bereits infiziert)
- **Implantat:** in den Körper eingesetzter Fremdkörper; Bioimplantate stammen aus menschlichem oder tierischem Gewebe

14.2.1 Verhalten im OP

Der OP-Bereich darf nur durch Schleusen betreten werden. Diese Schleusen dienen u.a. als Umkleideräume. Hier wird die auf der Station getragene Kleidung abgelegt und gegen frische OP-Bereichskleidung getauscht. Diese besteht aus einem Kasack und einer Hose (meist aus Mischgewebe) und ist farblich von der normalen Kleidung deutlich zu unterscheiden – meist ist sie grün oder blau. Dazu kommen leicht zu desinfizierende Schuhe, gelegentlich werden auch Socken gestellt.

Im vorderen Teil der Schleuse wird die Arbeitskleidung abgelegt und nach einer Händedesinfektion wird eine einigermaßen passende Hose und ein entsprechender Kasack angelegt. Abschließend wird noch eine Haube aufgesetzt, und zwar so, dass alle Haare bedeckt sind. Hier bieten sich die sog. Astronautenhauben an. Vor dem Betreten des OP-Saals muss ein Mund-Nase-Schutz angelegt werden (▶ Abb. 14.2). Dieser soll verhindern, dass Bakterien und Viren aus Atemtrakt und Mund durch die Atmung oder durch Sprechen in den Operationsbereich gelangen, da Haut- und Rachenflora durchaus Wund- und vor allem Implantatinfektionen auslösen kann. Das Innere eines OP-Saals muss so keimarm wie möglich gehalten werden.

Während das chirurgische Team und die Instrumentenschwester sterile Schutzkleidung tragen, ist sie beim sog. Springer, der die benötigten Instrumente holt und der Instrumentenschwester anreicht, nicht notwendig (▶ Abb. 14.3).

Alle Türen müssen geschlossen gehalten werden, um unnötige Luftbewegungen und damit Keimeintrag zu vermeiden.

14

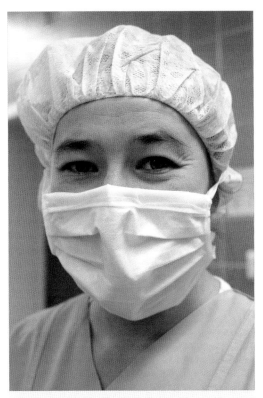

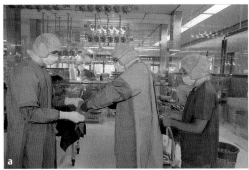

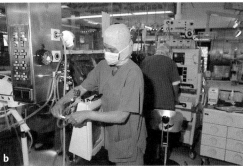

Abb. 14.3 **Springer.** Der Springer hier hilft beim Ankleiden (a) oder beim Richten der Apparate (b).

Abb. 14.2 **Schutzkleidung.** Die Pflegeperson hier hat Haube und Mund-Nase-Schutz korrekt angelegt. (Deutsch J, Schnekenburger F G: Pädiatrie und Kinderchirurgie für Pflegeberufe. Thieme, Stuttgart 2009)

Zum richtigen Verhalten im OP gehört also:
- möglichst wenig sprechen,
- möglichst wenig umherlaufen,
- Türen geschlossen halten und
- nicht mit Menschen in steriler Schutzkleidung zusammenstoßen.

14.2.2 Reihenfolge der Operationen

Definition

septische Operation: Eingriff in infiziertem Gewebe

Welche Operationen zu welchem Zeitpunkt in welchem Saal stattfinden, wird nicht zufällig festgelegt. Die Operationen werden in vier Gruppen eingeteilt, je nachdem, ob sie an sterilen Körperbereichen durchgeführt werden oder an solchen, die bereits mit Bakterien besiedelt sind. Ebenfalls zu berücksichtigen sind die infizierten Patienten, die auch operiert werden müssen. Die Verteilung der

einzelnen Operationen auf die Räume hängt zudem von der Art der Operation ab. So gibt es in einigen Häusern einen „Knochensaal", der ausschließlich unfallchirurgischen und orthopädischen Operationen vorbehalten ist, denn das Knochenmark ist einer Antibiotikabehandlung nur bedingt zugänglich und eine infektiöse Entzündung des Knochenmarks (Osteomyelitis) stellt eine ernstzunehmende Komplikation bei orthopädischen und unfallchirurgischen Operationen dar.

Gelegentlich gibt es einen separaten Saal für die Abdominalchirurgie, in dem Darmoperationen mit entsprechender bakterieller Belastung durchgeführt werden. In jedem Saal werden diejenigen Operationen zuerst durchgeführt, die besonders hohe Anforderungen an die Hygiene stellen. Im „Knochensaal" sind das z. B. Hüft- oder Knieendoprothesen. Anschließend kommen die Operationen an die Reihe, die weniger infektionsgefährdet sind und am Schluss folgen schließlich diejenigen, bei denen der zu operierende Bereich bereits mit Bakterien besiedelt oder infiziert ist. Der aseptische Saal kann über eine Laminar-Flow-Anlage, eine Art „Luftvorhang", der von der Decke zum Boden fällt und durch den Partikel und Keime aus dem Operationsgebiet heraus gedrängt werden, verfügen. Diese größtmögliche Luftreinheit ist besonders sinnvoll bei Organtransplantationen, dem Einbau von großen Implantaten, Gefäßprothesen oder künstlichen Herzklappen sowie bestimmten neurochirurgischen Eingriffen ist. Außerdem helfen eine perioperative

14

Antibiotikaprophylaxe sowie sterile Instrumente Infektionen zu verhindern.

Bei einer septischen Operation ist das Gewebe nicht nur besiedelt, sondern infiziert – unter Umständen mit hohen Keimzahlen. Daher ist es verständlich, dass derartige Operationen entweder in speziell dafür ausgewiesenen OP-Sälen mit eigener, andersfarbiger Bereichskleidung oder aber am Ende des Programms eines Operationssaals durchgeführt werden. An die OP schließt sich eine ausgiebige Desinfektion an. Das Personal wird informiert, wenn „septische Bedingungen" herrschen. Gegebenenfalls muss während der Operation besondere Schutzkleidung wie eine Augenschutzbrille angelegt werden. Das genaue Vorgehen in solchen Fällen gibt der Hygieneplan wieder, der gewissenhaft beachtet werden muss. Bei seltenen Erregern können die Hygienefachkraft oder der hygienebeauftragte Arzt besondere Instruktionen erteilen.

14.2.3 Eingriffsräume

Definition

Eingriffsraum: Raum, der für kleinere Operationen genutzt wird und der entsprechend ausgestattet ist

Nicht alle operativen Fachgebiete haben dieselben hygienischen Anforderungen. Daher finden auch nicht alle Eingriffe in einem Operationssaal statt. Einige kleinere Operationen können in sog. Eingriffsräumen durchgeführt werden.

Der Eingriffsraum befindet sich nicht im Trakt mit den OP-Sälen und hat auch keine Schleuse. Das Tragen von Bereichskleidung oder die Ausstattung mit einer besonderen Lüftungsanlage sind nicht notwendig. Die verschiedenen operativen Fachgebiete nutzen unterschiedlich ausgestattete Eingriffsräume. Dies ist nicht nur wegen der technischen Ausstattung, sondern auch aus hygienischen Gründen erforderlich. In einem Eingriffsraum kann sich aber – im Gegensatz zu einem OP-Saal – z.B. ein Waschbecken befinden. Gelegentlich muss sterile OP-Kleidung getragen werden.

14.2.4 Eingriffe im Patientenzimmer

Gelegentlich werden kleine Eingriffe, z.B. das Legen eines zentralen Venenkatheters oder ein Wund-Debridement, auf dem Zimmer durchgeführt. Sterile Kleidung und eine sterile Abdeckung kann auch dort erforderlich sein. Hier ist eine gute Vorbereitung mit Bereitstellung aller benötigten Materialien wichtig. Natürlich muss die Basishygiene – insbesondere Händehygiene – beachtet werden.

14.3 Palliativstation

Vertiefendes Wissen

Rechtsgrundlagen:
- TRBA 250
- KRINKO/RKI: Anforderungen an die Hygiene bei der medizinischen Versorgung immunsupprimierter Patienten

Definition

Palliativmedizin (nach WHO): die aktive, ganzheitliche Behandlung von Patienten mit einer progredienten, weit fortgeschrittenen Erkrankung und einer begrenzten Lebenserwartung zu der Zeit, in der die Erkrankung nicht mehr auf kurative Behandlung anspricht und die Beherrschung der Schmerzen, anderer Krankheitsbeschwerden, psychologischer, sozialer und spiritueller Probleme höchste Priorität besitzt

Die Zielsetzung einer Palliativstation unterscheidet sich von der anderer Bereiche des Krankenhauses, da eine Heilung oder Verbesserung des Krankheitsbildes nicht mehr zu erwarten ist. Auf einer Palliativstation geht es darum, dem schwerkranken Patienten eine möglichst hohe Lebensqualität z.B. durch geruchsvermeidende Wundversorgung, Wunschkost, Tierkontakt, wohnraumähnliches Ambiente und Kommunikation zu ermöglichen. Ein striktes Hygieneregime kann hier, nach einer Risikobewertung, „aufgeweicht" werden, wobei allerdings der Infektionsschutz für die Mitpatienten und das Personal erhalten bleiben muss. Die Risiken werden anhand der Zahl von Leukozyten und Neutrophilen Granulozyten im Blut des Patienten sowie des Allgemeinzustands der Betroffenen abgeschätzt.

14.4 Kinderstation

Eine Kinderstation bietet gegenüber der Allgemeinstation für Erwachsene einige Besonderheiten. Die körpereigene Abwehr eines Kindes befindet sich, je nach Alter des Kindes, in einer Trainingsphase und ist – von genetischen Defekten oder Krebserkrankungen wie Leukämie sowie Reaktionen auf Gifte bzw. Zytostatika abgesehen – in einem guten Zustand. Bei Kindern spielen psychische Komponenten eine deutlich stärkere Rolle als bei Erwachsenen, weshalb z.B. ein Elternteil als Begleitperson im Zimmer zugelassen ist. Weitere Kinder (Geschwister) können zu Besuch kommen. Kinder spielen gerne auf dem Fußboden und tauschen Spielzeug. Über diesen indirekten oder auch direkten Kontakt besteht natürlich für Erreger die Möglichkeit, weitere Kinder zu besiedeln oder gar zu infizieren.

Dies entbindet das Personal aber nicht von der Pflicht der Durchführung einer exakten Basishygiene. Kranke Besucher sollten aufgeklärt und ggf. mit einem Mund-Nase-Schutz versorgt werden. Und auch Besucher können sich die Hände desinfizieren, eine Prävention, die bei bestehenden Infektionserkrankungen und im Winter wegen der zahlreichen Viren (Erkältung, Grippe, Gastroenteritis) wichtig ist.

14.5 Dialysezentrum

Definition

- **gelbe Dialyse:** Dialyse an Patienten, die Träger des Hepatitis-B-Virus (HBV) sind
- **graue Dialyse:** Dialyse an Patienten, die Träger des Hepatitis-C-Virus (HCV) sind
- **infektiöse Dialyse:** Dialyse an Patienten, die mit einer übertragbaren Krankheit (MRSA, HIV, TBC) infiziert sind, sodass eine Einzelunterbringung oder Isolierung notwendig ist
- **weiße Dialyse:** Dialyse an Patienten, die nicht mit einer der vorgenannten Krankheiten infiziert sind.

Auch im Dialysezentrum erfolgt eine Risikobewertung, in die die individuelle Situation des Zentrums (baulich, personell, „Patientengut") einfließt, um das Hygieneregime festzulegen (▶ Abb. 14.4). Im Hygieneteam (bestehend ans Zentrumsleitung, Hygienebeauftragten, Pflegedienstleitung und Haustechnikern, Hauswirtschaftern für die Lebensmittelherstellung und dem Reinigungsteam) wird dann der Hygieneplan beschlossen. Der Hygieneplan eines Dialysezentrums sollte mindestens folgende Punkte behandeln:

- Personalhygiene
  - Arbeits- bzw. Dienstkleidung, Schutzkleidung
  - hygienische Händedesinfektion
  - wann und wie Handschuhe zu tragen sind
- Infektionskontrolle der Patienten
  - Art, Umfang, Zeitregime der Patientenüberwachung
- Umgang mit infizierten oder besiedelten Patienten
  - mit blutübertragbaren Erkrankungen
  - mit anderen Erkrankungen
  - MRSA, cMRSA, MRE, ESBL

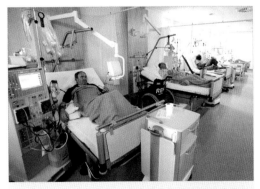

Abb. 14.4 Dialysezentrum. Hier gelten besondere Hygienerichtlinien. (Stefan Mugrauer, Vettelschoß)

- Durchführung von Injektionen, Konnektionen und Punktionen
  - Hautdesinfektion, Shuntpunktion
  - Katheter (Doppel-/ Einzellumen), CAPD
  - Infusionen, Injektionen subkutan, i. m., i. v.
  - Portpunktionen
- Maßnahmen zur Durchführung der Dialyse
  - Hygiene bei der Vorbereitung, Durchführung und Beendigung der Dialyse
- Aufbereitung von Dialysegeräten
  - erforderliche Maßnahmen zur Aufbereitung von Dialysegeräten, mit denen eine sog. gelbe Dialyse durchgeführt wurde, Dokumentation
  - Aufbereitung von Dialysegeräten aus der gelben Dialyse für eine weiße Dialyse
- Lebensmittelhygiene
  - Lagerung, Zubereitung, Umgang mit Lebensmittelresten
  - Darreichung von Lebensmitteln
  - Entsorgung von gebrauchtem Geschirr
- Flächendesinfektion und Reinigung
  - Desinfektion- und Reinigungspläne
  - Umgang mit Desinfektionsmitteln
  - Schutzkleidung für das Reinigungspersonal
- Artikel zur medizinischen Versorgung
  - Umgang mit Medikamenten und ihre Lagerung
  - Umgang mit Sterilgut und seine Lagerung
- Instrumentenversorgung
  - Aufbereitung
  - Verpackung
  - Sterilisation
- Abfallkonzept
  - Entsorgung von Einmalartikeln, Kanülen, Skalpellen, Restmüll, kontaminiertem Müll, ggf. Sondermüll
- mikrobiologische Untersuchung zur Dokumentation des Hygienestandards
  - Empfehlung D 4 für Krankenhaushygiene und Infektionsprävention
  - Überwachung und Sicherung der mikrobiologischen Qualität der Dialyseflüssigkeiten und des Wassers
- Personalschutz vor Infektionen
  - Belehrungen, Schulungen
  - arbeitsmedizinische Vorsorgeuntersuchungen, Schutzimpfungen, Verhalten bei Kontaminationen

Der Hygieneplan wird durch die Unterschrift der Zentrumsleitung in Kraft gesetzt und so zum arbeitsrechtlich verbindlichen Dokument für die Mitarbeiter. Im juristischen Sinne stellt er eine Selbstverpflichtung des Zentrums dar.

Inspirationen für den eigenen Hygieneplan können Rahmenhygienepläne sein, die von größeren Verbänden wie dem Kuratorium für Heimdialyse (KfH) oder der Patientenheimversorgung (PHV) zur Verfügung gestellt werden. Der Länder-Arbeitskreis zur Erstellung von Hygieneplänen nach IfSG stellt einen Rahmenhygieneplan kostenfrei zur Verfügung.

▶ **MRSA in Dialysezentren.** Multiresistente Bakterien kommen in Pflegeheimen und Krankenhäusern und damit auch in Dialysezentren immer häufiger vor. In manchem Zentrum gibt es daher immer öfter die Situation, dass die Einzelplätze bereits mit infektiösen oder potenziell infektiösen Patienten belegt sind und noch weitere Patienten mit multiresistenten Erregern zu dialysieren sind. Hier bietet sich eine funktionelle Isolierung an.

Während der Patient bei der räumlichen Isolierung in einem separaten Raum untergebracht ist und alle, die ihn betreuen, entsprechende Schutzkleidung anlegen müssen, bietet die funktionelle Isolierung durch die Wahrung eines ausreichenden Abstands und die Einrichtung physikalischer Barrieren für Bakterien eine Alternative. Sie erlaubt den Patienten und dem Personal die größtmögliche Freiheit bzw. Annäherung an die üblichen Abläufe. Damit wird das Personal entlastet und die Patientenzufriedenheit gesteigert. Allerdings erfordert sie eine individuelle Risikobewertung, die wiederum gute Kenntnisse der Mikrobiologie, der Übertragungswege und der Hygiene voraussetzt.

Jedes Zentrum muss die Vorgehensweise bei jedem einzelnen Patienten festlegen und dabei auch das Risiko für die Mitpatienten beachten. Wichtige Punkte für die Überlegungen sind:

- Personalschlüssel (bei zu wenig Personal wird die Fehlerquote größer und die Basishygiene schlechter)
- mittlere Risikobewertung des „Patientenguts"; viele Dialysepatienten sind multimorbid und damit noch infektionsanfälliger als andere Patienten
- Lokalisation des Erregers am oder im Patienten; befindet er sich „nur" auf der Wunde (die abgedeckt werden kann), in den Harnwegen (ohne Aerosolbildung) oder im Atemtrakt (mit Aerosolbildung)?
- Erregereigenschaften und Hauptübertragungswege
- Pathogenität und Virulenz des Erregers (bezogen auf Patientengruppen; Dialysepatienten sind relativ empfänglich für bakterielle Infektionen)
- Verständnis von Patienten, Angehörigen und/oder Betreuern
- Verständnis des Personals (Disziplin und Sorgfalt statt Angst und unkonzentrierter Arbeit)
- Schutzmaßnahmen (z. B. bei Aerosolbildung oder Inventarkontakt)

Bei der Shuntpunktion ist eine sorgfältige Hautdesinfektion erforderlich, falls Tupfer verwendet werden, müssen diese steril sein. Das Personal schützt sich mit keimarmen Einmalhandschuhen. Bei alloplastischen Shunts (z. B. aus Goretex oder Teflon) werden wegen der erhöhten Infektionsgefahr des Implantats ein Mund-Nase-Schutz und sterile Handschuhe angelegt.

In vielen Dialysezentren findet auch eine Wundversorgung statt. Hier wird nach den in Abschnitt 10.15 dargestellten Grundsätzen vorgegangen.

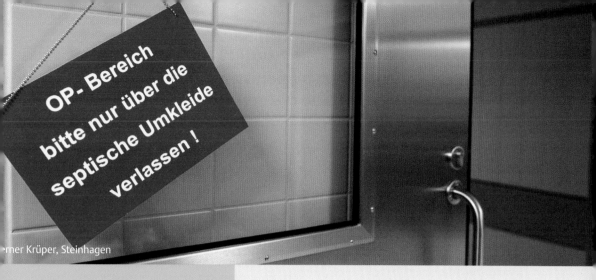

rner Krüper, Steinhagen

Kapitel 15

Infektiöse Patienten aus hygienischer Sicht

15 Infektiöse Patienten aus hygienischer Sicht

Andreas Schwarzkopf

Vertiefendes Wissen

Rechtsgrundlagen:
- TRBA 250
- KRINKO/RKI: Empfehlungen zur Prävention und Kontrolle von methicillinresistenten Staphylococcus aureus (MRSA) in Krankenhäusern und anderen medizinischen Einrichtungen (1999)
- KRINKO/RKI: Hygienemaßnahmen bei Infektionen oder Besiedlung mit multiresistenten gramnegativen Stäbchen (2012)

Infektionen werden in Krankenhaus und Pflegeheim oft über das Inventar (z. B. Tische, Türklinken, Aufzugknöpfe) und damit im Grunde über die Hände übertragen. Auch kontaminierte Medizinprodukte wie Stethoskope, Blutdruckmanschetten, Digitalthermometer und andere Geräte mit Haut- bzw. Schleimhautkontakt (z. B. Endoskope) kommen als „Taxi" für Krankheitserreger infrage. Das direkte Einatmen von erregerhaltigen Aerosolen spielt dagegen bei Bakterien mit wenigen Ausnahmen (z. B. Pertussis) nur eine geringe Rolle, es stellt eher einen Übertragungsweg für Viren dar. Allerdings sedimentieren Aerosole auf allen Flächen der patientennahen Umgebung bis ca. 1,5 m Entfernung und können von dort aufgenommen und weitergetragen werden.

Alle Berufsgruppen einschließlich Reinigungsdienst, Physiotherapie, mobiles Labor und Haustechnik müssen sich an die angeordneten Isolierungsmaßnahmen halten. Die Zimmer der Betroffenen werden unter Wahrung der Schweigepflicht kenntlich gemacht, ein Türschild signalisiert, dass besondere Maßnahmen wie das Anlegen von Schutzkleidung notwendig sind.

15.1 Multiresistente Erreger

Definition

- **panresistent:** gegen alle verfügbaren Wirkstoffe resistent
- **MRSA:** methicillinresistente Staphylococcus aureus
- **VRE:** vancomycinresistente Enterokokken; GRE: Glycopeptidresistente Enterokokken (mit Teicoplaninresistenz)
- **GRE:** glykopeptidresistente Enterokokken
- **ESBL:** Extended-Spectrum-β-Lactamase; Enterobakterien, die über eine β-Lactamase mit erweitertem Spektrum verfügen
- **3MRGN:** multiresistente gramnegative Enterobakterien mit Resistenz gegen drei der vier Antibiotikagruppen
- **4MRGN:** multiresistente gramnegative Enterobakterien mit Resistenz gegen alle vier Antibiotikagruppen

Die letzten 25 Jahre sind durch rasche Zunahme der multiresistenten Erreger geprägt. Ihr Erfolgsgeheimnis ist jedoch nicht nur die Vermehrung trotz Antibiotikagabe, sondern auch die Übertragung von Mensch zu Mensch. Als sog. Besiedler können sie geraume Zeit Bestandteil der Flora eines Menschen sein. Diese Fähigkeit bezeichnet man als Kolonisationsvermögen.

Neben den ersten und prominentesten multiresistenten Erregern, den methicillinresistenten Staphylococcus aureus (MRSA; s. Kap. Resistente Varianten von Staphylococcus aureus: MRSA, CA-RSA) machen in letzter Zeit vor allem gramnegative Stäbchen wie Darmbakterien, die über eine β-Lactamase und ein erweitertes Spektrum (ESBL) verfügen, sowie gelegentlich sogar panresistente Pseudomonas aeruginosa oder Acinetobacter baumanii von sich reden. Aber auch wenn die Therapie von Infektionen mit diesen Erregern schwierig ist, so wirken doch alle Desinfektionsmittel für Hände, Instrumente und Flächen wie gewohnt.

Die derzeit bekannten multiresistenten Erreger bevorzugen unterschiedliche Lebensräume auf und im Körper des Menschen, haben jedoch Präferenzen.
- MRSA besiedeln bevorzugt:
  - Nasenvorhöfe, Rachen, Trachostoma
  - Achseln, Leisten, Perianalregion
  - Haut, behaarte Kopfhaut
  - Wunden (Besiedlung)
  - Harnröhrenmündung, Harnröhre (v. a. in Zusammenhang mit transurethralen Kathetern)
  - Darm

Für MRSA gibt es ein standardisiertes Screening und auch die Möglichkeit einer Sanierung. Diese besteht aus antiseptischen Waschungen, Einbringen antimikrobieller Substanzen in den Nasenvorhof und täglicher Wechsel der Bett- und Leibwäsche sowie Desinfektion der patientennahen Umgebung.
- VRE/GRE (s. Kap. 5.2.3) besiedeln bevorzugt:
  - Darm
  - Harnröhrenmündung
  - Luftwege (besonders bei beatmeten Patienten), Trachostoma
  - Wunden (Besiedlung)
  - Haut
- ESBL, 3MRGN, 4MRGN s. Kap. 5.8.1)
  - Darm
  - Harnröhrenmündung
  - Luftwege (besonders bei beatmeten Patienten), Trachostoma
  - Wunden (Besiedlung)
  - Haut
- Pseudomonas aeruginosa (s. Kap. 5.9.1)

15

- ○ Atemwege (besonders bei Vorerkrankungen wie Mukoviszidose, Beatmung)
- ○ Wunden
- ○ Harnwege (Infektion)
- Acinetobacter baumanii (s. Kap. 5.10.6)
  - ○ Atemwege (besonders bei Vorerkrankungen wie Mukoviszidose, Beatmung)
  - ○ Wunden
  - ○ Harnwege (Infektion)

Bei der Risikobewertung kann berücksichtigt werden, dass die Erreger vor allem mit den Händen übertragen werden und sie keinerlei Resistenz gegen Desinfektionsmittel aufweisen. Um eine Übertragung zu vermeiden, ist eine strikte Händehygiene notwendig.

Geeignete Schutzkleidung sind Kittel und/oder Einmalschürzen. Das Tragen von Kitteln – bevorzugt Einmalkittel – ist bei Patienten mit multiresistenten Erregern stets angebracht. Bei Gefahr einer Durchfeuchtung (z. B. beim Waschen oder bei Wundspülungen) muss zusätzlich eine wasserabweisende Plastikschürze (Einmalmaterial) angelegt werden. Handschuhe sind natürlich ebenfalls Pflicht.

Ist keine Aerosolbildung (durch offenes Absaugen, Hustenstöße oder bei der Bronchoskopie) zu befürchten, kann auch bei Trägern von multiresistenten Erregern im Nasen-Rachen-Raum auf den Mund-Nase-Schutz verzichtet werden; Schutzkittel und Handschuhe sind jedoch anzulegen. Bei Aerosolbildung ist neben dem Mund-Nase-Schutz auch eine Haube sinnvoll.

Die Schürzen reichen aus, wenn die Erreger nur in der Wunde zu finden sind oder im harnableitenden System, denn hier ist eine Aerosolbildung meist nicht zu erwarten, daher wird auch kein Mund-Nase-Schutz benötigt.

Während in Risikobereichen (z. B. Intensivstationen, Stationen für hämatologisch/onkologische Patienten) noch eine räumliche Isolierung praktiziert wird, gilt für Allgemeinstationen heute eher das Prinzip der funktionellen Isolierung (s. MRSA in Dialysezentren; Kap. 14.5). Bei der funktionellen Isolierung wird zwar auch Schutzkleidung angelegt, der Patient darf aber das Zimmer nach Händedesinfektion und je nach Risikobewertung verlassen. Dies ist z. B. möglich, wenn nur eine Wunde besiedelt ist, der Patient den Verband ignoriert und der Verband beim nächsten planmäßigen Verbandwechsel außen noch trocken ist. In diesen Fällen braucht der Patient nicht isoliert zu werden, beim Verbandwechsel aber werden Maßnahmen wie Abdecken des Bettes und Anlegen von Schutzkleidung getroffen.

Entsprechende Vorgehensweisen sind in den Hygienestandards vorgegeben und von den behandelnden Ärzten für den Einzelfall angeordnet.

15.2 Über das Blut übertragbare Infektionen

Bei den über das Blut übertragbaren Infektionen sind vor allem Viren problematisch, konkret Hepatitis B, Hepatitis C, seltener Hepatitis D und Humanes Immunschwächevirus (HIV). Nur gegen Hepatitis B kann durch Impfung immunisiert werden, wodurch allerdings automatisch auch ein Schutz gegen Hepatitis D entsteht (vgl. Kap. 6.7.4). Da leider viele Patienten latent infiziert sind, d. h. ohne äußere Anzeichen, und bei Aufnahme nicht routinemäßig auf diese Viren untersucht werden, muss jedes Patientenblut als infektiös betrachtet werden. Bei jedem zu erwartenden Blutkontakt sind daher Handschuhe anzulegen, bei Verletzungsgefahr, z. B. bei Operationen, auch zwei Paar, wodurch der Schutz vor Viren, die über das Blut übertragen werden, durch den doppelten Abstreif- und den Ventileffekt (durch Verschieben der Handschuhe gegeneinander und damit den Verschluss eines etwaigen Lochs) noch besser ist.

Vertiefendes Wissen

Auch frische Einmalhandschuhe bieten keinen absoluten Schutz, da es bei der Herstellung zu winzigen Löchern im Material kommen kann. Durch diese unsichtbaren Mikroperforationen können Viren auf die Haut gelangen. Mikroperforationen können auch durch Ringe an den Fingern, lange bzw. scharfkantige Fingernägel oder Scherkräfte entstehen, wie sie bei ganz normalen Pflegetätigkeiten auftreten. Daher ist eine Händedesinfektion nach Ausziehen der Handschuhe zum Selbstschutz Pflicht.

Alle genannten Viren sind sehr sensibel für Desinfektionsmittel. Sollte man sich versehentlich an einer blutkontaminierten Kanüle oder Skalpellklinge verletzen, sollte man die Wunde zunächst bluten lassen. Dann erfolgen die Desinfektion, bevorzugt mit dem schnell wirksamen Hautdesinfektionsmittel, und die Dokumentation. Hierzu kann der D-Arzt aufgesucht werden, der auch Blut zur Antikörperbestimmung abnimmt. So kann dokumentiert werden, ob noch ausreichender Impfschutz z. B. gegen Hepatitis B besteht und zum Zeitpunkt der Verletzung keine Infektion mit Hepatitis C oder HIV vorlag. In bestimmten Zeitabständen werden dann weitere Blutproben gezogen, um zu kontrollieren, ob eine Infektion stattgefunden hat oder nicht.

Auch Blutprodukte (z. B. Blutkonserven, ▶ Abb. 15.1) können Bakterien und Viren enthalten. Heutzutage werden jedoch sämtliche Blutspenden bzw. Blutspender auf Hepatitis und HIV hin untersucht, so dass die Gefahr der Übertragung äußerst gering ist. Am häufigsten werden über Blutkonserven das Zytomegalie- und Epstein-Barr-Virus übertragen, was bei immunsupprimierten Patienten relevant ist.

15.3 Aerogen übertragbare Infektionen

„Aerogen übertragbar" bedeutet hier zum einen die Abgabe kleiner, unsichtbarer, erregerbeladener Sekrettröpfchen durch Sprechen, Husten und/oder Niesen, die anschließend von einer andere Person aufgenommen werden, zum anderen die Aufwirbelung von erregerhaltigen

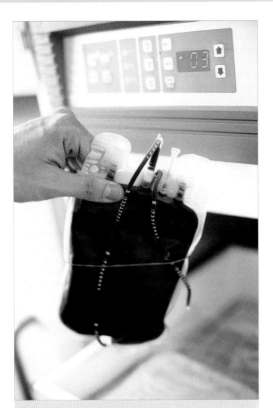

Abb. 15.1 Blutkonserve. (Kretz F J, Reichenberger S: Medikamentöse Therapie - Arzneimittellehre für Gesundheitsberufe. Thieme, Stuttgart 2007)

Stäuben, die von Menschen eingeatmet werden. Auf diese Weise übertragen werden z. B. Hantaviren, die Bakterien Coxiella burnetii oder Chlamydia psitacci und der Pilz Cryptococcus neoformans. Ob diese auch tatsächlich infizieren, hängt von dem Abwehrstatus der Betroffenen ab.

Der Weg der aerogenen Übertragung von Mensch zu Mensch wird vor allem von Viren genutzt, allen voran Erkältungsviren (z. B. RSV, Parainfluenzaviren), aber auch von den Erregern der Grippe (Influenza A oder B) und vieler Kinderkrankheiten (z. B. Masern, Windpocken, Mumps). Auch Bakterien wie Bordetella pertussis, Corynebacterium diphtheriae und Mycobacterium tuberculosis werden auf diesem Weg übertragen.

Das abgegebene Aerosol kann dabei die Erreger bis zu 2 m weit transportieren und verbleibt etwa 10–15 min in der Luft.

Zur Prävention ist neben Händehygiene (denn das Inventar im Zimmer ist zumindest in der patientennahen Umgebung gleichfalls mit Erregern behaftet) Schutzkitteln und Handschuhen ein höherwertiger Mund-Nase-Schutz obligat. Diesen gibt es in verschiedenen Klassen (s. Kap. 10.1.3), Normalerweise reicht ein guter OP-Mund-Naseschutz, wenn er mittels des Nasenbügels sorgfältig an das Gesicht angepasst wurde. Bei der Betreuung von

Patienten, die an Grippe, Tuberkulose oder Diphtherie erkrankt sind, ist eine FFP2-Maske sinnvoll. Auch staubassoziierte Infektionskrankheiten werden gleichfalls durch FFP2-Masken verhindert. FFP3-Masken werden nur bei viralen Tropenerkrankungen benötigt.

Vertiefendes Wissen

FFP2-Masken sollten auch bei der Entfernung von großen Mengen Vogelkot (z. B. der Reinigung eines Taubenschlags) getragen werden.

15.4 Gastroenteritiden

Definition

Kontagiosität: Ausbreitungsfähigkeit von Erregern

Klinisch gesehen ähneln sich alle Gastroenteritiden – Durchfall mit und ohne Erbrechen, mit und ohne Erhöhung der Körpertemperatur – jedoch liegen diesem Krankheitsbild sechs verschiedene Erregergruppen mit unterschiedlicher Risikobewertung und Kontagiosität (Ausbreitungsfähigkeit) zugrunde.

Der Begriff Lebensmittelvergiftung fasst diese Gastroenteritiden zusammen, tatsächlich muss man aber – abhängig von der Erregerart – zwei verschiedene Mechanismen unterscheiden: die Lebensmittelintoxikation und die Lebensmittelinfektion.

15.4.1 Lebensmittelintoxikation

Bei der Lebensmittelintoxikation lösen die von den Erregern freigesetzten Toxine die Vergiftungserscheinungen aus. Die Toxine können auch nach Abtötung der Keime noch ihre Wirkung behalten. Die Erreger von Lebensmittelintoxikationen sind:

- Staphylococcus aureus: enterotoxinbildende Stämme; das Toxin ist hitzestabil und bleibt daher auch nach dem Abkochen aktiv
- Bacillus cereus: mit einem hitzestabilen Toxin, das Erbrechen auslöst, und einem hitzelabilen Toxin, das zu einer Diarrhö führt

Die Inkubationszeit sehr kurz (1–6 Stunden!), da das Toxin bereits vorhanden ist und sofort aktiv werden kann. Eine Lebensmittelintoxikation dauert normalerweise nicht länger als 24–48 Stunden. Alle Betroffenen müssen das Gleiche verzehrt haben, eine Mensch-Mensch-Übertragung gibt es nicht, daher sind keine besonderen Maßnahmen erforderlich.

15

15.4.2 Lebensmittelinfektion

Bei der Lebensmittelinfektion lösen die Erreger selbst die Symptome aus, z. B. indem sie in die Darmschleimhaut eindringen. Es sind also lebende Erreger erforderlich.

Dünndarm

Die Erreger von Lebensmittelinfektionen im Bereich des Dünndarms sind:
- Vibrio cholerae: Cholera; eingeschleppt aus dem Ausland
- Escherichia coli: EPEC (Säuglingsenteritis), ETEC (Reisediarrhö)

Die Inkubationszeit ist hier länger, da sich die Erreger erst noch vermehren müssen (12–72 Stunden). Eine Übertragung von Mensch zu Mensch ist denkbar. Die Maßnahmen der Basishygiene sind erweitert um eine Schutzschürze und Handschuhe beim Wechsel eingekoteter Bettwäsche.

Dickdarm

Die Erreger von Lebensmittelinfektionen im Bereich des Dickdarms sind:
- Salmonella enterica (Enteritisgruppe)
- Escherichia coli: EIEC (enteroinvasive Escherichia coli, Diarrhö), EHEC (enterohämorrhagische E. coli, hämolytisch-urämisches Syndrom)
- Campylobacter: Brechdurchfall; häufigster bakterieller Erreger von Enteritis in Deutschland
- Yersinien: Übertragung über Haustiere denkbar
- Shigellen

Auch hier müssen sich die Erreger erst vermehren, die Inkubationszeit beträgt 12–72 Stunden. Ausgenommen sind Erreger der Typhusgruppe, die nur nach einem Auslandsaufenthalt oder der Pflege von Betroffenen auftreten. Die Inkubationszeit von Typhus- oder Paratyphuserregern beträgt 1–30 Tage. Eine Übertragung von Mensch zu Mensch ist möglich, aber der Weg über Lebensmittel ist ungleich häufiger. Die Maßnahmen der Basishygiene, erweitert um eine Schutzschürze und Handschuhe beim Wechsel eingekoteter Bettwäsche sind ausreichend.

15.4.3 Clostridium difficile

Die von C. difficile hervorgerufene Enteritis wird nicht durch Lebensmittel übertragen, sondern durch Aufnahme von bakteriellen Sporen des Erregers. Typisch in der Vorgeschichte der Infektion, deren Inkubationszeit von Tagen bis Monaten reicht, ist die Einnahme von Antibiotika oder Zytostatika. Erbrechen ist hier selten, im Vordergrund steht Durchfall. Eine Übertragung von Mensch zu Mensch vor allem über die Sporen ist denkbar. Daher müssen Schutzkittel und Handschuhe getragen werden. Da Sporen resistent für die meisten Desinfektionsmittel sind, wird die Hygieneabteilung ein anderes Produkt für die Flächendesinfektion anordnen. Die Patienten sollten vor allem in Risikobereichen (Intensivstation, Stationen mit häufiger Antibiotikagabe, onkologischen Stationen) in Einzelzimmern untergebracht werden. Nach Verlassen des Zimmers ist nach der Händedesinfektion zusätzlich eine Händewäsche erforderlich, um die Sporen mechanisch zu entfernen.

15.4.4 Protozoen als Erreger einer Diarrhö

Typische Vertreter der enteritiserregenden Einzeller sind:
- Entamoeba dispar: selbstlimitierende Durchfälle
- Entamoeba histolytica: nach Auslandsaufenthalt; Folgen sind eine Amöbenruhr und Leberabszesse
- Giardia lamblia: kommt auch in unseren Breiten vor; Erkrankung z. B. nach Baden in einem Fluss oder anderen Oberflächengewässern
- Kryptosporidien: werden von Haustieren und von Mensch zu Mensch übertragen; typisch sind eine leicht erhöhte Temperatur und selbstlimitierende Durchfälle außer bei immungeschwächten Patienten
- Endolimax nana: wasserassoziierte Amöbe
- Blastocystis hominis: wasserassoziierter Mikroorganismus

Eine Übertragung von Mensch zu Mensch ist selten, aber möglich. Normalerweise infiziert man sich durch den Konsum von kontaminierten Lebensmittel und kontaminiertem Wasser. Die Maßnahmen der Basishygiene, erweitert um eine Schutzschürze und Handschuhe beim Wechsel eingekoteter Bettwäsche, sind ausreichend.

15.4.5 Pilze als Erreger einer Diarrhö

Candidapilze als normale Darmbewohner können sich bei Verlust des Gleichgewichts der normalen Flora stark vermehren. Die Folge sind Blähungen, Unwohlsein, breiige Durchfälle, oft begleitet durch Mundsoor (▶ Abb. 15.2) oder eine Genitalmykose. Hier ist eine Übertragung von

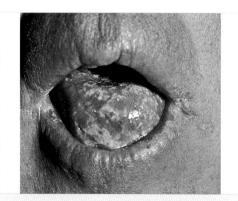

Abb. 15.2 Mundsoor. (Andreae S, von Hayek D, Weniger J: Gesundheits- und Krankheitslehre für die Altenpflege. Thieme, Stuttgart 2011)

15

Mensch zu Mensch nur durch sexuelle Kontakte denkbar. Außerdem muss für eine Infektion auch die Abwehr des Betroffenen geschwächt sein. Pilze, die eine Infektion der Haut auslösen, z. B. eine Windeldermatitis, stammen in der Regel vom Betroffenen selbst. Die Maßnahmen der Basishygiene sind ausreichend.

15.4.6 Virale Gastroenteritis

Die Erreger einer viralen Gastroenteritis sind:
- Noroviren: Haupterreger bei Erwachsenen
- Rotaviren: Haupterreger bei Kindern

Zwar gibt es noch andere Viren, die Gastroenteritiden auslösen können, die beiden genannten sind jedoch mit Abstand am häufigsten und rufen regelmäßig Ausbrüche in Gemeinschaftseinrichtungen hervor. Die Inkubationszeit beträgt 1–6 Tage (Noroviren bis 3 Tage). Brechdurchfall stellt das typische klinische Bild dar. Beide Erreger sind hochkontagiös und werden fäkal-oral, über Lebensmittel und kontaminierte Gegenstände übertragen. Während der Phase des Erbrechens ist auch eine aerogene Übertragung möglich. Da es sich um unbehüllte Viren handelt, wirken nicht alle verfügbaren Hände- und Flächendesinfektionsmittel optimal, die Hygieneabteilung kann daher andere als die gewohnten Präparate ausgeben, die dann zu verwenden sind.

Als Schutzkleidung sind Kittel und Handschuhe, während der Phase des Erbrechens der Patienten auch Mund-Nase-Schutz und sinnvollerweise eine Haube anzulegen. Die Anzahl der Flächendesinfektionen wird vor allem in Bereichen mit häufiger Berührung (z. B. Handläufe, Türklinken) erhöht und Besucher werden aufgefordert, vor dem Betreten der Station und vor Verlassen eines Isolierzimmers die Hände zu desinfizieren.

Aufgenommene Patienten werden in Einzelzimmern untergebracht, eine Kohortenisolierung von Patienten, die am gleichen Erreger erkrankt sind, ist zulässig.

Maßnahmen, die so für alle Gastroenteritiden gelten, sind:
- tägliche Scheuer- und Wischdesinfektion von Flächen (Handkontakt, Toilette)
- patientenbezogene Verwendung der Medizinprodukte, ggf. Desinfektion
- Transport gebrauchter Medizinprodukte, Abfälle und Schmutzwäsche in geschlossenen Behältern
- Anwendung thermischer Desinfektionsverfahren für Steckbecken und Urinflaschen
- Spülen des Geschirrs bei über 60° C in Maschinen
- Aufbereitung von Wäsche und Textilien mit desinfizierenden Waschverfahren, kontaminierte Arbeitskleidung nicht mit nach Hause nehmen
- entsprechende Behandlung von Betten und Matratzen mit wischdesinfizierbaren Überzügen
- Information der Zieleinrichtung bei Verlegung!

Die Isolierung kann – falls erforderlich – 48 Stunden nach Abgabe des ersten geformten Stuhls aufgehoben werden.

15.5 Infektionen über Inventar und Medizinprodukte

Wie bereits dargestellt, können Erreger eine Weile auf Inventar und Medizinprodukten überleben. Entscheidend ist, neben Flächendesinfektionen und sorgfältiger Aufbereitung von Medizinprodukten wie Toilettenstühlen, Hilfsmitteln wie Rollstühlen und Lagerungshilfen (vgl. Kap. 11) die Hände auch dann zu desinfizieren, wenn nur die patientennahe Umgebung berührt wurde.

15.6 Ausbruch, Epidemie, Pandemie

Vertiefendes Wissen

Rechtsgrundlagen:
- Infektionsschutzgesetz
- KRINKO/RKI: Ausbruchsmanagement und strukturiertes Vorgehen bei gehäuftem Auftreten nosokomialer Infektionen

Definition

- **Ausbruch:** zwei oder mehr Fälle einer Erkrankung mit epidemiologischen Zusammenhang (z. B. gleiches Essen, gleiches Zimmer) und dem gleichen Erreger in einer Gemeinschaftseinrichtung; meldepflichtig nach § 6 IfSG
- **Epidemie:** eine große Anzahl von Krankheitsfällen durch den gleichen Erreger in einer räumlich begrenzten Region (Stadt, Landkreis, Bundesland, Land)
- **Pandemie:** kontinentale oder weltweite Ausbreitung einer Erkrankung, die von einem bestimmten Erreger (z. B. einen Typ des Influenza-A-Virus) hervorgerufen wird und bei der in mehreren Ländern, wenn nicht gar Kontinenten, viele Krankheitsfälle zu verzeichnen sind

15.6.1 Ausbruch

Definition

Rückstellproben: kleine Portionen aller im Haus hergestellten Lebensmittel, die tiefgekühlt eine Woche aufbewahrt werden

Ein Ausbruch stellt nicht nur die Hygieneabteilung, sondern das gesamte Personal der Einrichtung vor eine große Herausforderung. In unseren Breiten sind typische Erreger von Ausbrüchen:
- Gastroenteritisviren, vor allem Noroviren
- Influenzaviren
- Krätzmilbe (Sarcoptes scabiei var. hominis; Skabies)
- Adenoviren (Keratokonjunktivitis epidemica)

Allerdings sind auch andere Ausbrüche denkbar, z.B. Wundinfektionen mit Staphylococcus aureus oder Streptococcus pneumoniae.

Neben dem Ergreifen von Gegenmaßnahmen ist die Ursache des Ausbruchs zu ermitteln. Dazu sind folgende Aspekte wichtig:

- Ermittlung von räumlichen und zeitlichen Zusammenhängen
  - Zeitraum des Auftretens der Infektion?
  - Inkubationszeit und Dauer?
  - Infektionsort?
  - Erreger und ihre Herkunft?
- Ermittlung des direkten bzw. indirekten Kontakts der betroffenen Patienten
  - OP?
  - Medizinprodukte?
  - Zimmer?
  - Betreuungspersonal?
  - Lebensmittel?

Gelegentlich bemerkt man nur eine Häufung von Infektionen, dass sie von dem gleichen Erreger verursacht worden sein könnten, wird erst beim Vergleich der Antibiogramme deutlich.

▶ **Ausbruchsmanagement.** Eine Einrichtung braucht ein Team, das das Ausbruchsmanagement übernimmt und sich im Verdachtsfall trifft, um geeignete Maßnahmen festzulegen. Jedes Mitglied dieses Teams übernimmt zuvor definierte und in Arbeitsanweisungen und Checklisten festgehaltene Aufgaben. Diese könnten beispielsweise sein:

- Verwaltung:
  - Unterstützung aller Prozesse, Hilfe bei der Dokumentation
- Hygieneabteilung:
  - Personal in den betroffenen Bereichen schulen und beraten
  - die getroffenen Maßnahmen kontrollieren
  - Befunde sammeln und dokumentieren
  - Ursache ermitteln
  - Kontakt zum Gesundheitsamt herstellen und halten
- Ärztinnen und Ärzte:
  - Diagnosen stellen und nötige Laboruntersuchungen anordnen
  - ggf. Patienten in andere Bereiche verlegen
- Pflegedienstleitung:
  - Personalschutz beobachten
  - Personalbestand beobachten und ggf. für Ersatz sorgen
- Hauswirtschaftsleitung:
  - zusätzliche Desinfektionsmaßnahmen anordnen
  - Wäsche, Schutzkleidung bereitstellen
  - zusätzliche logistische Aufgaben bewältigen (z. B. Essen auf die Zimmer bringen, weil die Patienten nicht mehr im Speisesaal essen können)

Wird ein lebensmittelassoziierter Ausbruch vermutet, muss die Küchenleitung eine Untersuchung der Rückstellproben veranlassen, um festzustellen, ob sich der Erreger dort befindet.

Hat das Ausbruchsmanagementteam festgestellt, dass ein Ausbruch vorliegt, müssen alle notwendigen Personen informiert werden. Die für den verdächtigen Erreger vorgesehenen Maßnahmen müssen angeordnet und kontrolliert werden. Hinzu kommen je nach Situation die Analyse aller verfügbaren klinischen Daten, mikrobiologische Untersuchungen, erste Ermittlungen (Befragen von Personal und Patienten, Akteneinsicht) und der Beginn der Erstellung eines Ablaufprotokolls. Dann erfolgt die Meldung an das Gesundheitsamt.

Von nun an muss jeder neue Fall registriert und auch an das Gesundheitsamt darüber informiert werden. Ein Tagesprotokoll gibt Auskunft über neu erkrankte und isolierte Patienten, wer wieder gesund wurde und aus der Isolierung entlassen werden konnte und welche neuen Maßnahmen getroffen wurden. In Besprechungen, die in engen Abständen angesetzt werden, bespricht das Ausbruchsmanagementteam die Wirkung der getroffenen Maßnahmen und veranlasst ggf. Veränderungen.

Wenn der Erreger bekannt ist, wird auch diese Information an das Gesundheitsamt weitergegeben. Durch konsequente Durchführung aller Maßnahmen wird es dann gelingen, den Ausbruch einzudämmen. Trat 2–4 Inkubationszeiten lang kein neuer Fall auf, kann von einer Beendigung des Ausbruchs ausgegangen werden.

15.6.2 Epidemie, Pandemie

Die Epidemie und Pandemie unterscheidet sich in der Wirkung auf eine Einrichtung dadurch, dass die Erkrankten in großer Zahl auch von außen kommen. Außerdem sind größere Gebiete betroffen, wodurch sich durch Lieferengpässe Schwierigkeiten bei der Beschaffung notwendiger Schutzkleidung ergeben können. Das Einstellen des öffentlichen Nahverkehrs sowie das Schließen von Kinderbetreuungseinrichtungen bindet auch gesundes Personal bzw. erschwert das pünktliche Erscheinen. Wie dramatisch sich die Situation entwickelt, hängt von den Eigenschaften des Erregers ab. Die 2010 aufgetretene Pandemie der „Schweinegrippe" verlief glimpflich, sodass kaum Einschränkungen zu spüren waren. Die 2011 aufgetretene EHEC-Epidemie brachte dagegen norddeutsche Krankenhäuser und Dialysezentren an die Grenzen ihrer Kapazitäten.

Das Vorgehen lässt sich also nicht genau standardisieren und planen, sondern man muss flexibel auf die jeweilige Entwicklung reagieren. Dem Selbstschutz dient dabei nicht die minutiös durchgeführte Basishygiene, sondern bei aerogen übertragbaren Erregern z. B. auch, Großveranstaltungen oder Vergnügungseinrichtungen zu meiden.

15

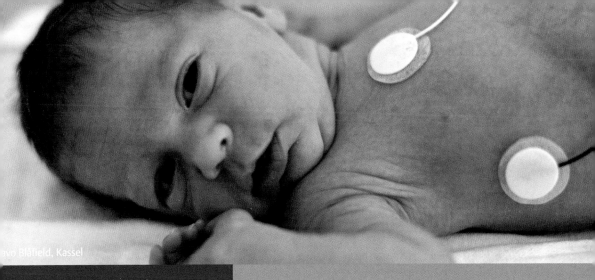

 avo Bläfield, Kassel

Kapitel 16

Beeinträchtigung und Stärkung der Infektabwehr

16 Beeinträchtigung und Stärkung der Infektabwehr

Christian Jassoy

Die häufigsten Krankheiten überhaupt sind Infektionskrankheiten. Von ihnen heilen die meisten durch die körpereigene Abwehr „von selbst". Man denke nur an die Erkältung, an der eigentlich gesunde Menschen mehrmals im Jahr leiden können.

16.1 Typische Manifestationen

Infektionskrankheiten können alle Organe und Gewebe betreffen. Die Haut ebenso wie Knochen, das Gehirn und die Hirnhäute genauso wie den Darm, die Blase, Augen, Ohren, Nase usw. Die Infektionskrankheit kann auf ein Organ beschränkt bleiben, wie die Hepatitis (Leber) und die Endokarditis (Herz) oder wie die Sepsis den gesamten Körper erfassen. Im Folgenden werden einige pathologische Erscheinungsformen näher beschrieben.

Definition

- **Abszess:** umkapselte Ansammlung von Eiter in einer Höhle, die durch Gewebezerstörung entsteht
- **Bakteriämie:** zeitweiliges Vorhandensein von Bakterien im Blut
- **Empyem:** Ansammlung von Eiter in anatomisch bereits vorhandenen Höhlen wie dem Bauch- (Abdomen) oder Brustraum (Thorax) und in Gelenken
- **Endung „-itis":** für Entzündungen der Organe wird der Organname mit der Endung „- itis" versehen (z. B. Meningen = Hirnhäute, Meningitis = Hirnhautentzündung); eine Ausnahme ist die durch Viren oder Mikroorganismen verursachte Entzündung der Lunge, die Pneumonie genannt wird
- **Entzündung:** Reaktion von Gewebe auf einen äußeren Reiz
- **Erreger im Blut:** Wie gelangen Bakterien und andere Krankheitserreger ins Blut? Bereits natürlicherweise gibt es harmlose Bakteriämien. Zähneputzen und Zahnbehandlungen führen dazu, dass Bakterien aus der Mundflora in die Blutbahn gespült werden. Ansonsten stammen die Bakterien aus einem Infektionsherd, z. B. einem Hautabszess. Viren vermehren sich zuerst lokal, z. B. auf der Schleimhaut, und gelangen von dort aus ins Blut. Eine Bakteriämie oder Fungämie verursachen keine Symptome. Wenn sich die Bakterien oder Pilze allerdings im Gewebe festsetzen und vermehren, rufen sie eine Krankheit, z. B. eine bakterielle Endokarditis, eine Meningitis oder Sepsis, hervor. Bei einer Bakteriämie, Fungämie und Virämie kann man Bakterien, Pilze oder Viren im Blut nachweisen.
- **Fungämie:** zeitweiliges Vorhandensein von Pilzen im Blut
- **Infektion:** Eindringen von Krankheitserregern, Bakterien, Viren, Pilze oder Parasiten in den Körper
- **Infektionskrankheit:** entsteht, wenn das Eindringen der Keime Symptome hervorruft

- **Phlegmone:** flächenhaft sich im Bindegewebe ausbreitende, eitrige bakterielle Infektionskrankheit (z. B. das Erysipel, eine flächenhafte Infektion in der Haut durch Streptokokken)
- **Sepsis (Blutvergiftung):** Entzündung des Körpers durch Bakterien, Bakterientoxine oder Pilze, die von einem Herd aus in die Blutbahn eindringen
- **Virämie:** zeitweiliges Vorhandensein von Viren im Blut

Vertiefendes Wissen

Gelangen Bakterien ins Gewebe, können sie dort einen Abszess bilden. Zunächst schaffen sie mit ihrem Stoffwechsel durch die Verdauung des Wirtsgewebes eine Abszesshöhle. Diese füllt sich rasch mit Eiter, der aus Bakterien und weißen Blutkörperchen (Granulozyten) besteht. In Abszessen können mehrere Bakterienarten gleichzeitig gefunden werden. Beispiele für Abszesse sind der Brustdrüsenabszess und der Hirnabszess.

Eine Entzündung äußert sich durch die klassischen Zeichen: Rötung, Schmerz, Wärme und Funktionsstörung. Nicht jede Entzündung wird durch eine Infektion verursacht. Wichtige Ursachen von Entzündungen sind neben Infektionserregern die Autoimmunkrankheiten und Gewebeverletzungen. Eine Meningitis kann z. B. auch bei der Autoimmunkrankheit Lupus erythematodes auftreten. Nach einer Operation ist der Geweberand an der Nahtstelle meist für einige Tage gerötet (entzündet). Ein Sonnenbrand ist eine Entzündung der Haut.

Typische Symptome einer Sepsis sind erhöhte oder erniedrigte Körpertemperatur, eine vermehrte oder verminderte Zahl weißer Blutkörperchen (Leukozytose oder Leukopenie), schnellerer Puls und erhöhte Atemfrequenz. Bei einer schweren Sepsis ist zusätzlich ein Organ geschädigt.

16.2 Faktoren der Infektionsabwehr

Bei der Infektabwehr spielen zahlreiche Faktoren zusammen: Haut und Schleimhaut umgeben und schützen die inneren Organe und Gewebe; antibakterielle Substanzen, IgA-Antikörper, ein niedriger pH-Wert und vorhandene Bakterien machen es neuen Bakterien schwer, sich anzusiedeln; Granulozyten, Immunzellen, Zytokine usw. verteidigen den Körper gegen pathogene Bakterien, Viren, Pilze und Parasiten. Jedes Frühjahr findet man in Gesundheitszeitschriften Tipps, wie wir unser Immunsystem stärken können, doch haben wir tatsächlich einen Einfluss darauf und ist es im Winter tatsächlich geschwächt? Die Infektabwehr wird durch zahlreiche Faktoren beeinträchtigt. Sie werden in diesem Kapitel vorgestellt. Deut-

16

lich wird, dass unser Abwehrsystem außer einer ausgewogenen Ernährung erstaunlich wenig braucht, um gut zu funktionieren.

16.3 Infektabwehr bei Neugeborenen

16.3.1 Nestschutz

Neugeborene Kinder haben noch kein ausgereiftes Immunsystem. Sie erhalten im Uterus über die Nabelschnur IgG-Antikörper der Mutter und sind dadurch nach der Geburt für einige Wochen bis Monate gegen Infektionskeime, gegen die die Mutter Antikörper besitzt, immun. Dies wird auch als Nestschutz bezeichnet. Frühgeborene besitzen weit weniger mütterliche Immunglobuline und sind allein deshalb wesentlich gefährdeter, an einer Infektion zu erkranken. Mit der Muttermilch werden weitere IgG- und IgA-Antikörper aufgenommen. IgG-Antikörper verlängern und stärken den allgemeinen Immunschutz. IgA-Antikörper wirken besonders auf den Schleimhäuten und schützen den Gastrointestinaltrakt vor Infektionen. Deshalb ist besonders in Ländern mit ungenügender Trinkwasserhygiene das Stillen enorm wichtig. Das Immunsystem reift in den ersten Lebenswochen nach.

16.3.2 Besiedlung der Haut mit Bakterien

Gesunde Neugeborene sind bei der Geburt steril, d. h. auf der Körperoberfläche bakterienfrei. Erst beim Durchtritt durch die Gebäröffnung kommen sie mit Bakterien in Berührung. In den ersten Tagen werden Haut und Schleimhäute allmählich von Bakterien besiedelt. Auf Neugeborenenstationen kommt es nicht selten zu einer Besiedlung des Neugeborenen mit Staphylococcus aureus. Dieses Bakterium gehört nicht zur Normalflora eines Gesunden. Aus der Besiedlung des Neugeborenen mit S. aureus können eine Infektion des Nabelstumpfes und andere Infektionen hervorgehen.

16.4 Infektabwehr im Alter

Im fortgeschrittenen Alter lässt die Fähigkeit zur Abwehr von Infektionskrankheiten nach. Zum Teil liegt das daran, dass das Immunsystem selbst schwächer wird. Zusätzlich spielen andere Faktoren eine Rolle wie Begleiterkrankungen und eine schlechtere Organdurchblutung und schließlich, zum Lebensende, körperliche Schwäche und Gebrechlichkeit.

Ist der Körper erheblich geschwächt z. B. durch Auszehrung bei Krebs oder eine ausgeprägte Herzschwäche und ist der Patient dadurch bettlägerig, lassen auch die Kräfte zum Abhusten nach. Sonst harmlose Bakterien aus dem Rachen gelangen mit dem Schleim in die Lunge und verursachen eine Lungenentzündung. Bei einer Lungenentzündung ist die Sauerstoffaufnahme im geschädigten Lungengewebe vermindert, und wenn Organe bisher schon schlecht mit Blut und Sauerstoff versorgt wurden,

beispielsweise das Herz oder das Gehirn, kann die Lungenentzündung dazu beitragen, dass die Organe vollkommen versagen. Dies ist eine häufige Todesursache.

Auch die Durchblutung der Haut lässt nach und das Dekubitusrisiko steigt – begünstigt durch eine Reihe weiterer Faktoren.

16.5 Krankheiten, die Infektionen begünstigen

Definition

Leukopenie: einer Verringerung der Zahl neutrophiler Granulozyten im Blut

▶ **Angeborene Immunschwäche.** Es gibt eine Reihe erblicher Störungen der Immunantwort, bei denen Infektionskrankheiten häufiger auftreten und schwerer verlaufen. Die meisten Erkrankungen sind selten. Am häufigsten ist der angeborene Antikörpermangel. Kinder und Erwachsene mit schweren Ausprägungen dieser Veranlagung haben vermehrt bakterielle Infekte der Atemwege wie eine eitrige Bronchitis und eine Nasennebenhöhlenoder auch eine Lungenentzündung. Bei einer angeborenen Störung der zellulären Immunantwort kommt es zusätzlich vermehrt zu Viruskrankheiten.

▶ **Leukämie.** Bei der Leukämie kann die Reifung funktionstüchtiger Abwehrzellen behindert sein, da insbesondere unreife Leukozyten gebildet werden. Außerdem können sich Leukämiezellen im Knochenmark und in lymphatischen Organen dort ausbreiten, wo sonst die Abwehrzellen reifen, und verdrängen dadurch die gesunden Zellen. Folge ist eine Leukopenie, die mitunter lebensbedrohliche Infektionen nach sich zieht. Dies ist besonders bei der akuten lymphatischen Leukämie der Fall.

▶ **Erworbenes Immunschwächesyndrom (AIDS).** Verursacht wird das erworbene Immunschwächesyndrom (acquired immunodeficiency syndrome, AIDS) durch eine Infektion mit dem humanen Immunschwächevirus (HIV). Das Virus infiziert die Helfer-T-Lymphozyten und die Makrophagen. Die T-Lymphozyten, die eine zentrale Rolle bei der Steuerung von anderen Teilen des Immunsystems innehaben, werden zerstört, sodass die Infektabwehr zusammenbricht. HIV-Infizierte mit AIDS haben ein hohes Risiko, an einer Reihe von eher seltenen Infekten durch Bakterien, Viren, Parasiten oder Pilzen zu erkranken.

▶ **Diabetes mellitus.** Bei einem Diabetes mellitus begünstigen mehrere Faktoren gleichzeitig die Entwicklung von Infektionen. Durch den erhöhten Blutzuckerspiegel wird die Funktion der Granulozyten eingeschränkt, sodass Infektionen bei Diabetikern oft schwerer verlaufen als bei Gesunden. Wegen des höheren Zuckergehalts in Körpersekreten und im Urin sind bei Diabetikern mit nicht eingestelltem Blutzuckerspiegel Infektionen von Haut und Schleimhaut mit Hefepilzen und Dermatophy-

16

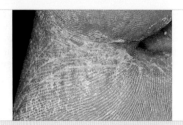

Abb. 16.1 Diabetes mellitus. Pilzbefall mit Dermatophyten im Zehenbereich eines Diabetikers. (Oestreicher E u.a.: HNO, Augenheilkunde, Dermatologie und Urologie für Pflegeberufe. Thieme, Stuttgart 2003)

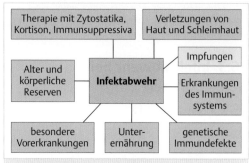

Abb. 16.2 Einflüsse auf die Infektabwehr. Impfungen stärken die Immunabwehr gegen einzelne Krankheitserreger. Verletzungen der Haut, Schädigung der bakteriellen Körperflora, Erkrankungen des Immunsystems sowie Therapie mit Zytostatika und Immunsuppressiva machen den Organismus empfänglich für Infektionen. Hohes Alter und damit einhergehende Vorerkrankungen der Organe, schwere Unterernährung sowie genetische Störungen des Immunsystems erleichtern die Ausbreitung von Infektionserregern im Körper.

ten häufiger (▶ Abb. 16.1). Im fortgeschrittenen Stadium der Zuckerkrankheit kann das Schmerzempfinden durch Schädigungen der sensiblen Nerven ausfallen – vor allem in den Füßen. Dadurch werden Verletzungen nicht wahrgenommen und die Entwicklung bakterieller Superinfektionen wird begünstigt. Zusätzlich sind durch die Arteriosklerose kleiner Gefäße die Durchblutung und damit auch die Wundheilung beeinträchtigt.

▶ **Harnabflussstörungen.** Angeborene anatomische Störungen des Harnabflusses in den Harnleitern mit Rückfluss aus der Blase in die Niere sowie eine Schwangerschaft (die selbstverständlich keine Krankheit ist) begünstigen eine Infektion des Nierenbeckens, wenn Bakterien in die Blase gelangen. Die Bakterien werden nicht vollständig mit dem Urin ausgeschwemmt und es kommt zur Nierenbeckenentzündung (Pyelonephritis).

▶ **Mukoviszidose.** Ein weiteres Beispiel ist die Mukoviszidose, bei der ein erblicher Defekt der Schleimproduktion vorliegt. Durch den Defekt ist der in den Atemwegen gebildete Schleim sehr zähflüssig und stellt einen guten Nährboden für verschiedene Bakterien dar, die nicht gut zusammen mit dem zähen Schleim abgehustet werden können. Dies führt bei Patienten mit Mukoviszidose häufig zu einer Lungenentzündung.

▶ **Verletzungen.** Verletzungen der Haut, z. B. durch Schnittwunden, Schürfwunden oder Verbrennungen, sind Eintrittspforten für Bakterien.

16.6 Beeinträchtigungen der Infektabwehr

16.6.1 Medizinische Behandlung und Medikamente

Auch die medikamentöse Behandlung kann die Infektabwehr stören. Chirurgische Eingriffe und andere medizinische Maßnahmen schaffen Eintrittspforten für Mikroben, Medikamente hemmen die Abwehr oder stören die natürliche Bakterienflora (▶ Abb. 16.2).

▶ **Chirurgische Eingriffe.** Aufgrund der Öffnung der schützenden Hautbarriere bedeuten chirurgische Eingriffe immer auch Infektionsrisiko. Gründliche Hygienemaßnahmen sollen verhindern, dass Bakterien und Viren über die Luft, von der Haut sowie aus Nase und Mund des Operationsteams, von Instrumenten und anderen Materialien in den eröffneten Körper gelangen.

▶ **Katheter und Drainagen.** Auch über Katheter und Drainage, die von außen in den Körper eingeführt werden und eine Verbindung zwischen Blutgefäßen, Liquorraum oder Körperhöhlen und Außenwelt darstellen, gelangen Bakterien in den Organismus. Dazu Beispiele: Blasenkatheter führen häufig, abhängig von der Dauer der Verwendung, zu Harnwegsinfekten. Besonders gefürchtet sind die Nierenbeckenentzündung und die Urosepsis. Über Venenkatheter gelangen harmlose Hautbakterien ins Blut und verursachen eine Bakteriämie. Vorgeschädigte Herzklappen werden von den Bakterien besiedelt und zerstört. Folge ist eine Endokarditis.

▶ **Zytostatika und Strahlentherapie.** Die Therapie von Tumorpatienten mit Zytostatika und Bestrahlung soll die Geschwulst zerstören, behindert aber gleichzeitig die Teilung von normalen Körperzellen (▶ Abb. 16.3). Besonders betroffen sind die sich schnell vermehrenden Zellen des Blut- und Immunsystems. So kann sich die Zahl der Granulozyten unter der Chemotherapie stark verringern. In der Folge steigt das Risiko für Erkrankungen durch Bakterien und Pilze. Krebspatienten mit Chemotherapie oder Bestrahlung sind deshalb besonders infektionsgefährdet. Ein Beispiel sind Infektionen im Mund, wo die natürlicherweise vorkommenden Bakterien durch das Abwehrsystem nicht mehr in Schach gehalten werden und das

16

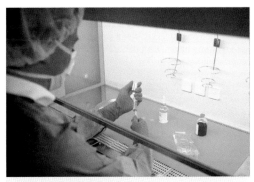

Abb. 16.3 Zytostatika. Die Handhabung von Zytostatika unterliegt strengen Sicherheitsvorkehrungen. Diese Medikamente beeinträchtigen das Immunsystem. (Kellnhauer E u. a. (Hrsg.): Thiemes Pflege. Thieme, Stuttgart 2000)

Gewebe infizieren. Die Folge sind Geschwüre auf der Mundschleimhaut.

▶ **Immunsuppressiva.** Damit bei Organtransplantationen das Spenderorgan vom Körper angenommen wird, muss die Immunabwehr, die ja gegen alles Fremde feindselig reagiert, blockiert werden. Insbesondere müssen die T-Zell- und die NK-Zell-Immunantwort durch Medikamente (Immunsuppressiva) unterdrückt werden. Unter der Behandlung mit diesen Substanzen werden relativ häufig Herpesviren reaktiviert, eine Gruppe von Viren, die normalerweise weitgehend unauffällige und harmlose Bewohner unseres Körpers sind. Das Zytomegalie- und das Epstein-Barr-Virus aus der Familie der Herpesviren werden dabei besonders aktiv, breiten sich in die Organe aus und führen dort zu Gewebeschäden, schlimmstenfalls mit tödlichem Ausgang. Bei Knochenmarktransplantierten kommt es darüber hinaus zu Beginn der Therapie zu einer Leukopenie, während der die Patienten gegenüber bakteriellen Infektionen besonders gefährdet sind.

▶ **Glukokortikoide.** Kortison und andere glukokortikoidhaltige Medikamente hemmen die Leukozytenfunktion. Bakterien- und Virusinfekte verlaufen schwerer.

▶ **Antibiotika.** Antibiotika, die zur Bekämpfung krankmachender Bakterien eingesetzt werden, hemmen auch die Vermehrung von Bakterien der normalen Mikroflora. Da sie nur auf einen Teil der Bakterien wirken, können sich andere Mikroorganismen um so besser vermehren. Das Ungleichgewicht kann zu Durchfall oder zur Ausbreitung von besonders aggressiven Mikroorganismen führen. Gefürchtet ist insbesondere die Vermehrung von Clostridium difficile, einem Bakterium, das bei manchen Menschen natürlicherweise im Darm vorkommt und dessen Toxine eine schwere, lebensbedrohliche Dickdarmentzündung (pseudomembranöse oder antibiotikaassoziierte Kolitis) hervorrufen können.

16.6.2 Unterernährung und Überlastung

▶ **Unterernährung.** Schwere Unterernährung, wie sie zu Hungerzeiten und in Hungergebieten der Welt sowie im Zusammenhang mit bestimmten Erkrankungen auch bei uns gelegentlich vorkommt, führt zu einer Beeinträchtigung der zellulären spezifischen Immunantwort. Folge ist eine erhöhte Infektanfälligkeit und eine höhere Sterblichkeit durch Infektionskrankheiten.

▶ **Körperliche Überlastung.** Auch Lebensgewohnheiten spielen für die Abwehrlage eine gewisse Rolle. Ein durch ausreichende körperliche Aktivität trainierter Körper erholt sich nach einer Infektionskrankheit in der Regel rascher als ein geschwächter. Bei Hochleistungssportlern findet man jedoch häufiger Infektionen der Atemwege als bei Freizeitsportlern. Übermäßige körperliche Anstrengung im Hochleistungssport führt vorübergehend zu einer Schwächung der Abwehrkräfte, die durch ausreichende kohlenhydrat- und proteinhaltige Ernährung zumindest teilweise ausgeglichen werden kann. Übermäßige körperliche Anstrengung kann auch dazu führen, dass die Krankheit während eines Infekts einen schwereren Verlauf nimmt.

▶ **Stress.** Körperlicher und psychischer Stress beeinflussen die Freisetzung von immunologisch wirksamen Zytokinen. Während kurzfristiger Stress die Abwehr nicht beeinträchtigt, kann über lange Zeit anhaltender Stress die Immunantwort gegenüber Mikroben schwächen und die Infektanfälligkeit steigern. Solcher Stress kann auch die Wirksamkeit von Impfungen beeinträchtigen. Ähnlich verhält es sich mit dem Schlaf. Länger anhaltender Schlafentzug oder andauernde Schlafstörungen können negative Folgen für die Infektabwehr sowie den Erfolg von Impfungen haben. Dies kann bei Patienten im Krankenhaus und bei Bewohnern in Pflegeeinrichtungen von Bedeutung sein, wenn sie aufgrund der Umstände besonders häufig in ihrem Schlafrhythmus gestört werden.

Vertiefendes Wissen

Der Name „Erkältung" ist irreführend. Die Erkältung ist eine Infektionskrankheit, bei der man sich mit Viren, die von einer anderen, infizierten Person stammen, angesteckt hat. Ein kalter Luftzug, zu dünne oder durchnässte Kleidung, Barfußlaufen auf kalten Fliesen oder Ähnliches können keine Erkältung auslösen. Umgekehrt kann die Erkältung dazu führen, dass man friert – am Anfang einer Erkältung kann die Körpertemperatur leicht steigen, man fröstelt kurz bevor man Hals- und Kopfschmerzen bekommt und die Nase zu laufen beginnt. Irrtümlicherweise entsteht dadurch der Eindruck, es sei diese Kälte, die die Krankheit ausgelöst hat.

16

16.7 Stärkung der Infektabwehr

▶ **Impfung.** Impfstoffe „schulen" das Immunsystem, indem sie eine Immunantwort gegen einen bestimmten Erreger oder ein bakterielles Toxin provozieren. Jede Auffrischungsimpfung verstärkt die Immunreaktion. Auch der natürliche Kontakt mit Krankheitserregern beim zufälligen oder unvermeidlichen Kontakt mit einem frisch Infizierten trägt zur Stärkung des Immunschutzes bei.

▶ **Braucht das Immunsystem im Frühjahr eine Stärkung?.** Im Winter gibt es mehr Atemwegsinfekte als im Sommer. Auch Brechdurchfälle durch Rotaviren bei Kindern, Windpocken und Mumps treten typischerweise häufiger im Winter auf als zu anderen Jahreszeiten. Die Virusmeningitis dagegen zeigt sich häufiger im Sommer als im Winter. Dies hat mehr mit der Biologie der Erreger zu tun als mit der Infektabwehr des Menschen.

Eine Ursache ist, dass Influenzaviren und möglicherweise auch andere Viren bei niedriger Luftfeuchtigkeit stabiler sind als bei hoher Feuchtigkeit und die Raumluft im Winter trockener ist. Die Übertragung über Tröpfchen hängt auch mit der Tröpfchengröße zusammen. Große Tröpfchen sinken schnell ab, während kleinere länger in der Luft bleiben. Möglicherweise ist bei uns im Winter die Luftfeuchtigkeit optimal dafür, dass virushaltige Tröpfchen lange genug in der Schwebe bleiben, um andere Personen anzustecken. Wenn wir also im Winter häufiger Erkältung haben, liegt das nicht an einem geschwächten Immunsystem.

▶ **Ergänzende Maßnahmen.** Ausreichende körperliche Bewegung, Sport, Saunieren und kaltes Abduschen regen nicht nur den Blutkreislauf an. Sie können Stress abbauen und so zu einer „Normalisierung" des Immunsystems beitragen. Möglicherweise ist dies für die Infektabwehr vorteilhaft. Manche Menschen schwören auf Hausmittel, die zur Kräftigung des Immunsystems angewendet und eingenommen werden. Die Wirksamkeit der meisten Substanzen ist jedoch nicht wissenschaftlich belegt. Eine ausgewogene und angemessene Ernährung reicht für eine optimale Infektabwehr aus. Extravitamindosen können die Abwehrkräfte des Körpers in der Regel nicht steigern oder Infektionen verhindern. Tees und Substanzen aus der Naturheilkunde sowie physikalische Maßnahmen können aber die Heilung einer bereits bestehenden Infektion, z. B. einer Erkältung, beschleunigen und die Symptome lindern.

16

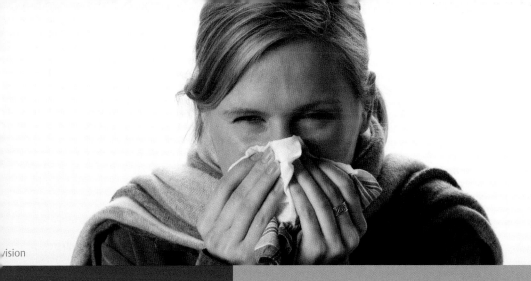

vision

Kapitel 17

Infektionen der Atemwege

17 Infektionen der Atemwege

Andreas Schwarzkopf

Definition

- **Atemwege:** Eintrittsstelle, Weg und Verwertungsort der Atemluft
- **Auskultation:** Abhören mit dem Stethoskop
- **Pleuraempyem:** eitriger Erguss in die Pleurahöhle
- **Sputum:** hochgehusteter Auswurf

Die Atemwege bestehen aus folgenden Komponenten:
- Nase,
- Nasenhöhlen,
- Rachenraum,
- Kehlkopf mit den Stimmritzen,
- Luftröhre (Trachea),
- Hauptbronchien,
- Bronchien,
- Bronchiolen und
- Alveolen.

Die Hauptbronchien leiten die Luft in die beiden Lungenflügel, von denen der rechte in drei, der linke in zwei Lungenlappen unterteilt ist.

Die durch die Infektionen klinisch feststellbaren Entzündungen werden durch Benennen der anatomischen Struktur und die Endung „-itis" bezeichnet (▶ Tab. 17.1). Eine Ausnahme bietet lediglich die Entzündung der gesamten Lunge, die Pneumonie genannt wird.

17.1 Erreger von Atemwegsinfektionen

Erreger der unterschiedlichen Atemwegsinfektionen können sowohl Viren als auch Bakterien sein, wobei Viren die häufigste Ursache für die sog. banalen Infektionen der oberen Atemwege darstellen. Jeder kennt die typischen „Schnupfenviren", die von Mensch zu Mensch über Aerosole beim Husten und Niesen, aber auch über die Hände und berührte Gegenstände übertragen werden. Bakterien betätigen sich gerne als „Trittbrettfahrer", lassen Viren sozusagen vorarbeiten und infizieren dann das bereits angegriffene Gewebe. Die Folge ist eine eitrige Bronchitis, die – falls nicht behandelt – schnell in eine Lungenentzündung übergehen kann.

Im Folgenden werden die Atemwegsinfektionen – dem Weg von frisch eingeatmeter Luft folgend – vorgestellt.

17.2 Rhinitis und Pharyngitis

▶ **Ursache.** Mit seltenen Ausnahmen treten Infektionen der eng benachbarten Gebiete kombiniert auf. Ursache sind in der Regel Viren, z. B. das Parainfluenzavirus, das Respiratorische Synzytienvirus und viele andere. Grippe und grippale Infekte können zu einer Pneumonie führen, wobei entweder Viren direkt als Auslöser fungieren oder aber – wie es häufiger der Fall ist – Bakterien die Gelegenheit zu einer Infektion nutzen.

▶ **Symptome.** Der typische Verlauf sind Halsschmerzen (Pharyngitis; ▶ Abb. 17.1), denen eine Rhinitis (geschwollene Nasenschleimhäute, starke Sekretion) folgt.

Tab. 17.1 Atemwege und ihre Infektionen.

deutsche Bezeichnung	anatomische Bezeichnung	Infektion
Nase	Nasus	Rhinitis
Rachen	Pharynx	Pharyngitis
Nebenhöhlen	Sinus	Sinusitis frontalis (Stirnhöhle) Sinusitis maxillaris (Kieferhöhle)
Mandeln	Tonsillen	Tonsillitis
Kehlkopf	Epiglottis	Epiglottitis
Luftröhre	Trachea	Tracheitis
Bronchien	Bronchus	Bronchitis
Bronchiolen	Broncheolus	Broncheolitis
Lungenbläschen	Alveolen	Alveolitis
Lungenlappen	Lobus	Lobärpneumonie
Lungengerüst	Interstitium	interstielle oder atypische Pneumonie
Lungenfell	Pleura	Pleuritis
Lungenspalt	Pleurahöhle	Pleuraempyem

17

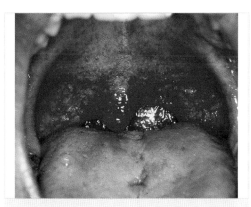

Abb. 17.1 Streptokokken-Pharyngitis. Entzündung der Pharynxschleimhaut und Tonsillen. Auf den Tonsillen sind gelbe Stippchen erkennbar. (Arastéh u. a.: Duale Reihe Innere Medizin, 2. Aufl., Thieme 2009)

▶ **Therapie.** Die Therapie ist symptomatisch, d. h. viel trinken und ggf. die Verabreichung von Acetylsalicylsäure. Gegen die Halsschmerzen helfen kann das Lutschen von Eis, aber auch von diversen Lutschtabletten, die teilweise einen schmerzstillenden Wirkstoff enthalten. Wichtig ist Ruhe. Um Schlafstörungen zu vermeiden, können Nasentropfen mit abschwellenden Wirkstoffen eingesetzt werden. Allerdings müssen diese so schnell wie möglich wieder abgesetzt werden, um Durchblutungsstörungen der Nasenschleimhaut und die anschließende Bildung von Nekrosen zu vermeiden. Diese können bakteriell besiedelt werden und führen dann zum Krankheitsbild der sog. Stinknase (Ozaena). Gegen eine leicht verstopfte Nase können auch ätherische Öle wie Minzöl wirken. Erleichternd wirkt auch die Inhalation von feuchter Luft, z. B. in Form der traditionellen Inhalation von Kamilledämpfen über einer Schüssel mit heißem Kamillensud oder -tee.

Schwere Verläufe werden durch Bettruhe, ggf. Infusionen zur Flüssigkeitssubstitution, versorgt. Fiebersenkende Mittel wie Paracetamol sind bei grippalen Infekten oder der durch die Influenzaviren ausgelösten echten Grippe indiziert.

Pflege

Kalte Wadenwickel können das Fieber senken und werden als angenehm empfunden.

Bei der Influenza können Neuraminidasehemmer gegeben werden, die die Freisetzung des Virus aus den Zellen verhindern, damit aber auch nur in den ersten Tagen der Infektion wirken. Bei Verdacht auf eine bakterielle Sekundärinfektion z. B. durch Haemophilus influenzae ist eine Antibiotikatherapie sinnvoll. Diese besteht in der Regel aus einem Cephalosporin, das praktisch gegen alle infragekommenen Erreger wirkt. Die Therapie kann spezieller werden, wenn das Antibiogramm vorliegt.

17.3 Sinusitis

▶ **Ursache.** Die Nebenhöhlen können von viralen und auch bakteriellen Infektionen betroffen sein, die auch chronisch verlaufen können. Auslöser ist außer den genannten Keimen auch Pseudomonas aeruginosa.

▶ **Therapie.** Die Therapie besteht hier in einem Behandlungsversuch mit einem Antibiotikum (Cephalosporin oder Aminopenicillin mit oder ohne β-Lactamase-Hemmer) und kann durch Schaffung zusätzlicher Abflüsse (Fenstern) ergänzt werden.

17.4 Tonsillitis

▶ **Häufigkeit und Ursachen.** Die Tonsillitis gehört zu den häufigsten in der Hausarztpraxis gesehenen Infektionskrankheiten. Die eitrige Mandelentzündung (Tonsillitis lacunata) ist eine Domäne der Streptokokken, insbesondere von Streptococcus pyogenes, aber auch von Staphylococcus aureus. Neben den Bakterien kommen Viren als Auslöser infrage. Die Erkrankung ist ansteckend und kann durch Tröpfcheninfektion übertragen werden. In der Praxis ist der Begriff insbesondere für die Entzündung der Gaumenmandeln (Tonsillae palatinae) reserviert.

▶ **Symptome und Komplikationen.** Gefürchtete Folgeerkrankungen sind:
- rheumatisches Fieber: Entzündung mehrerer großer Gelenke (Knie, Ellenbogen), springend, subkutan tastbare, „Rheumaknötchen"; ringförmiges Exanthem (Erythema annulare), besonders am Stamm; bei Kindern kann das ZNS in Form einer Chorea minor mitbetroffen sein (flatternde Hände, Grimassieren, Muskelschwäche); hinzukommen kann eine Herzmuskelentzündung (Karditis, von einer leichten EKG-Veränderung bis zur Herzinsuffizienz möglich); neben einer antibiotischen Therapie (Penicillin oder Cephalosporin) symptomatische Behandlung; Pflegekräfte müssen Verständnis für die möglicherweise grimassenschneidenden jungen Patienten aufbringen
- akute Glomerulonephritis: Beginn meist 10–14 Tage nach der Infektion; Proteinurie, Hämaturie, Ödeme (Volumenhypertonie), akutes Nierenversagen möglich; neben Dialysebehandlungen und Eiweißgaben auch hier antibiotische Intervention
- Scharlach: Die auch als „Streptokokken der serologischen Gruppe A" bezeichneten Erreger können über ein erythrogenes Toxin Immunreaktionen auslösen, die u. a. zu charakteristischen Hautausschlägen (Scharlachexanthem) mit nachfolgender Hautschuppung an Handtellern und Fußsohlen führen. Andere typische Krankheitszeichen des Scharlachs sind die Himbeerzunge und periorale Blässe, d. h. das Fehlen eines Hautausschlags im Mundbereich

Gefährliche Komplikationen wie peritonsilläre Abszesse (abgekapselte Eiteransammlungen in der Rachenhinterwand neben den Tonsillen), Scharlach und akutes rheumatisches Fieber mit Herz- und Gelenkbeteiligung treten infolge der heute breiten Verfügbarkeit von Antibiotika immer seltener auf.

▶ **Therapie.** Eine eitrige Tonsillitis wird heute regelmäßig antibiotisch therapiert. Die Behandlung besteht in einer frühzeitigen Verabreichung von Penicillin. Eine akute Streptokokkentonsillitis ist 24 Stunden nach Beginn der Antibiotikatherapie nicht mehr ansteckend.

17.5 Epiglottitis

▶ **Ursache.** Auch die Epiglottitis wird primär durch Viren ausgelöst. Bakterielle Trittbrettfahrer können jedoch die Lage deutlich verschlimmern. Auch hier ist Haemophilus influenzae ein häufig anzutreffender Erreger.

▶ **Symptome und Komplikationen.** Leichtere Verläufe der Epiglottitis sind durch trockenen Husten und Heiserkeit gekennzeichnet, Sprechen wird schmerzhaft. Bei zuschwellenden Stimmritzen nach bakterieller Superinfektion droht Erstickungsgefahr, die eine Intubation erfordert.

▶ **Therapie.** Therapiert wird zunächst mit einem Cephalosporin oder Aminopenicillin und anschließend nach Antibiogramm. Hinzu kommen schmerzstillende Entzündungshemmer wie Paracetamol.

Pflege

Kühlen durch Eislutschen sowie kalte Halswickel können Erleichterung bringen. Der Oberkörper sollte auf 30° hochgelagert werden, um den Hustenreiz zu dämpfen. Wird der Husten quälend und schlafstörend, kann der Hustenreiz vorübergehend durch die Gabe von Noscapin oder Codein verringert werden, Wärmeanwendungen helfen zusätzlich.

17.6 Tracheitis

▶ **Ursache.** Eine Luftröhrenentzündung entsteht typischerweise durch bakterielle Infektion während einer bereits bestehenden Erkältung. Typische Erreger sind neben Haemophilus influenzae auch Staphylococcus aureus, Streptococcus pneumoniae und Darmbakterien wie Klebsiella pneumoniae.

▶ **Symptome.** Das Krankheitsbild verändert sich durch Husten und eitrigen Auswurf. Bei einer bakteriellen Tracheitis sollte man den Arzt aufsuchen.

▶ **Therapie.** Die Therapie besteht aus der Gabe von Antibiotika. Oft tritt – insbesondere bei Kindern – eine erhöhte Temperatur auf, das Blutbild zeigt eine Leukozytose.

Pflege

Auch hier können Kühlen durch Eislutschen sowie kalte Halswickel Erleichterung verschaffen. Der Oberkörper sollte auf 30° hochgelagert werden, um den Hustenreiz zu dämpfen. Wird der Husten quälend und schlafstörend, kann der Hustenreiz vorübergehend durch die Gabe von Noscapin oder Codein verringert werden.

17.7 Bronchitis/Bronchiolitis

▶ **Symptome.** Kann eine Infektion nicht gestoppt werden, weitet sie sich von der Tracheitis über die Bronchitis schließlich zur Bronchiolitis aus. Die Temperatur steigt, der Hustenreiz wird „tief" empfunden und auch die Auswurfmenge kann zunehmen.

▶ **Therapie.** Neben Antibiotika ist für die Nacht die Verabreichung von Antitussiva (Hustenstopper, z.B. auf Codeinbasis) sinnvoll. Ggf. kann auch die Zufuhr von Sauerstoff Erleichterung bringen. Bettruhe ist sinnvoll. Im Haushaltsbereich haben sich Inhalationen und das Einatmen von Wasserdampf mit Kamille bewährt. Schleimlöser wie Acetylcystein können das Abhusten erleichtern, wirken aber nicht bei allen Patienten. Die nun notwendige antibiotische Therapie wird mit einem Cephalosporin durchgeführt und nach Vorliegen des Antibiogramms angepasst.

Pflege

Die Patienten empfinden eine Hochlagerung des Oberkörpers im 30°-Winkel als angenehm.

17.8 Pneumonie

Nach dem Krankheitsbild unterscheidet man eine typische und eine atypische Pneumonie.

17.8.1 Typische Pneumonie

▶ **Ursache.** Als Ursache für eine Pneumonie kommt eine ganze Reihe von Erregern infrage, wie:
- Streptococcus pneumoniae,
- Staphylococcus aureus,
- Haemophilus influenzae und
- Klebsiella pneumoniae.

▶ **Symptome.** Die typische Pneumonie ist gekennzeichnet durch größere Mengen an eitrigem Auswurf und hohes Fieber.

▶ **Diagnose.** Die Diagnose erfolgt über Auskultation (Abhören, typische Rasselgeräusche) und eine Untersuchung des Oberkörpers durch Abklopfen (gut belüftete Lungenlappen klingen hohl, mit Eiter gefüllte bei Lobärpneumonie dumpf). Je nach gewünschter ergänzender Diagnostik (z. B. das Herz betreffend) werden bildgebende Verfahren vom Röntgen des Thorax in zwei Ebenen bis hin zur Computertomographie eingesetzt. Im Röntgenbild ist die Verschattung eines Lungenlappens (Lobärpneumonie, im Allgemeinen durch Streptococcus pneumoniae verursacht) oder Abszesse, verteilt über beide Lungenflügel (abszedierende Pneumonie, häufig durch Staphylococcus aureus), typisch. Routinemäßig wird auch der Herz-Kreislauf-Status überprüft, da Pneumonien für den Patienten sehr anstrengend sind.

▶ **Therapie.** Die betroffenen Patienten werden antibiotisch therapiert, Schleimlöser wie Acetylcystein und eine reichliche Flüssigkeitszufuhr erleichtern das Abhusten. Hinzu kommen nach Bedarf fiebersenkende Mittel, eine schmerzstillende Medikation usw. Oberkörperhochlagerung erleichtert das Abhusten und dämpft den Hustenreiz.

Pflege

Pflegepersonal soll das Überstehen der Krankheit erleichtern und natürlich eine Übertragung auf andere Patienten verhindern. Maßnahmen hierzu sind beispielsweise:
- Handschuhe am Patienten/Händedesinfektion
- Mund-Nase-Schutz bei offenem Absaugen (vorgeschriebener Personalschutz), das mit keimarmen Einmalhandschuhen durchgeführt wird
- bedarfsgerechtes Absaugen, sterile Katheter, ggf. Zwischenspülung mit sterilem Wasser

- Patienten möglichst halbaufrecht lagern (Hochlagerung des Oberkörpers um 30°)
- sorgfältige Mundpflege (Oropharynxbesiedlung, Erhalt der natürlichen Flora zum Schutz vor Hefepilzen und multiresistenten Erregern sowie aufgestiegenen eigenen Darmbakterien)
- Monitoring des Auswurfs (Welche Menge? Ist er eitrig oder blutig? Wird er allmählich klar?)
- Inhalatoren, Befeuchter und Vernebler mit sterilen Flüssigkeiten befüllen
- möglichst frühe Mobilisierung

17.8.2 Atypische Pneumonie

Die atypische Pneumonie hat mit der typischen meist nur das hohe Fieber und die Lungenbeteiligung gemein.

▶ **Ursache.** Auslöser der atypischen Pneumonie ist eine völlig andere Erregergruppe als bei der typischen Pneumonie:
- Bakterien
  - Chlamydia (Chlamydophila) pneumoniae und vogelassoziiert C. psitacci
  - Mycoplasma pneumoniae
  - Legionella pneumophila und seltener andere Legionellenspezies.
- Viren
  - Influenzavirus
  - Respiratorisches Synzytienvirus
  - Cytomegalievirus
  - Herpes-simplex-Virus

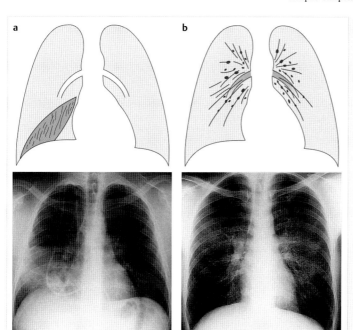

Abb. 17.2 Verschattungen im Röntgenbild bei Pneumonie.
a) typische Pneumonie (Reiser, Kuhn, Debus: Duale Reihe Radiologie, 3. Aufl., Thieme 2011)
b) atypische Pneumonie

17

- Pilze
  - Pneumocystis jiroveci

▶ **Symptome.** Bei einigen Erregern dieser Lungeninfektion gibt es deutliche und wegweisende Begleitsymptome, die als extrapulmonale Symptome bezeichnet werden. Die durch die Legionellen ausgelöste Legionärskrankheit geht beispielsweise meist mit Durchfall und Bauchschmerzen und/oder Kopfschmerzen, Verwirrtheit einher. Bei Viren können gleichfalls Darm- und/oder Hautsymptome dazukommen.

▶ **Diagnose.** Diagnostisch sind atypische Pneumonien durch wenig glasiges Sputum charakterisiert, auskultatorisch findet sich – falls überhaupt – nur ein diskreter Befund. In bildgebenden Verfahren ist eine Schwellung des Lungengerüsts (Interstitium, ▶ Abb. 17.2a und b) zu erkennen, aber kein Eiter in den Lungenlappen.

▶ **Therapie.** Die Therapie weicht von der Behandlung der typischen Pneumonie ab. Als Antibiotika der ersten Wahl gelten bei der atypischen Pneumonie die Makrolide Erythromycin (i. v.), Roxithromycin und Clarithromycin (oral). Alternativ werden Breitbandchinolone wie Moxifloxacin eingesetzt.

Pflege

Die pflegerischen Anforderungen mit Ausnahme des kaum notwendigen Absaugens bei nicht beatmeten Patienten sind im Wesentlichen dieselben wie bei der typischen Pneumonie.

17.9 Pleuritis

▶ **Ursache.** Die Pleuritis tritt in der Regel als Komplikation einer bakteriellen oder viralen Pneumonie auf, kann sich aber auch postoperativ einstellen.

▶ **Symptome und Komplikationen.** Die Lungenfellentzündung ist durch oft stechende Schmerzen bei Atembewegungen meist an den Seiten des Brustkorbs und Husten gekennzeichnet. Folge einer Pleuritis kann ein Pleuraerguss sein, d. h. im Pleuraspalt befindet sich Flüssigkeit.

▶ **Diagnose.** Das Punktat einer Pleurapunktion wird mikrobiologisch untersucht und gibt dann Hinweise auf die weitere Therapie. Den Pleuraerguss kann man im Röntgenbild erkennen.

▶ **Therapie.** Übersteigt die Flüssigkeitsmenge im Pleuraspalt einen gewissen Schwellenwert und übt sie Druck auf die Lunge aus, muss die Lunge punktiert und die Flüssigkeit abgezogen werden. Oft wird eine Bülaudrainage gelegt, die weitere sich bildende Flüssigkeit oder Eiter in einen Beutel ableitet. Die Pflege der Eintrittsstelle entspricht der von Eintrittsstellen von Gefäßkathetern. Bei kleinen Flüssigkeitsmengen ohne Punktion behandelt man die Grundkrankheit und wartet ab, ob die Flüssigkeit nicht durch Resorption wieder verschwindet.

17

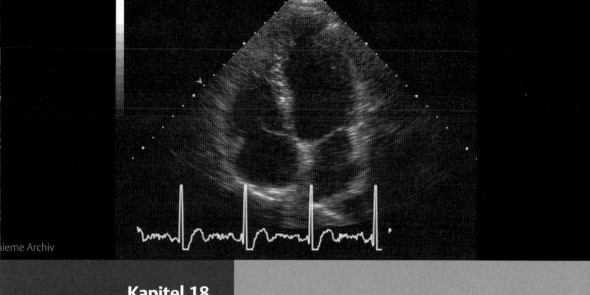

ieme Archiv

Kapitel 18

Infektionen des Herzens

18 Infektionen des Herzens

Christoph Lübbert

Eine Entzündung des Herzens entwickelt sich meist als Folge entzündlicher Prozesse an anderen Organen (z. B. einer eitrigen Tonsillitis, abszedierenden Entzündungen, Wundinfektionen), im Rahmen einer sich über die Blutbahn ausbreitenden Infektionskrankheit (z. B. Scharlach, bakterielle Sepsis) aber auch als Folge von medizinischen Maßnahmen wie Zahnbehandlungen oder nach Gebrauch unsteriler Injektionsnadeln z. B. bei Drogenabhängigen.

Merke

Ursache für eine Entzündung des Herzens sind in der Regel Krankheitserreger, die mit dem Blut zum Herzen geschwemmt werden.

Abhängig vom befallenen Organanteil unterscheidet man:
- Myokarditis: Entzündung des Herzmuskels
- Endokarditis: Entzündung der Herzinnenhaut einschließlich der Herzklappen
- Perikarditis: Entzündung des Herzbeutels

Auch ein Befall mehrerer Herzanteile ist möglich, z. B. als Perimyokarditis oder Pankarditis. Entzündungen des Herzens sind überwiegend bakteriell, seltener durch Viren und nur sehr selten durch Pilze bedingt. Noch seltener tritt eine Entzündung des Herzens erregerunabhängig im Rahmen von Autoimmunerkrankungen auf.

18.1 Endokarditis

Definition

- **Endokard:** Herzinnenhaut; kleidet die Herzhöhlen einschließlich der dort einmündenden Gefäße aus und bildet einen großen Teil der Herzklappensegel
- **Endokarditis:** bakterielle Entzündung der Herzinnenhaut (Endokard)

▶ **Häufigkeit und Ursache.** In einem normalen Großkrankenhaus gibt es etwa 30–50 Fälle pro Jahr. Es sind vor allem Personen im Alter zwischen 15 und 60 Jahren betroffen, Männer etwa doppelt so häufig wie Frauen. Ursache der Endokarditis sind Bakterien, die über das Blut zum Herz gelangen, sich dort absiedeln und vermehren.

Eine erhöhte Gefahr, an einer Endokarditis zu erkranken, besteht insbesondere bei Menschen mit angeborenen oder erworbenen Herzfehlern, insbesondere nach Herzklappenersatz. Die Krankheit kommt unerwartet und plötzlich. Meist besteht der Herzfehler schon viele Jahre.

Man unterscheidet eine hoch akut verlaufende Form der Endokarditis (häufige Erreger: Staphylococcus aureus,

Streptococcus spp., Enterococcus spp., seltener Bakterien der sog. HACEK-Gruppe) und eine subakut (langsamer) verlaufende Form, die sog. Endokarditis lenta (typische Erreger: Streptococcus-viridans-Gruppe).

Viele Bakterien, die eine Endokarditis auslösen, sind häufig ursprünglich harmlose Besiedler der Haut und oder der Mundschleimhaut. Bei einfachen Zahnbehandlungen, durch unsterile Einlage von Venenkathetern, Benutzung verunreinigter Injektionsnadeln bei Drogenabhängigen oder im Rahmen anderer medizinischer Eingriffe gelangen die Bakterien in die Blutbahn.

Vertiefendes Wissen

Zu den Bakterien der HACEK-Gruppe zählen:
- Haemophilus aphrophilus und H. paraphrophilus (heute Aggregatibacter aphrophilus genannt)
- Aggregatibacter actinomycetemcomitans
- Cardiobacterium hominis
- Eikenella corrodens
- Kingella kingae

▶ **Symptome und Komplikationen.** Fieber ist das führende Symptom einer Endokarditis, häufig begleitet von Schüttelfrost. Zusätzlich haben die Betroffenen oft allgemeine Krankheitssymptome wie Leistungsschwäche, Nachtschweiß, Appetitlosigkeit oder Gewichtsverlust.

Als Folge einer Endokarditis können jedoch Herzklappenfehler entstehen, da die Herzklappen durch die Entzündung zerstört werden können. Daher ist manchmal ein operativer Herzklappenersatz erforderlich (▶ Abb. 18.1), entweder in der Akutphase, wenn die Schädigung sehr groß ist, oder nach Abklingen der Entzündung. Andere Komplikationen sind septische Embolien (Abscheren von bakteriell besiedelten Blutgerinnseln in die Peripherie des Gefäßsystems) und dadurch ausgelöste Infarkte oder Abszesse, z. B. in der Milz oder auch im Gehirn.

Unbehandelt kann die akute Endokarditis innerhalb von wenigen Tagen, die Endokarditis lenta innerhalb von wenigen Wochen zum Tod führen.

▶ **Diagnose.** Diagnostisch wegweisend ist ein pathologisches Herzgeräusch, das dem Arzt Hinweise auf die erkrankte Klappe gibt. Zusätzlich wird eine Echokardiographie (Herzultraschall) durchgeführt. Die besten Ergebnisse liefert dabei die transösophageale Echokardiographie (TEE), bei der eine spezielle Ultraschallsonde durch die Speiseröhre bis direkt an das benachbart liegende Herz herangeführt wird. Mit der Echokardiographie gelingt der Nachweis entzündlicher Auflagerungen an den Herzklappen (sog. endokarditische Vegetationen). Unverzichtbar ist die mikrobiologische Erregerisolation aus der Blutkultur (wie Blutkulturen abgenommen werden, s. Kap. Blut für die Blutkultur).

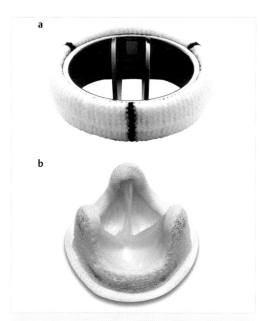

Abb. 18.1 Herzklappenersatz. mechanische (a) und biologische (b) Herzklappe. (Medtronic GmbH, Meerbusch)

Vertiefendes Wissen

Charakteristisch für die Krankheit, aber selten, sind kleinere Einblutungen unter den Fingernägeln (Splinter-Hämorrhagien), flächige erythematöse oder hämorrhagische Flecken im Bereich der Handinnenflächen bzw. Fußsohlen (Janeway-Effloreszenzen) und schmerzhafte rötliche Knötchen an Fingern und Zehen (Osler-Knötchen).

▶ **Therapie.** Unter Antibiotikabehandlung bessert sich das Krankheitsbild meist nach einigen Tagen.

▶ **Prophylaxe.** Vor Operationen im Bereich von Mundhöhle und Pharynx oder Eingriffen beim Zahnarzt gibt man Patienten mit künstlichem Herzklappenersatz, angeborenen oder operativ korrigierten Herzfehlern, nach durchgemachter Endokarditis sowie Herztransplantierten mit Herzklappenveränderungen prophylaktisch Antibiotika, um die Vermehrung von Bakterien, die bei den Eingriffen in die Blutbahn gelangen können, zu verhindern.

18.2 Myokarditis

Definition

- **Myokarditis:** entzündliche Erkrankungen des Herzmuskels, die eine Vielzahl von Ursachen haben können

- **Pankarditis:** sind neben dem Herzmuskel auch die Herzinnenhaut (Endokard) und der Herzüberzug (Epikard) betroffen

▶ **Häufigkeit und Ursache.** Eine Myokarditis tritt deutlich seltener auf als eine Endokarditis. Für eine Myokarditis werden überwiegend Enteroviren, insbesondere Coxsackieviren der Serogruppe B verantwortlich gemacht. Ein ursächlicher Zusammenhang ließ sich außerdem für bestimmte Serotypen des Coxsackie-A-Virus, ECHO-Viren oder Influenzaviren zeigen. Bei ca. 5 % der Patienten mit einer viralen Allgemeininfektion wird eine klinisch nicht fassbare entzündliche Mitbeteiligung des Herzmuskels angenommen.

Bakterielle Erreger oder Pilze als Auslöser einer Myokarditis sind bei Patienten mit intaktem Immunsystem selten. In Südamerika gilt der die Chagaskrankheit auslösende Erreger Trypanosoma cruzi (ein Protozoon, also ein tierischer Einzeller) als Haupterreger der Myokarditis, spielt aber in Europa keine Rolle.

▶ **Symptome und Komplikationen.** Ein typisches Leitsymptom existiert nicht, vielmehr stehen unspezifische Krankheitszeichen wie Müdigkeit, allgemeines Unwohlsein, Palpitationen (bewusste Wahrnehmung des eigenen Herzschlags), Fieber und Atemnot im Vordergrund. In bis zu 60 % der Fälle geht ein grippaler Infekt, meist der oberen Luftwege, voraus. Bei symptomatischen Patienten tritt in 10–30 % ein akuter Thoraxschmerz auf, der nicht von dem eines Herzinfarkts zu unterscheiden ist. 60–70 % der Patienten weisen Zeichen einer Herzinsuffizienz (Pumpschwäche des Herzens) bis hin zum Pumpversagen (kardiogener Schock) auf. Seltener manifestiert sich die Erkrankung in Form von Herzrhythmusstörungen. Andere Herzerkrankungen mit dem gleichen klinischen Bild müssen deshalb vom behandelnden Arzt ausgeschlossen werden, zumal auch die Veränderungen im EKG bei einer Myokarditis relativ unspezifisch sind.

Obwohl eine Myokarditis in der Mehrzahl der Fälle symptomlos verläuft, können schwere Verlaufsformen Auslöser für lebensbedrohliche Herzrhythmusstörungen sein und zum plötzlichen Herztod führen.

▶ **Diagnose.** Im Herzultraschall (Echokardiographie) zeigt sich häufig eine gestörte Funktion des Herzmuskels in der Diastole (Entspannungs- und Füllungsphase). Bei ca. 20 % der Patienten tritt ein meist kleiner Perikarderguss (Flüssigkeitsansammlung im Herzbeutel) auf. Myokardszintigraphie und Magnetresonanztomographie (MRT) des Herzens ermöglichen es, Entzündungsherde oder eine Myokardnekrose (Gewebeuntergang im Herzmuskel) zu erkennen, werden bislang aber nur an darauf spezialisierten Einrichtungen eingesetzt. Die invasive Myokardbiopsie (Probenentnahme aus dem Herzmuskel) gilt daher noch immer als diagnostisch wegweisend.

Infektiös bedingte Formen der Myokarditis sind von toxisch bedingten Formen durch übermäßigen Alkoholgenuss, Schwermetallbelastung oder zytostatische Chemo-

18

therapien sowie von einer Mitbeteiligung des Herzmuskels bei Autoimmunerkrankungen abzugrenzen.

▶ **Therapie.** In der Akutphase der Erkrankung stehen die strikte körperliche Schonung und ggf. eine Rhythmusüberwachung im Vordergrund. Entwickelt sich eine Herzinsuffizienz, muss diese adäquat z. B. mit Medikamenten (ACE-Hemmer, AT 1-Antagonisten oder β-Rezeptor-Blocker) behandelt werden. Herzrhythmusstörungen, die im Rahmen einer Myokarditis auftreten, sind selten langfristig therapiebedürftig.

▶ **Prophylaxe.** Eine subakute Myokarditis tritt allerdings manchmal als unbemerkte, leichte Begleiterscheinung einer viral bedingten Erkältung auf. Man sollte sich daher erst frühestens eine Woche nach einer überstandenen Erkältung körperlich wieder voll belasten.

18.3 Perikarditis

Definition

Perikarditis: Entzündung des bindegewebigen Herzbeutels (Perikard)

▶ **Häufigkeit und Ursache.** Eine viral bedingte Perikarditis (z. B. durch Coxsackieviren der Serogruppen A und B, Adenoviren, Echoviren u. a.) tritt ähnlich selten wie eine Myokarditis auf. Das sonstige Erregerspektrum entspricht dem der Myokarditis. Die Pericarditis exsudativa (feuchte Perikarditis) hat meist infektiöse Ursachen und ist häufiger als die Pericarditis sicca (fibrinöse, trockene Perikarditis).

Infektionsunabhängig kann eine Perikarditis nach einem Herzinfarkt, nach Herzoperationen, im Rahmen von Tumorerkrankungen, bei fortgeschrittener Niereninsuffizienz, im Rahmen von Autoimmunerkrankungen oder nach Schädigungen durch ein Trauma oder eine Strahlentherapie auftreten.

▶ **Symptome und Komplikationen.** Als Hauptsymptom der akuten Perikarditis zeigt sich oftmals ein stechender Schmerz hinter dem Brustbein, der typischerweise durch Liegen, tiefes Einatmen und Husten verstärkt wird und manchmal von Fieber und schneller Atmung (Tachypnoe) begleitet ist.

Fast immer sind auch direkt unterhalb des Perikards liegende Herzmuskelschichten von der Entzündung betroffen (Perimyokarditis).

Bei einer Pericarditis exsudativa tritt zusätzlich ein Perikarderguss (Flüssigkeitsansammlung im Herzbeutel) auf. Besondere Gefahr für den Patienten droht bei einem großen entzündlichen Perikarderguss: Infolge der Kompression der Herzhöhlen durch die Flüssigkeit im Herzbeutel (Herzbeuteltamponade) kann die normale Herzfunktion stark eingeschränkt werden. Folgen können Herz-Kreislauf-Insuffizienz und im Extremfall ein Pumpversagen (kardiogener Schock) sein.

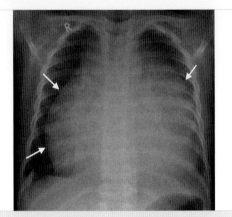

Abb. 18.2 Perikarderguss. (Hoehl M, Kullick P (Hrsg.): Gesundheits- und Kinderkrankenpflege. Thieme, Stuttgart 2012)

Bei der chronischen Perikarditis kann ein Perikarderguss bindegewebige Veränderungen und Verkalkungen des Perikards zur Folge haben, die eine erhebliche Beeinträchtigung der Herzfunktion nach sich ziehen können (Pericarditis constrictiva calcarea, sog. „Panzerherz").

▶ **Diagnose.** Bei der Pericarditis sicca finden sich lediglich entzündliche Auflagerungen im Kontaktbereich der beiden Perikardblätter. Bei der Untersuchung des Herzens mit dem Stethoskop (Auskultation) fällt ein schabendes Reibegeräusch über dem Herzen auf.

Im EKG zeigen sich stadienhafte Veränderungen und bei starker Ergussbildung ggf. eine sog. periphere Niedervoltage (Abnahme der R-Zacke in den Extremitätenableitungen an Armen und Beinen). Im Herzultraschall lassen sich auch kleinste Ergussmengen sowie möglicherweise Hinweise auf Eiteransammlungen erkennen. Die Röntgenuntersuchung des Thorax ist nur bei ausgeprägten Ergussmengen auffällig (▶ Abb. 18.2). Eine Perikardpunktion muss bei Verdacht auf eine bakterielle Infektion zur mikrobiologischen Erregerdiagnostik durchgeführt werden, entartete Zellen lassen auf einen Tumor schließen.

Gerade bei Vorliegen eines durch entzündliche Flüssigkeitsabsonderung bedingten Perikardergusses muss stets eine Perikardtuberkulose (Pericarditis tuberculosa) in Betracht gezogen werden.

▶ **Therapie.** Gegen die Brustschmerzen können Schmerzmittel verabreicht werden. Weitergehende Maßnahmen hängen von Krankheitsbild und Ursache ab. Bei einer drohenden Herzbeuteltamponade muss zur Entlastung zeitnah eine Perikardpunktion mit Ableitung der angesammelten Flüssigkeit erfolgen. Insgesamt ist die Prognose günstig, wenn die Grunderkrankung innerhalb weniger Wochen ausheilt. Bei wiederkehrenden, schweren Ergüssen kann auch eine operative Fensterung des Herzbeutels notwendig werden.

Die Pericarditis constrictiva calcarea kann durch eine operative Entfernung des verkalkten Herzbeutels (Perikardektomie) erfolgreich behandelt werden.

18

Als Basismaßnahmen sind im Krankenhaus Bettruhe, regelmäßige Bestimmung der Vitalparameter und eine Überwachung mittels Echokardiographie (Herzultraschall) angezeigt.

Pflege

Patienten mit Entzündungen des Herzens sollten nur vorsichtig mobilisiert werden. Wichtig sind genaue Kontrolle und Dokumentation von

- Herzfrequenz,
- Blutdruck und
- ggf. Atemfrequenz

bei akuter Erkrankung unter Umständen als kontinuierliche Monitoraufzeichnung.

Luftnot, Lippenzyanose oder Ödeme zeigen eine Verschlechterung der Herzfunktion an.

Erleichterung verschaffen
- Oberkörperhochlagerung,
- Frischluftzufuhr oder
- gezielte Sauerstoffzufuhr gemäß ärztlicher Anordnung.

Zusätzlich sind wichtig sind eine:
- sorgfältige Vorbereitung von Untersuchungen wie EKG, Herzultraschall oder Perikardpunktion,
- eine mindestens achtstündige Nüchternheitsphase vor einer TEE (transösophageale Echokardiographie; bei der Essensausgabe daran denken!) und
- die Verabreichung von Antibiotika zur Endokarditisprophylaxe 30–60 min. vor einem Eingriff im Bereich von Mundhöhle und Pharynx.

18

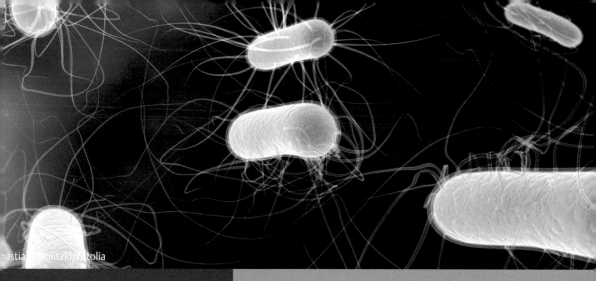

Sebastian Kaulitzki / Fotolia

Kapitel 19

Infektionen des Verdauungstrakts

19

19 Infektionen des Verdauungstrakts

Christoph Lübbert

19.1 Anatomie und Physiologie des Verdauungstrakts

Definition

- **Verdauungstrakt:** Organe, die dem Zerkleinern, dem Aufschluss, dem Transport und der Aufnahme von Nährstoffen aus der Nahrung dienen
- **Verdauung (Digestion):** Aufschluss der Nahrung mithilfe von spezialisierten Verdauungsenzymen

Der Verdauungstrakt des Menschen reicht von der Mundöffnung bis zum Darmausgang (Anus) und ist normalerweise ca. 7–8 m lang. Die einzelnen Bestandteile des Verdauungstrakts sind:
- Mundhöhle und Rachen (Pharynx; insgesamt ca. 20 cm)
- Speiseröhre (Ösophagus; ca. 40 cm)
- Magen (ca. 20–30 cm)
- Dünndarm (ca. 5–6 m) mit
  - Duodenum (Zwölffingerdarm)
  - Jejunum (Leerdarm)
  - Ileum (Krummdarm)
- Dickdarm (Kolon; ca. 1 m)
- Enddarm (Rektum)
- Darmausgang (Anus; der Analkanal zwischen Rektum und Darmausgang ist ca. 2–5 cm lang)

Diese mehrere Meter lange Strecke bietet einige Angriffspunkte für Krankheitserreger, insbesondere dann, wenn die physiologische Barriere zwischen Darmlumen und Blut, Lymphsystem und benachbarten Organen beschädigt ist.

Wichtige, dem Dünndarm anhängende Organe sind die Leber mit dem Gallenwegsystem und der Gallenblase sowie die Bauchspeicheldrüse. Neben der Synthese- und Entgiftungsfunktion der Leber ist die Verdauungsfunktion von Bauchspeicheldrüse und Galle hervorzuheben. Die einzelnen Organe des Verdauungstrakts liegen nahezu vollständig innerhalb der Bauchhöhle, die vom Bauchfell (Peritoneum) ausgekleidet wird.

Bei der Verdauung entstehen durch chemische Spaltung aus großmolekularen Kohlenhydraten, Fetten und Eiweißen kleinere Verbindungen wie Mono- und Disaccharide (Zucker), Fettsäuren, Aminosäuren, Dipeptide und Tripeptide (Eiweißbausteine), die zum Teil in Energie umgewandelt oder zur Herstellung von neuen körpereigenen Verbindungen genutzt werden. Spezialisierte Verdauungsdrüsen – Speicheldrüsen, Magen- und Darmwanddrüsen, die Bauchspeicheldrüse und die Gallenblase als Reservoir für Galle – liefern Sekrete für den enzymatischen Aufschluss, die Lösung und den Transport der Nahrungsmittel sowie den Schutz der Schleimhäute vor Selbstverdauung.

19.2 Infektionen von Mundhöhle und Rachen

Die Mundhöhle ist natürlicherweise dicht mit Bakterien besiedelt – pro ml Speichel beträgt die Keimzahl ca. 10^8, also 100 Mio. Im Bereich des Mundes sind es insbesondere die Zähne und der Zahnhalteapparat, die von Krankheitserregern befallen werden können. Dies kann in akuter Form geschehen, z. B. im Rahmen eines dentogenen (von den Zähnen ausgehenden) Abszesses, oder auch in chronischer Form als Parodontitis. Auch die Zahnkaries (Zahnfäule oder Zahnfäulnis), bei der das Zahnhartgewebe schrittweise zerstört wird, hat nach heutigem Krankheitsverständnis infektiöse Ursachen.

19.2.1 Parodontitis

▶ **Ursachen.** Von den über 600 verschiedenen Bakterienarten können nur wenige für das Zahnfleisch und den Kieferknochen wirklich gefährlich werden. Die Mikroorganismen bilden darauf einen Biofilm und produzieren Toxine (bakterielle Giftstoffe), die das Zahnfleisch und den Kieferknochen schleichend zerstören.

▶ **Symptome und Komplikationen.** Eine chronische Parodontitis (Zahnfleisch- bzw. Zahntascheninfektion; ▶ Abb. 19.1), umgangssprachlich auch Parodontose genannt, führt zu Zahnfleischschwund und Zahnlockerung, bis hin zum Zahnausfall.

Durch die hohe Keimdichte in der Mundhöhle und auf den Zähnen werden beim täglichen Zähneputzen häufig Keime aus der Mundhöhle in die Blutbahn verschleppt. Es ist eine Meisterleistung des Immunsystems, dass diese durch rasche Immunantwort fast immer sofort aus dem Blutstrom eliminiert werden und nur im Ausnahmefall zu einer ernsthaften Erkrankung wie einer Endokarditis führen.

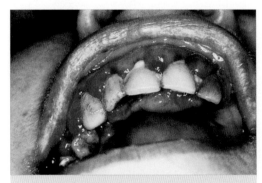

Abb. 19.1 Parodontitis. (Hellmich S, Hellmich B: Mündliche Prüfung Innere Medizin. Thieme, Stuttgart 2011)

▶ **Diagnose.** Mithilfe von mikrobiologischen Testverfahren lässt sich vor einer Parodontitisbehandlung feststellen, ob entsprechende krankheitsauslösende Bakterien vorhanden sind.

▶ **Therapie.** Ergänzend zur zahnärztlichen Versorgung werden die Erreger unter Umständen mithilfe einer möglichst gezielten Antibiotikabehandlung beseitigt. Es ist jedoch sinnlos, eine Parodontitis mit Antibiotika zu therapieren, ohne die Zähne vorher speziell zu reinigen, da die Bakterien durch den Biofilm vor der Einwirkung fast vollständig geschützt sind. Erst durch die Zerstörung des Biofilms im Rahmen einer professionellen Zahnreinigung beim Zahnarzt werden die Bakterien für Antibiotika zugänglich.

Vertiefendes Wissen

Ein Biofilm besteht aus einer dünnen Schleimschicht (Film), in die Mikroorganismen (z. B. Bakterien, Algen oder Pilze) eingebettet sind. Er entsteht besonders dann, wenn Mikroorganismen Grenzflächen zwischen Luft und Wasser (z. B. den freien Wasserspiegel) oder zwischen Feststoffen und Flüssigkeiten (z. B. die Zähne des Menschen, aber auch den Zahnersatz). besiedeln. Im Alltag werden Biofilme oft als Schleimschicht oder schmierige Beläge wahrgenommen, z. B am Duschkopf im heimischen Badezimmer, wenn dieser längere Zeit nicht gereinigt wurde. Im Krankenhaus sind Biofilme insbesondere dann gefürchtet, wenn sie sich auf medizinischen Implantaten wie Kathetern oder Gelenkendoprothesen bilden. Diese müssen dann ausgetauscht werden.

Pflege

Eine sorgfältige Zahnpflege (auch von Zahnersatz!) bei Patienten, die dabei Hilfe benötigen, minimiert nicht nur das Karies- und Parodontitisrisiko, sondern auch das Risiko einer bakteriellen Biofilmbildung mit zusätzlichen Infektionsgefahren.

19.2.2 Herpesinfektionen von Lippen und Mundhöhle

▶ **Ursachen.** Virale Infektionen der Mundhöhle und Lippen werden in erster Linie durch Herpes-simplex-Viren (HSV) hervorgerufen. Umgangssprachlich wird dafür der Begriff Lippenherpes (Herpes labialis) verwendet, auch in der Kurzform Herpes. Ist die Mundhöhle betroffen, spricht man von Herpes gingivalis.

▶ **Symptome.** Es treten charakteristische Hautreaktionen an Lippen oder auch in der Mundhöhle auf. Der Begriff „Herpes" leitet sich aus dem altgriechischen Wort *herpein* für „kriechen" ab und wird auf die „kriechende" Ausbreitung der Hauterscheinungen bei einer Herpes-simplex-Infektion zurückgeführt.

▶ **Therapie.** Für die Behandlung stehen vor allem Virustatika (Mittel zur Hemmung der Virusvermehrung) wie Aciclovir in Salben- oder Tablettenform zur Verfügung.

Allen Herpesviren – neben HSV gehören dazu z. B. auch das Zytomegalievirus (CMV) und das Epstein-Barr-Virus (EBV) – gemeinsam ist, dass sie nach einer akuten Infektion, die meist schon im Kindesalter auftritt, lebenslang im Zellkern bestimmter Zielzellen (z. B. Blutzellen oder Nervenzellen) überdauern und bei Abwehrschwäche wieder aktiviert werden können. Die medikamentöse Behandlung von Herpesinfektionen vermag dieses Ruhestadium nicht zu beenden, sondern zielt darauf ab, die Vermehrung der Viren nach einer Reaktivierung zu verhindern.

Pflege

Da Lippenbläschen infektiöse Herpes-simplex-Viren enthalten, sollten Pflegende mit Herpes labialis nicht in Bereichen arbeiten, in denen Patienten versorgt werden, die besonders empfänglich gegenüber HSV-Infektionen sind. Insbesondere gilt dies für den Kreißsaal, die Neugeborenen- und Frühgeborenenstation, Knochenmarkstransplantationseinheiten sowie Stationen, auf denen immunsupprimierte Patienten gepflegt und behandelt werden.

19.2.3 Mundsoor

▶ **Häufigkeit und Ursachen.** Auch bei immungesunden Menschen ist die Mundhöhle recht häufig von Sprosspilzen der Gattung Candida besiedelt. Sie tritt z. B. unter Antibiotikabehandlung auf, die ein Pilzwachstum begünstigt. Der Übergang von der harmlosen Besiedlung hin zu einer symptomatischen Infektion verläuft oft fließend.

▶ **Symptome und Komplikationen.** Auf der Mundschleimhaut befinden sich weißliche Pilzablagerungen. Potenziell gefährlich kann eine Infektion vor allem dann werden, wenn die Abwehrsysteme versagen und das Gleichgewicht des Körpers gestört ist.

▶ **Diagnose.** Infektionsbeweisend ist das mikroskopische Erscheinungsbild (Pilzmorphologie) von Candidaspezies: Unter dem Mikroskop lässt sich dann in Schleimhautproben eine Umwandlung vom Hefestadium ins sog. Hyphenstadium beobachten.

▶ **Therapie.** Candidainfektionen der Schleimhäute sind mit Antimykotika (Pilzmitteln) wie Nystatinlösung oder Amphotericin-B-Lutschtabletten gut zu behandeln.

Pflege

Ein neu aufgetretener Mundsoor kann Zeichen einer Abwehrschwäche sein und stellt eine wichtige Information dar, die unbedingt an die behandelnden Ärzte weitergegeben werden muss.

19

19.3 Infektionen der Speiseröhre

In der Speiseröhre (Ösophagus) finden sich durch das fortwährende Herunterschlucken des Speichels ähnliche Keime wie in der Mundhöhle, jedoch in deutlich geringerer Konzentration. Pro ml Ösophagussekret beträgt die Keimzahl ca. 10^4, also 10 000.

▸ **Ursachen.** Bei stark abwehrgeschwächten Patienten, z. B. bei AIDS-Patienten, können Herpes-simplex-Viren (HSV) oder Zytomegalieviren (CMV) im mittleren und unteren Drittel der Speiseröhre entzündliche Schleimhautdefekte (viral bedingte ulzeröse Ösophagitis) auslösen. Auch Pilze (Candidaarten) können analog zum Mundsoor das Bild einer Soorösophagitis hervorrufen, die ein schwerwiegendes Krankheitsbild darstellt.

Durch den Rückfluss von Magensäure in die Speiseröhre ausgelöste Entzündungen (Refluxösophagitis) sind jedoch sehr viel häufiger als die genannten infektiös bedingten Ösophagitiden und müssen von diesen abgegrenzt werden.

▸ **Symptome.** Leitsymptome sind Schluckbeschwerden und Thoraxschmerzen.

▸ **Diagnose.** Die Diagnose wird durch Endoskopie gestellt.

▸ **Therapie.** In der Therapie kommen Virustatika wie Aciclovir und Ganciclovir bzw. Antimykotika wie Amphotericin-B-Lösung oder Fluconazol zum Einsatz.

Pflege

Patienten mit einer Ösophagitis haben oftmals sehr starke Schmerzen, gerade beim Schlucken. Wichtig ist die Verabreichung einer schonenden, flüssigen Kost, die bei Abklingen der Entzündung schrittweise zu fester Kost aufgebaut werden kann. Beim Schlafen sollte der Oberkörper leicht erhöht gelagert werden, um den Rückfluss von saurem Mageninhalt in die entzündete Speiseröhre zu erschweren. Auch Schmerzmittel können vorübergehend Linderung verschaffen.

19.4 Infektionen des Magens und des Zwölffingerdarms

Definition

- **Erosionen:** Defekte der oberflächlichen Magenschleimhaut
- **Ulzera:** umschriebene, tiefergehende Defekte der Magenwand

Wichtigste Funktion des Magens ist die Verkleinerung des Nahrungsbreis und die Vorverdauung. Säurebildende

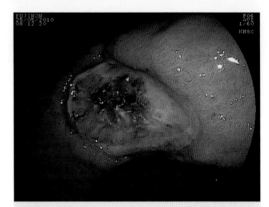

Abb. 19.2 Ulcus ventriculi. (Christoph Lübbert, Leipzig)

Zellen in der Magenschleimhaut senken dazu den pH-Wert auf ein physiologisches Niveau von ca. 2 ab. Der Magen verfügt somit über eine Art „eigenes Desinfektionssystem", sodass Infektionen hier nur selten vorkommen.

Unter medikamentöser Säureblockade mit sog. Protonenpumpeninhibitoren (PPI), wie sie bei vielen entzündlichen Erkrankungen von Magen und Speiseröhre durchgeführt wird, kann der pH-Wert auf 4–5 ansteigen, sodass die gegen Krankheitserreger aus dem oberen Gastrointestinaltrakt schützende Säurebarriere nicht mehr vorhanden ist und bei langfristiger Anwendung vermehrte Infektionsgefahr droht.

Zu den Infektionen des Magens und des Zwölffingerdarms gehören:
- Magenschleimhautentzündung (Gastritis)
- Magengeschwür (Ulcus ventriculi, ▸ Abb. 19.2)
- Zwölffingerdarmgeschwüre (Ulcera duodeni)

▸ **Häufigkeit und Ursachen.** Je nach Ursache unterscheidet man drei Formen einer Gastritis:
- Typ A: Autoimmungastritis
- Typ B: bakteriell bedingte Gastritis (durch Helicobacter pylori)
- Typ C: chemisch-toxisch bedingte Gastritis (durch bestimmte Medikamente und/oder Gallereflux aus dem Zwölffingerdarm)

Erreger einer Gastritis vom Typ B ist hauptsächlich das auf den Magen spezialisierte Bakterium Helicobacter pylori (▸ Abb. 19.3). H. pylori inaktiviert die Magensäure mittels Ureasereaktion unter Bildung von Ammoniak. Als Folge können sich Erosionen und Ulzera, umgangssprachlich Magengeschwür genannt, bilden. Auch die magennahen Anteile des Zwölffingerdarms (Duodenum) können betroffen sein; dann wird von Ulcera duodeni (Zwölffingerdarmgeschwüren) gesprochen.

Ca. 10 % der europäischen Bevölkerung entwickeln einmal im Leben ein Ulcus ventriculi oder Ulcus duodeni.

▸ **Symptome und Komplikationen.** Klinisch stehen oftmals als stechend empfundene Oberbauchschmerzen im

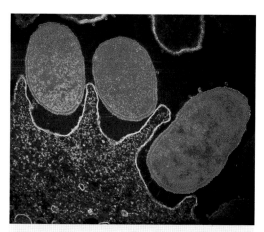

Abb. 19.3 Helicobacter pylori. Elektronenmikroskopische Aufnahme (MPI für Infektionsbiologie, Berlin) (Max-Planck-Institut für Infektionsbiologie, Berlin)

Vordergrund, beim Ulcus ventriculi typischerweise mit Beschwerdezunahme nach Nahrungsaufnahme. Als Spätfolge einer Helicobacterinfektion des Magens können sich auch Krebserkrankungen (Magenkarzinom und Magenlymphom) entwickeln.

▶ **Diagnose.** Die Diagnose wird durch Endoskopie (Gastroskopie = Magenspiegelung) gestellt. Bei der Endoskopie werden Schleimhautproben entnommen, in denen H. pylori mikroskopisch, mikrobiologisch oder auch mittels Ureaseschnelltest (das Bakterium verfügt über eine charakteristische Fähigkeit zur schnellen Harnstoffspaltung mittels seines Enzyms Urease) nachgewiesen werden kann.

▶ **Therapie.** Die Therapie besteht in einer Kombination aus vorübergehender medikamentöser Säureblockade und Antibiotikagabe (sog. H.-pylori-Eradikationsbehandlung).

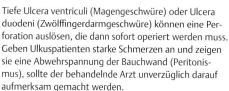

Pflege

Tiefe Ulcera ventriculi (Magengeschwüre) oder Ulcera duodeni (Zwölffingerdarmgeschwüre) können eine Perforation auslösen, die dann sofort operiert werden muss. Geben Ulkuspatienten starke Schmerzen an und zeigen sie eine Abwehrspannung der Bauchwand (Peritonismus), sollte der behandelnde Arzt unverzüglich darauf aufmerksam gemacht werden.

19.5 Infektionen von Dünn- und Dickdarm

Definition

- **Gastroenteritis:** Entzündung von Magen und Dünndarm
- **Enteritis:** Entzündung ausschließlich des Dünndarms
- **Kolitis:** Entzündung ausschließlich des Dickdarms
- **Enterokolitis:** Entzündung von Dünn- und Dickdarm
- **SIBO (small intestinal bacterial overgrowth syndrome):** massive Besiedlung des Dünndarms von eigentlich harmlosen Dickdarmbakterien (bakterielle Fehlbesiedlung)

Zu den Infektionen von Dünn- und Dickdarm zählen:
- Gastroenteritis
- Enteritis
- Enterokolitis
- Kolitis

An den kurzen Zwölffingerdarm (seine Länge soll 12 Fingerbreiten entsprechen, daher der Name) schließen der übrige Dünndarm mit Jejunum (Leerdarm) und Ileum (Krummdarm) sowie nachfolgend der Dickdarm (Kolon) und der Enddarm (Rektum) an.

Während der Dünndarm relativ spärlich von Bakterien besiedelt ist (Keimzahl ca. 10^4 bis 10^6 pro ml Dünndarmsekret, also 1 000 bis 1 Mio.) weist der Dickdarm mit 10^{12} Keimen (also 1000 Milliarden oder 1 Billion) pro Gramm Darminhalt eine sehr hohe Keimlast auf.

▶ **Häufigkeit und Ursachen.** Infektionen von Dünn- und Dickdarm gehören zu den häufigsten Erkrankungen überhaupt und stellen in der Hausarztpraxis eine Alltäglichkeit dar. Sie werden nahezu ausschließlich durch kontaminierte Lebensmittel hervorgerufen.

Bedingt durch die Änderungen von Lebens- und Ernährungsgewohnheiten hat sich das Ursachenspektrum in den letzten 30 Jahren erheblich verändert und verbreitert. So sind in dieser Zeit über zehn neue Erreger von Nahrungsmittelinfektionen entdeckt worden, darunter Campylobacter, Cryptosporidium, Cyclospora und Noroviren (früher „Norwalk-like"-Viren genannt). Hingegen hat die Bedeutung von Salmonellen kontinuierlich abgenommen (▶ Tab. 19.1).

EHEC, enterohämorrhagische E. coli; EPEC, sonstige enteropathogene E. coli; HUS, hämolytisch-urämisches Syndrom

Genaue Zahlen sind schwer zu erheben, da Durchfallerkrankungen häufig innerhalb weniger Tage von selbst ausheilen und bei vielen Patienten die Ursache nicht genau festgestellt wird. Offizielle Zahlen sprechen von mindestens 250 000 akuten Darminfektionen in Deutschland pro Jahr, realitätsnahe Schätzungen gehen aber von der 10- bis 20-fachen Zahl von Erkrankungen aus.

19

Tab. 19.1 Anzahl gemeldeter infektiöser Darmkrankheiten (RKI).

Erreger	Fallzahlen für Deutschland 2011
Noroviren	115 668
Campylobacter	71 126
Rotaviren	54 331
Salmonellen	24 454
EPEC	8271
EHEC (außer HUS)	4903
Giardia	4244
Yersinia	3387
Shigellen	678
Kryptosporidien	938

Vertiefendes Wissen

Ca. 50 % der akut Erkrankten müssen aufgrund dieses Leidens die täglichen Aktivitäten einschränken. Etwa ein Zehntel der Betroffenen sucht einen Arzt auf. Einer von 400 Erkrankten wird stationär im Krankenhaus aufgenommen und Todesfälle ereignen sich bei 3 von 100 000 Erkrankten. Betroffen sind besonders Kleinkinder und ältere Patienten.

▶ **Symptome und Komplikationen.** Hauptsymptom entzündlicher Darmerkrankungen ist der Durchfall (Diarrhö), meist begleitet von Bauchschmerzen und abdominellen Krämpfen.

Definition

Diarrhö (Durchfall): Abgabe von flüssigem Stuhl in einer Frequenz von mehr als dreimal täglich definiert; bei Erwachsenen auch ein Stuhlgewicht von über 200–250 g pro Tag bei zu häufiger Frequenz und zu hohem Wasseranteil

Stuhlfrequenz (dreimal am Tag bis dreimal die Woche gilt als normal) und Konsistenz des Stuhlgangs (Stuhlbeschaffenheit, reicht von kaum geformt bis hart) sind bei jedem Menschen individuell verschieden. Der akuten Diarrhö liegt meist eine aktive Flüssigkeitssekretion aus den Enterozyten (Dünndarmzellen) zugrunde, bedingt z. B. durch die Wirkung von Toxinen (bakterielle Gifte). Diese werden z. B. durch Choleravibrionen, toxinbildende Escherichia-coli-Stämme und Shigellen produziert. Auch manche Salmonellen können solche Enterotoxine bilden. Der Mechanismus der akuten wässrigen Diarrhö durch Erreger wie Rotaviren, Noroviren oder Lamblien scheint hingegen auf einem direkten, erregerverursachten Schleimhautschaden zu beruhen. Dem Dickdarm zuzuordnende Durchfälle beruhen auf mangelnder Rückresorption von Wasser, sodass der Stuhlgang nur unzureichend eingedickt wird.

Vertiefendes Wissen

Neben Durchfallerkrankungen durch Noroviren haben im Krankenhaus in den letzten 10 Jahren vor allem Dickdarmentzündungen durch toxinbildende Clostridium-difficile-Bakterien stark zugenommen. Diese überwuchern unter bestimmten Bedingungen (z. B. längere oder wiederholte Antibiotikabehandlung, langer Krankenhausaufenthalt) die gesunde bakterielle Flora im Dickdarm. Das Krankheitsbild der pseudomembranösen Kolitis verläuft besonders schwer. In manchen Fällen versagt die gegen Clostridium difficile gerichtete antibiotische Therapie mit Metronidazol oder Vancomycin, sodass diesen Patienten unter Umständen sogar der Dickdarm operativ entfernt werden muss (totale Kolektomie). Verhindern kann man dies im Einzelfall offenbar durch Wiederherstellen der normalen Darmflora, indem Stuhl eines gesunden Spenders (z. B. eines Verwandten) über eine Sonde oder ein Endoskop in den Dickdarm eingebracht wird (Stuhltransplantation). Diese experimentelle Methode ist jedoch noch weit davon entfernt, in den Krankenhausalltag Einzug zu halten.

Wegen der unterschiedlichen diagnostischen Herangehensweise und den sich daraus ableitenden Behandlungsmaßnahmen hat sich eine Unterscheidung in akute und chronische Diarrhö etabliert:

- akute Diarrhö: zu über 90 % durch Erreger oder deren Toxine (bakterielle Gifte) bedingt
- chronische Diarrhö: mehrheitlich durch lokale Erkrankungen des Magen-Darm-Trakts, funktionelle Störungen, Stoffwechselstörungen u. a. und nur zu ca. 10 % durch Erreger hervorgerufen

Der Dünndarm ist das Zielgebiet einiger darmpathogener Bakterienstämme und auch des tierischen Einzellers (Protozoon) Giardia lamblia. Im Dickdarm können Bakterien, Protozoen wie Amöben (z. B. Entamoeba histolytica als Erreger der Amöbenruhr) oder Toxinbildner wie Clostridium difficile Entzündungen verursachen.

Allerdings können sich auch durch die normale bakterielle Dickdarmflora Infektionsrisiken bei Störungen der Darmfunktion bzw. des anatomischen Darmaufbaus ergeben. Es ist bekannt, dass z. B. die Darmwand von Intensivpatienten unter bestimmten Bedingungen regelrecht „durchlässig" für Darmkeime werden kann. Die Folge davon kann eine septische Infektion sein. Ausstülpungen der Darmschleimhaut (Divertikulose) gerade im unteren Dickdarm können ebenfalls Ausgangspunkt für Entzündungen sein (Divertikulitis).

Bei stark abwehrgeschwächten Patienten, z. B. AIDS-Patienten, können Zytomegalieviren (CMV) entzündliche Schleimhautdefekte im Dickdarm (eine sog. CMV-Kolitis, ▶ Abb. 19.4) auslösen. Während durch Infektionserreger hervorgerufene Entzündungen des Rektums relativ selten sind, sind Analabszesse durch bakterielle Infektion nach Verletzungen der Schleimhaut möglich.

Insbesondere bei Kindern kann es durch den Verlust von Flüssigkeit und Elektrolyten zu einer gefährlichen De-

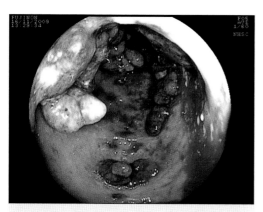

Abb. 19.4 CMV-Kolitis. Schwere CMV-Kolitis bei zugrunde liegender Colitis ulcerosa bei einem HIV-positiven Patienten. (Christoph Lübbert, Leipzig)

Die Therapie von schweren infektiös bedingten Durchfallerkrankungen erfolgt in den meisten Fällen erregergerichtet antibiotisch und setzt eine differenzierte mikrobiologische Stuhluntersuchung voraus.

Pflege

Bei Durchfallerkrankungen besteht oftmals Meldepflicht nach dem Infektionsschutzgesetz. Im Alltagsstress des Krankenhausbetriebs wird das manchmal vergessen und die Ärzte müssen durch Vorlegen des dafür vorgesehenen Meldevordrucks vom Pflegepersonal daran erinnert werden. Bei der Pflege von infektiösen Durchfallpatienten ist unbedingt an Handschuh- und Kittelpflege zu denken. Bei der Pflege von Patienten, die mit Rota- oder Noroviren infiziert sind (diese können auch durch Erbrochenes übertragen werden), sollte zudem ein mehrlagiger Mund-Nase-Schutz getragen werden.

hydrierung kommen. Unbehandelt können in der Folge Kreislaufprobleme bis hin zum Volumenmangelschock, Nierenversagen oder Krampfanfälle auftreten. Ebenfalls vorwiegend bei kleinen Kindern kann sich durch die gesteigerte Beweglichkeit des entzündeten Darms eine Einstülpung des Darms in sich selbst (Intussuszeption, Synonym: Invagination) mit der Folge eines teilweisen oder sogar kompletten Darmverschlusses (Ileus) entwickeln.

▶ **Diagnose.** Die Diagnose einer Darminfektion wird klinisch gestellt. Neben der körperlichen Untersuchung, bei der insbesondere auf Symptome einer Exsikkose (Austrocknungszeichen wie stehende Hautfalten) geachtet werden muss, kann eine Stuhlinspektion die Diagnose untermauern. Der Erregernachweis im Stuhl wird mittels Mikroskopie, Anlegen von Stuhlkulturen und ggf. Antigennachweise oder spezielle PCR-Tests geführt. Eine Blutuntersuchung kann helfen, das Ausmaß des Wasser- und Salzverlustes abzuschätzen. Im Verlauf sind hierzu aber Gewichtskontrollen am aussagekräftigsten.

Chronisch-entzündliche Darmerkrankungen (CED) wie Morbus Crohn und Colitis ulcerosa sind wahrscheinlich nicht primär infektiös bedingt, gehen aber aufgrund einer Barriere- und Immunstörung der Darmschleimhaut unter Beteiligung physiologischerweise im Darm vorhandener Bakterien mit einer chronischen Entzündung der Schleimhaut und komplexen Störungen des darmeigenen Abwehrsystems einher.

▶ **Therapie.** Die Therapie bei Diarrhö besteht in erster Linie in einer oralen Rehydrierung mit zucker- und salzhaltiger Flüssigkeit, z. B. mittels gesüßtem Tee in Kombination mit Salzgebäck oder durch Anrühren einer in der Apotheke erhältlichen kommerziellen Rehydrierungslösung (z. B. Elotrans). In schweren Fällen (Dehydrierungsgrad > 10 % des Körpergewichts, Kreislaufschock oder vorhandene Bewusstseinsstörung) muss die Rehydrierung stationär mittels intravenöser Infusionsbehandlung erfolgen.

19.6 Infektionen des Bauchfells und der Bauchhöhle

Wird der Darm verletzt und tritt Darminhalt in die Bauchhöhle aus, kommt es zu einer Peritonitis (Bauchfellentzündung). Es handelt sich um ein schweres Krankheitsbild, das einer sofortigen operativen Behandlung bedarf. Neben der Beseitigung einer Darmperforation ist eine entsprechende sofortige Therapie mit Breitbandantibiotika und Spülungen der Bauchhöhle (Lavage) erforderlich.

19.7 Infektion der Leber

▶ **Häufigkeit und Ursachen.** Eine Leberentzündung wird als Hepatitis bezeichnet. In der Regel handelt es sich um eine typische virale Infektion, die in akute und chronische Verläufe untergliedert wird. Bakterien (v. a. Leptospiren, Brucellen, Listerien), Parasiten (z. B. Plasmodien, Schistosomen) oder Pilze sind nur selten die Ursache einer Hepatitis. Hierzulande ist eine Leberentzündung häufiger auf nichtinfektiöse Ursachen wie Alkoholkrankheit, Medikamente oder Autoimmunerkrankungen zurückzuführen.

Als Verursacher kommt eine große Gruppe verschiedener Viren infrage. Neben den klassischen Hepatitisviren, die verschiedenen Virusfamilien angehören und alphabetisch mit Großbuchstaben benannt sind (A, B, C, D, E – s. Kap. 6.7) können das Zytomegalievirus (CMV) und das Epstein-Barr-Virus gelegentlich eine virale Hepatitis auslösen (▶ Tab. 19.2).

Tab. 19.2 Anzahl gemeldeter Virushepatitiden (RKI, 2011).

Erreger	Fallzahlen für Deutschland 2011
Hepatitis-A-Virus	827
Hepatitis-B-Virus	807
Hepatitis-C-Virus	4998

19

▶ **Symptome und Komplikationen.** Die Anfangssymptome einer Hepatitis sind unspezifisch und ähneln denen eines grippalen Infekts: Abgeschlagenheit, Müdigkeit, Gelenk- und Muskelschmerzen sowie evtl. Schmerzen im rechten Oberbauch. Durch Störungen des Gallestoffwechsels kommen Übelkeit, Appetitlosigkeit, Brechreiz und Verdauungsstörungen hinzu, später auch Hautjucken infolge unzureichender Ausscheidung von Gallensäuren. Oftmals, aber keinesfalls immer, tritt ein Ikterus (Gelbsucht) auf.

Die Erkrankung kann akut (z. B. Hepatitis A) oder auch chronisch verlaufen (Hepatitis B bis zu 10 %, Hepatitis C bis zu 80 %). Ist der Verlauf chronisch und wird die Leber weiter geschädigt, können eine Leberzirrhose („Schrumpfleber") oder Leberkrebs (hepatozelluläres Karzinom, HCC) entstehen.

▶ **Diagnose.** Im Labor finden sich typische Leberenzymveränderungen mit führender Transaminasenerhöhung und Anstieg der Bilirubinkonzentration im Serum.

▶ **Therapie.** Gegen eine akute Virushepatitis – insbesondere bei der Hepatitis A und B – gibt es keine Therapie. Der größte Teil der Erkrankungen heilt von alleine aus. Unterstützend wird rein symptomatisch behandelt durch körperliche Schonung (in schweren Fällen auch Bettruhe) und eine kalorienreiche, leichte Ernährung.

Bei der chronischen Hepatitis B und C wird mit antiviralen Medikamenten (verschiedene Virustatika, Interferon-α) versucht, die Virusvermehrung zu stoppen. Eine komplette Ausheilung lässt sich bei der Hepatitis B nur selten erreichen, bei der Hepatitis C gelingt dies in bis zu 80 % der Fälle.

▶ **Prophylaxe.** Zur Vorbeugung gibt es moderne Impfstoffe gegen Hepatitis A und B, auch als Kombinationsimpfstoff.

Pflege

Für Beschäftigte in Gesundheitsberufen ist eine Hepatitis-B-Immunisierung mit Kontrolle des Impferfolgs durch Antikörperbestimmung (anti-HBs) zwingend erforderlich.

19.8 Infektion der Gallenblase und der Gallenwege

▶ **Ursachen.** Gallenblase und Gallenwege sind besonders dann infektionsgefährdet, wenn Gallensteine (Cholelithia-

sis) oder auch eine Verlegung des Galleabflusses infolge eines Tumorleidens (z. B. Pankreaskopfkarzinom) vorliegen. Keime, die hier eine Infektion auslösen, entstammen meist aus der Darmflora (Escherichia coli, Klebsiella, Enterococcus u. a.). Häufiger liegt eine Mischinfektion durch zwei oder sogar mehr Bakterienspezies vor.

Die Gallengangentzündung wird als Cholangitis bezeichnet, eine Gallenblasenentzündung als Cholezystitis. Beim Leberabszess handelt es sich um eine abgekapselte Entzündung innerhalb der Leber, die sich meist über die Gallenwege (cholangiogen), seltener auf dem Blutweg über die Pfortader (portal-hämatogen) entwickelt. Neben bakteriellen Ursachen kann auch Entamoeba histolytica, Erreger der invasiven Amöbenruhr, einen Leberabszess auslösen.

▶ **Symptome und Komplikationen.** Leitsymptome einer Gallenwegsinfektion sind Ikterus (Gelbsucht), rechtsseitige Oberbauchschmerzen und Fieber.

▶ **Therapie.** Die Therapie erfolgt in erster Linie durch Beseitigung der Gallenwegsobstruktion mittels Endoskopie (ERCP) oder Operation, flankiert durch möglichst gezielte Antibiotikatherapie. Leberabszesse müssen ultraschallgestützt drainiert oder sogar operiert und antibiotisch behandelt werden.

19.9 Infektion der Bauchspeicheldrüse

▶ **Häufigkeit und Ursachen.** Die infektiös bedingte Bauchspeicheldrüsenentzündung (Pankreatitis) ist relativ selten. An ihrer Entstehung beteiligt sind systemische Virusinfektionen (z. B. durch Enteroviren oder Mumpsviren) oder die Einwanderung von Bakterien (z. B. Salmonellen oder Campylobacter) aus dem Darm. In tropischen Ländern können auch Parasiten über den Zwölffingerdarm und die Papille in den Bauchspeicheldrüsengang einwandern (z. B. Nematoden wie Ascaris lumbricoides).

▶ **Symptome.** Eine akute Pankreatitis macht sich durch starke, typischerweise gürtelförmige, starke Oberbauchschmerzen, Fieber und häufig auch Schocksymptomatik wie auch eine Erhöhung des Bauchspeicheldrüsenenzyms Lipase im Serum bemerkbar.

▶ **Therapie.** Die Behandlung richtet sich nach dem Erregernachweis. Entscheidend bei einer Pankreatitis ist zunächst eine angepasste Intensivtherapie mit ausreichender Flüssigkeitszufuhr und Schmerzbehandlung. Unter Umständen kann im Krankheitsverlauf eine Operation erforderlich sein, um entzündetes Gewebe zu entfernen.

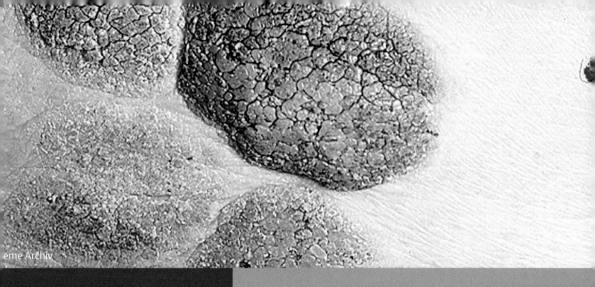

eme Archiv

Kapitel 20

Infektionen der Haut und der Weichteile

20 Infektionen der Haut und der Weichteile

Christoph Lübbert

20

20.1 Anatomie und Physiologie der Haut

Die Haut stellt das größte Organ des Körpers dar. Sie besteht aus verschiedenen übereinander liegenden Gewebetypen. Von außen nach innen sind dies:

* die Oberhaut (Epidermis),
* die Lederhaut (Dermis oder Corium) und
* das Unterhautfettgewebe (Subkutis, mit Anteilen von Bindegewebe).

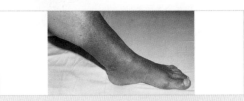

Abb. 20.1 Erysipel. Am Unterschenkel. (Andreae S, von Hayek D, Weniger J: Gesundheits- und Krankheitslehre für die Altenpflege. Thieme, Stuttgart 2011)

Haut und Schleimhäute mit ihrem Epithel (Deckgewebe) bilden die Grenze des menschlichen Körpers zur Umwelt. Auf dem Epithel der Haut befindet sich eine feine Schicht, bestehend aus Schweißbestandteilen, Talg und Wasser. Dieser natürliche Säureschutzmantel mit einem pH-Wert von 4–6 stellt eine wichtige Barriere gegen schädliche Einflüsse von außen dar und beeinflusst die physiologische Besiedlung der Haut durch Mikroorganismen, in erster Linie Bakterien. Ein intakter Säureschutzmantel unterstützt die Besiedlung mit „schützenden" Bakterien und kontrolliert die Ausbreitung pathogener (krankheitsauslösender) Mikroorganismen.

20.2 Bakterielle Infektionskrankheiten

20.2.1 Erysipel

Definition

Erysipel: akute Entzündung innerhalb des Lymphgefäßsystems der Haut; umgangssprachlich auch Wundrose (bei Gesichtsmanifestation auch Gesichtsrose) genannt

▶ **Häufigkeit und Ursachen.** Das Erysipel kommt besonders bei älteren Erwachsenen recht häufig vor (in Deutschland ca. 100 Erkrankungen pro 100 000 Einwohner). Haupterreger sind β-hämolysierende Streptokokken der Gruppe A (Streptococcus pyogenes), seltener auch Streptokokken der Gruppen B, C und G oder Staphylococcus aureus.

Besonders betroffen sind die Beine und seltener das Gesicht. Die Erkrankung wird durch venösen Stau, Lymphödem, Diabetes, Alkoholismus oder Lähmungen begünstigt. Meist finden sich diskrete Eintrittspforten (kleine Ulzera, Verletzungen, Mazerierung der Haut, Fußpilz).

▶ **Symptome und Komplikationen.** Ein Erysipel manifestiert sich anfangs als schmerzhafte, rot indurierte Hautläsion mit schnell fortschreitender deutlich demarkierter Randzone (▶ Abb. 20.1). Es entwickeln sich hohes Fieber, Schüttelfrost und ein starkes allgemeines Krankheitsgefühl. Die regionalen Lymphknoten sind im Sinne einer Lymphadenitis (Lymphknotenentzündung) geschwollen. Im weiteren Verlauf ist die Entwicklung von Blasen, der Übergang in eine tiefe Phlegmone (s. u.) bzw. eine Sepsis möglich.

Ein Erysipel hat eine hohe Rezidivneigung und kann unbehandelt auch tödlich verlaufen, insbesondere bei einer Infektion mit Staphylococcus aureus.

▶ **Diagnose.** Der Keimnachweis gelingt nicht immer. Gelegentlich lassen sich die Erreger in der Blutkultur nachweisen. Manchmal kann man Streptokokken mithilfe einer Abstrichuntersuchung im Bereich der Eintrittspforte identifizieren. Es besteht eine typische Entzündungskonstellation (linksverschobene Leukozytose, BSG-Beschleunigung, CRP-Erhöhung). Der Antistreptolysintiter (AST) steigt im Krankheitsverlauf an, ist aber diagnostisch bedeutungslos.

Ein Erysipel muss vom Erythema chronicum migrans nach Zeckenstich, einer Phlegmone sowie chemischen bzw. physikalischen Irritationen der Haut abgegrenzt werden. Ein Erysipeloid (sog. Schweinerotlauf, verursacht durch Infektion mit Erysipelothrix rhusiopathiae) verläuft im Allgemeinen ohne Fieber. Ein Erythema migrans als Folge einer Infektion durch Borrelien verläuft ebenfalls weniger akut. Auch ein abklingender Wespenstich kann wie ein Erysipel aussehen.

▶ **Therapie.** Mittel der Wahl ist eine möglichst schnell einsetzende Behandlung mit Penicillin G (Dosierung je nach Krankheitsschwere bis zu 40 Mio. IE i. v. täglich), bei leichteren Fällen kann auch oral Penicillin verabreicht werden. Alternativ kommen Makrolidantibiotika oder Cephalosporine infrage.

Ein chronisch rezidivierendes Erysipel kann ein erhebliches therapeutisches Problem darstellen. Eine Langzeitbehandlung (Sekundärprophylaxe) mit Oralpenicillin, intramuskulär verabreichtem Depotpenicillin oder einem Makrolidantibiotikum (z. B. Azithromycin) ist hier sinnvoll. Ein aufgrund rezidivierender Erysipele bestehendes chronisches Lymphödem lässt sich therapeutisch nur wenig beeinflussen.

Am wichtigsten ist die genaue klinische Beobachtung. Binnen der ersten 24 Stunden nach Therapiebeginn kann sich das Erysipel noch etwas weiter vergrößern, anschließend gehen Schwellung und Rötung zurück. Oft kommt es zur Schuppung der beteiligten Haut. Bei schweren Formen kann es zu Blasen und auch zu Nekrosen der Haut kommen, die gelegentlich mittels Hauttransplantation gedeckt werden müssen.

Pflege

Die genaue Markierung der Grenzen eines Erysipels und entsprechende Fotodokumentation sind äußerst wichtig, um den Rückgang der Hauterscheinungen und damit den Therapieerfolg beurteilen zu können.

20.2.2 Phlegmone

Definition

Phlegmone: Entzündung des tieferen subkutanen Gewebes mit Beteiligung der darüberliegenden Haut; im angloamerikanischen Sprachraum ist die Bezeichnung „Cellulitis" gebräuchlich, die immer wieder missverständlich als „Zellulitis" ins Deutsche übersetzt wird

▶ **Häufigkeit und Ursachen.** Eintrittspforten für pathogene Bakterien sind meistens penetrierende Verletzungen. Eine Phlegmone ist im Krankenhaus eine nicht unübliche Komplikation bei lange liegenden Venenkathetern (Infektion der Katheteraustrittsstelle oder Tunnelinfektion; ▶ Abb. 20.2) oder das Resultat eines Spritzenabszesses. Gelegentlich können Phlegmonen auch im Rahmen einer Blutstrominfektion als hämatogene Absiedlung auftreten.

Die Haupterreger von Phlegmonen sind Streptokokken der Gruppe A (Streptococcus pyogenes) sowie Staphylococcus aureus. Phlegmonen nach Tierbissen sind in erster Linie durch Pasteurella multocida oder Capnocytophaga spp. bedingt.

Vertiefendes Wissen

Nach einer Verletzung im Meerwasser kann es zu Infektionen mit halophilen Vibrionen (Vibrio vulnificus) kommen, insbesondere bei Patienten mit vorbestehenden chronischen Lebererkrankungen. Nach Verletzung in Süßwasser bzw. Brauchwasser können Infektionen mit Aeromonas spp. auftreten. Bei älteren, schlecht gepflegten Patienten sind die Erreger oft eine Mischflora mit gramnegativen Stäbchen (z. B. Escherichia coli, Klebsiella spp.), Enterokokken und Bacteroides spp.

Im Krankenhaus kann auch Pseudomonas aeruginosa gelegentlich zu Phlegmonen führen. Bei Patienten mit Immundefekt, insbesondere im Rahmen zytostatischer Behandlung, ist an Pilze zu denken (Aspergillus, Mucor, Fusarium). Hier ist ein rasch nekrotisierender Verlauf typisch.

▶ **Symptome.** Im Gegensatz zum Erysipel haben Phlegmonen keinen scharf abgegrenzten Rand. Die subdermale (unter der Haut liegende) oder subfasziale Ausdehnung kann wesentlich größer sein als der Bereich der äußerlich sichtbaren Rötung.

▶ **Diagnose.** Die Diagnosestellung ist in erster Linie vom klinischen Erscheinungsbild abhängig. Der Erregernachweis ist einfach. Im Allgemeinen lassen sich die Erreger aus Abstrichen isolieren. Geschlossene Phlegmonen sollten zu diagnostischen Zwecken punktiert werden – auch ohne sonographische Demarkierung im Sinne eines Abszesses. Große Phlegmonen führen zu einer typischen Entzündungskonstellation (linksverschobene Leukozytose, BSG-Beschleunigung, CRP-Erhöhung). Eine Röntgenaufnahme, evtl. CT oder MRT, ist sinnvoll zum Nachweis von Gas im Gewebe, Fremdkörper bzw. einer Knochenbeteiligung.

Differenzialdiagnostisch sind Gasgangrän (Myonekrose), aber auch das nicht erregerbedingte Pyoderma gangraenosum (z. B. im Rahmen eines Morbus Crohn) zu erwägen.

▶ **Therapie.** Die antibiotische Initialtherapie sollte die Haupterreger Staphylococcus und Streptococcus erfassen (z. B. Aminopenicillin/β-Lactamase-Inhibitor oder Cephalosporine der Gruppen 1 und 2). Schwere Infektionen bei geschwächten Patienten erfordern stets eine parenterale Antibiotikagabe. Vorhandene Abszesse müssen eröffnet und chirurgisch versorgt werden. Gefürchtet sind gangränöse Verlaufsformen mit rascher Ausbildung einer schweren Sepsis bzw. eines septischen Schocks. Hier ist frühzeitig ein eventuell radikales chirurgisches Debridement zu veranlassen.

Infektionen mit Vibrio vulnificus erfordern eine rasche Therapieeinleitung mit Tetrazyklinen oder Cephalosporinen der höheren Generation. Die Behandlung bei Nachweis von Aeromonas ssp. erfolgt vorzugsweise mit Fluo-

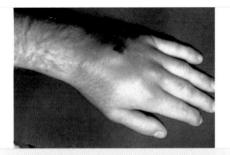

Abb. 20.2 Phlegmone. Infektion durch Venenverweilkanüle. (Andreae S, von Hayek D, Weniger J: Gesundheits- und Krankheitslehre für die Altenpflege. Thieme, Stuttgart 2011)

20

rochinolonen. Beim Übergang einer Phlegmone in die sog. nekrotisierende Fasziitis durch Streptokokken der Gruppe A mit schwerer Sepsis wird die Kombinationstherapie mit Penicillin zusammen mit Clindamycin und polyvalenter Immunglobulingabe empfohlen.

20.2.3 Diabetisches Fußsyndrom

Definition

- **Diabetisches Fußsyndrom:** Entzündung des tieferen subkutanen Gewebes mit Beteiligung der darüberliegenden Haut beim Diabetiker
- **neuropathisch:** durch eine Nervenerkrankung bedingt

Bei Diabetikern treten Weichteil- und/oder Knocheninfektionen nicht selten nach neuropathischen (diabetische Polyneuropathie) chronischen Fußulzerationen auf (▶ Abb. 20.3). Der Schweregrad reicht von relativ häufigen leichteren, oberflächlichen Infektionen der Haut bis hin zur sehr selten auftretenden akuten nekrotisierenden Fasziitis.

Das typische Erregerspektrum umfasst Staphylococcus aureus und Streptokokken; tief reichende Infektionen werden nahezu ausnahmslos polymikrobiell verursacht (z. B. von Escherichia coli, Streptokokken und Anaerobiern).

▶ **Symptome.** Infolge der beim Diabetiker gestörten Entzündungsreaktion können Rötung, Schwellung, eitrige Sekretion, Fistelungen. Allgemeinsymptome (Fieber, Schüttelfrost, Leukozytose) auch bei ausgedehnter Infektion fehlen. Meist fallen über längere Zeit schlecht eingestellte Blutzuckerwerte auf.

▶ **Diagnose.** Oberflächliche Abstriche sind häufig nicht repräsentativ für das Erregerspektrum; besser geeignet sind Aspirate oder – gerade bei Verdacht auf Knochenbeteiligung – tiefe Biopsien bzw. Knochenbiopsien, die umgehend mikrobiologisch aufzuarbeiten sind. Röntgenbilder zur Diagnose einer Knochenbeteiligung sind als allei-

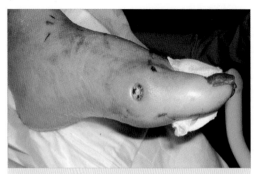

Abb. 20.3 Diabetisches Fußsyndrom. (Anika Wolf, Schöffengrund)

niges diagnostisches Verfahren wenig spezifisch, viel aussagekräftiger ist die Magnetresonanztomographie (MRT).

▶ **Therapie.** Neben einer dermatochirurgischen Sanierung des Haut-/Weichteilbefundes (Debridierung nekrotischer Hautbezirke) ist eine möglichst erregergerichtete Antibiotikatherapie entscheidend. Bei zusätzlicher Knochenbeteiligung ist ein aggressiver parenteraler Therapieversuch, z. B. mit Aminopenicillin/β-Lactamase-Inhibitor für mindestens 2 Wochen, empfehlenswert. Eine daran anschließende orale Verabreichung von Antibiotika (bei polymikrobieller Infektion auch als Kombinationstherapie) ist sinnvoll. Dauerhafte Druckentlastung der betroffenen Gliedmaße und optimale Blutzuckereinstellung sind für den Heilungsprozess sehr wichtig.

20.2.4 Nekrotisierende Fasziitis

Definition

nekrotisierende Fasziitis: eine als Notfall zu behandelnde, lebensbedrohliche, bakterielle Weichteilinfektion, die durch sich foudroyant ausbreitende Nekrosen der betroffenen Faszien (flächige Bindegewebsstrukturen) gekennzeichnet ist und grundsätzlich alle Faszienstrukturen des Körpers betreffen kann

▶ **Häufigkeit und Ursachen.** Die Erkrankung ist relativ selten, kann sich aber tückischerweise innerhalb weniger Stunden aus einem unbemerkten Bagatelltrauma heraus entwickeln. Unterschieden werden eine polymikrobiell (meist anaerobe-aerobe Mischflora) bedingte Variante (Typ I) und eine durch β-hämolysierende Streptokokken der Gruppe A (Streptococcus pyogenes) induzierte Form (Typ II) von der durch Clostridium ssp. bedingten Phlegmone und Myonekrose (Gasgangrän, Gasbrand). Durch Streptokokken induzierte Fälle einer nekrotisierenden Fasziitis treten etwa drei- bis viermal seltener auf als polymikrobielle Infektionen. Die Fournier'sche Gangrän stellt eine Sonderform der nekrotisierenden Fasziitis dar, die im Gebiet von Scrotum und Perineum lokalisiert ist.

Die Erreger treten meist durch kleinere Wunden nach Bagatelltraumen, über Ulzera oder postoperativ in das subkutane Bindegewebe ein. Es folgt eine Ausbreitung entlang der tiefen Faszien, die durch bakterielle Faktoren wie Expression von Oberflächenproteinen, Enzyme und Toxine erleichtert wird. Die tiefe Infektion mit nachfolgendem Ödem führt zu gravierenden Durchblutungsstörungen und zur Gewebenekrose.

▶ **Symptome und Komplikationen.** Das klinische Bild wird geprägt von rasch ansteigendem Fieber, einem progredienten, unscharf begrenzten Hauterythem mit späterer Ausbildung livider landkartenartiger Verfärbungen, Bläschen- und Blasenbildung mit Austritt eitriger Flüssigkeit sowie von einem ausgeprägten Ödem, das über die Hautverfärbung hinausreicht. Die Präsenz gasbildender Bakterien kann zu subkutaner Emphysembildung (palpatorisch ist ein Hautknistern festzustellen) führen. Meist

20

imponiert ein starker Schmerz, der später durch Zerstörung der Nervenfasern nachlässt. Begleitend treten Vigilanzstörungen auf, Schwellungen der lokoregionären Lymphknoten fehlen.

Bei Spontaneröffnung oder chirurgischer Inzision zeigt sich eine massive Kolliquationsnekrose (Gewebsverflüssigung) des Haut- und Weichteilgewebes und der tieferliegenden Faszien bis hin zu sekundärem Übertritt auf das Muskelgewebe mit Myositis (Muskelentzündung) und Myonekrose (Zerstörung von Muskelgewebe).

Die Sterblichkeit bei nekrotisierender Fasziitis wird mit 20–30 % angegeben, bei Entwicklung eines toxischen Schocksyndroms (STSS) kann die Letalitätsrate 70 % erreichen.

▶ **Diagnose.** Die allgemeinen Entzündungsparameter (Leukozyten, BSG, CRP) sind erhöht. Neben Neutrophilie, Linksverschiebung und Thrombozytopenie können bei Entwicklung eines STSS auch Störungen der Gerinnungsparameter und der Nierenfunktion vorhanden sein. Neben der Anlage von Blutkulturen ist der Versuch eines direkten Erregernachweises im Punktat, Abstrich und in der tiefen Gewebebiopsie entscheidend. In der Regel besteht eine deutliche Erhöhung des Muskelenzyms Kreatinphosphokinase (CK). Fulminante Verläufe eines Erysipels können dem Frühstadium einer nekrotisierenden Fasziitis klinisch ähneln.

Vertiefendes Wissen

Bei diesem schweren Krankheitsbild ist eine rasche Bildgebung unerlässlich. Der sonographische Nachweis eines hypodensen Flüssigkeitsraumes zwischen Subkutis und Muskulatur entspricht morphologisch der faszialen Kolliquationsnekrose. Röntgenaufnahmen der betroffenen Körperregionen können Leitsymptome wie Gasbildung und Muskelfiederung zeigen. CT oder MRT mit Kontrastdarstellung unterstützen durch die genauere Detektion von Nekrosezonen die Festlegung des Umfangs einer operativen Therapie.

Die wichtigste Differenzialdiagnose der nekrotisierenden Fasziitis ist eine meist durch gasbildende Clostridienspezies verursachte Phlegmone. Sie geht entsprechend häufiger mit Gasbildung in der betroffenen Unterhaut einher und erfordert bei einer raschen und adäquaten antimikrobiellen Therapie in der Regel kein invasives chirurgisches Vorgehen. Sonographie und Probengewinnung mit Direktnachweis des Erregers im Gewebe mittels Gramfärbung sind die wichtigsten Instrumente der Unterscheidung.

▶ **Therapie.** An erster Stelle steht die rasche und radikale chirurgische Therapie mit großzügigem Debridement, um das nekrotische Gewebe sowie die toxischen bakteriellen Zerfallsprodukte möglichst vollständig zu beseitigen. Bei deutlicher Muskelbeteiligung kann eine Amputation der betroffenen Extremität unumgänglich sein.

Nach Anlegen entsprechender Kulturen und Abnahme von Biopsien muss eine frühzeitige intravenöse antibiotische Behandlung eingeleitet werden. Die Therapie mit einem Breitspektrumpenicillin in Kombination mit einem β-Lactamase-Inhibitor erfasst das Keimspektrum adäquat. Bei Nachweis hämolysierender Streptokokken der Gruppe A gilt die Behandlung mit Penicillin G (Dosierung bis zu 40 Mio. IE i. v. täglich) als Mittel der Wahl. Clindamycin hemmt die Toxinproduktion und ist daher als Kombinationspartner obligat. Bei zusätzlichem Nachweis von Anaerobiern kann ergänzend Metronidazol gegeben werden. Adjuvante Therapien wie die hyperbare Sauerstofftherapie sind in ihrer Wirkung wissenschaftlich bislang nicht ausreichend gesichert.

Pflege

Die Messung des Umfangs der von einer tiefen Weichteilinfektion betroffenen Gliedmaße ist eine simple, aber aussagekräftige Methode, um Rückschlüsse über das Ausmaß der entzündlichen Schwellung im Innern und die Gefahr eines Kompartmentsyndroms (aufgrund des geschlossenen Haut- und Weichteilmantel ansteigender Gewebedruck mit konsekutiver Verminderung der Gewebedurchblutung) zu ziehen. Plötzlich fehlende Fußpulse können z. B. einen intrafaszialen Druckanstieg und ein chirurgisch zu therapierendes Kompartmentsyndrom des Beines anzeigen und sind als Notfall zu werten. Evtl. kann zur Überwachung auch das vorübergehende chirurgische Einbringen einer Drucksonde in die Tiefe der betroffenen Extremität erforderlich sein.

20.2.5 Toxisches Schocksyndrom

Nach dem vermehrten Auftreten von invasiven Streptokokkeninfektionen wurden wiederholt Krankheitsbilder beschrieben, die Anfang der 1990er-Jahre unter dem Begriff „streptokokkenassoziiertes toxisches Schocksyndrom" (STSS) zusammengefasst wurden. Das Syndrom ist gekennzeichnet durch ein schweres septisches Zustandsbild mit Hypotonie, Nierenversagen und multiplen Organdysfunktionen bei Nachweis von toxinbildenden Gruppe-A-Streptokokken. Bei Ausbildung eines STSS ist neben dem chirurgischen Vorgehen eine adäquate Schocktherapie auf der Intensivstation erforderlich. In Einzelfällen wurde ein günstiger Krankheitsverlauf unter kurzzeitiger Gabe von Kortikosteroiden beschrieben. Klinisch kontrollierte Studien zur antitoxischen Behandlung mit polyvalenten Immunglobulinen sowie über günstige Effekte einer Plasmapherese zur Toxinelimination liegen bislang nicht vor.

Toxinbildende Staphylococcus-aureus-Stämme können ein ähnliches Krankheitsbild hervorrufen. Betroffen waren bis in die 1990er-Jahre bei bis zu 90 % der Fälle junge Frauen und Mädchen während der Menstruation. Als Auslöser des TSS wurden inzwischen nicht mehr im Handel erhältliche, extrem saugfähige Tampons verantwortlich gemacht, die aufgrund ihrer hohen Saugfähigkeit lange in der Vagina verblieben (daher wurde TSS auch lange Zeit als „Tamponkrankheit" bezeichnet). Da diese Tampons jedoch Magnesiumionen gebunden haben, konnten im magnesiumarmen Scheidenmilieu ansässige Staphylococcus-aureus-Stämme vermehrt Exotoxine bilden. Ein entsprechender Hinweis ist auch heute noch auf Tamponpackungen zu finden.

20.2.6 Impetigo

Definition

Impetigo contagiosa: hochinfektiöse bakterielle Hautinfektion; umgangssprachlich auch als Eiterflechte, Grindflechte oder Schmierflechte bezeichnet

▶ **Ursache.** Die Impetigo contagiosa tritt hauptsächlich bei Kindern sowie Neugeborenen im Bereich des Gesichts und der Extremitäten auf. Erreger sind Staphylokokken und/oder Streptokokken.

▶ **Symptome.** Typisch ist eine Infektion der obersten Hautschichten der Epidermis, die unter Bildung von Bläschen und Eiterpusteln zu einem meist großflächigen, juckenden Hautausschlag führt (▶ Abb. 20.4). Prädisponierend sind schlechte Hautpflege bzw. Hygiene und ein vorbestehendes atopisches Ekzem („Neurodermitis").

▶ **Diagnose.** Diagnostisch ist der direkte Erregernachweis aus Abstrichen wichtig. Bei kleineren Läsionen kann eine zielgerichtete Behandlung mit Antibiotika rein topisch z.B. mit Fusidinsäure- oder Mupirocinsalbe erfolgen, bei stärkerem Befall muss systemisch mit Penicillin, Flucloxacillin oder einem Makrolidantibiotikum behandelt werden.

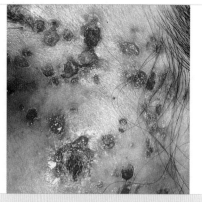

Abb. 20.4 Impetigo contagiosa beim Kind. (Sitzmann F C: Duale Reihe Pädiatrie. Thieme. Stuttgart 2012)

Merke

Die Erkrankung ist sehr ansteckend (daher auch der Namenszusatz „contagiosa") und wird durch Kratzen verstärkt, sodass Hygiene- und Quarantänemaßnahmen gerade in Kindertageseinrichtungen große Bedeutung haben.

20.2.7 Follikulitis

Definition

Follikulitis: oberflächliche Entzündung der Haarfollikel

▶ **Häufigkeit und Ursachen.** Die Erkrankung ist relativ häufig und wird fast immer durch oberflächliche Infektion des Haarfollikels mit Staphylococcus aureus hervorgerufen.

▶ **Symptome und Komplikationen.** Die Follikulitis ist durch eine hellgelbe Pustelbildung („Pickel") um das zentral liegende Haar herum charakterisiert. Ein Übergang zum Furunkel ist möglich. Bevorzugte Körperregionen (sog. Prädilektionsstellen) sind behaarte Bereiche von Kopfhaut, Brust und Rumpf. Behaarte Männer sind besonders in heißen Sommermonaten betroffen, da verstärktes Schwitzen das Bakterienwachstum zusätzlich fördert.

▶ **Therapie.** Tritt keine Spontanheilung ein, müssen die entzündeten Follikel vom Arzt unter sterilen Bedingungen eröffnet werden. Bei kleineren Läsionen kann eine zielgerichtete Behandlung mit Antibiotika rein topisch z.B. mit Fusidinsäure- oder Mupirocinsalbe erfolgen, bei stärkerem Befall sollte systemisch mit Penicillin, Flucloxacillin oder einem Makrolidantibiotikum behandelt werden.

▶ **Prophylaxe.** Durch intensivierte Körperhygiene können dafür prädisponierte Personen einer Follikulitis wirksam vorbeugen.

20.2.8 Furunkel und Karbunkel

Definition

- **Furunkel:** abszendierende Entzündung des gesamten Haarfollikels einschließlich des umgebenden Gewebes
- **Karbunkel:** Entzündung mehrerer benachbarter Haarfollikel oder Konfluenz mehrerer nebeneinanderliegender Furunkel

▶ **Symptome.** Beide Erkrankungen sind schmerzhaft, insbesondere der Karbunkel (▶ Abb. 20.5). Nicht selten tritt auch Fieber auf.

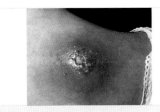

Abb. 20.5 Karbunkel. (Andreae S, von Hayek D, Weniger J: Gesundheits- und Krankheitslehre für die Altenpflege. Thieme, Stuttgart 2011)

▶ **Diagnose.** Eine Abszessbildung (größere abgekapselte Eiteransammlung) muss bildgebend (Ultraschall) ausgeschlossen werden.

▶ **Therapie.** Die Therapie besteht in einer Stichinzision zur Eiterentleerung, zusätzlich sollte Material für den kulturellen Erregernachweis gewonnen werden. Ausgedehntere Furunkel sowie Karbunkel erfordern eine kombinierte chirurgische Versorgung zusammen mit systemischer Antibiotikagabe (z. B. mit Flucloxacilin, Clindamycin oder Makrolidantibiotika).

20.2.9 Acne vulgaris

Definition

Acne vulgaris: Sammelbezeichnung für multifaktorielle Erkrankungen des Talgdrüsenapparates und der Haarfollikel

Acne vulgaris ist eine Sammelbezeichnung für multifaktorielle Erkrankungen des Talgdrüsenapparats und der Haarfollikel, aus denen zunächst nichtentzündliche Komedonen („Mitesser") hervorgehen und im späteren Verlauf eine ganze Reihe entzündlicher Hauteffloreszenzen wie Papeln, Pusteln und Knoten entstehen können.

Die Entstehung der Acnekomedonen wird auf vermehrte Talgproduktion durch Androgenwirkung in der Pubertät sowie andererseits auf die Lipaseaktivität des zur normalen Hautflora gehörenden Bakteriums Propionibacterium acnes zurückgeführt. Die durch diese Enzymwirkung aus dem Talg freigesetzten Fettsäuren rufen eine follikelübergreifende Entzündungsreaktion hervor, welche die Talgentleerung aus dem Haarfollikel behindert.

Die Behandlung einer Acne ist langwierig und komplex. Etabliert sind die topische Anwendung von Vitamin-A-Säure-Präparaten und die systemische antibiotische Therapie mit Minocyclin.

20.3 Virale Infektionskrankheiten

20.3.1 Virusexanthem

Virusbedingte Exantheme (Hautausschläge) sind ein typisches Krankheitszeichen bei überwiegend in der Kindheit auftretenden Erkrankungen wie Masern (Masernvirus), Windpocken (Varizellen; Varicella-zoster-Virus), Ringelröteln (Parvovirus B19), Dreitagefieber (Erythema subitum; humanes Herpesvirus Typ 6, HHV 6) und Röteln (Rubeolavirus), können aber auch altersunabhängig bei Denguefieber oder im Rahmen einer frischen HIV-Infektion auftreten.

In klinisch unklaren Fällen sollte eine weiterführende Diagnostik mit Serologie (Antikörpernachweis) oder direktem Nachweis des Virus im Blut eingeleitet werden. An eine entsprechende Infektiosität betroffener Patienten ist zu denken. Als Faustregel kann gelten, dass diese mindestens solange besteht, wie floride Hauterscheinungen vorhanden ist.

20.3.2 Warzen und andere HPV-assoziierte Läsionen

Virusbedingte Warzen sind primär gutartige, knotige, schmerzlose Hautwucherungen, die von humanen Papillomviren (HPV) verursacht werden. Es sind mehr als 80 HPV-Genotypen mit unterschiedlichem Potenzial hinsichtlich einer virusinduzierten Tumorentstehung bekannt. Unterschieden werden:

- Verrucae vulgares: „gewöhnliche" Warzen durch HPV 1–4 an Händen und Füßen (▶ Abb. 20.6)
- Verrucae planae juveniles: juvenile oder „plane" Warzen durch HPV 3 im Gesicht
- Condylomata acuminata: Feigwarzen durch HPV 6 und 11 am Genitale oder am Anus

Die Infektion erfolgt durch direkten Hautkontakt oder indirekt z. B. über HPV-kontaminierte Hautschuppen in Handtüchern, bei HPV 6 und 11 vor allem durch Geschlechtsverkehr. Eine HPV-Typisierung kann mittels PCR-Verfahren aus Hautbiopsien erfolgen. Therapeutisch können Warzen durch Kryotherapie (mit flüssigem Stickstoff) und andere Resektionsverfahren beseitigt werden.

Die HPV-Typen 16 und 18 spielen eine wichtige Rolle bei der Entwicklung von Zervixkarzinomen (Gebärmutterhalskrebs). Sie werden durch Geschlechtsverkehr übertragen. Impfstoffe gegen HPV 16 und 18 sowie auch HPV 6 und 11 sind verfügbar.

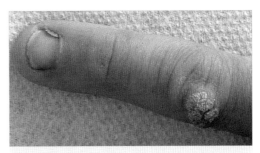

Abb. 20.6 Verrucae vulgares. „gewöhnliche Warzen" (Prof. Dr. med. H. W. Kreth, Würzburg)

20.3.3 Herpes labialis

Definition

Virustatika: Mittel zur Hemmung der Virusvermehrung

Virusinfektionen der Lippen und der angrenzenden Ge-sichtshaut werden in erster Linie durch Herpes-simplex-Viren (HSV) hervorgerufen. Umgangssprachlich wird da-für der Begriff Lippenherpes (Herpes labialis) verwendet, auch in der Kurzform Herpes. Für die Behandlung stehen vor allem Virustatika wie Aciclovir in Salben- oder Tablet-tenform zur Verfügung. Siehe dazu auch Kap. 6.2.1.

20.4 Durch Pilze hervorgerufene Infektionskrankheiten

Definition

- **Mykosen:** Pilzinfektionen
- **Dermatophytosen:** Mykosen der Haut sowie der Haut-anhangsorgane (Haare, Nägel) durch keratinverwer-tende Pilzspezies

Merke

Im deutsprachigen Raum hat sich für Dermatophytosen körperteilbezogen auch die Bezeichnung Tinea durch-gesetzt (z. B. Tinea pedis für Fußpilz, Tinea capitis für Pilzbefall der Kopfhaare, Tinea unguium für eine Nagel-mykose, Onychomykose). Dermatophyten sind keratino-phil, da sie das in Haut, Haaren und Nägeln enthaltene Strukturprotein Keratin mithilfe von Enzymen verwerten können und dadurch einen geeigneten Nährboden vor-finden.

▸ **Ursache.** Im engeren Sinne werden hauptsächlich In-fektionen mit Trichophyton spp., Epidermophyton spp. und Microsporum spp. zu den Dermatophytosen gezählt.

▸ **Symptome und Komplikationen.** Die Erkrankungs-herde entstehen an der Kontaktstelle und fallen zunächst durch kleine, rote, schuppende Hauteffloreszenzen auf,

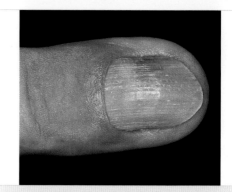

Abb. 20.7 Nagelpilz. Typische Veränderung. (Köther I (Hrsg.): Altenpflege. Thieme, Stuttgart 2011)

die sich allmählich konzentrisch ausbreiten. Infizierte Haare brechen sehr leicht ab. Befallene Nägel verändern sich optisch, werden gelblich und brüchig (▸ Abb. 20.7) und zeigen deutliche Wachstumsstörungen.

▸ **Diagnose.** Die Diagnosestellung erfolgt anhand des ty-pischen klinischen Bildes, ergänzt durch den direkten mi-kroskopischen und kulturellen Erregernachweis aus Hautschuppen, Haaren und in verdünnter Kalilauge (KOH) aufbereitetem Nagelgeschabsel.

Von einer Dermatophytose zu trennen sind oberflächli-che Hautinfektionen durch saprophytäre (von abgeschil-ferten Hautzellen lebende) Sprosspilze wie Malassezia furfur bei Störung des physiologischen Hautmilieus (Krankheitsbild der Pityriasis versicolor). Bei der Diagno-sestellung der Pityriasis versicolor setzt der Hautarzt auch UV-Licht ein (sog. Wood-Lampe), um charakteristische pigmentbildende Stoffwechselprodukte von Malassezia furfur sichtbar zu machen.

▸ **Therapie.** Für die lokale Therapie stehen verschiedene Antimykotika in Salbenform (oder auch als spezieller Na-gellack) zur Verfügung, bei massivem Befall ist neben einer antimykotischen Nagellackbehandlung auch eine systemische Behandlung mit Terbinafin oder einem mo-dernen Azolantimykotikum sinnvoll. Bakterielle Super-infektionen können ein Problem darstellen und benötigen dann ggf. eine ergänzende antibiotische Therapie.

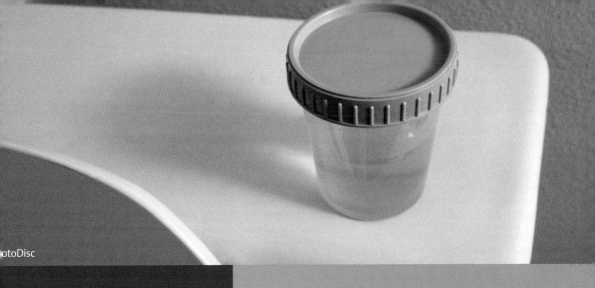

PhotoDisc

Kapitel 21

Infektionen der Harnwege und Geschlechtsorgane

21 Infektionen der Harnwege und Geschlechtsorgane

Andreas Schwarzkopf

21.1 Harnwegsinfektionen

Erreger der unterschiedlichen Harnwegsinfektionen (▶ Tab. 21.1) können Bakterien und auch Hefepilze sein. Wie für alle menschlichen Körperflüssigkeiten gilt auch für Urin, dass er für Bakterien und Hefepilze ausgesprochen attraktiv ist. Kein Wunder also, dass Harnwegsinfektionen relativ häufig sind. Die Harnröhrenmündung ist natürlicherweise mit Bakterien besiedelt, ihre Eingangsflora setzt sich zusammen aus Teilen der Hautflora (z. B. Staphylococcus epidermidis) und der Darmflora (z. B. Enterokokken).

Beim Mann mit seiner vergleichsweise langen Harnröhre reicht die bakterielle Besiedlung ab der Harnröhrenmündung etwa 6 cm Zentimeter in die Harnröhre hinein, bei der Frau mit ihrer deutlich kürzeren Harnröhre ist es etwa 1 cm. Frauen haben aufgrund des kürzeren Weges, den Bakterien zur Blase zurücklegen müssen, das höhere Risiko, an einer Harnwegsinfektion zu erkranken. Aus der Besiedlung ergibt sich auch, dass die standardmäßige Desinfektion der Harnröhre nur einen Bruchteil der tatsächlich vorhandenen Flora erfasst.

Im Folgenden werden, von der Harnröhre bis zur Niere, die verschiedenen möglichen Infektionen vorgestellt.

21.1.1 Zystitis

▶ **Ursache.** Häufig ist nicht nur die Harnröhre betroffen, wie bei der Urethritis, sondern auch die Blase. In diesem Fall spricht man von der Zystitis, der klassischen Harnwegsinfektion. Typische Erreger in der Reihenfolge ihrer Häufigkeit sind:

* gramnegative Erreger:
  o Escherichia coli
  o Klebsiella, Enterobacter, Citrobacter, Serratia und andere Darmbakterien
  o Proteus mirabilis und die Morganella-morganii-Gruppe
  o Pseudomonas aeruginosa
  o Acinetobacter baumanii und A. lwoffii
* grampositive Erreger:
  o koagulasenegative Staphylokokken (z. B. S. epidermidis)
  o Enterokokken (v. a. Enterococcus faecalis und E. faecium)

o Staphylococcus aureus
o Hefepilze, v. a. Candida albicans

▶ **Symptome.** Die typische Blasenentzündung ist neben Brennen beim Wasserlassen und erhöhtem Harndrang (Pollakisurie) auch durch Unterleibskrämpfe gekennzeichnet. Der Geruch des Harns ist verändert und durch die Menge an Bakterien trüb. Gelegentlich treten Schleim-, und Blutbeimengungen auf. Eine erhöhte Temperatur bis hin zu Fieber runden das klinische Bild ab.

▶ **Diagnose.** Mithilfe eines in den frisch gewonnenen Mittelstrahlurin getauchten Teststreifens lässt sich schon die erste Diagnose stellen. Verfärbungen im Bakterien- und im Leukozytenfeld zeigen die Infektion an. Die nachfolgende mikrobiologische Untersuchung erlaubt dann die genaue Differenzierung des Erregers und die Erstellung eines Antibiogramms (s. Kap. 3.2.2).

▶ **Therapie.** Da Escherichia coli und andere Darmbakterien die häufigsten Erreger von Harnwegsinfektionen sind, verzichten niedergelassene Ärzte oft auf ein Antibiogramm und verabreichen ein Chinolon (z. B. Levofloxacin) als Antibiotikum. Die Einmalgabe von Fosfomycin wird alternativ für junge Frauen empfohlen.

Pflege

Medizinisch/pflegerisch können die Beschwerden durch die Gabe von Spasmolytika (krampflösende Medikamente) und Schmerzmitteln gelindert werden. Die Patienten sollten viel trinken bzw. per Infusion so eingestellt werden, dass sie in 24 Stunden etwa 1,5–2 l Harn lassen. Auf das Legen eines transuretralen oder suprapubischen Blasenkatheters sollte wenn möglich in der akuten Infektion verzichtet werden, denn Katheter sind für Bakterien attraktiv. Falls ein Dauerkatheter liegt, muss bei klinisch erfolgreicher Therapie dessen Wechsel erwogen werden (siehe hierzu auch nosokomiale Harnwegsinfektionen, Kap. 26.2).

Tab. 21.1 Harnwege und ihre Infektionen.

deutsche Bezeichnung	anatomische Bezeichnung	Infektion
Harnröhre	Urethra	Urethritis
Blase	Vesica urinaria	Zystitis
Harnleiter	Ureter	–
Nierenbecken	Pyelon renalis	Pyelonephritis
Niere	Ren	Nephritis, bei Befall der Nierenkörperchen (Glomeruli) Glomerulonephritis

21.1.2 Pyelonephritis

▶ **Ursache.** Gelingt es nicht, den Harnwegsinfekt in der Phase der Zystitis zu beherrschen, kann er über die Harnleiter (Ureter) aufsteigen und die Bakterien erobern das Nierenbecken. Dann spricht man von einer Pyelonephritis. Das Risiko für Diabetiker, aus einem banalen Harnwegsinfekt eine Pyelonephritis zu machen, ist beispielsweise fünf- bis achtfach höher als das bei vergleichbaren Patienten ohne Diabetes. Daraus kann man schließen, dass das Risiko einer Pyelonephritis weniger von den infizierenden Keimen als von dem Allgemeinzustand des Wirtes abhängig ist. Auch das Vorhandensein von Nierensteinen (Nephrolithiasis) und/oder einer Schwellung der Prostata stellen Risikofaktoren für eine Infektion dar.

▶ **Symptome und Komplikationen.** Eine Pyelonephritis bringt fast immer auch die Beteiligung des Nierengewebes mit sich, die Nieren werden klopfschmerzhaft und schmerzen auch bei der Palpation. Das Nierenlager tut weh, dies kann teilweise atemabhängig sein. Die Temperatur ist oft erhöht und es besteht ein allgemeines Krankheitsgefühl.

▶ **Diagnose.** Im Urin werden Leukozyten und Bakterien nachgewiesen. Vorsichtshalber wird durch Bestimmung des Serumkreatininspiegels und Berechnung der glomerulären Filtrationsrate die Nierenfunktion überwacht.

▶ **Therapie.** Da hauptsächlich Risikopatienten betroffen sind, ist eine rasch einsetzende Therapie nötig. Bei Verdacht auf eine Pyelonephritis wird daher antibiotisch breit behandelt und nicht erst auf den mikrobiologischen Befund gewartet. Die Therapie kann nach Erhalt des mikrobiologischen Befunds entsprechend angepasst werden. Sie dauert aber auf jeden Fall 10–14 Tage. Einmalgaben von Antibiotika wie bei der Harnwegsinfektion sind nicht möglich.

Gelegentlich ist es erforderlich, den Harn über Urostomata direkt aus den Nierenbecken über die Haut an den Körperseiten abzuleiten. Die Mündungen der Urostomata oder des durch Verbindung der Ureteren geschaffenen einzelnen Urostomas werden mit Urinauffangbeuteln versorgt. Diese müssen bereits gewechselt werden, wenn sie erst zu einem Drittel gefüllt sind, um ein Ablösen von der Haut und einen Rückfluss des Harns aus dem Beutel zu vermeiden, denn natürlich kann auf diese Weise auf kürzestem Wege auf eine Pyelonephritis erworben werden.

21.1.3 Nephritis und Glomerulonephritis

Auch die Niere selbst kann von Bakterien befallen werden. In diesem Fall spricht man von einer Nephritis. Die Infektion kann durch hämatogene Streuung herdförmig geschehen, z.B. beim Nierenabszess oder bei der langsam fortschreitenden Nierentuberkulose, die von Mycobakterium tuberculosis hervorgerufen wird.

Bei der Glomerulonephritis werden die Filtrationsstationen der Nieren, die Glomeruli, z.B. durch Streptococcus pyogenes geschädigt, mit negativen Auswirkungen auf die Nierenfunktion. Die klinische Abgrenzung zur Pyelonephritis gelingt mittels bildgebender Verfahren, sorgfältiger Erhebung der Krankengeschichte und weiterer Laborwerte wie dem Antistreptolysintiter.

Die Therapie richtet sich nach der Ursache und umfasst wochenlange Antibiotikagabe.

21.2 Bakterielle Erkrankungen der Geschlechtsorgane

Erreger der unterschiedlichen Geschlechtskrankheiten (▶ Tab. 21.2; s. auch Kap. 29) können Bakterien und auch Hefepilze sein.

Im Folgenden werden die verschiedenen möglichen Infektionen vorgestellt.

21.2.1 Vaginitis (vaginale Dysbiose)

▶ **Ursache.** Die Flora der Vagina ist im Lebensabschnitt der Menstruationen durch Laktobazillen geprägt, die eine Schutzflora bilden. Nach Antibiotikagabe, bei Schwangerschaft oder auch ohne erkennbare Ursache kann das Gleichgewicht der Scheidenflora entgleisen und es kommt zur vaginalen Dysbiose. Typischer Erreger ist Gardnerella vaginalis. Bei einer Infektion mit Gardnerella

Tab. 21.2 Geschlechtsorgane und ihre Infektionen.

deutsche Bezeichnung	anatomische Bezeichnung	Infektion
Schamlippen	Labien	Labienabszess, Labienulcus
Scheide	Vagina	Vaginitis
Gebärmutterhals	Cervix	Zervizitis
Gebärmutter	Uterus	Metritis/Endometritis (Uterusschleimhaut betroffen)
Eierstöcke	Tubae/Ovaria	Adnexitis/Salpingitis
Eichel	Glans penis	Glansulcus, Pilzbelag
Hoden	Testis	Orchitis
Nebenhoden	Epididymis	Epididymitis
Vorsteherdrüse	Prostata	Prostatitis

bezeichnet man das Vollbild als Aminkolpitis. Neben Darmbakterien können auch andere Bakterien die Vorherrschaft gewinnen. Auch Hefepilze wie Candida albicans können die Vaginalschleimhaut besiedeln und Juckreiz sowie riechenden Ausfluss (Fluor) hervorrufen.

▶ **Symptome und Komplikationen.** Symptome der vaginalen Dysbiose sind ein veränderter Geruch, Ausfluss, aber auch die Abnahme der Fertilität. Bei später Schwangerschaft ist zu beachten, dass Septikämien bei Neugeborenen ausgelöst werden können. Komplikationen sind Zervizitis und Endometritis.

▶ **Diagnose.** Im Vaginalabstrich werden nach Methylenblaufärbung sog. Clue cells (Schlüsselzellen) nachgewiesen. Dabei handelt es sich um Epithelzellen, die mit zahlreichen blau gefärbten Bakterien gefüllt sind. Charakteristisch ist auch eine schwache Hämolyse auf Menschenblut-, nicht aber auf Schafblutagar.

▶ **Therapie.** Die Therapie erfolgt mit Metronidazol. Bei einer Infektion durch Candida albicans wird eine Lokaltherapie mit Nystatin durchgeführt. Da die Genitalmykose übertragbar ist, muss auch der Partner saniert werden – das Pilzmyzel kann als weißlicher, riechender Belag auf der Eichel sichtbar sein.

21.2.2 Urethritis

Eine isolierte Entzündung der Harnröhre kann auch die Folge von Manipulationen sein, z. B. bei Kindern, die sich Gegenstände in die Harnröhre stecken, oder Erwachsenen, die zur sexuellen Befriedigung z. B. einen Draht in die Harnröhre einführen. Natürlich kann eine Urethritis auch die Folge eines ärztlichen Eingriffs sein, z. B. wenn in der Harnröhre oder durch sie operative Maßnahmen durchgeführt werden mussten.

▶ **Ursache.** Eine isolierte Urethritis kann bei sexuell übertragbaren Erregern auftreten, die dann nicht in die Blase aufsteigen. Zu nennen sind hier die Gonorrhö (umgangssprachlich „Tripper") durch Neisseria gonorrhoeae (Gonokokken) und die nicht gonorrhoische Urethritis durch Chlamydia trachomatis oder Ureaplasma urealyticum, ein zellwandloses Bakterium ähnlich den Mykoplasmen. Gleichfalls in der Harnröhre ansiedeln kann der Flagellat Trichomonas vaginalis.

▶ **Symptome und Komplikationen.** Bei den genannten sexuell übertragbaren Erkrankungen kann morgens beim Mann ein Eitertröpfchen aus der Harnröhre austreten („Bonjour-Tröpfchen"). Daneben treten Rötung und Schwellung der Urethramündung sowie Brennen beim Wasserlassen auf. Mögliche Komplikationen, besonders bei unterlassener frühzeitiger Behandlung, sind Prostatitis, Epididymitis, Harnröhrenstriktur, später Arthritis vor allem des Knies (Gonitis) oder selten Endokarditis durch besonders virulente Stämme, die in das Blut eingedrungen sind.

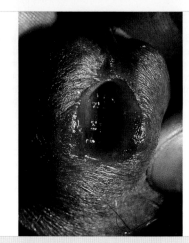

Abb. 21.1 Urethritis. An der Mündung der Harnröhre sind deutliche Entzündungszeichen zu sehen. (Oestreicher E u.a.: HNO, Augenheilkunde, Dermatologie und Urologie für Pflegeberufe. Thieme, Stuttgart 2003)

Neben einer symptomarmen Zervizitis kann es zur Adnexitis mit nachfolgender Unfruchtbarkeit kommen. Neugeborene infizieren sich beim Durchtritt durch den Geburtskanal (mit dem Risiko durch Gonokokken: Augeninfektion mit Gefahr der Erblindung, Chlamydien: Einschlusskonjunktivitis und/oder Pneumonie), was bei der Therapie und Prophylaxe für das Baby zu berücksichtigen ist.

▶ **Diagnose.** Die Diagnose erfolgt bei Gonorrhö mikroskopisch und durch Anlegen von Kulturen, bei Ureaplasma kulturell und bei Chlamydien mikroskopisch.

▶ **Therapie.** Während die Gonorrhö mit einem β-Lactamase-stabilen Cephalosporin oder einem Gyrasehemmer behandelt wird, müssen Chlamydien und Ureaplasmen mit Doxicyclin oder einem Makrolidantibiotikum, z. B. Clarythromycin therapiert werden. Da oft eine Doppelinfektion vorliegt, wird heute die Kombination aus Cephalosporin und Doxicyclin empfohlen, wobei oft eine Einmalgabe des Cephalosporins gegen die Gonokokken ausreichend ist. Bei Besiedlung mit Trichomonas vaginalis wird nach mikroskopischer Diagnose Metronidazol verabreicht.

Sowohl die Gonorrhö wie auch der Chlamydienbefall verlaufen bei der Frau deutlich diskreter, daher sollte bei entdeckter Infektion beim Mann die Partnerin grundsätzlich mitbehandelt werden.

21.2.3 Prostatitis

▶ **Symptome und Komplikationen.** Die Prostata wird in der Regel von den bereits beschriebenen bakteriellen Erregern aufsteigend über den in die Harnröhre mündenden Kanal infiziert. Eine hämatogene Infektion kann in seltenen Fällen über eine Sepsis oder Bakteriämie erfol-

21

gen. So können auch z. B. Staphylococcus aureus oder Darmbakterien Abszesse bilden. Schwellungen mit Schwierigkeiten beim Wasserlassen und Unterleibsschmerzen können die Folge sein.

▶ **Diagnose.** Die Diagnose wird über sog. Exprimaturin (Urinprobe nach Prostatamassage) versucht.

▶ **Therapie.** Die Therapie erfolgt nach vermutetem Erreger mit Cephalosporinen, Gyrasehemmern, Doxycyclin oder Makroliden. Da die Prostata Antibiotika schwer zugänglich ist, werden diese meist mindestens zwei Wochen gegeben.

21.2.4 Epididymitis

Wie bereits für die Prostata beschrieben, werden die Nebenhoden meist im Rahmen einer sich aus der Harnröhre ausbreitenden Infektion mitinfiziert. Als Erreger kommen Darmbakterien, Enterokokken, Staphylokokken (Koagulase-negativ), Chlamydia trachomatis, Mycoplasmen/Ureaplasmen infrage. Ziehende Schmerzen in der Leistenregion und Druckschmerz bei Palpation sind diagnostisch wegweisend. Die Therapie besteht je nach vermutetem Erreger in der Gabe von Chinolonen, Cephalosporinen, Makroliden oder Doxycyclin.

21.2.5 Orchitis

Hier gilt das bereits für Prostata und Nebenhoden Gesagte. Eine rasch auftretende schmerzhafte und mit starker Rötung des Hodensacks einhergehende gänseeigroße Schwellung ein- oder beidseitig erlaubt die Diagnose, ergänzend kann es zu harnwegsinfektähnlichen Symptomen kommen. Mittels Ultraschall, körperlicher Untersuchung und Anamnese müssen Hodentorsion, Hydrozele und Epididymitis abgegrenzt werden. Eine Hodenhochlagerung mittels Mullkissen oder Suspensorium wirkt sofort schmerzstillend. Eine hochdosierte Antibiotikatherapie mit Chinolonen oder Cotrimoxazol ist notwendig.

21.3 Virale Infektionen der Geschlechtsorgane

Auch Viren können die Genitalien infizieren. Am häufigsten kommt dabei das Herpes-simplex-Virus Typ 2, das sog. Herpes genitalis (S. 104) vor.

Auch Viren mit anderen Eintrittspforten wie den Atemwegen können über die Blutbahn den Weg zu den Genitalien finden, z. B. das Mumpsvirus. Folge ist eine Adnexitis oder Orchitis, die einen dauerhaften Verlust der Fruchtbarkeit nach sich ziehen können. Daher ist die Mumpsimpfung als Prophylaxe bereits im Kleinkindalter zu empfehlen.

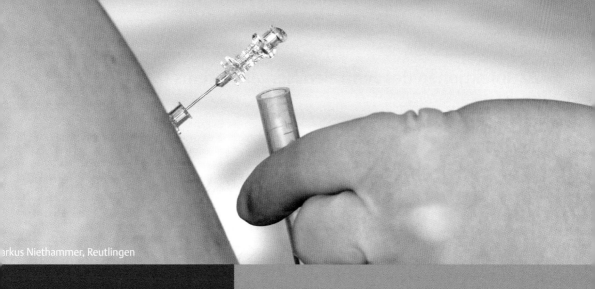
arkus Niethammer, Reutlingen

Kapitel 22

Infektionen des zentralen Nervensystems (ZNS)

22 Infektionen des zentralen Nervensystems (ZNS)

Christoph Lübbert

22.1 Anatomie und Physiologie des ZNS

Definition

Spinalkanal: von den Wirbellöchern gebildete Kanal innerhalb der Wirbelsäule, auch Rückenmarkskanal genannt

Anatomisch sind das zentrale Nervensystem (ZNS) und das periphere Nervensystem (PNS) zu unterscheiden. Das ZNS umfasst das Gehirn und das im Spinalkanal verlaufende Rückenmark. Zum PNS gerechnet werden die dem Gehirn und dem Rückenmark entspringenden Nerven (-wurzeln) mit ihrer Fortsetzung in Form einzelner Nerven.

Vertiefendes Wissen

Das ZNS enthält mehr als 100 Mrd. Neurone (Nervenzellen) und mindestens doppelt so viele Gliazellen (spezialisierte Bindegewebszellen). Diese ungeheure Menge an Zellen kommuniziert in einem komplexen System miteinander. Als Gesamtprodukt entstehen hierbei dem Menschen vorbehaltene Fähigkeiten wie logisches Denken, ein eigenes Bewusstsein, Emotionen und verschiedenartige Lernvorgänge.

Funktionen des ZNS sind von enormer praktischer Relevanz und beinhalten die präzise Bewegungskoordination (Motorik) und die zuordnende Erkennung des eigenen Körpers (Sensibilität, Propriozeption) in einer ständig wechselnden Umwelt, welche in Form von Sinneseindrücken erfasst wird.

Gehirn und Rückenmark werden von drei Hirnhäuten umschlossen: Von außen nach innen sind dies:
- Dura mater (harte Hirnhaut),
- Arachnoidea mater (Spinnenwebenhaut, kurz: Arachnoidea) und
- Pia mater (zarte Hirnhaut).

Letztere werden zusammen auch als Leptomeninx (weiche Hirnhaut) bezeichnet. Unterhalb der Arachnoidea liegt der Subarachnoidalraum, der den physiologischen äußeren (umgebenden) Liquorraum des ZNS darstellt. In ihm zirkuliert das Nervenwasser (Liquor cerebrospinalis), welches das Gehirn und das Rückenmark bei ruckartigen Bewegungen oder Stößen abpolstert. Die Kommunikation mit den inneren Liquorräumen der Ventrikel (Hohlräume innerhalb des Gehirns) erfolgt über Öffnungen im Bereich des vierten Ventrikels.

Wichtigster Schutzmechanismus vor Infektionen des ZNS ist die Blut-Hirn-Schranke. Es handelt sich um eine physiologische Barriere zwischen dem Blutkreislauf und dem ZNS. Die Blut-Hirn-Schranke wird im Wesentlichen von speziellen Endothelzellen, die die kapillaren Blutgefäße zum Blutstrom hin auskleiden und über Tight Junctions sehr eng miteinander verknüpft sind, gebildet. Die Blut-Hirn-Schranke schützt das Gehirn vor im Blut zirkulierenden Krankheitserregern, Toxinen (bakteriellen Giftstoffen) und Botenstoffen. Sie stellt einen hochselektiven Filter dar, über den die vom Gehirn benötigten Nährstoffe zugeführt und die entstandenen Stoffwechselprodukte abgeführt werden.

22.2 Bakterielle Infektionskrankheiten des ZNS

22.2.1 Bakterielle Meningitis

Definition

- **Meningitis (Hirnhautentzündung; plural: Meningitiden):** eine Entzündung der Hirn- und Rückenmarkshäute
- **Meningoenzephalitis:** neben den Hirnhäuten ist auch das Gehirn von der Infektion betroffen

Eine Meningitis kann durch Bakterien, Viren, Parasiten (z. B. Toxoplasma gondii) oder Pilze (z. B. Kryptokokken) und sehr selten auch durch nicht infektiöse Reize (z. B. im Rahmen von Krebs- oder Autoimmunerkrankungen) hervorgerufen werden. Von der Entzündung sind in erster Linie die weichen inneren Hirnhäute Pia mater und Arachnoidea mit dem äußeren Liquorraum betroffen.

▶ **Häufigkeit und Ursachen.** Es handelt sich um eine insgesamt relativ seltene Erkrankung mit unterschiedlichen Altersgipfeln. In Deutschland verzeichnet man jährlich ca. 3–5 Erkrankungen pro 100 000 Einwohner. Die meisten Meningitiden treten bei Säuglingen und Kleinkindern sowie bei Erwachsenen jenseits des 60. Lebensjahrs auf. Beim Erwachsenen wird eine bakterielle Meningitis hauptsächlich durch Streptococcus pneumoniae (Pneumokokken), Neisseria meningitidis (Meningokokken) und sehr viel seltener durch Haemophilus influenzae oder Listerien verursacht. Die Pneumokokkenmeningitis kommt am häufigsten bei über 60-jährigen Patienten, eine Meningokokkenmeningitis überwiegend zwischen dem 12. und 25. Lebensjahr vor. Meningitiden bei Neugeborenen und Kleinkindern sind in ca. 25 % der Fälle durch hämatogene Streuung von Streptokokken der Gruppe B bedingt, seltener durch Listerien, Haemophilus influenzae oder Escherichia coli.

Bei einer bakteriellen Meningitis können die Erreger über das Blut (hämatogen) zu den Hirnhäuten gelangen oder direkt von den Schleimhäuten des Nasenrachen-

22

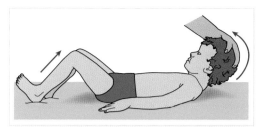

Abb. 22.1 Brudzinski-Nackenzeichen. Reflektorische Beugung der Beine in den Knie- und Hüftgelenken bei passivem Vorbeugen des Kopfes.

raums (Nasopharynx) dorthin wandern. Meist geht dem Eindringen bakterieller Erreger eine virale Infektion der oberen Atemwege voraus, die die normalerweise vorhandene Schutzfunktion der Schleimhäute schädigt. Sind die Bakterien einmal im Blut, können sie über bestimmte Bereiche wie die Plexus choroideus (Gefäßknäuel im Bereich der Gehirnventrikel), in denen die Blut-Hirn-Schranke bzw. die Blut-Liquor-Schranke schwächer ausgeprägt ist, in den Subarachnoidalraum gelangen.

Seltene Ursachen für eine unmittelbare Verschleppung von Keimen in den Liquor können ferner eingebrachte medizinische Geräte sein (nosokomiale Meningitis), aber auch ein Schädelbruch oder eine hartnäckige knochenübergreifende Infektion des Nasopharynx, des Mittelohrs oder der Nasennebenhöhlen, die eine Fistelbildung im Subarachnoidalraum zur Folge haben kann.

▶ **Symptome und Komplikationen.** Wichtigstes Krankheitszeichen einer Meningitis ist neben dem Auftreten von Fieber die Nackensteifigkeit, sodass der Kopf kaum oder gar nicht zum angewinkelten Knie des Betroffenen gebeugt werden kann (Meningismus, ▶ Abb. 22.1). Weitere typische Symptome sind Kopfschmerzen, Übelkeit, Erbrechen und Photophobie (Scheu vor Licht). Ist das Gehirn ebenfalls entzündet (Meningoenzephalitis), kann es zur Benommenheit bis hin zum Koma kommen. Die Krankheitszeichen können sich binnen weniger Stunden entwickeln.

Bei kleinen Kindern treten meist andere, wenig spezifische Beschwerden wie Bauchschmerzen und Krampfanfälle auf. Gerade bei Säuglingen ist Vorsicht geboten, da die Gefahr besteht, dass eine Meningitis übersehen wird, die sich manchmal nur sehr uncharakteristisch in Trinkschwäche und Schlaffheit äußert.

Merke

Bei Verdacht auf Meningitis ist eine sofortige Krankenhauseinweisung indiziert.

Da das Gehirn mit dem Rückenmark verbunden ist, kann es unter Umständen zu einer Meningoenzephalomyelitis kommen, also einer Entzündung von Hirnhäuten, Gehirn und Rückenmark. Selten entstehen dabei intrakranielle

oder intraspinale Abszesse, die neurochirurgisch behandelt werden müssen.

Als Komplikationen einer Meningoenzephalitis bzw. Meningoenzephalomyelitis können epileptische Anfälle, aber auch bleibende neurologische Schäden wie Lähmungen, Sprachstörungen oder Gehörverlust auftreten. Auch psychische Folgeschäden (Behinderungen oder Verhaltensauffälligkeiten) sind möglich.

Die Gesamtsterblichkeit der eitrigen Meningitis liegt bei ca. 10 %. Besonders gefährlich und mit deutlich höherer Letalität behaftet sind septische Verläufe einer Meningokokkenmeningitis (sog. Waterhouse-Friderichsen-Syndrom) bzw. Pneumokokkenmeningitis. Bei kontagiöser Meningokokkenmeningitis ist für direkte Kontaktpersonen des Erkrankten eine prophylaktische Antibiotikatherapie mit Rifampicin erforderlich (sog. Umgebungsprophylaxe).

▶ **Diagnose.** In nur ca. 60–70 % der Fälle lassen sich Keime nachweisen. Nachdem eine Erhöhung des Hirndrucks mittels CT (oder Beurteilung des Augenhintergrunds zum Ausschluss einer sog. Stauungspapille) ausgeschlossen wurde, ist die rasche Gewinnung von Liquor entscheidend. Der Liquor wird für laborchemische Untersuchungen (Bestimmung von Zellzahl und Zelldifferenzierung, Eiweißgehalt und Zuckergehalt, Laktatspiegel) und für mikroskopische Analysen wie auch die Kultivierung potenzieller Erreger benötigt. Bei einer eitrigen Meningitis ist der Liquor nicht klar, sondern trüb.

Eine besondere Bedeutung hat die Anfertigung eines Grampräparats aus dem Liquorsediment und die mikroskopische Untersuchung, ergänzt durch moderne Antigennachweisverfahren aus Liquor, da sich die wichtigsten bakteriellen Erreger bereits auf diese Weise unterscheiden lassen. Häufig lassen sich die Erreger auch in der Blutkultur nachweisen.

Es besteht eine typische Entzündungskonstellation (linksverschobene Leukozytose, BSG-Beschleunigung, CRP-Erhöhung).

Eine initiale Bildgebung mittels CT wird auch zum Ausschluss einer Subarachnoidalblutung sowie von Erregerherden (z. B. einer Otitis media, die als Mastoiditis auf den Knochen übergreift oder einer invasiven Nasennebenhöhlenentzündung) und Abszessen (abgekapselten Eiteransammlungen) empfohlen; diese müssen ggf. umgehend operativ saniert werden.

Merke

Da eine bakterielle Meningitis aufgrund der unmittelbaren Nähe der Entzündung zu Gehirn und Rückenmark grundsätzlich lebensbedrohlich ist, ist jede Meningitis bis zum sicheren Ausschluss einer bakteriellen Ursache zunächst immer ein medizinischer Notfall.

▶ **Therapie.** Die kalkulierte antibiotische Therapie muss sofort nach Liquorentnahme erfolgen. Empfohlen werden dafür in erster Linie Cephalosporine der dritten Generation (Cefotaxim, Ceftriaxon). Bei Neugeborenen muss wegen der Möglichkeit einer Listerieninfektion zusätzlich ein Aminopenicillin gegeben werden.

Verzögern sich Liquorentnahme und Bildgebung durch eine CT ist die Antibiotikagabe unbedingt vorzuziehen. Liegt schließlich ein Resistogramm der Erreger vor, wird die weitere Antibiotikagabe darauf abgestimmt. In der Regel erfolgt die antibiotische Therapie über mindestens 7 Tage. Bei Vorliegen einer Sepsis muss die Behandlung auf einer Intensivstation erfolgen. Die Therapie einer Meningitis sollte selbst bei milden Verläufen immer stationär durchgeführt werden.

▶ **Prophylaxe.** Gegen Haemophilus influenzae Typ B und Pneumokokken sind Impfungen verfügbar. Impfstoffe gegen Meningokokken schützen bislang nur gegen den Serotyp C, der z. B. in England, Spanien oder auch in einigen Regionen Deutschlands gehäuft auftritt, sowie gegen die Serotypen A, Y und W135. Gegen den in Europa dominierenden Serotyp B ist derzeit noch kein Impfstoff im Handel.

Pflege

Jede Meningitis ist ein schweres Krankheitsbild. Eine engmaschige ärztliche und pflegerische Überwachung des Patienten ist erforderlich. Bettruhe und Abschirmung vor belastenden Reizen wie grellem Licht und lauten Geräuschen sind sehr wichtig. Bei Vorliegen einer kontagiösen Meningokokkenmeningitis ist eine Isolierung im Einzelzimmer zwingend erforderlich. Auf antibiotische Umgebungsprophylaxe für direkte Kontaktpersonen muss geachtet werden.

22.3 Virale Infektionskrankheiten des ZNS

22.3.1 Virale Meningitis bzw. Enzephalitis

Definition

- **Enzephalitis:** Entzündung des Gehirns
- **Enzephalomyelitis:** neben dem Gehirn ist auch das Rückenmark von der Infektion betroffen
- **neutrotrop:** das Nervensystem befallend

▶ **Ursachen.** Obwohl neurotrope Virusspezies überwiegend eine Enzephalitis hervorrufen, können manche Viren auch Auslöser einer Meningoenzephalitis, Enzephalomyelitis und Meningitis sein. In Abgrenzung zur klassischen bakteriellen Meningitis werden virale Meningitiden unter Bezug auf charakteristische Liquorveränderungen auch als lymphozytäre Meningitis bezeichnet. Diese wird bei immunkompetenten Kindern und Erwachsenen am häufigsten durch Enteroviren wie dem Coxsackievirus und ECHO-Viren hervorgerufen.

Vertiefendes Wissen

Auch Infektionen oder Reaktivierungen verschiedener Herpesviren können sich als Meningitis manifestieren, insbesondere durch Herpes-simplex-Virus Typ 1 (seltener HSV 2, HHV 6 oder HHV 7). Herpes-simplex-Viren vermögen als einzige virale Erreger eine chronisch verlaufende Meningitis hervorzurufen. Bei schwerer zellulärer Abwehrschwäche (beispielsweise nach Knochenmarktransplantation oder bei AIDS) können auch das Zytomegalievirus (CMV) und das Epstein-Barr-Virus (EBV) eine Meningitis oder Meningoenzephalitis auslösen.

Als wichtige Komplikation kann eine virale Enzephalitis oder Meningoenzephalitis bei Infektionen mit dem Masern-, dem Mumps- und dem Rötelnvirus auftreten. Bei Hantaviren und dem Parvovirus B19 ist eine meningitische Mitbeteiligung beschrieben, ebenso im Rahmen einer frischen HIV-Infektion (sog. akutes retrovirales Syndrom).

Verschiedene durch Gliederfüßer, Stechmücken und Zecken übertragene Viren (Arboviren) können neben einer Enzephalitis auch eine Meningitis verursachen. Zu ihnen gehört in erster Linie das durch Zeckenstich übertragene FSME-Virus (FSME = Frühsommer-Meningoenzephalitis), das vor allem im Süden Deutschlands sowie in Österreich, den baltischen Staaten und Russland vorkommt. Durch Mückenstiche übertragen werden das japanische Enzephalitisvirus (JEV; Erreger der in Südostasien und Ostasien verbreiteten japanischen Enzephalitis, JE), die erstmalig in Ostafrika beschriebenen Fiebererkrankungen durch West-Nil-Virus (WNV) und Rift-Valley-Virus (RVF), das in den Tropen und Subtropen weit verbreitete Denguevirus und verschiedene Subtypen des Sandmückenfiebervirus (Phlebotomusfieber) wie das Toskanafiebervirus.

▶ **Symptome und Komplikationen.** Im Rahmen einer schwer verlaufenden viralen Enzephalitis können epileptische Anfälle und bleibende neurologische Schäden wie Lähmungen, Sprachstörungen oder Gehörverlust auftreten. Auch psychische Folgeschäden (Behinderungen oder Verhaltensauffälligkeiten) sind möglich.

▶ **Therapie.** Eine kausale Behandlung viraler Meningitiden existiert mit Ausnahme der Herpesenzephalitis, bei der virustatisch mit Aciclovir behandelt werden kann, nicht.

▶ **Prophylaxe.** Gegen FSME und die japanische Enzephalitis sind wirksame und mittlerweile gut verträgliche Impfungen verfügbar. In Endemiegebieten ist eine entsprechende Expositionsprophylaxe gegen Zecken und Stechinsekten (Mückenschutz mit langärmeliger heller Kleidung und Repellentien) anzuraten.

22

22.3.2 Andere Virusinfektionen des ZNS

Als weitere Virusinfektionen des ZNS zu nennen sind insbesondere die durch Polioviren hervorgerufene Poliomyelitis (Kinderlähmung), die Tollwut (Rabies) und die progressive multifokale Leukenzephalopathie durch JC-Viren.

▶ **Poliomyelitis.** Bei der bis vor ca. 25 Jahren noch weit verbreiteten Poliomyelitis handelt es sich um eine Infektion der grauen Substanz des Rückenmarks durch Polioviren. Diese zerstören motorische Neurone (Nervenzellen) mit bleibenden Lähmungserscheinungen. Oftmals bleibt eine Poliovirusinfektion aber klinisch inapparent. Die Weltgesundheitsorganisation WHO hatte sich bereits für das Jahr 2000 das Ziel gesetzt, die Poliomyelitis mit einem konzertierten Impfprogramm weltweit auszurotten. Dennoch wurden in den letzten Jahren immer wieder Fälle aus einzelnen Ländern Afrikas (z. B. Nigeria, Demokratische Republik Kongo) und Südasiens (z. B. Afghanistan, Pakistan) gemeldet, sodass gerade bei Reisen dorthin weiter auf entsprechenden Impfschutz geachtet werden muss, zumal eine kausale Therapie der Poliomyelitis nicht möglich ist.

▶ **Tollwut.** Die Tollwut wird vom Rabiesvirus (Lyssavirus) verursacht. Tollwuterkrankungen werden hauptsächlich aus Asien berichtet, insbesondere aus Indien. Deutschland gilt seit 2008 offiziell als tollwutfrei, jedoch treten immer wieder aus dem Ausland importierte Einzelfälle klassischer Tollwut sowie auch im Inland erworbene Fälle von Fledermaustollwut (Erreger sind hier die auch für den Menschen gefährlichen Lyssaviren Typ 1 und 2, die die Europäische Fledermaus infizieren) auf. Das Virus wird mit Sekreten bzw. Speichel tollwütiger Tiere (v. a. durch Bisswunden von Hunden) auf den Menschen übertragen. Die Erkrankung manifestiert sich dann Tage bis Monate später in mehreren charakteristischen Krankheitsstadien. Tollwut ist nicht heilbar und verläuft beim Menschen immer tödlich. Die Impfung mit gut verträglichen Impfstoffen aus inaktivierten Tollwutviren bietet zuverlässigen Schutz. Sie ist in erster Linie für Jäger, Tierärzte und ggf. Tropenreisende sinnvoll. Eine postexpositionelle Impfprophylaxe ist möglich und muss innerhalb von 24 Stunden nach einem verdächtigen Tierbiss erfolgen.

▶ **Progressive multifokale Leukenzephalopathie** (PML). Die progressive multifokale Leukenzephalopathie (PML) gehört zu den klassischen opportunistischen Infektionskrankheiten, die sich nur bei fortgeschrittener Immunschwäche (z. B. bei AIDS) manifestieren. Erreger ist das weit verbreitete, im menschlichen Organismus lebenslang in latenter Form persistierende JC-Virus, das infizierte Gliazellen (spezialisierte Bindegewebszellen) im Gehirn bei starker Immunsuppression zerstört und zu multifokalen primären Entmarkungsherden führt, denen die Erkrankung ihren Namen verdankt. Klinisch imponieren nach zunächst nur geringen neurologischen Beeinträchtigungen rasch fortschreitende Demenz, Erblindung und Lähmungserscheinungen. Eine Therapie ist bislang nicht möglich.

▶ **Variante der Creutzfeld-Jakob-Krankheit.** Die extrem seltene, einst als Virusinfektion eingestufte neue Variante der Creutzfeld-Jakob-Krankheit (variant Creutzfeld-Jakob-Disease, vCjD) wird auf sog. Prionen (infektiöse Proteine) zurückgeführt.

22.4 Infektionskrankheiten des ZNS, die von Parasiten und Pilzen hervorgerufen werden

In erster Linie sind hier die zerebrale Toxoplasmose durch Toxoplasma gondii (▶ Abb. 22.2) und die Kryptokokkenmeningoenzephalitis durch Infektion mit dem Hefepilz Cryptococcus neoformans zu nennen. Beide Erkrankungen sind an den Status fortgeschrittener Immundefizienz geknüpft und treten typischerweise bei AIDS-Patienten auf. Nach aktuellen Schätzungen werden jährlich weltweit bei Personen mit einer HIV-Infektion rund 1 Mio. Fälle von Kryptokokkenmeningoenzephalitis diagnostiziert.

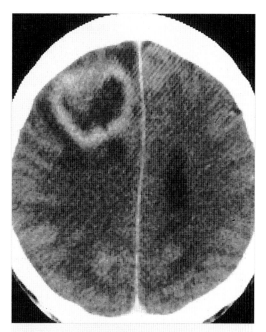

Abb. 22.2 Zerebrale Toxoplasmose. Intrazerebraler Abszess mit ringförmigem Kontrastmittelenhancement. (Hellmich S, Hellmich B: Mündliche Prüfung Innere Medizin. Thieme, Stuttgart 2011)

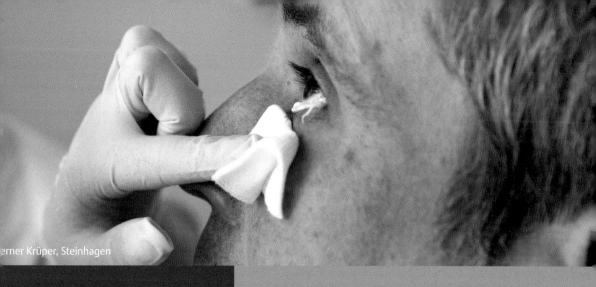

erner Krüper, Steinhagen

Kapitel 23

Infektionen des Auges

23 Infektionen des Auges

Christoph Lübbert

23.1 Anatomie und Funktionen des Auges

Das menschliche Auge ist eine Meisterleistung der Natur. Die Lichtstrahlen passieren Pupille und Linse und gelangen ins Auge. Die Linse bündelt die Lichtstrahlen, sodass ein klares Abbild der Umgebung (kopfstehend und seitenverkehrt) auf der Netzhaut an der Rückwand des Auges entsteht. Die Netzhaut ist eine Schicht aus lichtempfindlichen Rezeptoren und dünnen Nervenzellen, die den Lichteindruck über den Sehnerv (Nervus opticus) ins Gehirn weiterleiten. Bestimmte Teile des Gehirns (die Sehrinde) empfangen und verarbeiten die Signale und die visuelle Wahrnehmung wird zentral aufbereitet, sodass wir schließlich sehen können.

Die Bindehaut verbindet das Lid mit dem Augapfel. Dieser Schleimhautüberzug wirkt wie ein weiches Wischtuch und verteilt die Tränenflüssigkeit beim Lidschlag über der Kornea, ohne diese zu verletzen. In der Tiefe der Orbita schlägt die Bindehaut wieder nach vorn um und verbindet sich mit der Sklera (Lederhaut).

23.2 Infektionen von Organanteilen des Auges

Definition

- **intraokulär:** Innerhalb des Augapfels
- **Panophthalmitis:** Infektion der gesamten Augenstruktur

Man unterscheidet
- Infektionen der Bindehaut (Konjunktivitis),
- Infektionen der Hornhaut (Keratitis) und
- intraokuläre Infektionen (z. B. Uveitis, Chorioretinitis).

23.2.1 Konjunktivitis

Definition

- **Konjunktivitis:** Entzündung der Bindehaut (Konjunktiva)
- **Keratokonjunktivitis:** auch die Hornhaut (Kornea) ist von der Infektion betroffen

▶ **Ursachen.** Die Konjunktivitis ist die häufigste Augeninfektion. Sie wird hauptsächlich von Bakterien (Haemophilus influenzae, Pneumokokken, Staphylokokken, Chlamydien), seltener durch Viren (v. a. Adenoviren) verursacht. Auch Umweltreize wie Rauch oder Staub sowie Allergien können eine Konjunktivitis verursachen.

▶ **Symptome und Komplikationen.** Allgemeine Symptome einer Konjunktivitis sind eine Gefäßerweiterung und damit Rötung der Bindehaut („rotes Auge"; ▶ Abb. 23.1), ödematöse Bindehautschwellung mit eitriger oder wässrig-schleimiger Sekretion, eine Verengung und Verklebung der Lidspalte, vermehrter Tränenfluss, Photophobie (Scheu vor Licht), Zusammenkneifen der Augenlider (Blepharospasmus), Juckreiz, Fremdkörpergefühl (als hätte man „Sand im Auge"), Brennen und teilweise starke Schmerzen.

▶ **Diagnose.** Wegweisend ist der direkte Erregernachweis aus Konjunktivalabstrichen.

▶ **Therapie.** Die Therapie richtet sich nach dem Erreger und dem Resistenzprofil. Bei bakteriellen Erregern reicht in der Regel eine lokale Therapie mit antibiotischen Augentropfen oder Augensalbe aus. Auf Hygiene- und Quarantänemaßnahmen ist zu achten, insbesondere bei leicht übertragbaren Erkrankungsformen wie der epidemischen Schwimmbadkonjunktivitis bei Kindern durch bestimmte Adenoviren (Serotypen 3, 4, 7).

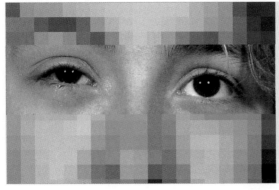

Abb. 23.1 Konjunktivitis. Typisches rotes Auge. (Moll I: Duale Reihe Dermatologie. Thieme, Stuttgart 2005)

23.2.2 Keratitis

Definition

Keratitis: Entzündung der Hornhaut (Kornea)

Merke

Die Keratitis ist eine mit Hornhautschäden (Erosionen, Ulzerationen) einhergehende Entzündung und muss wegen der daraus resultierenden Gefährdung des Sehvermögens sofort behandelt werden.

▶ **Ursachen.** Als Erreger kommen Viren (Herpes-simplex-Virus, HSV; Varicella-zoster-Virus, VZV, Adenoviren und Zytomegalieviren, CMV), seltener Bakterien (z. B. Staphylokokken, Pneumokokken, Pseudomonaden, atypische Mykobakterien) und bei stark abwehrgeschwächten Patienten (z. B. mit AIDS) auch Pilze und Mikrosporidien infrage. Während bei HSV und VZV eine Reaktivierung der latenten Infektion ursächlich ist, liegt Infektionen mit Bakterien, Parasiten (Amöben) oder Pilzen in der Regel eine Vorschädigung der Hornhaut durch ein Mikrotrauma zugrunde.

Kontaktlinsen werden häufig eingesetzt, herausgenommen, mehrfach wiederverwendet und in der Zwischenzeit in einer Spülflüssigkeit aufbewahrt. Daher kann es bei Kontaktlinsenträgern zur Kontamination von Linsen oder Spülflüssigkeit mit Pseudomonas aeruginosa oder Akanthamöben und so zu einer hartnäckigen Keratokonjunktivitis kommen.

▶ **Symptome und Komplikationen.** Klinisch bestehen Schmerzen, Photophobie, Rötung des Auges (infolge der Gefäßerweiterung), Sehverschlechterung sowie eine übermäßige Sekretion von Tränenflüssigkeit. Durch HSV und Akanthamöben verursachte Keratitiden werden im klinischen Alltag am häufigsten gesehen.

▶ **Diagnose.** Diagnostisch wegweisend ist der direkte Erregernachweis durch Mikroskopie, Kultivierung oder einen erregerspezifischen PCR-Test aus Hornhautabstrichen oder Hornhautgeschabsel. Eine derartige Materialgewinnung sollte wegen der damit verbundenen Verletzungs- und Kontaminationsgefahr nur von erfahrenen Augenärzten vorgenommen werden. Für die Diagnosestellung einer Keratitis spielt die augenärztliche Prüfung der Sensibilität der Hornhaut eine große Rolle, weil diese fast nur bei viralen Infektionen herabgesetzt ist.

▶ **Therapie.** Die Therapie einer Keratitis muss sofort nach Diagnosestellung beginnen. Die empirische Therapie erfolgt bei Verdacht auf bakterielle oder pilzassoziierte Genese mit Breitspektrumantibiotika bzw. Antimykotika und wird nach Eintreffen der mikrobiologischen Befunde erregerspezifisch umgestellt (Prinzip der Therapiedeeskalation). Virale Infektionen (HSV, VZV) werden lokal und systemisch mit dem Virustatikum Aciclovir behandelt.

Die Therapie von Infektionen des Auges durch Akanthamöben gilt als schwierig und langwierig. Sie erfolgt mit einer Kombination aus lokalen Antiseptika (z. B. Chlorhexidin, Polyhexanid) und Aminoglykosidantibiotika, um den Amöben die in der Tränenflüssigkeit enthaltenen Bakterien als Nahrungsgrundlage zu entziehen.

23.2.3 Uveitis, Chorioretinitis und Endophthalmitis

Definition

- **Uveitis:** Entzündung der Gefäßhaut (Uvea), die aus Regenbogenhaut (Iris), Ziliarkörper und Aderhaut (Choroidea) besteht
- **Chorioretinitis:** Entzündung der Aderhaut und Netzhaut (Retina)
- **Endophthalmitis:** Entzündung des inneren Auges

▶ **Ursachen.** Die Uveitis lässt sich kompartimentabhängig in Iritis bzw. Iridozyklitis (Entzündung von Iris und Ziliarkörper), Chorioiditis bzw. Chorioretinitis und Vitritis (Glaskörperentzündung) unterteilen. Allen Erkrankungsformen gemeinsam ist die Gefahr einer andauernden Sehstörung bis hin zur Erblindung.

Infektiöse Ursachen können bei der Iritis bzw. Iridozyklitis die Reaktivierung einer Infektion mit dem Varizella-zoster-Virus (VZV), eine Tuberkulose, eine okuläre Mitbeteiligung bei Syphilis und andere bakterielle Infektionen sein.

Die Chorioretinitis tritt am häufigsten als Spätkomplikation einer pränatal erworbenen Toxoplasmose auf, seltener in der durch das Zytomegalievirus (CMV) bedingten Form der CMV-Retinitis bei AIDS-Patienten.

Eine mehrere Kompartimente betreffende Endophthalmitis tritt vor allem posttraumatisch (z. B. wenn kontaminierte Splitter ins Auge gelangt sind) oder postoperativ nach Eingriffen am Auge auf, seltener hämatogen (über den Blutstrom) bedingt im Rahmen einer Sepsis. Neben Bakterien wie Staphylokokken und Streptokokken kommen bei ausgeprägter Abwehrschwäche (z. B. AIDS) auch Pilze als Erreger infrage.

▶ **Symptome und Komplikationen.** Die klinischen Symptome sind u. a. dumpfe Augenschmerzen, Photophobie und Sehminderung. Bei der Chorioretinitis tritt fatalerweise eine schmerzlose Sehstörung bis hin zum Visusverlust auf.

▶ **Diagnose.** Entscheidend ist die gründliche augenärztliche Untersuchung inkl. Fundoskopie (Spiegelung des Augenhintergrundes). Die mikrobiologische Diagnostik gelingt nicht immer. In einigen Fällen (z. B. Toxoplasmose) kann die ergänzende serologische Untersuchung hilfreich sein.

Wichtig ist eine schnelle Diagnosestellung, da bei bestimmten Krankheitskonstellationen ernsthafte Sehstörungen bis hin zur Erblindung drohen. Da nicht alle Infek-

23

tionen des Auges sofort Symptome hervorrufen, ist bei bestimmten Erkrankungen wie einer HIV-Infektion oder Toxoplasmose routinemäßig an die Notwendigkeit der augenärztlichen Untersuchung zu denken.

▶ **Therapie.** Die Behandlung erfolgt mit erregerspezifischen Antiinfektiva systemisch und ggf. auch als intraokuläre Injektion. Unter bestimmten Umständen ist eine Kombination mit Kortikosteroiden erforderlich, insbesondere wenn eine ausgedehnte Entzündungsreaktion besteht, die rasch eingedämmt werden muss.

23

Pflege

Bei leicht übertragbaren Infektionen des Auges wie Konjunktivitis durch Adenoviren oder Chlamydien sowie HSV-Keratitis ist eine strikte Einhaltung der Hygienemaßnahmen erforderlich.

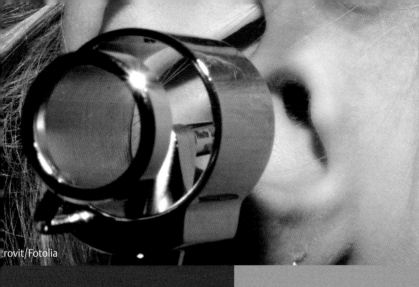

rovit/Fotolia

Kapitel 24

Infektionen des Ohrs

24 Infektionen des Ohrs

Christoph Lübbert

24.1 Anatomie und Funktionen des Ohrs

Das menschliche Ohr ist prinzipiell sehr ähnlich aufgebaut wie das anderer Säugetiere. Charakteristisch ist das Vorhandensein eines äußeren Ohrs in Form der Ohrmuschel, die umgangssprachlich als das eigentliche „Ohr" bezeichnet wird. Neben seiner Funktion als Sinnesorgan, mit dem Schallwellen, also Töne oder Geräusche, als akustische Wahrnehmung aufgenommen werden, gehört auch das Gleichgewichtsorgan zum Ohr. Der Begriff „Hörorgan" bezeichnet in der Physiologie des Menschen die Gesamtheit beider Ohren, der Hörnerven (Nervi cochleares) und der zugeordneten auditiven Hirnrinde.

Das Mittelohr besteht aus einer anatomisch vorgegebenen Höhle an beiden Seiten des menschlichen Schädels. Diese zum äußeren Ohr hin durch das Trommelfell begrenzte Paukenhöhle (Cavum tympani) ist mit Luft gefüllt und mit einer Schleimhaut ausgekleidet, die fest mit der Knochenhaut (Periost) verbunden ist. Über die Eustachische Röhre („Ohrtrompete", benannt nach dem im 16. Jahrhundert lebenden italienischen Anatom Eustachius) ist das Mittelohr mit dem Nasen-Rachen-Raum verbunden. Über die Eustachische Röhre findet ein Druckausgleich mit der Außenwelt statt. Ohne ihn käme es z. B. bei Tauchern rasch zur Trommelfellperforation.

24.2 Infektionen von Organanteilen des Ohrs

24.2.1 Otitis externa

Definition

Otitis externa: Entzündungen des Gehörgangs

▶ **Ursachen.** Häufigster Erreger ist Staphylococcus aureus. Seltener führen Pseudomonas aeruginosa, Streptokokken, Enterobacteriaceae oder Pilze (sog. Otomykose) zu einer Otitis externa, dann oftmals auch als chronische Verlaufsform. Auch die Reaktivierung von Infektionen mit Herpes-simplex-Viren (HSV) oder Varicella-zoster-Viren (VZV) kann zu einer entzündlichen Beteiligung des Gehörgangs (Zoster oticus) führen.

▶ **Symptome und Komplikationen.** Die klinische Inspektion des Gehörgangs zeigt eine Rötung und Schwellung der Haut. Meist besteht eine erregerhaltige eitrige Sekretion. Bei viraler Genese durch HSV und VZV sind typische Bläschen sichtbar. Bei Druck auf den Tragus (Knorpelmasse an der vorderen Ohrmuschel) nehmen die Schmerzen zu.

Eine Otitis externa kommt besonders häufig bei Diabetikern oder bei vorgeschädigter Haut des Gehörgangs vor (z. B. bei Atopikern). Sie beginnt zunächst mit Juckreiz und geht dann unter starken Schmerzen in entzündlich-nässende Veränderungen des Gehörgangs über. Durch eine reduzierte Schallleitung kann eine Hörminderung auftreten.

▶ **Diagnose.** Diagnostisch wegweisend ist der mikrobiologische Erregernachweis (Mikroskopie und Kultur) von Abstrichen des Gehörgangs oder ein virusspezifischer PCR-Test aus dem Bläscheninhalt.

▶ **Therapie.** Bei bakterieller Genese ist eine lokale antiseptische (z. B. mit Chlorhexidinlösung) oder antibakterielle Therapie erforderlich. Schwere Erkrankungen mit Fieber und ausgeprägten Veränderungen des Gehörgangs müssen systemisch mit Antibiotika behandelt werden. Die Therapie des Zoster oticus erfolgt virustatisch z. B. mit Aciclovir.

Merke

Schmerzhafte Reinigungsversuche bei Otitis externa sollten nur durch erfahrene HNO-Ärzte vorgenommen werden und erfordern unter Umständen den Einsatz von Lokalanästhetika.

24.2.2 Otitis interna und Otitis media

Definition

- **Otitis interna:** Entzündung des Innenohrs
- **Otitis media:** Entzündung des Mittelohrs
- **Mastoiditis:** Fortleitung der Entzündung des Mittelohrs auf den angrenzenden Knochen
- **STIKO:** ständige Impfkommission am Robert-Koch-Institut

▶ **Häufigkeit und Ursachen.** Die Entzündung des Mittel- und Innenohrs findet oft begleitend zu viralen und bakteriellen Infektionen der oberen Luftwege statt, kann aber auch isoliert auftreten. Kinder sind häufiger betroffen als Erwachsene, da bakterielle Erreger die bei Kindern noch kurze Eustachische Röhre mit ihrem noch recht weiten Durchmesser passieren können und so in das Mittelohr gelangen (Keimaszension).

Bei der akuten Verlaufsform behindern oftmals vergrößerte Adenoide (gutartige lymphatische Wucherungen der Rachen- und Gaumenmandeln) den Sekretabfluss aus dem Mittelohr und führen zur Keimaszension.

Das Erregerspektrum hängt von der Altersgruppe ab. So finden sich bei Neugeborenen hauptsächlich Staphylococcus aureus, verschiedene Enterobacteriaceae und Pseudomonas aeruginosa. Bei Kindern bis zum 6. Lebensjahr werden in erster Linie Streptococcus pneumoniae, Streptococcus pyogenes, Haemophilus influenzae, Moraxella catarrhalis und verschiedene Viren (z. B. Rhinoviren) nachgewiesen. Die Viren gelangen über das Blut in das Zielgebiet; nahezu alle „Erkältungsviren" sind in der Lage, eine Otitis auszulösen.

Die akute Otitis media des Erwachsenen ist meist Folge einer Infektion der oberen Atemwege. Anders verhält es sich bei der chronischen Otitis media. Ihr liegt ein permanenter Defekt des Trommelfells zugrunde, z. B. als Folge eines Barotraumas beim Tauchen. Das Keimspektrum ist bei der chronischen Verlaufsform im Vergleich zur Akuterkrankung verändert und wird dominiert von Pseudomonas aeruginosa (ca. 60 % der Fälle), gefolgt von Staphylococcus aureus und Enterobacteriaceae bzw. Anaerobiern.

▶ **Symptome und Komplikationen.** Typische Symptome einer Otitis media sind Fieber, Ohrenschmerzen sowie Allgemeinbeschwerden (Appetitlosigkeit, Kopf- und Gliederschmerzen). Bei Kleinkindern fallen oftmals als erstes Zeichen der Erkrankung Verhaltensauffälligkeiten, Weinerlichkeit oder auch unspezifische Symptome wie Bauchschmerzen auf. Entsteht Eiter im Mittelohr, führt dies zu Hörstörungen.

Komplikationen können sein:
- Otitis interna (auch alleine möglich) mit Schwindel und Taubheitsgefühl
- Mastoiditis (Entzündung des Mastoids am Schläfenbein)
- Meningitis (Hirnhautentzündung; s. Kap. Kap. 22.2.1) oder Hirnabszess (s. Kap. 8.2.5)
- Fazialisparese (Gesichtsnervenlähmung mit hängendem Augenlid und Mundwinkel)

Aufgrund der anatomischen Besonderheiten im Kleinkindesalter kann als Komplikation der akuten Otitis media eine Mastoiditis entstehen, mit der Gefahr der Fortleitung bis ins zentrale Nervensystem und Ausbildung einer Meningitis (Hirnhautentzündung). Die Mastoiditis fällt klinisch durch eine abstehende Ohrmuschel und Druckschmerz hinter der Ohrmuschel auf. Greift die antibiotische Therapie nicht, muss operativ durch Eröffnen der entzündeten Knochenkompartimente (Mastoidektomie) behandelt werden.

Bei der chronischen Otitis media fallen schleimig-eitrige Sekretabsonderungen aus dem Gehörgang auf. Die Patienten beklagen Schwerhörigkeit und oftmals auch ein Schwindelgefühl beim Baden (weil dann Wasser in den Gehörgang gelangt und das Gleichgewichtsorgan reizt). Eine Mitbeteiligung knöcherner Strukturen ist möglich und gefürchtet.

▶ **Diagnose.** Diagnostisch wegweisend bei Otitis media ist der fast immer vorhandene Tragusdruckschmerz (ausgelöst durch Drücken auf die als Tragus bezeichnete Knorpelmasse an der vorderen Ohrmuschel). Bei der klinischen Inspektion des Ohrs mit dem Otoskop (Ohrspiegelung) zeigt sich typischerweise eine Vorwölbung des Trommelfells, bedingt durch Schwellung und Eiteransammlung im Mittelohr (▶ Abb. 24.1).

▶ **Therapie.** Aufgrund der hohen Spontanheilungsrate im Kindesalter ist eine antibiotische Therapie nicht immer erforderlich. Otitiden können bei Erkältungen durch die Gabe von abschwellenden Nasentropfen gebremst werden. Diese müssen allerdings rechtzeitig wieder abgesetzt werden. Entzündungshemmer wie Ibuprofen oder Acetylsalicylsäure können ergänzend gegeben werden (Vorsicht bei empfindlicher Magenschleimhaut: Nebenwirkungen sind Sodbrennen und Blutungen).

Bei Vorwölbung des Trommelfells in den Gehörgang und ausgeprägten Symptomen sollte möglichst frühzeitig antibiotisch therapiert werden. Geeignet sind Breitspektrumpenicilline, z. B. Amoxicillin/Clavulansäure, Makrolide oder Cephalosporine der zweiten Generation. Wenige Tage nach Beginn der Symptome kann es zu einer spontanen Perforation des Trommelfells mit Entleerung von Eiter in den Gehörgang kommen. Schmerzen und Allgemeinsymptome lassen dann allmählich nach und das Trommelfell verheilt unter Narbenbildung innerhalb weniger Wochen.

Außerdem sind Bettruhe und erhöhte Flüssigkeitszufuhr anzuraten. Erhöht man den Druck im Rachenraum durch Zuhalten von Mund und Nase, wird die Eustachische Röhre gedehnt, was häufig als Erleichterung empfunden wird.

Die antibiotische Therapie der chronischen Otitis media richtet sich nach dem Erregernachweis im Sekretabstrich und dem Antibiogramm. Meist ist im Anschluss an die antimikrobielle Therapie ein zusätzliches operatives Vorgehen notwendig, um den der Erkrankung zugrunde liegenden anatomischen Defekt zu beheben.

24

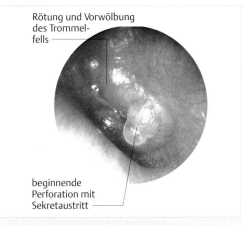

Rötung und Vorwölbung des Trommelfells

beginnende Perforation mit Sekretaustritt

Abb. 24.1 Otitis media. Otoskopischer Befund. (Rudolf Probst R, Grevers G, Iro H: Hals-Nasen-Ohren-Heilkunde. Thieme, Stuttgart 2008)

Eine Sonderform der Otitis media ist das Eindringen verschiedener Erreger einschließlich Pseudomonas aeruginosa (mit dem Dusch- oder Badewasser) bei einer Trommelfellperforation. Hier muss die akute Infektion antibiogrammgerecht therapiert und der Defekt anschließend gedeckt werden.

Vertiefendes Wissen

Bei ausgedehnter Eiteransammlung hinter dem Trommelfell ist eine HNO-ärztliche Parazentese (kontrolliertes Durchstechen des Trommelfells mit Sekretableitung nach außen) angezeigt, ggf. mit Einlage eines sog. Paukenröhrchens zur Drainage des Mittelohrs.

▶ **Prophylaxc.** Durch die von der STIKO empfohlene Impfung von Säuglingen und Kleinkindern gegen Pneumokokken konnte die Zahl der Otitis-media-Fälle in den letzten Jahren deutlich gesenkt werden. Dabei tritt offenbar ein „Herdeneffekt" ein, sodass Infektionen durch Pneumokokken auch bei Erwachsenen seltener werden. Allerdings werden, relativ gesehen, bestimmte Pneumokokkenserotypen häufiger, wenn sie von den zur Verfügung stehenden Impfstoffen (mit Wirksamkeit gegen bis zu 23 Serotypen) nicht erfasst werden. Derzeit sind ca. 80 pathogene Pneumokokkenserotypen bekannt.

Pflege

Eine Otitis media ist für den betroffenen Patienten äußerst unangenehm und schmerzhaft. Oftmals ist das Hörvermögen beeinträchtigt. Hilfreich sind:

- lokale Kälteanwendung,
- ausreichende medikamentöse Schmerzbehandlung,
- Nasentropfen zum Abschwellen (Verabreichung in Rückenlage, da die Öffnung der Ohrtrompete im Rachen liegt),
- Gabe von Sekretolytika, damit sich der Schleim im Mittelohr verflüssigt und durch die Ohrtrompete abfließen kann,
- keine Flugreisen, solange die Entzündung nicht ausgeheilt ist.

Achtung: Wie bei anderen Infektionen ist darauf zu achten, dass die Erregervermehrung nicht durch Wärmeanwendung gefördert wird.

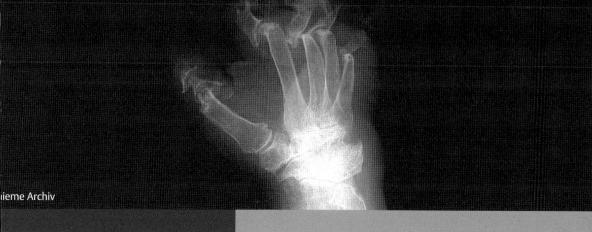

hieme Archiv

Kapitel 25

Infektionen von Knochen und Gelenken

25 Infektionen von Knochen und Gelenken

Christoph Lübbert

25.1 Überblick über das Knochen- und Skelettsystem

Definition

- **Skelett:** Gesamtheit der Knochen eines Organismus und damit das zum Aufbau des Körpers benötigte Stützgerüst
- **Gelenke:** bewegliche Verbindungen von zwei oder mehreren Knochen

Beim Menschen unterscheidet man zwischen:
- Achsenskelett aus Wirbelsäule, Schädelknochen, Brustbein und Rippen und
- Extremitätenskelett aus Schultergürtel, Becken und Extremitätenknochen.

Das menschliche Skelett besteht aus über 200 verschiedenen Knochen. Man unterscheidet Faser- und Lamellenknochen. Der Knochen wird von einer eng anliegenden Bindegewebshaut, der Knochenhaut (Periost), umgeben. Die eigentliche Knochensubstanz besteht aus Knochenzellen (Osteozyten), die in die sog. Knochenmatrix eingebettet sind. Diese setzt sich zu 10 % aus Wasser, zu 20 % aus organischen Materialien (überwiegend Kollagen) und zu 70 % aus anorganischen Stoffen (v. a. Hydroxylapatit) zusammen. Die Osteozyten sind durch Zellfortsätze eng miteinander verbunden. Ein knocheneigenes Blutgefäßsystem versorgt sie mit Nährstoffen und Sauerstoff. Den Abbau des Knochengewebes übernehmen Osteoklasten, mithilfe von Knochenbildungszellen (Osteoblasten) wird Knochen hingegen wieder neu aufgebaut.

In der Anatomie wird zwischen echten, d. h. mit einem flüssigkeitsgefüllten Spalt und einer inneren Knorpelauskleidung versehenen, und unechten Gelenken unterschieden. Als Pseudogelenk wird hingegen der beweglich gebliebene Knochenbereich nach einem nicht verheilten Knochenbruch bezeichnet.

25.2 Infektionskrankheiten des Skelettsystems

Merke

Infektionen von Knochen und Gelenken gelten als problematisch und zeigen oftmals einen langwierigen ungünstigen Heilungsverlauf.

25.2.1 Osteomyelitis

Definition

- **Osteomyelitis:** infektiöse Entzündung des Knochenmarks; der Begriff wird zunehmend von dem Begriff Osteitis („Knochenentzündung") ersetzt, da es sich meist nicht nur um eine alleinige Entzündung des Knochenmarks, sondern aller Anteile des Knochens handelt
- **Spondylodiszitis:** Entzündung von Wirbelkörper und Bandscheibe

Man unterscheidet die
- hämatogene Osteomyelitis, die über den Blutstrom ausgelöst wird, von der
- fortgeleiteten bzw. posttraumatischen Osteomyelitis.

Beide Formen können chronifizieren.

▶ **Ursachen.** Der häufigste Erreger der akuten hämatogenen Osteomyelitis ist Staphylococcus aureus. Bei Kindern sind die Metaphysen der langen Röhrenknochen betroffen. Bei Erwachsenen ist die Wirbelkörperosteomyelitis mit früher Ausbildung einer Spondylodiszitis nicht selten. Weitere Erreger sind Streptokokken der Gruppe B, Bacteroides spp., Klebsiellen, Salmonellen, Brucellen und Mykobakterien, bei kleinen Kindern und älteren Personen auch Haemophilus influenzae. Bei i. v.-Drogenabhängigen wird relativ häufig auch Pseudomonas aeruginosa als Erreger nachgewiesen.

Eine posttraumatische Osteomyelitis nach Knochenbrüchen wird in erster Linie durch Staphylococcus aureus, aber auch durch gramnegative Stäbchen (Proteus spp., Escherichia coli) hervorgerufen. Gelegentlich liegen polymikrobielle Infektionen vor. Eine fortgeleitete Osteomyelitis (z. B. bei tiefem Ulcus cruris) dagegen ist häufig mischinfiziert.

▶ **Symptome und Komplikationen.** Eine Osteomyelitis kann initial ein vieldeutiges Krankheitsbild darstellen, das von anderen Knochenprozessen wie Knochentumoren abgetrennt werden muss. Das Vollbild der Erkrankung ist jedoch nicht schwer zu diagnostizieren. Es stehen zunächst recht unspezifische Symptome wie Schmerzen, Schwellungen, lokaler Druckschmerz, Fieber und eine Erhöhung der Entzündungsparameter im Vordergrund. Im Bereich einer Osteomyelitis entwickeln sich oft Nekrosen, die klinisch und bildgebend als Sequester (abgestorbenes Knochenstück) imponieren. Eine Sonderform ist der Brodie-Abszess, der in der Regel im distalen Femur oder im Tibiakopf lokalisiert ist. Es handelt sich um eine runde Abszesshöhle mit ausgeprägter Sklerosierung, die differenzialdiagnostisch gegenüber Knochentumoren abzugrenzen ist.

25

▶ **Diagnose.** Eine Osteomyelitis führt meist zu ausgeprägten allgemeinen Entzündungsreaktionen (Leukozytose, CRP-Anstieg, BSG-Beschleunigung). Eine Kultivierung der Erreger und ein Antibiogramm sind neben Hinweisen aus der Bildgebung wichtige Voraussetzungen für eine erfolgreiche Behandlung.

Die Erreger sollten vor Therapiebeginn mittels Blutkultur oder direkt durch Punktion eines subperiostalen (unter der Knochenhaut gelegenen) Abszesses isoliert werden. Bei negativem Erregernachweis kann eine Knochenbiopsie durchgeführt werden (Untersuchung auf aerobe und anaerobe Keime, Mykobakterien, Pilze sowie Histologie). Intraoperativ gewonnenes Material bei chronischer Osteomyelitis muss im mikrobiologischen Labor sorgfältig untersucht werden (Homogenisierung der Probe, lange Bebrütung). Bei fehlendem direkten Erregernachweis kann eine serologische Untersuchung (Widal-Reaktion bei Brucella spp., Salmonellenserologie) sinnvoll sein.

Veränderungen in konventionellen Röntgenaufnahmen treten erst ab der dritten Krankheitswoche auf. Durch Sonographie (gerade bei Kindern), Computertomographie und Magnetresonanztomographie (MRT; ▶ Abb. 25.1) ist eine Frühdiagnose möglich. Ein Knochenszintigramm mit ^{99m}Technetium ist bei unklarer Lokalisation (Verdacht auf Osteomyelitis, Ausschluss weiterer hämatogener Herde) sinnvoll.

▶ **Therapie.** Bei klinischem Verdacht sollte die antimikrobielle Therapie nach Entnahme geeigneter Materialien so schnell wie möglich begonnen werden. Dabei ist in jedem Fall initial eine parenterale, hochdosierte Therapie mit Wirksamkeit gegen Staphylococcus aureus durchzuführen.

Bei erfolgtem Erregernachweis ist das Antibiogramm für die Therapie maßgeblich. Orale Antibiotika sind unter Vorbehalt und nur nach initialer parenteraler Therapie zu

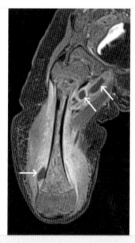

Abb. 25.1 Osteomyelitis. Rechter Oberschenkelknochen, die Pfeile zeigen deutliche Abszesse nach Kontrastmittelgabe. (Reiser M, Kuhn F P, Debus J: Duale Reihe Radiologie. Thieme, Stuttgart 2011)

empfehlen. Verlaufsformen mit klinischem Nachweis von Eiter oder Nekrosen erfordern eine zusätzliche chirurgische Behandlung (▶ Abb. 25.1). Sequester müssen operativ entfernt werden.

Generell sollten Osteomyelitiden wegen erheblicher Rückfallgefahr relativ lang (mindestens 6 Wochen) behandelt werden. Eine chronische, diffuse Osteomyelitis bedarf meist einer Ruhigstellung mittels Fixateur externe.

Klinische Besserung, Entfieberung, Rückgang der Entzündungsparameter und bildgebende Kontrollen sind die wichtigsten Parameter zur Beurteilung des Heilungsverlaufs. Bei chronischer Osteomyelitis ist unter Umständen eine monatelange Therapie notwendig.

25.2.2 Septische Arthritis

Definition

septische Arthritis: bakterielle Infektion eines Gelenks

▶ **Ursachen.** Eine septische Arthritis entsteht meist hämatogen im Rahmen einer Bakteriämie (Verteilung von Bakterien durch den Blutstrom). Bei Erwachsenen sind bevorzugt Gelenke befallen, die durch rheumatische Veränderungen oder Gicht vorgeschädigt sind. Seltener entsteht eine eitrige Arthritis posttraumatisch, fortgeleitet (z. B. bei Osteomyelitis) oder iatrogen (durch medizinische Maßnahmen), z. B. nach intraartikulärer Injektion.

Bei Erwachsenen ist Staphylococcus aureus der Haupterreger, gefolgt von Streptokokken. Bevorzugt befallen werden große Gelenke, insbesondere das Kniegelenk. Bei chronischen, nur ein Gelenk betreffenden Verläufen muss auch an atypische Erreger wie Mykobakterien, Brucella spp. und Pilze gedacht werden.

▶ **Symptome und Komplikationen.** Schmerz, Schwellung und Funktionsverlust sind die wichtigsten Lokalzeichen. Das Krankheitsbild kann hochdramatisch mit Fieber und erheblichen Schmerzen sein. Bei weniger pathogenen Erregern sind aber auch relativ blande Verläufe möglich. Bei Salmonelleninfektionen kann eine Gastroenteritis vorausgegangen sein. Bei Gonokokkenarthritis ist eine urethrale oder pharyngeale Gonorrhö (Tripper) vorausgegangen.

▶ **Diagnose.** Der direkte Erregernachweis ist möglich im aspirierten Eiter. Für die Behandlung wegweisend ist in aller Regel das Ergebnis der Kulturen bzw. der Blutkultur. Die allgemeinen Entzündungsparameter (Leukozyten, BSG, CRP) sind erhöht. Eine ergänzende Bildgebung mittels MRT kann hilfreich sein, inbesondere um das Ausmaß von entzündlich bedingten Gelenkschäden abzuschätzen. Differenzialdiagnostisch ist hier immer an eine reaktive Arthritis (s. Kap. 25.2.4) zu denken.

▶ **Therapie.** Nach Anlegen von Blutkulturen sowie Punktion des Gelenks erfolgt die Therapie entsprechend dem Resultat der bakteriologischen Untersuchung. Wie bei der akuten Osteomyelitis sollte relativ lange behandelt werden. Größere Mengen von Eiter im Gelenk müssen gegebenenfalls durch wiederholte Punktion entleert werden. Eine Drainage ist zu erwägen, falls der eitrige Erguss nach mehr als sieben Tagen adäquater Therapie plus Punktion(en) persistiert. Gelenkspülungen sind wegen des Risikos einer Superinfektion problematisch.

Unter einer adäquaten antimikrobiellen Therapie verhalten sich die Entzündungsparameter rasch rückläufig. Das Risiko bleibender Schädigungen des Gelenks ist jedoch erheblich.

25.2.3 Lyme-Arthritis im Rahmen einer Borreliose

Definition

Seroprävalenzrate: Häufigkeit des Vorkommens von Antikörpern im Blut

▶ **Häufigkeit und Ursachen.** Bei der Borreliose handelt es sich um eine durch Stich einer Zecke (meist von Ixodes ricinus, dem Gemeinen Holzbock) übertragene Infektionskrankheit, die in mehreren Stadien verläuft und typischerweise die Haut, das Nervensystem (ZNS) und die Gelenke (seltener auch andere Organe) betreffen kann.

In den USA ist Borrelia burgdorferi sensu stricto (sensu stricto = im engeren Sinne) der Haupterreger. Bei einer Infektion mit Borrelia burgdorferi kommen häufiger Gelenkentzündungen vor (Lyme-Arthritis, benannt nach dem Ort Lyme im US-Bundesstaat Connecticut, wo die Erkrankung 1975 erstmals gehäuft auftrat und beschrieben wurde). In Deutschland ist die Lyme-Arthritis dagegen selten, da in Europa andere Borrelienspezies (z. B. Borrelia garinii, Borrelia afzelii) vorherrschen, die mehr das Nervensystem und die Haut betreffen. Das Risiko für die Entwicklung einer klinisch manifesten Borreliose beträgt in Deutschland pro Zeckenstich ca. 1–5 %.

▶ **Symptome und Komplikationen.** Klinisch imponiert im Frühstadium als charakteristisches Krankheitszeichen eine ringförmige, sich konzentrisch ausbreitende Hautrötung, das Erythema chronicum migrans (EM, in ca. 80–90 % der Fälle vorhanden).

▶ **Diagnose.** Die Diagnose einer Lyme-Arthritis wird anhand klinischer Kriterien gestellt, flankiert von Laboruntersuchungen. Als serologischer Standard gilt der Antikörpernachweis mittels Western-Blot/Immunoblot. Bei Verdacht auf das Vorliegen einer Neuroborreliose ist eine Liquoruntersuchung inkl. Bestimmung der intrathekalen Antikörpersynthese obligat. Direktnachweise mittels PCR-Test oder Kultur aus Liquor, Gelenkpunktat und Biopsiematerial sind zu erwägen, jedoch sind eingeschränkte Sensitivität (je nach Ort der Materialgewinnung 10–70 %) und Spezifität dieser Testverfahren zu berücksichtigen.

Da die borrelienspezifische Seroprävalenzrate in der deutschen Bevölkerung je nach Region ca. 8–25 % beträgt, wird die Diagnose einer Borreliose in der Praxis viel zu häufig gestellt. In der Mehrzahl der Fälle handelt es sich um bereits spontan folgenlos ausgeheilte Infektionen, die meist länger zurückliegen.

Vertiefendes Wissen

Der sog. Lymphozyten-Transformationstest (LTT), Borrelien-Antigen-Tests des Liquors oder Urins oder die Typisierung von Lymphozytensubsets (CD 57$^+$/CD 3$^-$) sind nicht ausreichend validiert und besitzen in der Diagnostik keinen Stellenwert. Die direkte Untersuchung von Zecken auf Borrelienbefall ist ebenfalls nicht sinnvoll.

▶ **Therapie.** Die antibiotische Behandlung mit Doxycyclin oder Ceftriaxon erbringt meist gute Ergebnisse. Spätschäden im Rahmen einer Defektheilung sind insgesamt selten.

Pflege

Wichtig sind eine ausreichende Schmerzbehandlung sowie die korrekte Applikation der zumeist i. v. zu verabreichenden Antibiotika. Viele Patienten benötigen eine Ruhigstellung der betroffenen Extremität, manchmal auch absolute Bettruhe, die unbedingt eingehalten werden sollte. An eine gute Thromboseprophylaxe ist dann ebenfalls zu denken!

25.2.4 Reaktive Arthritis

Definition

reaktive Arthritis: akute Entzündung eines oder mehrerer Gelenke, die immunologisch vermittelt als Folge einer bakteriellen Infektion der Harnwege, der Atemwege oder des Darms auftritt

Die reaktive Arthritis betrifft typischerweise einzelne große Gelenke der unteren Extremität einer Körperseite (▶ Abb. 25.2). Eine Sonderform der reaktiven Arthritis ist das Reitersyndrom. Teilweise werden die beiden Begriffe auch synonym verwendet.

▶ **Diagnose.** Bei der Diagnosestellung ist eine Abgrenzung zur infektiösen Arthritis und zu rheumatischen Gelenkerkrankungen erforderlich.

▶ **Therapie.** Zur schnellen Linderung der entzündlichen Gelenkbeschwerden empfiehlt sich die symptomatische Gabe von nicht steroidalen Antirheumatika (NSAR; z. B. Ibuprofen) nebst lokalen entzündungshemmenden Maßnahmen wie Kälteanwendungen. Falls die zugrunde liegende Infektion noch aktiv ist, kann eine antibiotische Therapie versucht werden; allerdings wurde nur bei der urogenitalen Form (Infektion mit Chlamydia trachomatis)

25

ein Nutzen nachgewiesen. Antibiotika werden somit insgesamt selten eingesetzt, zumal meist auch keine Erreger nachweisbar sind.

Bei schwerem Krankheitsverlauf, der Beteiligung mehrerer Gelenke und insbesondere bei zusätzlicher Beteiligung der Augen (z. B. Iridozyklitis) müssen Kortikosteroide gegeben werden, um bleibende Schäden zu vermeiden. Nur bei chronischen Verläufen kommen Immunsuppressiva wie Methotrexat zum Einsatz.

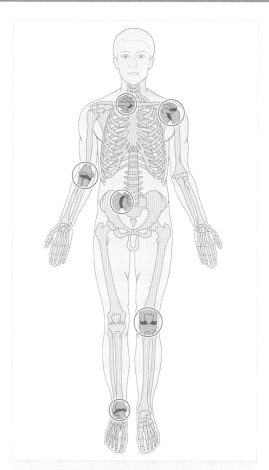

Abb. 25.2 Befallsmuster der reaktiven Arthritis. Typisch ist der asymmetrische Befall insbesondere der Iliosakralfuge und der großen Gelenke. (Arastéh K u. a.: Duale Reihe Innere Medizin. Thieme, Stuttgart 2009)

25

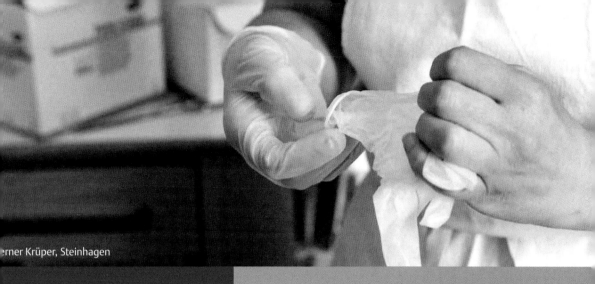

Werner Krüper, Steinhagen

Kapitel 26

Nosokomiale Infektionen

26 Nosokomiale Infektionen

Andreas Schwarzkopf

Definition

- **nosokomial:** gr. „im Haus erworben"; Infektion als Folge einer Therapie oder Pflege im Krankenhaus oder im Heim
- **Device:** engl. „Teil, technisches Hilfsmittel"; Bezeichnung der KRINKO für Medizinprodukte
- **Infektionsstatistik:** Erfassung nosokomialer Infektionen pro 1000 Devicetagen oder in Prozent der Operationen; gesetzlich vorgeschriebene Erfassung nosokomialer Infektionen (§ 23 Abs. 4 IfSG)
- **CDC-Kriterien:** diagnostische Kriterien von den Centers for Disease Control (CDC), Atlanta, USA; von der KRINKO übernommene diagnostische Merkmale für nosokomiale Infektionen

Trotz aller Bestrebungen, die Hygieneregeln einzuhalten, kommt es immer wieder zu nosokomialen Infektionen, d. h. die Patienten oder Bewohner erkranken während ihres Aufenthalts im Krankenhaus oder im Heim. Nicht immer sind solche Infektionen zu verhindern, aber mindestens 40 % könnten durch konsequente Hygienemaßnahmen vermieden werden. Als nosokomial gelten alle Infektionen, deren Inkubationszeit bei Aufnahme des Patienten noch nicht begonnen hat und die symptomatisch sind. Das bedeutet, dass eine reine Besiedlung z. B. mit MRSA (S. 71) nicht als nosokomiale Infektion gilt.

Multiresistente Erreger spielen bei nosokomialen Infektionen von Krankenhauspatienten oder Heimbewohnen eine größere Rolle als bei Infektionen der Allgemeinbevölkerung. Daher werden gerade auf Intensivstationen bei jeder Interventionstherapie mit Antibiotika, die bei kritischen Patienten vor Eintreffen der mikrobiologischen Befunde begonnen werden muss, multiresistente Erreger berücksichtigt.

Man unterscheidet endogene und exogene nosokomiale Infektionen.

- endogene nosokomiale Infektion: der Erreger hat den Patienten bereits besiedelt (z. B. Candida albicans, ein Hefepilz, der sich auch bei Gesunden in geringen Mengen den Darm befindet); praktisch nicht zu verhindern
- exogene nosokomiale Infektion: Ursache sind therapeutische Maßnahmen wie ein Katheter, Beatmung oder eine Operation; lässt sich nicht immer verhindern, durch konsequente Hygienemaßnahmen ist die Chance der Vermeidung aber deutlich höher als bei der endogenen nosokomialen Infektion.

Krankenhäuser müssen nosokomiale Infektionen gemäß § 23 Abs. 4 des Infektionsschutzgesetzes statistisch erfassen, die KRINKO am RKI hat hierzu eine Empfehlung herausgegeben. Am Nationalen Referenzzentrum für **Surveillance** (http://www.nrz-hygiene.de) werden Arbeitsanweisungen zur Erfassung sowie statistische Daten von verschiedenen Krankenhäusern und Fachgebieten für einen Vergleich bereitgehalten. Ermittelt wird die Anzahl der nosokomialen Infektionen pro 1000 Devicetage, also 1000 Beatmungstage oder z. B. 1000 Kathetertage. Dabei wird der Status aller Patienten mit Beatmung oder Katheter täglich erfasst und ergibt je einen Kathetertag. Bei Operationen werden die postoperativen Infektionen zu den insgesamt durchgeführten Operationen der gleichen Art in Beziehung gesetzt, wobei bis zu drei Risikopunkte vergeben werden dürfen. Das Ergebnis wird in Prozent bezogen auf die Gruppe (0, 1, 2 oder 3 Risikopunkte) mitgeteilt. Je nach Operation und Gruppe liegt die Wahrscheinlichkeit für eine Infektion von < 1 bis > 3 %.

Nosokomiale Erreger können sich leicht in einem Krankenhaus verbreiten, wenn die Basishygiene nicht funktioniert und Isolierungen nicht von allen Berufsgruppen korrekt durchgeführt werden.

26.1 Nosokomiale Pneumonien

Definition

- **Reflux:** Zurückfließen von Magensaft (ggf. mit Speiseresten) aus dem Magen über die Speiseröhre bis in die Luftröhre
- **exogen:** von außen kommend
- **beatmungsassoziierte Pneumonie:** Lungenentzündung als Folge der Beatmung und der damit verbundenen Immobilität und Anazidität des Magens; in Verbindung mit einer invasiven oder nicht invasiven Beatmung
- **Weaning:** Entwöhnen vom Beatmungsgerät

Die beatmungsassoziierte Pneumonie ist auf Intensivstationen die häufigste nosokomiale Infektion. Risikofaktoren, die durch Pflege- und Hygienemaßnahmen im Intensivbereich möglichst vermieden werden sollten, sind Aspiration und Reflux und weitere exogene und endogene Faktoren. Pneumonien können aber auch ohne Beatmung auftreten, z. B. wenn sich zu viele Legionellen (S. 85) im Leitungswasser befinden und dann die Legionärskrankheit auslösen. In den Einrichtungen wird daher die Legionellenkonzentration im Trinkwasser regelmäßig kontrolliert.

▶ **Aspiration und Reflux.** Die Aspirationspneumonie wird durch das Einatmen von Erbrochenem oder Speichel hervorgerufen. Der Hustenreflex ist gestört, z. B. durch Sedierung, Vollrausch oder Koma. Damit gelangen erregerhaltige Flüssigkeiten in die Lunge. Da oft auch die Atmung flacher und der Patient immobil ist, können Bakterien eine Infektion auslösen. Ein Reflux kann durch eine schlecht liegende Magensonde verursacht werden.

26

▶ **Exogene Faktoren.** Zu den typischen exogenen Faktoren für eine nosokomiale Pneumonie, die vermeidbar sind, zählen kontaminiertes Beatmungszubehör und kontaminierte Hände des Personals. Andere Risiken sind Antibiotika, die wegen Infektionen verabreicht werden müssen, dabei aber multiresistenten Erregern den Weg bahnen. Antazida wie Protonenpumpenhemmer senken den Säuregehalt des Magens und ermöglichen es Darmbakterien, den Weg aus dem Darm durch die Speiseröhre hoch in die Luftröhre und von dort in die Lunge zu finden.

Verringert werden kann das Risiko durch eine nichtinvasive Beatmung mittels Maske. Sie wird von einigen Patienten jedoch nicht toleriert. Daher sind nach wie vor Intubationen erforderlich.

▶ **Endogene Faktoren.** Die endogenen Faktoren gehen auf den Zustand oder die Besiedlung des Patienten zurück. Ob eine Pneumonie auftritt oder nicht, hängt auch vom Allgemeinzustand des Patienten ab. Zu einem erhöhten Risiko führen:
- eine schwere Grunderkrankung,
- Abhängigkeit von der Beatmung,
- eine bestehende Vorerkrankung der Lunge
  - Emphysembronchitis,
  - Stauungslunge,
  - COPD (chronic obstructive lung disease, chronisch obstruktive Lungenerkrankung)
- durch Immunsuppression und Mangelernährung ausgelöste Abwehrschwäche

▶ **Weitere Komplikationen.** Obwohl an sich schon belastend genug, kann die nosokomiale Pneumonie weitere Komplikationen mit sich bringen. Diese können sein:
- Pleuraerguss (s. dazu auch Kap. 17.9)
- Lungennekrosen (nekrotisierende Pneumonie) mit Gewebeuntergang und Verringerung der Kapazität
- Sepsis durch Eindringen der Erreger in die Blutbahn (s. dazu Kap. 31.2)

Wie man sieht, lassen sich Risikofaktoren oft nicht vermeiden und auch nicht schnell beseitigen.

▶ **Diagnose.** Die Diagnostik entspricht der Pneumoniediagnostik (s. Kap. 26.1). Bei der Therapie müssen multiresistente Erreger wie MRSA und ESBL bzw. 3MRGN- und 4MRGN-Enterobakterien (S.81) oder auch Pseudomonas aeruginosa (S.84) berücksichtigt werden. Daher wird Sputum oder Trachealsekret zur mikrobiologischen Untersuchung gewonnen und an das mikrobiologische Labor geschickt. Bei besonders kritischen Patienten wird gelegentlich auch Spüllösung aus den Bronchien direkt mit dem Bronchoskop gewonnen (bronchio-alveoläre Lavage, BAL). Anschließend wird sofort breit antibiotisch behandelt (Interventionstherapie) und die Therapie nach Eintreffen der mikrobiologischen Befunde angepasst.

▶ **Pflegerische Maßnahmen.** Ziel des pflegerischen und ärztlichen Handelns muss sein, die Infektionsgefahr für die Patienten zu minimieren. Maßnahmen hierzu sind beispielsweise:

- Handschuhe tragen/Händehygiene
- Mund-Nase-Schutz bei offenem Absaugen (vorgeschriebener Personalschutz)
- bedarfsgerechtes Absaugen, sterile Katheter, ggf. Zwischenspülung mit sterilem Wasser
- Patienten möglichst halbaufrecht lagern (Oberkörperhochlagerung im 30°-Winkel)
- sorgfältige Mundpflege (Oropharynxbesiedlung!)
- kein Routinewechsel des Beatmungsgerätes
- wenn möglich geschlossene Absaugsysteme verwenden (Kategorie III der RKI-Empfehlung)
- atraumatische Absaugkatheter verwenden
- maschinell aufbereitetes Zubehör verwenden
- Monitoring des Trachealsekrets durchführen
- ggf. sichere Lage der Magensonde kontrollieren
- High-Level-Desinfektion oder Sterilisation der Beatmungsbeutel und Tuben
- Befeuchter und Vernebler mit sterilen Flüssigkeiten befüllen
- möglichst früh mobilisieren
- möglichst früh Weaning durchführen
- möglichst früh enterale Ernährung beginnen

26.2 Nosokomiale Harnwegsinfektionen

Harnwegsinfektionen sind zahlenmäßig die häufigsten nosokomialen Infektionen, 90% davon sind mit einem transurethralen Katheter assoziiert.

Oft werden im Krankenhaus transurethrale Harnwegskatheter gelegt. Dies ist z. B. bei größeren Operationen notwendig, um eine Überlaufblase mit chronischem Nervenschaden zu vermeiden. Rein aus Bequemlichkeit, z. B. bei leichter bewegungsassoziierter Inkontinenz, sollten Katheter nicht gelegt werden (s. Kap. 10.7.1). Beim Legen des Katheters kommt es auf tadellose Hygiene an. Suprapubische Harnwegskatheter sind etwas aufwendiger zu legen, sind dafür aber deutlich weniger anfällig für Infektionen.

Mögliche Komplikationen sind sich ausbreitende Infektionen, z. B. von der Zystitis zur Pyelonephritis und im Extremfall die Urosepsis, die dann von den Harnwegen ausgeht. Daher werden hier die nötigen Proben (Katheterurin, ggf. Urin aus Urostoma oder Blasenpunktionsurin) gewonnen und dann eine kalkulierte Antibiotikagabe begonnen. Diese wird angepasst, wenn die mikrobiologischen Befunde vorliegen. Auch hier sind multiresistente Erreger zu berücksichtigen, am häufigsten Enterobakterien und Enterokokken.

26.3 Katheterassoziierte Sepsis

Definition

katheterassoziiert: direkt mit dem Vorhandensein eines Katheters im Zusammenhang stehend; auch die Eintrittsstelle kann betroffen sein; bei liegendem Gefäß- oder Harnwegskatheter

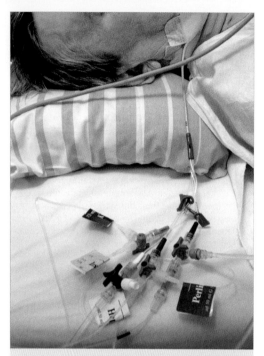

Abb. 26.1 Zentraler Venenkatheter. Durch Hygienefehler können Bakterien in das Lumen des Katheters gelangen. (Thieme Archivbild)

Zentralvenenkatheter können Bakterien auf verschiedene Weise Eintritt in das Blutsystem erlauben. Die Bakterien – meist Staphylokokken – können durch Hygienefehler in das Lumen des Katheters gelangen und im Inneren einen Biofilm bilden (▶ Abb. 26.1). Dieser gibt dann immer wieder Bakterien in das Blutsystem ab, die mit den Infusionen mitgerissen werden. Über die Kathetereintrittsstelle können Bakterien auch auf der Außenseite entlang des Katheters in die Tiefe des Gewebes eindringen. Mögliche Folgen können sein:

- lokale Symptome: Rötung der Eintrittsstelle eines Katheters mit teilweise Exsudation, aber auch die lokale Venenentzündung (Phlebitis)
- Bakteriämie: in der Blutbahn befinden sich Bakterien; symptomlos
- Fungämie: in der Blutbahn befinden sich Pilze; symptomlos
- septische Streuung: Wandern von Bakterien durch die Blutbahn und Besiedlung von Stellen im Körper, wo sie sich anheften können und die körpereigene Abwehr geschwächt ist, beispielsweise an Endoprothesen; aber auch das Absiedeln im Kapillarbett oder in Thromben mit Abszessen; schwierig zu therapieren sind Infektionen im Knochenmark oder in Wirbelkörpern
- Sepsis: Symptome sind Schüttelfrost und Fieber; bei Intensivpatienten kann sie zu einer Stoffwechselentgleisung führen (severe inflammatory reaction syndrome, SIRS; septischer Schock) mit der möglichen Folge eines

Multiorganversagens; kann auch heute noch tödlich enden, wenn nicht schnell erfolgreich therapiert werden kann
- Endokarditis: Besiedlung einer vorgeschädigten Herzklappe mit Bakterien und anschließende Infektion; Folge ist eine so schwere Schädigung der Klappe, dass sie ihre Funktion nicht mehr ausüben kann; Diagnostik mittels Ultraschalluntersuchung (farnartiger Bewuchs im Blutstrom zu sehen); mehrwöchige Antibiotikatherapie

Die Prävention besteht in der strikten Einhaltung der Hygieneregeln. Bereits beim Legen der Katheter ist auf Asepsis zu achten, genau wie bei der Pflege (s. Kap. 10.7.1).

26.4 Postoperative Wundinfektionen bzw. postoperative Infektionen im Operationsgebiet

Definition

- **postoperativ:** nach der Operation; hier im Sinne von Infektionen infolge einer Operation und durch diese verursacht
- **Infektion im Operationsgebiet:** Infektion in jeder Tiefe des Körpers infolge einer Operation; auch Endoprotheseninfektionen

Die Sterilität von Instrumenten, Abdeckmaterial und Schutzkleidung sowie das Tragen von Mund-Nase-Schutz und Haube sollen Infektionen im OP-Saal verhindern. Hinzu kommt eine raumlufttechnische Anlage (RLT), die die Luft durch bakteriendichte Filter in den OP-Saal einbläst. Trotz aller Bemühungen und Vorsichtsmaßnahmen kommt es immer wieder zu postoperativen Infektionen im Operationsgebiet. Die Ursachen können vielfältig sein, beispielhaft seien genannt:

- Bakterien besiedeln Endoprothesen; oft handelt es sich um während der OP eingewanderte Vertreter der Hautflora des Patienten
- Darmschlingen wurden nicht richtig verbunden oder die Naht wird undicht (Anastomoseninsuffizienz)
- unsachgemäße Wundversorgung, sodass Bakterien die Hautnaht infizieren und in Fettgewebe und Muskulatur eindringen
- Bakterien dringen durch Drainagen oder entlang von Drainagen in das OP-Gebiet ein
- verzögerte Wundheilung mit erhöhter Infektionsgefahr durch Risikofaktoren wie Anämie, Rauchen oder Mikrozirkulationsstörungen (Sauerstoffmangel, Hypoxie)
- verzögerte Wundheilung mit erhöhter Infektionsgefahr durch Fehlernährung wie Adipositas, Kachexie (Eiweißmangel, Energiedefizit) und/oder Mangel an Vitaminen und Spurenelementen
- abwehrschwächende Grunderkrankungen und deren Therapie wie dekompensierter Diabetes und Immunsuppression bei rheumatischen Erkrankungen

26

Dies sind nur Beispiele, die jedoch einen Eindruck von der Komplexität der Ursachen vermitteln. Erreger sind meist Staphylokokken, besonders Staphylococcus aureus, im Darmbereich eher Enterobakterien, wie E. coli, Enterobacter und Klebsiella. Auch Pseudomonas spielt eine gewisse Rolle. Letztlich kann aber jedes fakultativ menschenpathogene Bakterium infrage kommen.

Ergänzend zur strikten Hygiene im OP-Saal wird bei kritischen Patienten und Operationen mit Endoprothesen oder Implantaten eine perioperative Antibiotikagabe durchgeführt, um die Ansiedlung von möglicherweise eindringenden Bakterien zusätzlich zu erschweren. Verabreicht werden Cephalosporine, die bei Darmoperationen und gelegentlich in der Gynäkologie mit Metronidazol gegen anaerobe Bakterien wie Bacteroides (S.89) kombiniert werden. Entscheidend ist, dass nur eine Dosis (single shot) gegeben wird, bei längeren Operationen eventuell noch eine zweite.

Pflege

Durchgeblutete oder durchfeuchtete Verbände müssen sofort gewechselt werden, der Einsatz von Lokalantiseptika kann sinnvoll sein. Die Wunden werden mit sterilen Instrumenten steril verbunden. Auch werden sterile Handschuhe getragen, wenn die Wunde berührt werden muss (s. Kap. 10.3.4). Patienten müssen davon abgehalten werden, ihre Verbände selbst zu entfernen. Redondrainagen sollten so schnell wie möglich wieder entfernt werden. Kühlen des Operationsgebiets mit Kühlkissen in Überzügen oder gelenkanformbaren Kühleinheiten kann helfen, Blutungen und Schwellungen zu reduzieren und die Infektionswahrscheinlichkeit zu senken.

26.5 Clostridium-difficile-assoziierte Diarrhö (CDAD)

Ein Beispiel für eine nur schwer zu vermeidende nosokomiale Infektion stellt die antibiotikaassoziierte Kolitis dar. Sie wird durch den anaeroben Sporenbildner Clostridium difficile (S.79) ausgelöst. Das Bakterium gelangt durch die Aufnahme von Sporen in den Gastrointestinaltrakt und besiedelt den Dickdarm, wenn die dortige Flora gestört ist. Dies ist regelhaft bei der Gabe von Antibiotika der Fall, daher spricht man von einer antibiotikaassoziierten Diarrhö, die in bis zu einem Drittel der Fälle durch Clostridium difficile ausgelöst wird. Das Vollbild der Infektion heißt pseudomembranöse Kolitis (PMC), da mithilfe eines Endoskops Fibrinmembranen auf der von den Bakterien

angegriffenen und beschädigten Darmwand zu erkennen sind. Mögliche Komplikationen sind Darmperforation und ein toxisches Megakolon. Die Diagnose gilt bei folgenden Kriterien als erwiesen:
- wässrige Diarrhö, ambulant erworben oder nach mehr als dreitägigen Krankenhausaufenthalt mit Verabreichung von Antibiotika und/oder Zytostatika und biochemischem Nachweis der beiden typischen Toxine A und B von C. difficile oder
- ein toxisches Megakolon und Toxinnachweis oder
- ein endoskopischer Nachweis einer PMC mit entsprechender Histologie

Im Jahr 2008 wurde wegen besonders schwer verlaufenden Infektionen eine Meldepflicht für eine Infektion durch Clostridium difficile eingeführt. Es handelt sich um eine namentliche Meldepflicht gemäß § 6 Abs. 1. Satz 5 a IfSG (außergewöhnlich schwere Erkrankung), der nachzukommen ist, wenn eines der folgenden Kriterien erfüllt ist:
- Wiederaufnahme in ein Krankenhaus wegen massiver Beschwerden bei einem Rezidiv
- Intensivtherapie wegen CDAD oder Komplikationen
- operative Intervention bei toxischem Megakolon oder Perforation in Zusammenhang mit CDAD
- Tod innerhalb von 30 Tagen nach Diagnose durch oder unter Beteiligung CDAD

Therapeutisch wird Metronidazol oder Vancomycin, gerne kombiniert mit einem Probiotikum (mit dem Pilz Saccharomyces boulardii), verabreicht.

Pflege

Weder das Händedesinfektionsmittel noch die üblichen Flächendesinfektionsmittel töten die Sporen sicher ab. Daher gehören eine Einzelzimmerunterbringung im Krankenhaus, Schutzkittel und Handschuhe sowie Händehygiene mit Händedesinfektion (gegen Clostridien und andere Erreger), Händewaschen (zur Entfernung der Sporen) und vor der nächsten hygienerelevanten Maßnahme erneute Händedesinfektion zum Pflichtprogramm.

In Altenheimen und Dialysezentren ist eine Einzelunterbringung nicht zwingend erforderlich, hier wird nach Risikobewertung vorgegangen. Die Hygieneabteilung wird den Einsatz eines speziellen Flächendesinfektionsmittels, in der Regel ein Sauerstoffabspalter, zumindest für die Schlussdesinfektion nach Entlassung des Patienten anordnen.

26

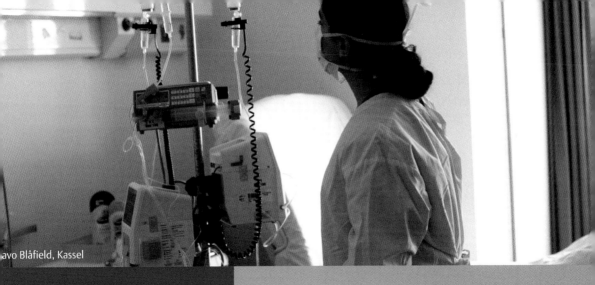

avo Blåfield, Kassel

Kapitel 27

Risikofaktoren für Infektionen

27 Risikofaktoren für Infektionen

Andreas Schwarzkopf

Definition

- **geriatrischer Patient:** Patient mit Einschränkungen der körpereigenen Abwehr aufgrund hohen Alters
- **Immunsuppression:** durch Erkrankungen oder Therapien (z. B. mit Kortison, Zytostatika) hervorgerufene Schwäche der körpereigenen Abwehr
- **Wirtsdisposition:** Bezeichnung für den Zustand der körpereigenen Abwehr aus der Sicht eines Erregers; in Anamnesebögen oft unter dem Begriff Allgemeinzustand erfasst

Ob eine Infektion zustande kommt, entscheidet nicht alleine der Erreger mit seinen Eigenschaften (s. Kap. 5, 6, 7 und 8). Auch der potenzielle Wirt, also der Mensch, den die Erreger besiedeln, beeinflusst den Verlauf der Besiedlung bzw. Infektion mit dem Zustand seiner Immunabwehr. Menschen sind schon alleine hinsichtlich ihrer genetischen Ausstattung verschieden. Sinn dieser Individualität ist die Erhaltung der Art unter wechselnden Umweltbedingungen. Sie ist das Geheimnis unseres Erfolgs als Homo sapiens, der sich über die ganze Welt ausbreiten konnte. Je höher sich eine Zivilisation entwickelt, desto wichtiger wird Ungleichheit! Verschiedenheit bedeutet unterschiedliche Vorstellungen, Ziele, Wünsche und Ängste, aber auch mehr oder weniger Durchhaltevermögen, Geschäftssinn und ein Mehr oder Weniger der verschiedenen Formen der Intelligenz. Vor diesem Hintergrund überrascht es nicht, dass auch die Stoffwechselleistungen unterschiedlich sind. Individualität bedeutet auch größere oder geringere Toleranz gegenüber Umwelteinflüssen wie Strahlung, Luft- und Wasserverunreinigung, aber auch Nahrungsmittelzusätzen, Textilfarben, Genussgiften wie Nikotin und Alkohol oder physischem und psychischem Stress. Dennoch lassen sich einige generelle Aussagen über den Verlauf von Infektionen und einzelne Einflussfaktoren treffen.

27.1 Genetische Faktoren

Bereits der bei der Zeugung zusammengestellte Chromosomensatz kann über den Verlauf späterer Infektionen entscheiden. Gene können die Basis für eine Infektionsbereitschaft sein oder vor Infektionen schützen. Neben den seltenen angeborenen Immunstörungen entscheidet beispielsweise bei jedem Menschen das Vorhandensein von Rezeptoren, ob ein bestimmtes Virus infizieren kann oder nicht. Die Ausprägung von Rezeptoren in der Bevölkerung ist dabei höchst unterschiedlich. So besitzen etwa 98 % der Bundesbürger Rezeptoren für das Herpes-simplex-Virus, Rezeptoren für einen bestimmten Norovirustyp finden sich dagegen nur bei ca. 60 %, die übrigen sind immun, da den Zielzellen der Rezeptor fehlt. Auch der Verlauf einer Herpes-simplex-Infektion kann sehr unter-

schiedlich sein: Während viele Menschen ihren „Herpes" nur selten sehen, manifestiert sich das Virus bei anderen jährlich oder sogar mehrmals im Jahr. Auch Prionenerkrankungen wie die neue Variante der Creutzfeld-Jacob-Erkrankung und die Infektion mit Tropheryma whippelii (Morbus Whippel) haben einen genetischen Hintergrund.

Gene können sogar einen ungesunden Lebensstil wie starkes Rauchen kompensieren und die Raucher sind noch in hohem Alter geistig klar. Das sind jedoch rare Einzelfälle, die nicht vorhersehbar sind. Daher ist beim Konsum von Genussgiften Vorsicht geboten. Auf der anderen Seite bietet aber auch ein völlig gesunder Lebensstil keine Garantie, in gutem Allgemeinzustand ein hohes Alter zu erreichen.

Genetisch bedingte Mehrfachbehinderungen beeinflussen die körpereigene Abwehr oft nicht nachteilig, was bei der Hygiene in Wohnheimen für Menschen mit körperlichen und/oder geistigen Einschränkungen berücksichtigt werden kann.

27.2 Altern

Das Alter an sich stellt keinen Risikofaktor für eine Infektionskrankheit dar, wohl aber die Begleitumstände.

Babys und Kleinkinder müssen ihre Abwehr erst aufbauen, als „Sparringspartner" dienen Erreger aus der Umgebung. Mehrere fiebrige Erkrankungen pro Jahr sind für Kleinkinder völlig normal und werden meist ohne Dauerfolgen überstanden. Auch die sog. Kinderkrankheiten werden in diesem Alter durchgemacht, wenn nicht geimpft wird. So entsteht einerseits ein Antikörperpool, der zum Teil lebenslangen Schutz bietet, andererseits wird der Körper aber auch chronisch infiziert mit Viren der Herpesgruppe – am auffälligsten sind das Herpes-simplex-Virus (S. 104) und das Varicella-zoster-Virus (S. 105), da sie später relativ häufig wieder ohne Neuinfektionen in Erscheinung treten.

Im Alter etwa zwischen 20 und 60 Jahren haben gesunde Menschen die besten Chancen, Infektionen abzuwehren. Gelegentlich treten Erkältungen, die eine oder andere Wundinfektion und vielleicht Harnwegsinfektionen auf, diese werden aber ohne Komplikationen überstanden.

Je älter ein Mensch wird, desto langsamer heilen Wunden. Der Stoffwechsel verändert sich, die Proteinsyntheserate wird geringer und es können abwehrschwächende Grunderkrankungen wie ein Diabetes mellitus (z. B. mit fünf- bis achtfach erhöhtem Risiko, aus einem Harnwegsinfekt eine Pyelonephritis zu entwickeln) oder eine chronisch obstruktive Lungenerkrankung (COPD) auftreten. Auch der jahrelange Konsum von Alkohol und Nikotin kann bei entsprechendem Ausmaß Folgen haben. Je mehr Erkrankungen dazukommen (z. B. Niereninsuffizienz, Herzinfarkt), desto anfälliger wird der Mensch für Infektionen und desto weniger Ressourcen hat der Körper für

27

Tab. 27.1 Risikofaktoren für eine Besiedlung und Infektion durch multiresistente Erreger (nach KRINKO/RKI: Infektionsprävention in Heimen, 2005).

Mechanismus	endogene Faktoren	exogene Faktoren
Bewegungsverlust reduziert Abwehr	Immobilität durch Lähmungen	Immobilität durch OP, Gipsverbände usw.
Nahrungsquellen für Erreger	Schluckstörungen, Restharnbildung Divertikel	–
Eintrittspforten für Erreger	Hautläsionen, Dekubitus Ekzeme	Gefäßkatheter, Port Blasenkatheter PEG/CAPD Tracheostoma
Beeinträchtigung von Leukozyten	Dialysepflicht Malignome Fehlernährung, Spurenelemente- und Vitaminmangel	Immunsupprimierende Therapien (z. B. Methotrexat, Corticoide)
Reduktion der Eiweißsynthese, verminderter Antikörpertiter	Leberzirrhose	–
Verschiebung des Gleichgewichts zwischen Besiedlung und Abwehr	Multimorbidität Diabetes	Antibiotikatherapie

CAPD, kontinuierliche, ambulante Peritonealdialyse; PEG, perkutane endoskopische Gastroskopie

die Heilung. Die Psyche spielt dabei eine erhebliche Rolle: Wie zahlreiche Studien bewiesen haben und in der relativ jungen Wissenschaft der Psychoneuroimmunologie weiter erforscht wird, sind Infektionen und Arztbesuche bei älteren Menschen um so seltener, je mehr Sinn der Mensch noch in seinem Dasein sieht (z. B. durch ehrenamtliche Tätigkeiten, Haustierhaltung). Letzteres gilt übrigens durchaus auch für jüngere Menschen.

Bei den Risikofaktoren für eine Besiedlung und Infektion mit multiresistenten Erregern unterscheidet man endogene und exogene Faktoren (▶ Tab. 27.1).

Aus pflegerischer Sicht sollten alte Menschen möglichst mobilisiert und geistig angeregt werden (sinngebende Pflege, Validierung bei Demenz). Dies wird in vielen Altenpflegeeinrichtungen bereits aktiv durch Verteilung kleiner Aufgaben, Gemeinschaftsangebote und Tierhaltung praktiziert.

Bei der Pflege älterer Menschen im Krankenhaus ist eine möglichst frühe Mobilisierung anzustreben. Auch bei Intensivpatienten soll die Ernährung möglichst früh enteral erfolgen. Leider reicht die Zeit des Pflegepersonals in aller Regel nicht aus, um die Patienten auch geistig anzuregen. Hier können Angehörige, Ehrenamtliche und Krankenhausseelsorger Gutes tun.

27.3 Embryonalphase und Frühgeburt

Nach Bekanntwerden einer Schwangerschaft sollte möglichst bald eine ärztliche Untersuchung erfolgen. Durch eine genaue Befragung der werdenden Mutter, eine körperliche Untersuchung und erste Laboruntersuchungen wird festgestellt, ob für die Schwangerschaft über dem Durchschnitt liegende Risiken vorliegen. Welche Untersuchungen das sind, ist in Deutschland in der Mutterschaftsrichtlinie festgelegt.

Bei der Eingangsuntersuchung wird die werdende Mutter gründlich körperlich untersucht und nach dem bisherigen Verlauf der Schwangerschaft, in der Familie evtl. vorhandenen Erb- und Stoffwechselerkrankungen sowie ihrem Arbeitsplatz befragt. Der untersuchende Arzt nimmt einen Abstrich der Scheidenschleimhaut, um einen möglichen Befall mit Chlamydia trachomatis festzustellen. Außerdem wird der Mittelstrahlurin mit Teststreifen auf Auffälligkeiten wie einen Harnwegsinfekt untersucht.

Zu der ersten Untersuchung gehört auch die Bestimmung des Hämoglobinwertes im Blut sowie der Blutgruppe und des Rhesusfaktors. Serologische Untersuchungen auf Antikörper gegen Treponema pallidum, den Erreger der Syphilis, das HI-Virus und das Rubellavirus (Erreger der Röteln) sollen Auskunft über mögliche Infektionsrisiken geben. Zusätzlich wird bei allen nicht geimpften Schwangeren eine Untersuchung auf HBsAg zum Nachweis einer Infektion mit dem Hepatitis-B-Virus durchgeführt.

Antikörpersuchtests zeigen, ob durch frühere Bluttransfusionen oder frühere Schwangerschaften bereits Antikörper gegen bestimmte Blutgruppen vorhanden sind, die jetzt den Fetus gefährden könnten. Jeder Fetus erhält von der Mutter über die Plazenta eine Erstausstattung mit Antikörpern hauptsächlich gegen virale Infektionen, die die Mutter durchgemacht hat. Diese hält aber nur bis etwa 3 Monate nach der Geburt, sodass das Baby eine eigene Abwehr aufbauen muss. Diese ist mit etwa 6 Monaten mit Etablierung der vollständigen Darmflora einsatzbereit und muss dann weiter trainiert werden. Impfungen, die von der ständigen Impfkommission (STIKO) am Robert-Koch-Institut empfohlen werden, unterstützen diesen Prozess.

Frühgeborene stellen – abhängig vom Geburtsgewicht – eine Herausforderung für die moderne pädiatrische Intensivmedizin dar. Sämtliche Organsysteme sind noch

27

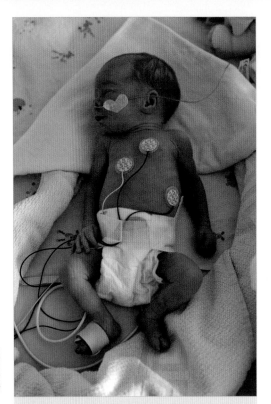

Abb. 27.1 Frühgeborenes. Für die Pflege von Frühgeborenen existieren vom Robert Koch-Institut Empfehlungen zur Prävention nosokomialer Infektionen bei neonatologischen Intensivpflegepatienten.

27

unreif und die Empfänglichkeit für Infektionen ist hoch, mit erheblichen Konsequenzen. Bei der Pflege der kleinen Patienten ist eine strikte Hygiene obligat. Die KRINKO (Kommission für Krankenhaushygiene und Infektionsprävention am Robert Koch-Institut) hat hierfür eine eigene Empfehlung – Empfehlungen zur Prävention nosokomialer Infektionen bei neonatologischen Intensivpflegepatienten mit einem Geburtsgewicht unter 1500 g (2007) – herausgegeben (▶ Abb. 27.1).

Kinder und Jugendliche werden routinemäßig weiter in ihrer Entwicklung beobachtet, um Auffälligkeiten erkennen und ggf. rechtzeitig gegensteuern zu können. Die Krankenkassen haben hierzu über die ersten Lebensjahre bis ins Jugendalter eine Reihe von Untersuchungsterminen festgelegt. Auch wenn das Kind nicht krank ist, sollten Untersuchungen durchgeführt werden, um eine normale Entwicklung des Kindes sicherzustellen. Hierzu werden Richtwerte herangezogen, die für eine Vielzahl der Kinder gelten, wobei es im Einzelfall aufgrund der individuellen Entwicklung Abweichungen geben kann. Die Ärzteschaft muss dann beurteilen, ob Handlungsbedarf besteht oder ein eventueller Entwicklungsrückstand noch abgewartet werden kann.

Krippen, Kindergärten und -horte müssen über ein Hygienekonzept verfügen, das jedoch nicht übertrieben sein sollte, denn die Abwehr braucht ihre Trainingseinheiten. § 34 des Infektionsschutzgesetzes zählt auf, bei welchen Infektionskrankheiten Kinder (und Erzieher) der entsprechenden Einrichtung fernbleiben sollten.

27.4 Disponierende Erkrankungen

Viele Erkrankungen schwächen die körpereigene Abwehr nachhaltig. Das häufigste Beispiel ist der Diabetes mellitus. Hier ist das Risiko insbesondere bakterieller Infektionen erhöht. Ausgeprägte Ernährungsstörungen wie Adipositas oder Anorexie erhöhen ebenfalls das Risiko, auch für postoperative Wund- oder Implantatinfektionen. Weitere typische Risikofaktoren sind Anämie und Tumoren aller Art, besonders drastisch natürlich die Leukämie in ihren verschiedenen Formen.

Obwohl für die Betroffenen und ihre Angehörigen sehr beeindruckend, führen Herzinfarkt und Schlaganfall zunächst nicht zu einer erhöhten Wirtsdisposition für Infektionen. Dies kann sich natürlich in der Folge z. B. durch Immobilität ändern.

Die Atemwege von Kindern mit Mukoviszidose beispielsweise werden häufig von Pseudomonas aeruginosa besiedelt; das zähe Sekret bietet den Erregern Nährstoffe und schützt vor Antibiotika. Logischerweise entsteht unter diesen Bedingungen viel leichter eine Pneumonie. Auch bei chronisch obstruktiver Lungenerkrankung (COPD) und Lungenemphysemen wird die Lunge viel häufiger bakteriell besiedelt und infiziert, als es bei einer gesunden Lunge der Fall ist.

Bei verminderter Ausscheidung von Harn steigt das Risiko einer Harnwegsinfektion.

Auch chronischer Stress erhöht das Infektionsrisiko. Grund hierfür ist der längere Zeit erhöhte Kortisonspiegel.

Bestehende akute Infektionen können weitere Infektionen oder Reaktivierungen von chronischen Infektionen nach sich ziehen. Beispielhaft seien banale Erkältungen genannt, die den Boden für bakterielle Infektionen z. B. mit Staphylococcus aureus oder Klebsiella pneumoniae (Tracheitis, Bronchitis) bereiten oder auch einen Herpesausbruch (Fieberbläschen) provozieren können. Die bekannteste, das Immunsystem direkt angreifende Infektionskrankheit ist die HIV-Infektion mit ihrem Endstadium AIDS. Die Symptomatik ist hier durch zahlreiche Infektionen geprägt, da das Virus bestimmte Gruppen von Abwehrzellen zerstört.

▶ **Reaktivierungen.** Ein besonderer Fall ist die Reaktivierung, wenn ein chronisch im Körper vorhandener Erreger wieder aktiv wird. Dies kann die Folge einer abwehrschwächenden Therapie mit Kortison oder Zytostatika sein, aber auch von schweren Infektionen wie AIDS oder ungünstigen Lebensumständen (Mangelernährung). Typische Beispiele für Reaktivierungen sind die Tuberkulose und die Toxoplasmose.

27.5 Infektionen als Folge therapeutischer Interventionen

Notwendige therapeutische Maßnahmen können gleichfalls eine erhöhte Infektionsbereitschaft mit sich bringen, von denen einige in ▶ Tab. 27.2 aufgeführt sind.

Natürlich helfen Hygienemaßnahmen auch hier, die Zahl der Infektionen zu reduzieren, ein Restrisiko bleibt aber immer. Daher werden die Patienten entsprechend aufgeklärt.

Tab. 27.2 Beispiele für Infektionen im Zusammenhang mit Therapiemaßnahmen.

Maßnahme	häufige Erreger	Infektionen
Beatmung	E. coli, Klebsiella, Enterobacter u. a. Staphylococcus aureus Pseudomonas u. a. Wasserkeime	beatmungsassoziierte Pneumonie (VAP)
Gefäßkatheter (auch ZVK)	Staphylococcus epidermidis, S. aureus	katheterassoziierte Sepsis
Harnwegskatheter	E. coli, Klebsiella, Enterobacter u. a., Enterokokken, Staphylococcus epidermidis	Harnwegsinfekt, Pyelonephritis, Urosepsis
Antibiotikagabe	Clostridium difficile Candidaspezies multiresistente Erreger	pseudomembranöse Kolitis, Soor Besiedlungen, div. Infektionen
Zytostatikagabe	Clostridium difficile u. a.	Kolitis, diverse Infektionen
Implantateinbau	Staphylococcus epidermidis, S. aureus	Wundinfektionen, septische Implantatlockerung

VAP, ventilator associated pneumonia; ZVK, zentraler Venenkatheter

27

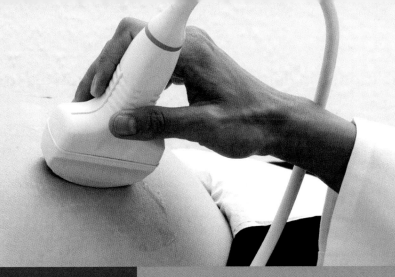
-Pictures/Fotolia

Kapitel 28

Infektionen in der Schwangerschaft und um die Geburt

28 Infektionen in der Schwangerschaft und um die Geburt

Christian Jassoy

Mit der Befruchtung der Eizelle beginnen Leben, Entwicklung und körperliche Reifung eines Menschen. Krankheiten der werdenden Mutter können sich auf das Kind auswirken. Zwar ist die Plazenta für Krankheitserreger normalerweise undurchlässig und das Immunsystem der Schwangeren schützt auch das Kind, doch können einige Infektionserreger auf Embryo oder Fetus übergehen, Krankheiten hervorrufen oder zum Tod des Kindes führen. Besonders gefährdet ist das Kind auch während und kurz nach der Geburt.

Die meisten Infektionskrankheiten der Schwangeren, z. B. Hautinfektionen und Infekte der oberen Atemwege, stellen keine Gefahr für das Kind dar. Eine Herausforderung ist jedoch, dass die Frau in der Schwangerschaft mit Medikamenten sehr zurückhaltend sein muss.

28.1 Übertragungswege

Definition

- **vertikale Übertragung:** Übertragung von der Mutter auf das Kind
- **diaplazentare Übertragung:** Übertragung im Uterus über die Plazenta
- **peripartale Übertragung:** Infektion unter der Geburt
- **postpartale Übertragung:** Infektion nach der Geburt
- **konnataler Infekt:** Infektionskrankheit zum Zeitpunkt der Geburt

Man unterscheidet folgende Übertragungswege:
- im Uterus über die Plazenta (diaplazentar)
- im Uterus, aufsteigend vom Geburtskanal
- während der Geburt durch Erreger im Geburtskanal (peripartal)
- nach der Geburt, z. B. über die Muttermilch, von anderen Personen oder über Katheter und Tuben auf der Intensivstation (postpartal)

▶ **Embryopathie und Fetopathie.** Intrauterine Infektionen können eine Schädigung der Organreifung verursachen. Folgen sind Missbildungen und Hirnreifungsstörungen (Embryopathie) oder, im Fötalstadium Krankheitszeichen wie Gelbsucht, Hauteinblutungen, Leber- und Milzschwellung (Fetopathie).

Neugeborene sind direkt nach der Geburt besonders infektgefährdet, da ihr Immunsystem nicht ausgereift ist. Außerdem fehlt noch die Bakterienflora auf der Haut und den Schleimhäuten, wodurch eine vorübergehende Ansiedlung von S. aureus und anderen pathogenen Bakterien begünstigt wird.

28.2 Gefährdung der Schwangeren durch Infektionserreger

Infektionskrankheiten, die unterschiedlich schwere Verläufe haben können, wie Grippe, Masern, Windpocken oder Malaria, verlaufen bei Schwangeren häufig schwerer, d. h. es besteht die Tendenz zu Komplikationen. So kommt es bei Grippe häufiger zur Lungenentzündung. Die Ständige Impfkommission am Robert-Koch-Institut in Berlin empfiehlt, Schwangere ab dem 2. Trimenon zu impfen. Eine besondere Gefährdung besteht zwischen Januar und März, sodass im Herbst geimpft werden sollte.

Neben medizinischen Maßnahmen wie Untersuchungen auf Infektionen und Krankheitserreger ist die Aufklärung der Schwangeren über Infektionsrisiken und Vorbeugung wichtiger Teil der Schwangerenvorsorge.

28.3 Infektionsprophylaxe

28.3.1 Impfschutz bei Kinderwunsch

Besteht ein Kinderwunsch, kann und sollte schon vor der Schwangerschaft mit Impfungen vorgebeugt werden. Eine vollständige Rötelnschutzimpfung, die Impfung gegen Masern und Hepatitis B und in Zukunft auch gegen Windpocken sind besonders wichtig. Auch die Tetanusimpfung ist wichtig, denn ein Wundstarrkrampf durch eine Infektion des Nabelstumpfs mit Clostridium tetani, dem Tetanuserreger, ist in Ländern mit ungenügender Hygiene eine recht häufige Todesursache.

Während einer Schwangerschaft sind Impfungen mit Lebendimpfstoffen, vor allem gegen Erkrankungen wie Masern, Mumps, Röteln, und Windpocken, kontraindiziert. Andere Impfungen sind möglich, wenn damit nicht bis nach der Schwangerschaft gewartet werden kann.

28.3.2 Sexuell und bei intravenösem Drogenkonsum übertragene Krankheiten

Mehrere bedeutende Krankheitserreger für Embryo, Fetus und Neugeborenes wie HIV, Hepatitis-B-Virus, Herpes-simplex-Virus, Zytomegalievirus und die Erreger von Syphilis und Gonorrhö werden sexuell übertragen. Ein weiterer Risikofaktor ist der intravenöse Drogenkonsum der Schwangeren, bei dem HIV, Hepatitis B und C übertragen werden. Zum Schutz des Kindes ist es deshalb wichtig, im Gespräch mit der Schwangeren das Risiko solcher Infektionen in Erfahrung zu bringen sowie die Schwangere auf die Gefahren für das Kind hinzuweisen. Hat eine Schwangere immer wiederkehrenden Herpes genitalis, so ist dies ebenfalls eine wichtige Information.

28.4 Antibiotikatherapie während Schwangerschaft und Stillzeit

Ohne eindeutige Hinweise auf eine bakterielle Infektion sollten keine Antibiotika verabreicht werden. Sichere Antibiotika sind:

- Penicilline,
- Cephalosporine und
- Makrolidantibiotika (z. B. Erythromycin, Clarithromycin).

Bei einer Infektion mit dem Herpes-simplex-Virus kann mit Aciclovir therapiert und auch die HIV-Infektion kann behandelt werden.

Kontraindizierte bzw. nur bei strenger Indikationsstellung zu verabreichende Antibiotika sind:

- Aminoglykoside: ototoxisch und während der Schwangerschaft nur im Notfall einzusetzen; werden beim Stillen vom kindlichen Körper nicht aufgenommen, beeinträchtigen aber die Darmflora und damit die lokale Abwehr
- Metronidazol: nicht im 1. Trimenon; ab dem 2. Trimenon am besten nur zur lokalen Anwendung; geht in die Muttermilch über und soll deshalb während der Stillzeit vermieden werden; evtl. muss das Stillen unterbrochen werden
- Chloramphenicol: schädlich für Neugeborene (Kollaps), während der Schwangerschaft kein besonderes Risiko für das Ungeborene; in Deutschland selten verabreicht
- Sulfonamide (außer Sulfasalazin): schädlich für Neugeborene; sollten nicht um den Geburtstermin oder an Neugeborene (auch durch die Muttermilch) gegeben werden (Gefahr von Gelbsucht, Kernikterus)
- Tetrazykline: schädigen die Zahnentwicklung (braune Zähne, Neigung zu Karies) und das Knochenwachstum und können bei Schwangeren Leberversagen auslösen; in Schwangerschaft und Stillzeit kontraindiziert
- Fluorchinolone (z. B. Ciprofloxacin/Ciprobay): bei Schwangeren, Stillenden und Kindern aufgrund von Nebenwirkungen in Tierversuchen kontraindiziert

▶ **Antibiotika in der Stillzeit.** Beim Stillen werden selten wirksame Antibiotikaspiegel im Säugling erreicht. Daher sind die meisten Antibiotika nicht kontraindiziert (Ausnahmen s. o.). Die Hauptrisiken sind:

- Sensibilisierung und Entwicklung einer Antibiotikaallergie,
- Durchfall und
- die Besiedelung der Schleimhäute mit Hefepilzen (Candidiasis, Soor).

▶ **Gefährdung durch Fieber.** Hohes Fieber (> 39,5 °C) im 1. Trimenon erhöht das Risiko einer Totgeburt und die Gefahr für eine beeinträchtigte Entwicklung von Gehirn und Rückenmark. In der Spätschwangerschaft begünstigt hohes Fieber das Risiko vorzeitiger Wehen. Kann die Ursache nicht direkt behandelt werden (z. B. durch ein Antibiotikum), muss hohes Fieber mit fiebersenkenden Medikamenten und physikalischer Therapie behandelt werden.

28.5 Spezielle Infektionen des Kindes

28.5.1 Zytomegalievirus-Fetopathie

▶ **Häufigkeit und Ursachen.** Mit einer Häufigkeit von 1 von 1000 Geburten ist die durch das Zytomegalievirus (CMV) verursachte Fetopathie die häufigste virale Infektion, die zu einer intrauterinen Schädigung des Kindes führt. War eine Schwangere bereits vor der Schwangerschaft infiziert, besteht nur eine sehr geringe Gefahr für das Kind. Die Schwangere hat bereits eine eigene Immunantwort gegen das Virus aufgebaut, die die Virusvermehrung in Schach hält und auch das Kind schützt. Das Zytomegalievirus wird von infizierten Müttern auch über die Muttermilch an den Säugling weitergegeben. Dies ist unproblematisch, wenn das Kind reif zur Welt gekommen ist. Frühgeborene sind aufgrund des nicht vollständig entwickelten Immunsystems allerdings gefährdet und können schwere Krankheitssymptome (sepsisähnlich, Pneumonie u. a.) entwickeln.

Etwa die Hälfte der Erwachsenen sind Träger des Zytomegalievirus, das normalerweise keine Krankheitssymptome hervorruft. Frisch infizieren kann man sich z. B. über Speichel und Sexualkontakte. Sind Schwangere mit dem Virus infiziert, kann das Virus intrauterin auf das Kind übertragen werden. In 10–20 % der Fälle führt eine derartige Infektion zu Symptomen beim Kind.

▶ **Symptome.** Die Fetopathie geht einher mit Gelbsucht, Hautblutungen, Missbildungen und Schädigungen des Gehirns, Netzhautentzündungen der Augen und anderen Symptomen. Bei intrauterin infizierten Neugeborenen sind im Urin und im Speichel Viren nachweisbar. Manchmal sind die Schäden durch die Infektion bei der Geburt nicht gleich zu erkennen, d. h., das Kind scheint bei Geburt gesund. Erst im Laufe der ersten Lebensjahre zeigen sich als Folge der Erkrankung geistige Entwicklungsstörungen und Schwerhörigkeit.

▶ **Prophylaxe.** Eine Testung ist nicht allgemein empfohlen. Sinnvoll kann sie bei jungen Frauen sein, die in einer Kindertagesstätte, auf einer Neugeborenen- oder einer Kleinkindstation arbeiten, denn dort wird das Virus häufiger übertragen. Schwangere Frauen, die noch nicht mit Zytomegalievirus infiziert sind und in einer solchen Einrichtung arbeiten, sind gefährdet, müssen besonders auf Händehygiene achten und dürfen dort ggf. vorübergehend nicht weiter beschäftigt werden. Eine CMV-infizierte Mutter sollte ein zu früh geborenes, unreifes Kind nicht stillen.

28.5.2 Rötelnembryopathie

▶ **Häufigkeit und Ursachen.** Bei einer frischen Infektion während der Schwangerschaft besteht die Gefahr der intrauterinen Übertragung des Rötelnvirus.

Der Grad der Schädigung ist abhängig vom Zeitpunkt der Infektion. Bei einer Infektion nach dem 4. Monat sind die Röteln für den Fetus nicht mehr gefährlich. Die Rö-

28

telnembryopathie kommt bei uns heute dank der Impfung praktisch nicht mehr vor, sie spielt allerdings in Ländern ohne entsprechende Impfungen weiterhin eine Rolle.

▶ **Symptome.** Eine Infektion kann zum Abort oder Kindstod, zu keinen Symptomen oder zur Schädigung mehrerer Organe führen. Die Infektion in den ersten 3 Monaten führt in 20–30 % der Fälle zur Rötelnembryopathie mit Schäden an den Augen wie Katarakt (Linsentrübung, Grauer Star), Netzhautschäden (Retinopathie) und Glaukom (Grüner Star), Schwerhörigkeit durch Schäden am Innenohr, Herzmissbildungen sowie Hirnentwicklungsstörungen (Mikrozephalie). Vorübergehende Symptome sind Blutplättchenmangel (Thrombozytopenie) und dadurch verursachte Einblutungen in der Haut (Petechien), Leber- und Milzvergrößerungen.

▶ **Prophylaxe.** In der Frühschwangerschaft wird durch einen Test des Blutes auf IgG-Antikörper untersucht, ob ein Immunschutz gegen Röteln vorliegt. Davon unabhängig wird im Impfpass geprüft, ob 2 Dosen der Rötelnimpfung verabreicht wurden. Ist der Antikörperspiegel zu niedrig, um zu schützen, und wurde nur einmal oder gar nicht geimpft, besteht die Gefahr einer Infektion in der Schwangerschaft. Der Schwangeren wird daher geraten, sofort den betreuenden Arzt zu informieren, wenn Kontakt zu einer Person hatte, die Röteln hat oder unter Rötelnverdacht steht. In einem solchen Fall werden weitere diagnostische Maßnahmen (Antikörpertests aus Serum, Fruchtwasseruntersuchungen) durchgeführt. Schwangere, die keinen Immunschutz haben, sollten direkt nach der Entbindung geimpft werden.

28.5.3 Hepatitis B

▶ **Ursachen.** Die Übertragung auf das Kind geschieht bei Müttern, die chronisch mit dem Hepatitis-B-Virus infiziert sind oder die sich während der Schwangerschaft infizieren. Zur Infektion kommt es unter der Geburt durch Kontakt mit Blut und Sekreten im Geburtskanal.

▶ **Symptome.** Etwa 90 % der Infektionen führen zur chronischen Hepatitis. Meistens ruft die Hepatitis keine Krankheitssymptome hervor, evtl. findet man bei der Laboruntersuchung eine Leberenzymerhöhung. Gelegentlich entwickelt sich eine akute Hepatitis.

▶ **Prophylaxe.** Im 3. Trimenon, in der 32. Schwangerschaftswoche, wird das Blut auf das Hepatitis-B-Virus (HBs-Antigen) untersucht. Ist die Schwangere infiziert, erhält das Neugeborene innerhalb von 12 Stunden eine Simultanimpfung gegen Hepatitis B. Die aktive Impfung wird dann nach 1 und nach 6 Monaten wiederholt. Wurde der HBs-Antigentest bei der Schwangeren nicht durchgeführt, z. B. bei einer Frühgeburt, wird das Kind sofort aktiv geimpft und die Schwangere umgehend getestet. Ist sie infiziert, wird das Neugeborene passiv immunisiert. Stillen ist möglich, wenn die Impfung erfolgt.

28.5.4 HIV-Infektion des Neugeborenen

▶ **Häufigkeit und Ursachen.** Bei HIV-infizierten Frauen kann das Virus während der Geburt sowie über die Muttermilch auf das Kind übertragen werden. Das Übertragungsrisiko beträgt ca. 15 % und steigt mit der Menge an Virus im Blut der Mutter an.

▶ **Symptome.** Infizierte Kinder bekommen wie Erwachsene nach mehreren Jahren die Immunschwächekrankheit AIDS. Um die Krankheit aufzuhalten, werden die Kinder mit antiviralen Medikamenten behandelt.

▶ **Prophylaxe.** Ein HIV-Test wird bei uns nicht generell empfohlen, da die Zahl der infizierten jungen Frauen, die nicht von ihrer Infektion wissen, gering ist. Es schadet aber nicht, die Problematik anzusprechen, z. B. im Zusammenhang mit dem Konsum von Alkohol und i. v.-applizierten Drogen, um dann mit dem ausdrücklichen Einverständnis der Schwangeren ggf. das Blut auf HIV zu testen. Bei positivem HIV-Befund erfolgen weitere Untersuchungen, um die Virusmenge im Blut zu bestimmen. Ist das Virus nachweisbar, wird die Schwangere mit antiviral wirkenden Medikamenten behandelt. In jedem Fall wird das Kind durch Kaiserschnitt entbunden, um eine Infektion im Geburtskanal zu verhindern. Kinder sollen von HIV-infizierten Müttern nicht gestillt werden.

28.5.5 Neugeborenenherpes (Herpes neonatorum)

▶ **Ursachen.** Bei Herpes genitalis der Schwangeren kann es unter der Geburt oder kurz zuvor aufsteigend in den Uterus zur Infektion des Neugeborenen kommen. Handelt es sich um eine Erstinfektion der Schwangeren mit dem Virus, ist das Risiko um ein Vielfaches höher als bei einer Reaktivierung des Virus, also einem Wiederaufflammen einer zurückliegenden Infektion. Die Herpesviren können außerdem von Mitarbeitern auf der Neugeborenenstation, den Eltern oder Angehörigen stammen, die an einem Lippenherpes leiden.

▶ **Symptome.** Bei Infektion kurz vor oder unter der Geburt kommt es sofort oder erst in der 2. Lebenswoche zu Krankheitssymptomen. Bei einem Teil der Neugeborenen bilden sich Hautbläschen, die folgenlos ausheilen. In den meisten Fällen jedoch kommt es zur Enzephalitis und zu schweren Entzündungen weiterer Organe, manchmal auch ohne Hautausschlag. Die Erkrankung verläuft unbehandelt häufig tödlich. Etwa 90 % der überlebenden Kinder tragen Folgeschäden am Zentralnervensystem davon.

▶ **Diagnose.** Bläscheninhalt sowie Abstriche von Mund und Augen sowie evtl. Liquor werden im Labor mithilfe einer PCR auf die Anwesenheit von Herpesviren untersucht.

▶ **Therapie.** Durch frühzeitige Therapie können die Folgen verringert werden. Schon bei Verdacht auf einen Neugeborenenherpes muss, noch bevor Ergebnisse der Laboruntersuchungen vorliegen, intensiv mit antiviralen Medikamenten, z. B. Aciclovir i. v., behandelt werden.

▶ **Prophylaxe.** Bei aktivem Herpes während der Schwangerschaft oder bei bekanntermaßen häufigen Schüben von Genitalherpes wird die Schwangere z. B. mit Aciclovir behandelt. Bei einem Herpes zum Zeitpunkt der Geburt wird das Kind durch Kaiserschnitt entbunden. Doch auch ohne Zeichen von Herpes genitalis kann sich das Virus im Geburtskanal befinden und das Kind infizieren. Bei einem frischen Herpes der Mutter zum Zeitpunkt der Geburt werden beim Kind nach 24–48 Stunden und zu weiteren Zeitpunkten Abstriche von Bindehaut, Mund, Nase, evtl. Rektum und Stuhl genommen und auf Herpesvirus untersucht (PCR-Test).

Pflege

Hat die Schwangere Herpes an anderer Stelle, z. B. an den Lippen, wird die Stelle während der Geburt abgedeckt, ebenso bei späteren Kontakten von Mutter und Neugeborenem. Um eine Infektion durch Mitarbeiter, andere Angehörige und Besucher zu verhindern, dürfen Mitarbeiter mit Lippenherpes nicht mit Neugeborenen arbeiten und Angehörige mit Herpes müssen einen Mundschutz tragen, wenn sich der Kontakt nicht vorübergehend ganz vermeiden lässt.

28.5.6 Fötale und konnatale Windpocken

▶ **Häufigkeit und Ursachen.** Ca. 4 % der Schwangeren sind für Windpocken empfänglich. Bei Infektion während der Schwangerschaft beträgt das Übertragungsrisiko für die fötalen Windpocken 25 % und für die konnatalen Windpocken 20–50 %.

Die Infektion erfolgt über die Plazenta. Bei einer Übertragung in den ersten 20 Schwangerschaftswochen kann es zum fötalen Varizellensyndrom kommen. Erkrankt die Schwangere kurz vor der Geburt an Windpocken, so kann das Virus beim Kind konnatale Windpocken hervorrufen.

▶ **Symptome.** Folge der fötalen Varizellen sind Totgeburt oder Frühgeburt und eine Schädigung verschiedener Organe. Die konnatale Erkrankung bei Infektion um die Geburt zeigt sich durch Hautausschlag, Pneumonie und Enzephalitis mit hoher Sterblichkeit (20 %).

▶ **Therapie.** Bei konnatalen Windpocken wird das Kind medikamentös antiviral, z. B. mit Aciclovir, behandelt. Auch die Schwangere mit Windpocken wird behandelt, da die Krankheit schwerer verlaufen kann.

▶ **Prophylaxe.** Schwangere werden nicht routinemäßig auf Immunschutz gegen Windpocken untersucht. Bei Kontakt einer Schwangeren mit an Windpocken erkrankten Personen wird umgehend getestet, ob die Schwangere bereits Antikörper (IgG) gegen das Virus gebildet hat. Ist das nicht der Fall, erhält sie vorbeugend Immunglobuline. Dies ist bis zum 4. Tag nach Kontakt möglich.

28.5.7 Hydrops fetalis

▶ **Häufigkeit und Ursachen.** Ca. 25 % der Frauen im gebärfähigen Alter hatten noch keine Infektion mit dem Parvovirus B19 und sind daher empfänglich. Infektionsgefährdet sind besonders Frauen, die Kontakt zu Kindern unter 6 Jahren haben. Das Parvovirus B19 ist der Erreger der Ringelröteln, einer harmlosen Erkrankung meist von Kleinkindern. Bei Infektion einer Schwangeren kann das Virus diaplazentar auf das Kind übertragen werden.

▶ **Symptome.** Die Infektion einer Schwangeren mit dem Virus bleibt in 90 % der Fälle ohne Folgen. Eine Infektion in den ersten 12 Wochen der Schwangerschaft kann jedoch zum Abort führen, der bis zur 20. Woche eintreten kann. Bei einer Infektion zwischen 12. und 20. Schwangerschaftswoche kann das Virus durch Infektion von Vorläuferzellen der Erythrozyten einen Hydrops fetalis verursachen. Dabei kommt es zwischen 13. und 28. Woche zu Anämie und Herzschwäche und es bilden sich Ödeme.

▶ **Therapie.** Ein schwerer Hydrops fetalis kann mit intrauterinen Transfusionen behandelt werden.

▶ **Prophylaxe.** Besondere Schutzmaßnahmen gibt es nicht. Frauen, die in Einrichtungen mit Kindern unter 6 Jahren arbeiten, werden auf Immunität getestet. Treten Ringelröteln in der Einrichtung auf, erhalten nicht immune Schwangere ein Beschäftigungsverbot bis 3 Wochen nach dem letzten Auftreten von Ringelröteln bis maximal zur 20. Schwangerschaftswoche. Bei Kontakt wird die Schwangere beobachtet und serologisch untersucht, ob es zur Infektion gekommen ist.

28.5.8 Listeriose

▶ **Häufigkeit und Ursachen.** Infiziert sich eine Schwangere mit Listeria monocytogenes, gehen die Bakterien diaplazentar auf das Kind über. Es kommt zur frühen Neugeborenenlisteriose (Granulomatosis infantiseptica, 1–2 ‰ aller Schwangerschaften). Bei der späten Neugeborenenlisteriose findet die Infektion unter der Geburt statt. Die Mutter weist keine Krankheitszeichen auf, die Listerien haben die Scheide unbemerkt besiedelt.

▶ **Symptome.** Die Infektion mit dem Bakterium Listeria monocytogenes ist meist asymptomatisch oder führt zu Symptomen wie die einer Grippe. Sie tritt in der Schwangerschaft gehäuft auf. Bei der frühen Neugeborenenlisteriose tritt je nach Zeitpunkt der Infektion ein fieberhafter Abort, eine Frühgeburt oder eine Neugeborenensepsis mit einer Sterblichkeit von bis zu 50 % auf. Bei der späten Neugeborenenlisteriose erkrankt das Kind in der 2. bis 3. Lebenswoche an Meningitis, Sepsis und/oder Pneumonie. Wenn dies überlebt wird (90 %), heilen die Erkrankungen meist folgenlos aus.

28

▶ **Diagnose.** Bei Schwangeren, die bereits ein Kind mit Neugeborenenlisteriose vom Frühtyp geboren haben, muss ein Vaginalabstrich erfolgen, da es asymptomatische Bakterienträger gibt. Bei Verdacht auf Listeriose sollte unverzüglich Material zur kulturellen Untersuchung gewonnen werden. Dafür geeignet sind während der Schwangerschaft Blut sowie Abstrichmaterial aus der Zervix. Untersuchungsmaterial vom Neugeborenen sind ebenfalls Blut, Abstriche, Fruchtwasser, Mekonium, evtl. Liquor.

▶ **Therapie.** Gegeben wird Ampicillin, anfangs kombiniert mit Gentamicin.

▶ **Prophylaxe.** Zur Vorbeugung ist der Konsum von nicht pasteurisierter Milch und Milchprodukten sowie Käserinde zu vermeiden.

28.5.9 Konnatale (angeborene) Syphilis

▶ **Häufigkeit und Ursachen.** Auslöser der konnatalen Syphilis ist das Bakterium Treponema pallidum. Es handelt sich um eine Geschlechtskrankheit, bei der mehrere Infektionsstadien unterschieden werden. Eine Übertragung findet statt, wenn sich die Schwangere in Stadium I oder II befindet. Die Treponemen passieren die Plazenta und infizieren den Fetus. Das Infektrisiko beträgt 60–80 % und ist in der 2. Schwangerschaftshälfte höher. Symptome können in den ersten 3 Monaten nach der Geburt auftreten (frühe konnatale Syphilis) oder erst nach dem 2. Lebensjahr (späte konnatale Syphilis).

▶ **Symptome.** Charakteristisch für die frühe konnatale Syphilis (Lues connata praecox) sind blasige Hauterscheinungen, kupferfarbiger Ausschlag an Fußsohlen und Händen und Papeln in Gesicht und Windelbereich, Lymphknoten-, Leber- und Milzschwellung, Allgemeinsymptome, Rhagaden um den Mund, blutiger Schnupfen und Sattelnase durch Zerstörung des Knorpels ("Aussehen wie ein alter Mann"). Evtl. entwickeln sich auch eine Meningitis, ein Hydrocephalus oder eine Osteochondritis.

Charakteristisch für die späte konnatale Syphilis (Lues connata tarda) sind Ulzera an Nase und Nasenschleimhaut und hartem Gaumen, Knochenwachstumsstörungen, Keratitis mit Hornhauttrübung, Tonnenzähne und Innenohrschwerhörigkeit. Die letzten 3 Symptome bezeichnet man als "Hutchinsonsche Trias".

▶ **Diagnose.** Schwangere werden routinemäßig durch eine Blutuntersuchung (Antikörper) auf Syphilis getestet. Viele Neugeborene sind während der ersten Lebenstage asymptomatisch. Daher werden alle Neugeborenen von Schwangeren mit einer Erkrankung während der Schwangerschaft nach der Geburt getestet.

▶ **Therapie.** Infizierte Schwangere werden mit Penicillin behandelt. Dies führt in 99 % der Fälle zur Heilung und verhindert die Erkrankung des Kindes. Auch sollten Schwangere, die Sexualkontakt zu einem Patienten mit Syphilis hatten, prophylaktisch behandelt werden.

28.5.10 Perinatale Tuberkulose

▶ **Häufigkeit und Ursachen.** Es gibt 3 Infektionswege:
- transplazentar,
- über kontaminiertes Fruchtwasser und
- postnatal durch Kontaktpersonen.

50 % aller Kinder von Frauen mit aktiver Lungentuberkulose erkranken innerhalb des 1. Lebensjahrs, wenn nicht therapiert oder geimpft wird.

▶ **Symptome.** Charakteristisch sind Fieber, Lethargie (Teilnahmslosigkeit), Atemnot, vergrößerte Leber und Milz und Reifungsverzögerung.

▶ **Diagnose.** Angehende Mütter müssen getestet werden. Bei Schwangeren mit positivem Tuberkulintest wird eine Röntgenaufnahme der Lunge angefertigt. Zum Bakteriennachweis bei Kindern wird Tracheal- oder Magensekret, Urin oder Liquor untersucht. Tuberkulintests bei Neugeborenen liefern recht häufig ein falsch positives oder auch ein falsch negatives Ergebnis.

▶ **Therapie.** Die Therapie hängt von der Aktivität der Krankheit ab. Bei Schwangeren mit positivem Tuberkulintest, aber nicht aktiver Tuberkulose beginnt die Therapie erst spät oder nach Geburt, da das Risiko für das Kind gering ist. Bei Schwangeren mit aktiver Tbc erfolgt eine Kombinationstherapie der Schwangeren. Bei asymptomatische Neugeborenen von Müttern mit aktiver Tuberkulose wird das Kind vorübergehend von der Mutter getrennt und das Kind prophylaktisch behandelt. Ebenso werden andere Familienmitglieder untersucht. In manchen Ländern wird das Kind geimpft. Das schützt zwar nicht vor einer Infektion, aber vor den möglichen Folgen. Bei Neugeborenen mit aktiver Tuberkulose erfolgt eine Kombinationstherapie.

28.5.11 Toxoplasmose

▶ **Häufigkeit und Ursachen.** Die Übertragung des Protozoons Toxoplasma gondii auf den Menschen erfolgt durch Aufnahme der Oozysten, die sich im Darm von Katzen entwickeln. Die Infektion kann direkt durch Kontakt mit Katzenkot erfolgen oder durch Staub und Erde, da Oozysten dort mehrere Monate überleben können. Gelegentlich erfolgt die Infektion auch durch den Genuss von nicht durchgebratenem Fleisch (vor allem Schweine- und Schaffleisch), in dem sich Gewebezysten befinden.

Bei einer akuten Infektion in der Schwangerschaft können die Toxoplasmen durch die Plazenta auf den Embryo übergehen. Bei 30–40 % aller Schwangeren, die sich infizieren, das sind 0,2–0,8 % aller Schwangerschaften, wird der Fetus infiziert. Die Wahrscheinlichkeit einer Übertragung nimmt mit der Dauer der Schwangerschaft zu und ist im 3. Trimenon am höchsten. Zwischen der Infektion der Mutter und der Frucht vergehen unter Umständen mehrere Wochen. Je früher die Infektion der Frucht erfolgt, desto schwerer sind die Auswirkungen bis hin zum Tod. Je später die Infektion, desto geringer der Schaden des Kindes.

28

▸ **Symptome.** Die meisten infizierten Kinder sind bei Geburt asymptomatisch; meist folgen die Symptome viele Jahre später. Auftreten können Frühgeburt, Entwicklungsstörungen, Gelbsucht, Myokarditis, Lungenentzündung, Hepatosplenomegalie, Hautausschläge und verschiedene neurologische Störungen (Hydrozephalus, Mikrozephalie, Verkalkungen im Gehirn, Krämpfe, Chorioretinitis). Vor allem neurologische Schäden (z. B. ein Verkalkungsherd in der Retina) zeigen sich viele Jahre später. Daher müssen Kinder von Schwangeren mit Toxoplasmose nach der Geburt weiterhin regelmäßig untersucht werden.

▸ **Diagnose.** Die Diagnose erfolgt durch einen serologischen Test auf IgG in der Frühschwangerschaft, besser noch vor einer geplanten Schwangerschaft. Ist der Test positiv, hat bereits eine Infektion stattgefunden und es besteht ein Immunschutz. Ist das Ergebnis seronegativ, werden während der Schwangerschaft mindestens 2 weitere Tests durchgeführt. Wird durch die Laboruntersuchung festgestellt, dass sich die Schwangere infiziert hat, kann im Fruchtwasser nach dem Erreger gesucht werden. Neugeborene von Schwangeren mit Toxoplasmose werden weiter untersucht, u. a. durch Schädel-CT oder MRT; außerdem werden Liquor und Augen kontrolliert.

▸ **Therapie.** Die Behandlung der Schwangeren erfolgt durch Verabreichung des Antibiotikums Spiramycin bis zur 16. Schwangerschaftswoche, später werden Pyrimethamin und Sulfadiazin gegeben. Die beiden letzten Antibiotika werden auch für die weitere Therapie der Neugeborenen eingesetzt. Neugeborene werden über die Dauer von 1 Jahr behandelt.

▸ **Prophylaxe.** Schwangere sollten kein nicht gut durchgebratenes Fleisch essen, sich nach dem Verarbeiten von Fleisch die Hände gründlich waschen und engen Kontakt mit Katzen (v. a. der Streu) meiden.

28.5.12 Malaria

Malaria verläuft bei Schwangeren oft schwerer und stellt ein hohes Risiko für die Schwangere und den Fetus dar. Zur Vorbeugung kann Chloroquin eingenommen werden. Andere Medikamente zur Vorbeugung sind während der Schwangerschaft nicht sicher für das Kind. Schwangere sollen deshalb nicht in Regionen mit Malaria reisen, in denen die Erreger resistent gegen Chloroquin sind.

28.5.13 Neugeborenenkonjunktivitis

Bei der Neugeborenenkonjunktivitis handelt es sich um eine eitrige Entzündung der Augenbindehäute durch Bakterien oder das Herpes-simplex-Virus. Die Infektion erfolgt durch Bakterien im Geburtskanal. Am häufigsten sind Chlamydia trachomatis (30–50 %), Streptococcus pneumoniae und Haemophilus influenzae (15 %). Wesentlich seltener ist die Infektion durch Neisseria gonorrhoeae.

28.5.14 Infektion mit Chlamydia trachomatis

▸ **Häufigkeit und Ursachen.** Chlamydia trachomatis ist ein intrazellulär lebendes Bakterium und einer der häufigsten sexuell übertragenen Organismen. Die Häufigkeit des Bakteriums in der Scheide von Schwangeren ist 2–20 %. Mehrere pathologische Folgen sind möglich von vorzeitigem Blasensprung über Bindehautentzündung bis Lungenentzündung. Die Bindehautentzündung durch Chlamydien tritt bei 30–40 % aller infizierten Schwangeren und bei 2–4 % der Geburten auf.

▸ **Symptome.** Etwa 5–14 Tage nach der Geburt tritt eine beidseitige milde Konjunktivitis, evtl. eine Lidschwellung und eine eitrige Verklebung der Augen auf.

▸ **Diagnose.** Der Erreger lässt sich in zellreichem Vaginalabstrich nachweisen. Der direkte Chlamydiennachweis erfolgt durch das Anlegen einer Kultur, einen ELISA, einen Immunfluoreszenztest oder PCR. Bei Neugeborenen lässt sich der Erreger oder Antigene in der Bindehaut nachweisen.

▸ **Therapie.** Behandelt wird die Konjunktivitis systemisch durch die Gabe von Erythromycin, da ca. 50 % der Neugeborenen auch eine nasopharyngeale Infektion haben und daraus eine Pneumonie entstehen kann.

28.5.15 Infektion mit Neisseria gonorrhoeae

▸ **Ursachen und Symptome.** Eine Infektion des Neugeborenen mit Neisseria gonorrhoeae unter der Geburt führt nach 2–5 Tagen oder früher zu einer eitrigen Keratokonjunktivitis mit Lidödem (Blepharoblennorrhoea gonorrhoica), die zur Erblindung führen kann.

▸ **Diagnose.** Die Diagnose erfolgt durch einen Abstrich vom Auge und eine mikroskopische Untersuchung.

▸ **Therapie.** Bei einer Infektion wird das Kind systemisch mit Ceftriaxon (Cephalosporinantibiotikum) sowie mit Augenspülungen mit physiologischer Salzlösung behandelt.

▸ **Prophylaxe.** Klassisch ist die Credé'sche Prophylaxe mit 1 % Silbernitratlösung. Sie wird heute nicht mehr durchgeführt, weil sie selbst häufig eine (selbst ausheilende, harmlose) Bindehautentzündung auslöst. Die Prophylaxe ist nicht mehr vorgeschrieben. Wirksam und zugelassen ist die Gabe von Erythromycin (0,5 %).

28.5.16 Neugeborenensepsis

▸ **Häufigkeit und Ursachen.** Die Erkrankung tritt bei 0,05–0,8 % aller Neugeborenen auf. Frühgeborene sind häufiger betroffen und Jungen häufiger als Mädchen. Man unterscheidet eine Frühform in den ersten 7 Tagen, die

28

durch Krankheitserreger in den Geburtswegen erworben wird, und eine Spätform nach der 1. Woche durch eine nosokomiale Infektion.

Die Erreger der Frühform sind Streptokokken der B-Gruppe (Streptococcus agalactiae), E. coli, seltener andere Bakterien. Streptokokken der B-Gruppe „lauern" bei 20–30 % der Frauen asymptomatisch in der Scheide. Unter der Geburt kommt es gelegentlich zur Infektion (1–2 % aller exponierten Kinder, d. h. ca. 1–5 ‰ aller Neugeborenen sind betroffen). Risikofaktoren, die auf eine Infektion hindeuten, sind Geburtsprobleme (z. B. vorzeitiger Blasensprung) und Frühgeburt. Zur Symptomatik kommt es meist innerhalb der ersten 3 Lebenstage, üblicherweise innerhalb der ersten 6–72 Stunden.

Die Erreger der Spätform sind Staphylokokken (30–60 %) und E. coli, seltener andere Bakterien sowie Hefepilze (Candida) und Viren. Die Form tritt häufiger bei Frühgeborenen auf, vor allem durch Einsatz von invasiven medizinischen Geräten.

▶ **Symptome.** Typische Symptome sind eine geringe Aktivität, Trinkschwäche, Blässe, evtl. Zyanose, Atemstörungen, Bradykardie, Hypothermie oder Fieber, Gelbsucht, Erbrechen und Durchfall. Die Letalität liegt bei über 50 %.

▶ **Diagnose.** Zum Nachweis des Erregers werden Blutkulturen angelegt. Die Bakterien lassen sich auch in Urin und Liquor nachweisen.

▶ **Therapie.** Es erfolgt eine antibiotische Therapie mit Ampicillin oder Penicillin plus Gentamicin sowie Cefotaxim. Später, wenn der Erreger identifiziert und die Antibiotikaresistenz bekannt ist, ist eine entsprechende Therapieumstellung möglich.

▶ **Prophylaxe.** Zur Vorbeugung wird in der 35.–37. Schwangerschaftswoche eine pränatale Untersuchung der Schwangeren auf Streptokokken der B-Gruppe mit Vaginal- und Rektalkulturen durchgeführt. Frauen, die bereits ein Kind mit einer Streptokokkenerkrankung entbunden haben, bei denen Streptokokken der B-Gruppe im Urin nachgewiesen werden oder bei denen unbekannt ist, ob sie von Streptokokken dieser Gruppe besiedelt sind und bei denen andere Risikofaktoren vorliegen, erhalten um die Geburt prophylaktisch ein Antibiotikum.

28.5.17 Bakterielle Neugeborenenmeningitis

▶ **Häufigkeit und Ursachen.** Die bakterielle Neugeborenenmeningitis tritt gelegentlich isoliert auf, meistens jedoch im Zusammenhang mit einer Neugeborenensepsis. Ca. 15 % der Neugeborenen mit Sepsis haben auch eine Meningitis. Die häufigsten Krankheitserreger sind Streptokokken der B-Gruppe, E. coli, Listeria monocytogenes und andere Bakterien wie Enterokokken, Klebsiella, Enterobacter usw.

▶ **Symptome.** Typisch sind Schläfrigkeit, zerebrale Krampfanfälle, Erbrechen, Berührungsempfindlichkeit

(z. B. Erregung statt Beruhigung durch Berührung durch die Eltern), schrilles Schreien, bei einem Teil der Kinder gespannte oder vorgewölbte Fontanelle und nur gelegentlich Nackensteifigkeit.

▶ **Diagnose.** Die Diagnose erfolgt durch einen Erregernachweis aus dem Liquor. Lumbalpunktionen werden bei allen Neugeborenen mit Verdacht auf Sepsis und Meningitis durchgeführt. Die Punktion ist schwierig und riskant.

▶ **Therapie.** Ohne Therapie liegt die Sterblichkeit bei annähernd 100 %. Mit Therapie hängt sie vom Geburtsgewicht ab sowie vom klinischen Zustand und dem Krankheitserreger. Als Antibiotika werden zunächst Ampicillin plus Gentamicin oder Cefotaxim gegeben, nach Kultivierung des Krankheitserregers ggf. spezifischere Medikamente, z. B. Penicillin gegen Streptokokken der B-Gruppe.

28.5.18 Neugeborenenpneumonie

▶ **Häufigkeit und Ursachen.** Eine Pneumonie tritt entweder zusammen mit der Sepsis kurz nach der Geburt auf oder als isolierte Erkrankung nach ca. 7 Tagen, besonders bei beatmeten Neugeborenen auf der Intensivstation. Die Erreger stammen entweder aus dem Geburtskanal oder von der Neugeborenenstation. Wichtige Bakterien sind Streptokokken der A- und B-Gruppe, Staphylococcus aureus und gramnegative Bakterien wie E. coli, Klebsiella, Proteus.

Bei einer Infektion mit Chlamydien kommt es in 5–20 % der Fälle von Besiedlung der Schwangeren nach 2–6 Wochen zur Pneumonie des Kindes.

▶ **Symptome.** Bei beatmeten Kindern nimmt die Menge an Lungensekret zu. Außerdem verschlechtert sich die Atmung.

▶ **Therapie.** Es erfolgt eine Antibiotikatherapie mit Vancomycin und Cefotaxim. Bei einer Chlamydienpneumonie wird Erythromycin verabreicht. Die Krankheit hat unter Therapie eine gute Prognose.

28.6 Weitere Infektionen der Schwangeren mit Folgen für die Schwangerschaft

28.6.1 Harnwegsinfekt

▶ **Häufigkeit und Ursachen.** Während der Schwangerschaft sind Harnwegsinfekte häufig. Ursache dafür ist der Harnstau aufgrund der hormonell bedingten Dehnung und verringerten Peristaltik der Harnleiter und durch den Druck durch den wachsenden Uterus gegen die Harnleiter. Eine asymptomatische Bakteriurie kommt bei 15 % der Schwangerschaften vor. Eine symptomatische Blasenentzündung, eine asymptomatische Bakteriurie sowie

28

eine Pyelonephritis erhöhen das Risiko für vorzeitige Wehen und vorzeitigen Blasensprung.

▸ **Symptome.** Bei der asymptomatischen Bakteriurie bleibt die Infektion in den ableitenden Harnwegen ohne Symptome. Sie kann zu Blasenentzündung oder Nierenbeckenentzündung (Pyelonephritis) führen.

▸ **Diagnose.** Während der Schwangerschaft wird regelmäßig der Urin untersucht. Bei einer Bakteriämie erfolgt nach der Therapie eine Kontrolluntersuchung.

▸ **Therapie.** Verabreicht werden Antibiotika, z. B. Cephalosporine, Amoxicillin. Auch die asymptomatische Bakteriurie wird therapiert, u. a. um zu verhindern, dass sich eine Pyelonephritis entwickelt.

28.6.2 Bakterielle Vaginose

▸ **Ursachen.** Bei der bakteriellen Vaginose handelt es sich um eine Störung der Vaginalflora, die normalerweise hauptsächlich aus Laktobazillen besteht, mit Überwachsung durch Gardnerella vaginalis, anaerobe Bakterien und Mykoplasmen. Die Ursache ist unbekannt. Nekrotisierendes Gewebe (auch Blut), Östrogenmangel (z. B. nach Geburt), Antibiotikatherapie sowie die Keimübertragung beim Sexualkontakt könnten eine Rolle spielen. Die Vaginose kann jederzeit, auch außerhalb der Schwangerschaft vorkommen, hat jedoch in der Schwangerschaft eine besondere Bedeutung, da sie zu vorzeitigen Wehen, vorzeitigem Blasensprung und in den Uterus aufsteigenden Infektionen führen kann.

▸ **Symptome.** Symptome sind ein gräulicher und dünnflüssiger Ausfluss mit teils fischartigem Geruch und Juckreiz.

▸ **Diagnose.** Die Diagnose erfolgt durch einen Abstrich vom Vaginal- bzw. Zervikalsekret, in dem sog. Clue-Zellen (das sind Epithelzellen, auf denen sich zahlreiche Bakterien befinden) zu erkennen sind.

▸ **Therapie.** Die Therapie erfolgt durch lokale Behandlung mit Metronidazol.

28.6.3 Infektion der Fruchtblase und der Eihäute (Amnioninfektionssyndrom, Chorioamnionitis)

▸ **Häufigkeit und Ursachen.** Ursache ist eine Infektion von Chorion, Amnion und/oder Plazenta durch aszendierende Keime aus Vagina und Zervix. Begünstigt wird das Amnioninfektionssyndrom durch einen vorzeitigen Blasensprung, bakterielle Vaginose und andere pathogene Bakterien im Genitaltrakt sowie lange Wehentätigkeit. Anders als früher gedacht erhöht die Anzahl der manuellen Untersuchungen des Muttermunds während der Wehen das Infektionsrisiko nicht, auch wenn es sicher vorteilhaft ist, die Zahl der Untersuchungen so gering wie möglich zu halten. Das Amnioninfektionssyndrom ist Ursache für 50 % der Geburten vor der 30. Schwangerschaftswoche. Es ist verantwortlich für einen großen Teil von vorzeitigen Wehen (33 %) und vorzeitigen Blasensprung (40 %).

▸ **Symptome.** Charakteristisch sind Fieber, Druckschmerzhaftigkeit des Uterus, Fluor, Leukozytose und eine beschleunigte Herzfrequenz von Mutter und Kind. Ohne typische klinische Zeichen muss bei vorzeitigen Wehen, die auf tokolytische Maßnahmen nicht ansprechen, sowie grundsätzlich bei vorzeitigem Blasensprung ein Amnioninfektionssyndrom in Betracht gezogen werden.

Mögliche Folgen für das Kind sind:
- Frühgeburtlichkeit
- Apgar-Score < 3
- Infektionen (Sepsis, Meningitis, Pneumonie)
- Tod

Mögliche Folgen für die Mutter sind:
- Bakteriämie
- Notwendigkeit für Kaiserschnitt
- Blutungen nach der Geburt
- Wundheilungsstörungen und Beckenabszesse sowie Thromboembolie

▸ **Diagnose.** Bei typischer Symptomatik sind die klinischen Zeichen wegweisend. Bei Verdacht auf Amnioninfektionssyndrom ohne typische Zeichen hilft die Fruchtwasseruntersuchung nach Amniozentese weiter.

▸ **Therapie.** Es werden Antibiotika, z. B. Ampicillin plus Gentamicin, intravenös gegeben. Bei einem einigermaßen reifen Kind wird ggf. die Geburt eingeleitet.

28.7 Infektionen der Mutter nach der Entbindung

Eine veränderte Immunlage während der Schwangerschaft, die weite Öffnung der Uterushöhle, Gewebeverletzungen und Keimeinschleppung unter der Geburt begünstigen vom Muttermund aufsteigende Infektionen im Uterus. Weitere Risikofaktoren sind: pathogene Keime, Vaginose, Aminkolpitis, Verletzungen, Episiotomie, operative vaginale Entbindung, Sectio, vorzeitiger Blasensprung, Diabetes, Immunsuppression, Anämie.

28.7.1 Kindbettfieber (Puerperale Endometritis)

Definition

Kindbettfieber: Entzündung der Gebärmutterschleimhaut nach der Geburt im Wochenbett

28

▶ **Häufigkeit und Ursachen.** Die Häufigkeit nach vaginaler Entbindung beträgt 1–3 %, nach geplantem Kaiserschnitt 5–15 %. Bei einem nicht geplanten Kaiserschnitt nach Beginn der Wehen liegt die Häufigkeit bei 15–20 %.
  Begünstigende Faktoren sind:
* überlange Wehentätigkeit
* lange Zeit zwischen Blasensprung und Entbindung
* Besiedlung der Genitaltrakts mit pathogenen Bakterien, bakterielle Vaginose
* intrauterines Monitoring des Fetus

Erreger des Kindbettfiebers sind verschiedene, häufig mehrere Bakterien wie die grampositiven Streptokokken der B-Gruppe, S. epidermidis, Enterokokken, heute selten Streptokokken der A-Gruppe (klassisches Kindbettfieber), Anaerobier wie auch gramnegative Bakterien wie Gardnerella vaginalis, E. coli, Klebsiella, Proteus.

▶ **Symptome und Komplikationen.** Typisch sind Schmerzen im unteren Abdomen und schmerzempfindlicher Uterus wie auch Fieber innerhalb von 24–72 Stunden nach Entbindung. Dazu gesellen sich meist Allgemeinsymptome wie Schüttelfrost, Kopfschmerz, Abgeschlagenheit und Appetitlosigkeit. Bei der klinischen Untersuchung ist der Uterus weich, groß (Fundus ist erhöht), leicht schmerzempfindlich. Der Wochenfluss hat nachgelassen oder ist verstärkt und riecht faulig. Komplikationen sind eine Ovarialvenenthrombophlebitis und ein Beckenabszess.

▶ **Diagnose.** Die Diagnose erfolgt nach den klinischen Zeichen und durch Ausschluss anderer Ursachen für Fieber und Unterbauchschmerzen wie Harnwegsinfekte, Wundinfektion, Beckenvenenthrombophlebitis, Infekt am Perineum. Die Schmerzempfindlichkeit des Uterus bei Endometritis ist oft schwer zu unterscheiden von der Empfindlichkeit einer Kaiserschnittwunde.
  Die Thrombophlebitis ist schwierig zu diagnostizieren. Meist ist die rechte Ovarialvene betroffen. Ein Beckenabszess kann durch CT-Untersuchung diagnostiziert werden. Ein Verdacht kann ausgesprochen werden, wenn die Endometritissymptomatik nicht innerhalb von 48–72 Stunden auf Antibiotika anspricht.

▶ **Therapie.** Behandelt wird durch eine Breitspektrumantibiose, z. B. durch Verabreichung von Clindamycin zusammen mit Gentamicin und ggf. Ampicillin. Die Ovarialvenenthrombophlebitis spricht auf eine Therapie mit Heparin an.

28.7.2 Mastitis

▶ **Häufigkeit und Ursachen.** Bei der Mastitis handelt es sich um eine Entzündung der Brustdrüse. Betroffen sind ca. 1 % der Wöchnerinnen. Bei den Krankheitserregern handelt es sich um Staphylokokken, meist S. aureus. Die Übertragung erfolgt durch den Mund des Säuglings beim Stillen. Begünstigt wird die Mastitis durch Milchstau und Rhagaden.

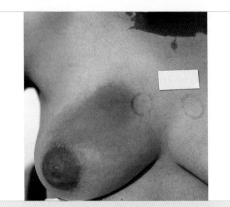

Abb. 28.1 Mastitis. Rötung und Schwellung der erkrankten Brust. (Stauber M, Weyerstahl T: Duale Reihe Gynäkologie und Geburtshilfe. Thieme, Stuttgart 2007)

▶ **Symptome und Komplikationen.** Typisch sind Fieber bis > 39 °C, Schüttelfrost, meist einseitige Rötung, Wärme, Verhärtung und Druckschmerzhaftigkeit der Brust (▶ Abb. 28.1). Die Entzündung kann sich zu einem Abszess entwickeln.

▶ **Therapie.** Günstig sind eine reichliche Flüssigkeitsaufnahme und die Entleerung der Brust. Behandelt wird mit Antibiotika: mit Staphylokokkenpenicillinen Cephalosporinen oder Erythromycin. Die Mutter soll weiter stillen, damit die Brust regelmäßig entleert wird. Ein Abszess wird mit Rotlicht therapiert und evtl. chirurgisch behandelt.

28.7.3 Infektionen nach einem Kaiserschnitt

Infektionen nach einem Kaiserschnitt sind häufiger als nach einer Vaginalgeburt. Ohne Antibiotikaprophylaxe kommt es bei 10 % der Kaiserschnitte zu Infektionen. Darunter fallen Wundheilungsstörungen und Endometritis. Schwere, lebensbedrohliche Infektionen haben einen Anteil von 1 %.

28.7.4 Wundheilungsstörungen

▶ **Häufigkeit und Ursachen.** Wundheilungsstörungen werden meist durch Staphylokokken, vor allem S. aureus, hervorgerufen. Allerdings ist eine Temperaturerhöhung nach einem Kaiserschnitt häufig und meist bedingt durch die normale Wundheilung.

▶ **Diagnose.** Die Diagnose erfolgt mithilfe von Abstrichen aus dem Zervixkanal und der Wunde wie auch mithilfe von Blutuntersuchungen.

▶ **Therapie.** Behandelt werden Wundheilungsstörungen durch die frühzeitige Verabreichung von Breitspektrumantibiotika.

28

▶ **Prophylaxe.** Bei einem erhöhten Risiko wie einem Kaiserschnitt nach Platzen der Fruchtblase werden prophylaktisch Cephalosporin oder Ampicillin gegeben. Die Mutter erhält das Antibiotikum nach der Abnabelung.

28.7.5 Weitere Infektionskrankheiten im Wochenbett

Andere Infekte im Wochenbett und Ursachen für Fieber sind:
- Harnwegsinfekte
- eine infizierte Episiotomiewunde
- respiratorischer Infekt
- Entzündung durch infizierte Venenkatheter

28.8 Nosokomiale Infektionen beim Neugeborenen

Definition

nosokomiale Infekte von Neugeborenen: Erkrankungen, die zum Zeitpunkt der Geburt nicht vorhanden oder in der Inkubationsphase d. h. noch asymptomatisch sind

Die Infektionen wurden während der Geburt von der Mutter oder nach der Geburt im Krankenhaus erworben. Das bedeutet auch, dass nicht alle nosokomialen Infektionen vermeidbar sind. Die Häufigkeit nosokomialer Infektionen hängt ab von der Aufenthaltsdauer im Krankenhaus und der Anzahl an medizinischen Eingriffen. Sie beträgt bei reifen Kindern weniger als 1 %, auf Intensiv/Frühgeborenenstation ca. 22 %. Die Sterblichkeit durch nosokomiale Infektionen korreliert mit dem Körpergewicht des Kindes. Sie beträgt insgesamt ca. 33 %. Bei einem Körpergewicht des Kindes von weniger als 1000 g sind es 18–45 %, bei einem Körpergewicht von mehr als 2000 g sind es 2–12 %.

Begünstigende Faktoren sind:
- Unreife (unreifes Immunsystem)
- invasive Diagnostik und Therapie (Keimeinschleppung)
- antimikrobielle Therapie (multiresistente Keime können überwuchern)

28.8.1 Besiedlung und Infektion von reifen Neugeborenen

▶ **Ursachen.** Am häufigsten an Infektionen beteiligt ist S. aureus. Folgen sind eitrige Hautinfektionen um den Nabel und im Windelbereich wie auch disseminierte Infekte und das Scalded-Skin-Syndrom. Ebenso kommen auch Infektionen mit dem Herpes-simplex-Virus, Enteroviren und dem Respiratorischen Synzytienvirus vor.

Weitere Erreger von nosokomialen Infektionen sind:
- Streptokokken der B-Gruppe, L. monocytogenes, Citrobacter: Meningitis und Sepsis
- E. coli, Salmonellen, Rotaviren: Durchfallerkrankungen
- Chlamydien: Konjunktivitis und Pneumonie
- N. gonorrhoeae: Ophthalmitis

Außer Infektionen mit Streptokokken der A-Gruppe werden die meisten Genitalinfektionen der Mutter nach einer Geburt nicht auf das Kind übertragen, d. h. eine Mutter mit einer fieberhaften Erkrankung im Wochenbett kann ihr Kind in der Regel betreuen, hygienische Maßnahmen (Händewaschen, saubere Kleidung usw.) vorausgesetzt.

Die Virulenz der Bakterien ist unterschiedlich stark ausgeprägt. Eine Besiedlung mit einem weniger pathogenen Stamm kann vor einer Kolonisierung und Infektion mit einem aggressiven Stamm schützen.

Das Reservoir, d. h. der Ort, von dem Bakterien stammen, sind kolonisierte andere Neugeborene (Nabelstumpf, in der Leiste, später auch in den Nasenhöhlen), seltener das Personal. Die Bakterien werden durch kontaminierte Hände des Pflegepersonals übertragen.

▶ **Therapie.** Der Nabelstumpf, u. U. die Zirkumzisionsstellen bei einer Beschneidung und die Nasenhöhlen werden mit Antibiotika behandelt.

28.8.2 Besiedlung und Infektion von unreifen Neugeborenen und auf Intensivstationen

▶ **Ursachen.** Beteiligt sind grampositive Bakterien (meist Staphylokokken aber meist kein S. aureus), E. coli, Klebsiella, Enterobacter, Proteus, Pseudomonaden und Hefepilze (Candida). Besonders virulente multiresistente Keime können zu Ausbrüchen auf Intensivabteilungen führen.

Übertragen werden die Erreger über die Hände des Pflegepersonals und medizinisches Material wie Katheter, Tuben und Beatmungsgeräte.

▶ **Prophylaxe.** Wichtig ist ausreichend Platz für jedes Kind und genügend Personal, die korrekte Technik bei der Anwendung der invasiven Maßnahmen und gute Sterilisation bzw. Desinfektion wie auch eine Überwachung der Infektionshäufigkeit. Spezielle bakteriologische Überwachungsmaßnahmen sind bei Ausbrüchen indiziert.

28

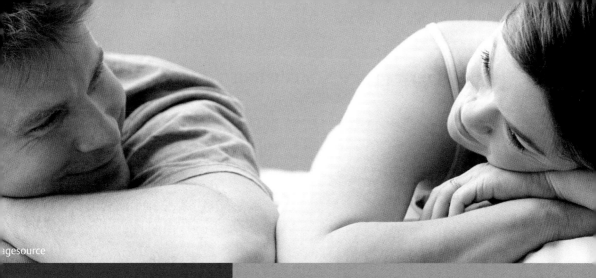
agesource

Kapitel 29

Sexuell übertragbare Krankheiten

29 Sexuell übertragbare Krankheiten

Christoph Lübbert

Definition

sexuell übertragene Krankheiten (sexually transmitted diseases, STD): Infektionen, die durch Intimkontakte übertragen werden

Zuständiges medizinisches Fachgebiet ist die Venerologie (angegliedert an die Dermatologie). Die ältere Bezeichnung „Geschlechtskrankheiten" beruht auf dem inzwischen überholten Glauben an eine alleinige Übertragungsmöglichkeit durch den Geschlechtsverkehr.

STD gehören zu den häufigen Erkrankungen. Mindestens 300 Mio. Neuerkrankungen werden weltweit jedes Jahr gezählt. Untersuchungen bei deutschen Reisenden ergaben, dass 8,5 % der Befragten während der Reise Sexualkontakte zu einer oder mehreren Personen im Gastland hatten. Nur zwei Drittel der Reisenden benutzten Kondome.

Zu den wichtigen STD gehören die „klassischen" Geschlechtskrankheiten:

- Gonorrhö (Tripper),
- Syphilis (Lues),
- Ulcus molle und
- Lymphogranuloma inguinale

und weiterhin auch

- Hepatitis B,
- HIV/AIDS,
- Herpes genitalis,
- Condylomata acuminata (Feigwarzen durch humane Papillomaviren, HPV),
- Trichomoniasis,
- Chlamydieninfektionen und
- Donovanosis (Granuloma inguinale).

Seit Inkrafttreten des Infektionsschutzgesetzes im Jahre 2001 besteht in Deutschland nur noch für die Syphilis und die HIV-Infektion eine (nicht namentliche) Meldepflicht.

Beim Geschlechtsverkehr übertragene Ektoparasiten (z. B. Filzläuse und Krätzmilben) verursachen Hautkrankheiten wie Pediculosis pubis und Skabies (Krätze).

Merke

Grundsätzlich ist bei der Therapie von STD's stets auch an eine Partnerbehandlung zu denken, um sog. Ping-Pong-Effekte zu vermeiden.

29.1 Infektionskrankheiten

29.1.1 Gonorrhö (Tripper)

Definition

Gonorrhö (altgr. gonórrhoia = Samenfluss): eine durch Gonokokken (Neisseria gonorrhoeae) ausgelöste bakterielle Infektionskrankheit der Urogenitalorgane (seltener des Pharynx oder Rektums); umgangssprachlich auch als Tripper (nl. druipert = in Tropfen herabfallen) bezeichnet

▶ **Häufigkeit und Ursachen.** Die Infektion ist weltweit verbreitet und gilt als eine der häufigsten Ursachen für Unfruchtbarkeit bei Frauen. In Mitteleuropa treten jährlich ca. 10 Erkrankungen pro 100 000 Einwohner auf. Die Erreger werden hauptsächlich bei ungeschütztem Geschlechtsverkehr weitergegeben. Nicht in jedem Fall verursacht eine Gonokokkeninfektion Beschwerden. Viele Betroffene stecken ihre Sexualpartner daher unwissentlich an. Hervorgerufen wird die Gonorrhö durch Neisseria gonorrhoeae (Gonokokken).

▶ **Symptome und Komplikationen.** Die ersten Beschwerden treten meistens einige Tage bis 1 Woche nach der Infektion auf. Betroffene bemerken im Rahmen der Gonokokkenurethritis einen eitrigen Ausfluss aus der Harnröhre (▶ Abb. 29.1), insbesondere am Morgen (sog. Bonjour-Tröpfchen). Außerdem entwickeln sich Brennen und Schmerzen beim Wasserlassen (Dysurie).

Bei Frauen stellen sich die Symptome oft etwas später ein und sind anfangs milder ausgeprägt als bei Männern. Daher wird die Infektion bei ihnen anfänglich leicht übersehen. Meist tritt ein vermehrter oder veränderter Scheidenausfluss (Fluor) auf, seltener Brennen beim Wasserlassen.

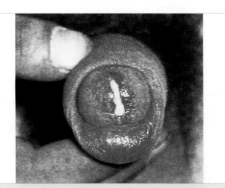

Abb. 29.1 Gonorrhö. Eitriger Ausfluss aus der Harnröhre. (Moll I: Duale Reihe Dermatologie. Thieme, Stuttgart 2005)

Im ungünstigen Fall breitet sich die Entzündung bei Frauen von der Zervix (Gebärmutterhals) ausgehend auf Uterus (Gebärmutter), Tuben (Eileiter) und sogar in die Bauchhöhle aus, bei Männern von der Urethra ausgehend auf Nebenhoden und Prostata. Eine mögliche Langzeitfolge ist Unfruchtbarkeit (Sterilität).

Seltene, aber gefürchtete Komplikationen außerhalb des Urogenitaltrakts sind Gonokokkenarthritis, Gonokokkensepsis, Gonokokkenendokarditis und Gonokokkenmeningitis.

Gonokokkeninfektionen während der Schwangerschaft können Fehlgeburten auslösen. Unter der Geburt besteht ein Infektionsrisiko für das den Geburtskanal passierende Kind.

▶ **Diagnose.** Von der Urethra oder von der Zervix werden Abstriche entnommen, über die der Erreger mikroskopisch oder kulturell nachgewiesen werden kann. Aus der Kultur wird ein Antibiogramm zur Überprüfung auf eventuelle Antibiotikaresistenzen angefertigt.

Während dieser konventionelle Nachweis bei Männern mit Symptomen sehr genau ist, fällt er bei einer Zervizitis (Gebärmutterhalsentzündung) nur in ca. 50 % der Fälle positiv aus. Ein geeigneteres Verfahren ist hier der für Neisseria gonorrhoeae spezifische DNA-Nachweis mittels Nukleinsäureamplifikationstests (NAT's, z. B. PCR).

▶ **Therapie.** Die Therapie erfolgt antibiotisch. Effektiv ist eine Einmalgabe von Ceftriaxon oder Azithromycin. Geschieht dies frühzeitig, heilt die Infektion im Normalfall problemlos aus. Wichtig ist, dass sich auch der Partner einer Behandlung unterzieht. Bei Vorliegen von Resistenzen richtet sich die Therapie nach dem Antibiogramm.

▶ **Vorbeugung.** Zuverlässigen Schutz bei sachgerechter Anwendung bieten Kondome. Wichtig ist die Beachtung von Safer-Sex-Regeln, um auch rektale oder pharyngeale Infektionen zu verhindern.

Bei der sog. Credé-Prophylaxe wurde Säuglingen früher unmittelbar nach der Geburt eine verdünnte Silbernitratlösung (später meist tetracyclin- oder erythromycinhaltige antibiotische Augentropfen) in den Konjunktivalsack eingeträufelt, um einer eitrigen Neugeborenenkonjunktivitis (sog. Gonoblennorrhö) infolge einer vaginalen Gonokokkeninfektion der Mutter vorzubeugen. In Deutschland war diese Prophylaxe bis 1992 als Teil der Vorsorgeuntersuchung U1 für Neugeborene zwingend vorgeschrieben.

29.1.2 Syphilis (Lues)

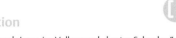

Definition

Syphilis (auch Lues, im Volksmund „harter Schanker" genannt): bakterielle, durch die Spirochätenart Treponema pallidum verursachte Erkrankung, die nur beim Menschen vorkommt und sexuell, durch Blut und intrauterin von Mutter zu Kind übertragbar ist

Die Syphilis ist eine klassische Geschlechtskrankheit. Bei den klassischen Geschlechtskrankheiten kann die Infektion nicht immer einzelnen Organen zugeordnet werden. Typischerweise ist das äußere Genitale die Eintrittspforte der Erreger. Von dort aus gelangen sie dann entweder über die Harnröhre (wie in Kap. 5.13.1 beschrieben) oder über Lymph- und Blutbahnen in weitere Unterleibsorgane oder sie erreichen andere Organe wie Herz, Gehirn und Gelenke über das Blut. Neben der Gonorrhö gehören die nachfolgend beschriebenen Erkrankungen zu den vier klassischen Geschlechtskrankheiten, deren Übertragung nahezu ausschließlich sexuell erfolgt.

▶ **Häufigkeit und Ursachen.** Die Infektion ist weltweit verbreitet. Laut Schätzungen der Weltgesundheitsorganisation WHO leiden in Afrika ca. 6–14 % der Erwachsenen an einer unbehandelten Syphilis. Die Anzahl der Erkrankten wird in den Städten höher eingeschätzt als auf dem Land.

Die antibiotische Ära nach Einführung des Penicillins führte zu einem deutlichen Rückgang der Syphilis im 20. Jahrhundert. Seit den 1990er-Jahren ist in Deutschland jedoch wieder ein Anstieg der Erkrankungszahlen festzustellen, insbesondere bei homosexuellen Männern: 2011 ist die Zahl der dem Robert-Koch-Institut (RKI) gemeldeten Syphilisfälle um 22 % gegenüber dem Vorjahr angestiegen.

Die Syphilis wird hauptsächlich beim Geschlechtsverkehr durch Schleimhautkontakt und ausschließlich von Mensch zu Mensch übertragen. Während der Schwangerschaft und unter der Geburt kann eine erkrankte Mutter ihr Kind infizieren (Syphilis connata).

Die Syphilis wird durch Treponema pallidum hervorgerufen.

▶ **Symptome und Komplikationen.** Das Erscheinungsbild der Krankheit ist vielfältig. Sie verläuft typischerweise in 3 Stadien (▶ Tab. 29.1).

Infektiös sind Personen im Primär- und Sekundärstadium sowie während der Frühlatenz (bis etwa 1 Jahr nach der Infektion).

Bei einer Schwangerschaft ist zu beachten, dass die Treponemen die Plazenta in der 2. Hälfte der Schwangerschaft passieren und den Embryo infizieren können. Mögliche Folgen sind Fehlgeburt, ein Kind mit akuter Lues (blasige Hauterscheinungen, blutiger Schnupfen mit „Sattelnase" durch Zerstörung des Knorpels). Manchmal treten die Beschwerden erst im Schulalter auf (Lues connata tarda). Häufig sind bei diesem insgesamt sehr selten gewordenen Krankheitsbild eine Keratitis (mit Hornhauttrübung), rundliche und kariesanfällige „Tonnenzähne" und Innenohrschwerhörigkeit.

▶ **Diagnose.** Die Diagnose wird hauptsächlich durch den Nachweis von Antikörpern im TPHA-Test (Treponema-pallidum-Hämagglutinations-Assay) gestellt. Der direkte oder indirekte Nachweis des Erregers Treponema pallidum ist in Deutschland nach dem Infektionsschutzgesetz nicht namentlich meldepflichtig. Eine Meldepflicht besteht auch in der Schweiz und in Österreich.

Tab. 29.1 Stadien der Syphillis.

Stadium	Auftreten	Symptome
I	ca. 2–5 Wochen nach der Infektion	Entstehung des sog. Primärkomplexes: meist schmerzloses, hoch-infektiöses Geschwür mit harten Wällen an der Eintrittsstelle an Penis, Vagina oder Rektum (Ulcus durum, ▸ Abb. 29.2) und geschwollene Leistenlymphknoten nach 2–6 Wochen verschwindet das Geschwür ohne Therapie, aber die Bakterien haben sich im ganzen Körper verteilt (Bakteriämie)
II	ca. 8 Wochen nach Auftreten des ersten Ulcus	vielgestaltige Hautausschläge, Roseolen Mitbefall der Schleimhäute, die fleckig erscheinen Feigwarzen (Condylomata lata, v. a. im Analbereich nach Analverkehr) generalisierte Lymphknotenschwellungen evtl. kleinfleckiger Haarausfall (Alopecia areata) Organbefall mit entsprechenden Symptomen (Gehirn, Leber, Lungen, Knochen) möglich kann über mehrere Jahre in Schüben verlaufen
III	Monate bis Jahre nach erstem Ulcus	mehrere derbe, braunrote Knoten auf der Haut lokal destruierende, subkutane Granulome (wegen des wie Gummi fädenziehenden Sekrets Gummen genannt) Mesaortitis luetica (Aneurysma dissecans – Doppelflintenaneurysma) evtl. Aortenklappeninsuffizienz und Koronarsklerose Schädigung des Gehirns
Neurolues	Monate bis Jahre nach erstem Ulcus	progressive Paralyse (chronische Enzephalitis mit zunehmender Demenz) Tabes dorsalis (Untergang der Hinterstränge des Rückenmarks mit Ataxie lanzinierende (einschießende) Schmerzen Fehlen der Patellar- und Achillessehnenreflexe und Pupillenstarre

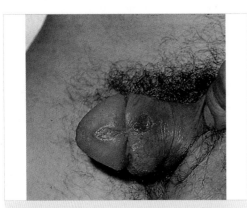

Abb. 29.2 Syphilis (Lues). Primärinfekt beim Mann (Ulcus durum) am Penis. (Moll I: Duale Reihe Dermatologie. Thieme, Stuttgart 2005)

▸ **Therapie.** Die Syphilis ist durch die Gabe von Antibiotika heilbar. In erster Linie parenteral verabreichtes Penicillin, wirksam sind auch Cephalosporine, Doxyxyclin und Makrolidantibiotika. Wiederholte Infektionen sind möglich. Der Therapieerfolg sollte serologisch überwacht werden (IgM-Antikörper-Nachweis im Immunoblot bzw. Titerkontrolle im Cardiolipinmikroflockungstest).

▸ **Prophylaxe.** Einen wirksamen Schutz bietet die Verwendung von Kondomen. Wichtig ist die Beachtung von Safer-Sex-Regeln, um auch rektale oder oropharyngeale Infektionen zu verhindern.

Vertiefendes Wissen

Die Abgrenzung der Syphilis von anderen seltenen Treponemainfektionen (Treponematosen), v. a. Frambösie und Pinta, kann in den Tropen ein Problem darstellen. Während die Syphilis (durch Treponema pallidum) im Wesentlichen nur über Sexualkontakte übertragen wird, ist dies bei der Frambösie (durch T. pertenue) und bei der in Mittel- und Südamerika vorkommenden Pinta (durch T. carateum) auch über das Sekret infektiöser Hautgeschwüre möglich. Die nicht venerischen Treponematosen beschränken ihren Befall auf Haut, Schleimhaut und Knochen, bei der Pinta ist nur die Haut betroffen.

29.1.3 Ulcus molle

Definition

Ulcus molle („weicher Schanker"): bakterielle Infektion, die zu ulzerösen Veränderungen im Genitalbereich mit begleitender Lymphknotenschwellung führt

▸ **Häufigkeit und Ursachen.** Das Ulcus molle ist weltweit verbreitet, insbesondere in Vorderasien, Süd- und

29

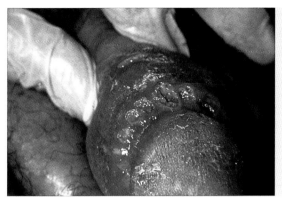

Abb. 29.3 Ulcus molle. Multiple Ulzera am Penis. (Hof H, Dörries R: Duale Reihe - Medizinische Mikrobiologie. Thieme, Stuttgart 2009)

Südostasien und Afrika, und wird als häufigste mit einem Hautgeschwür verbundene STD angesehen. Die Zahl der infizierten Prostituierten in vielen Reiseländern ist hoch, sodass auch in Deutschland eine steigende Anzahl importierter Fälle beobachtet wird.

Der Erreger eines Ulcus molle ist Haemophilus ducreyi. Das Bakterium ist sehr empfindlich gegen Kälte und Austrocknung. Daher erfolgt ihre Übertragung praktisch ausschließlich durch Geschlechtsverkehr. Die Infektion generalisiert nur selten über die regionären Lymphknoten hinaus.

▶ **Symptome und Komplikationen.** Die Erkrankung wird bereits wenige Tage nach der Ansteckung symptomatisch. In der Regel zeigen sich nach einer Inkubationszeit von 1–5 Tagen sehr schmerzhafte, weiche, kleine Hautgeschwüre (Ulzera) im Genitalbereich (▶ Abb. 29.3). Ferner besteht eine inguinale (in der Leiste gelegene) reaktive Lymphknotenschwellung. Ohne Behandlung können die Erreger durch das Lymphsystem in die Lymphknoten der Leistenregion einwandern und dort eine einschmelzende Entzündung hervorrufen. Hierbei verfärbt sich die Haut meist rötlich und es kommt zu einer schmerzhaften Schwellung von Lymphknotenpaketen, die nach außen eitrig aufbrechen können. Besonders bei Frauen kann die Infektion aber auch völlig symptomlos verlaufen.

▶ **Diagnose.** Die Diagnose wird über die Anamnese (Tropenaufenthalt) und anhand des klinischen Bildes gestellt und durch mikroskopische Untersuchung von Abstrichpräparaten bzw. Kultivierung des Erregers abgesichert. Wegen der Verwechselungsgefahr im frühen Stadium sollten eine Syphilis, aber auch andere STD's durch zusätzliche Untersuchungen ausgeschlossen werden, zumal Mehrfach- bzw. Mischinfektionen möglich sind.

▶ **Therapie.** Das Ulcus molle wird antibiotisch behandelt, gut wirksam gegen H. ducreyi ist z. B. Ceftriaxon, ein Cephalosporin der 3. Generation. Die Prognose ist gut. Wichtig sind sexuelle Enthaltsamkeit bis zur vollständigen Ausheilung und adäquate Partnerbehandlung, damit eine weitere Ausbreitung der Krankheit verhindert werden kann.

▶ **Vorbeugung.** Einen wirksamen, jedoch nicht vollkommenen Schutz bietet die Benutzung von Kondomen.

29.1.4 Lymphogranuloma inguinale (L. venereum)

▶ **Häufigkeit und Ursachen.** Das Lymphogranuloma inguinale ist besonders in Papua-Neuguinea, Südostindien, den Südstaaten der USA, Mittel- und Südamerika und im südlichen Afrika eine häufige sexuell übertragene Erkrankung, die durch bestimmte Serotypen von Chlamydia trachomatis hervorgerufen wird. Die Erkrankung ist in Europa selten.

▶ **Symptome und Komplikationen.** Etwa 3–20 Tage nach sexueller Übertragung der Erreger entstehen Papeln, Bläschen und schließlich ein kleines, schmerzloses Geschwür auf der Glans penis oder den Labien bzw. im Analbereich, das sich nach 10–14 Tagen spontan zurückbildet. Anschließend schwellen die regionären Lymphknoten (Genital- und/oder Leistengegend bei Männern bzw. Dammregion bei Frauen) innerhalb weniger Wochen schmerzhaft an. Die Haut kann sich an diesen Stellen unter Umständen bläulich-rötlich verfärben. Oft brechen diese nach außen auf und es kommt zur Eiterentleerung. Begleitende Allgemeinsymptome sind Fieber, Gelenk-, Muskel- und Kopfschmerzen. Sie zeigen eine Streuung der Erreger in die Blutbahn an.

Unbehandelt kann die Erkrankung in ein chronisches Stadium übergehen. Nach Jahren kommt es durch entzündlichen Verschluss von Lymphgefäßen zu einem genitalen Lymphödem. Chronische Geschwüre im Darmbereich sowie an den Geschlechtsorganen sind Zeichen eines weit fortgeschrittenen Krankheitsverlaufs.

▶ **Diagnose.** Die Diagnose erfolgt molekulargenetisch mittels spezifischer PCR durch PCR (S. 58) und über die Anamnese (Auslandsaufenthalt).

▶ **Therapie.** Eine antibiotische Behandlung erfolgt mit Makroliden oder Doxycyclin. Alle Geschlechtspartner müssen einer Behandlung bzw. Postexpositionsprophylaxe unterzogen werden.

29

▶ **Prophylaxe.** Einen wirksamen, jedoch nicht vollkommenen Schutz bietet die Benutzung von Kondomen.

29.1.5 Hepatitis B

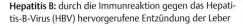

Definition

Hepatitis B: durch die Immunreaktion gegen das Hepatitis-B-Virus (HBV) hervorgerufene Entzündung der Leber

▶ **Häufigkeit und Ursachen.** Die Infektion wird in Deutschland bei mehr als 50 % der Fälle auf sexuelle Übertragung zurückgeführt. Das Hepatitis-B-Virus wird dabei über Körperflüssigkeiten übertragen (Blut, Vaginalsekret, Sperma). Andere Übertragungswege sind mit infiziertem Blut verunreinigte Instrumente (z. B. Rasierer, Spritzen oder Geräte für Maniküre, Piercings und Tattoos), Transmission bei der Geburt durch eine mit HBV infizierte Mutter und sehr selten durch kontaminierte Bluttransfusionen (in Deutschland nahezu ausgeschlossen).

▶ **Symptome und Komplikationen.** Erste Symptome einer akuten Hepatitis B zeigen sich etwa 30–90 Tage nach der Ansteckung in Form von Müdigkeit, Abgeschlagenheit, Appetitlosigkeit, Kopf- und Gliederschmerzen, Durchfall, Übelkeit, Erbrechen, Gewichtsverlust, leichtem Fieber und Druckgefühl im rechten Oberbauch. Oftmals, aber keinesfalls immer, tritt ein Ikterus (Gelbsucht) auf.

Eine Hepatitis-B-Erkrankung kann abhängig von der individuellen Immunantwort sehr unterschiedlich verlaufen. Etwa 30 % der infizierten Erwachsenen und 90 % der infizierten Kinder und Säuglinge bleiben ohne Beschwerden. In etwa 90 % der Fälle heilt eine akute Hepatitis B innerhalb von 4–6 Wochen vollständig aus. Geschieht dies nicht bzw. besteht die Hepatitis B länger als 6 Monate, spricht man von einer chronischen Hepatitis B.

Die chronische Hepatitis B kann mitunter ohne Beschwerden verlaufen, jedoch auch zu schweren Komplikationen wie einer Leberzirrhose (Schrumpfleber) führen. Zudem erhöht sich bei einer chronischen Hepatitis B das Risiko, an Leberkrebs zu erkranken.

In sehr seltenen Fällen kann es bei Patienten mit akuter oder chronischer Hepatitis B zu einer zusätzlichen Infektion mit dem Hepatitis-D-Virus (HDV) kommen. Eine solche Doppelinfektion verläuft in der Regel schwerer als eine einfache Hepatitis B und geht bei mehr als 90 % der Betroffenen in ein chronisches Stadium über.

▶ **Diagnose.** Im Labor finden sich typische Leberenzymveränderungen mit führender Transaminasenerhöhung und Anstieg des Serumbilirubins.

▶ **Therapie.** Bei der chronischen Hepatitis B wird mit antiviralen Medikamenten (verschiedene Virustatika, Interferon-α) versucht, die Virusvermehrung zu stoppen und damit die Krankheit in den Griff zu bekommen. Damit gelingt fast immer eine Kontrolle der Erkrankung, eine komplette Ausheilung lässt sich bei der Hepatitis B aber nur selten erreichen.

▶ **Prophylaxe.** Im Gegensatz zur ebenfalls weitverbreiteten Infektion mit dem Hepatitis-C-Virus, die hauptsächlich über Blut und Blutprodukte übertragen wird, gibt es hochwirksame Impfstoffe gegen Hepatitis B. Die Impfung ist in Deutschland bis zum einschließlich 17. Lebensjahr kostenlos und bereits im Impfkalender der STIKO für Kinder enthalten. Die Protektionsrate nach 3 Impfungen beträgt 90 % und mehr.

Beim Geschlechtsverkehr schützen Kondome vor einer Hepatitis B. Bei Tätowierungen oder Piercings muss sichergestellt sein, dass nur sterile Nadeln benutzt werden.

Vertiefendes Wissen

Eine Ansteckungsfähigkeit besteht unabhängig von den Symptomen der Krankheit, solange der Erreger im Blut des Patienten nachweisbar ist.

Vom Blut chronisch infizierter HBV-Träger kann jahrelang eine Ansteckungsgefahr ausgehen. Gefährlich ist, dass Betroffene bei einer Hepatitis-B-Infektion meist lange Zeit keine Beschwerden haben. Die Erkrankung ist aber hochansteckend: Viele Infizierte, die von ihrer Erkrankung nichts wissen, infizieren bei entsprechendem Risikoverhalten (Promiskuität) daher andere, ohne dies zu bemerken. Das Hepatitis-B-Virus gilt dabei als ca. 100-fach ansteckender als HIV!

Virologische Marker der Infektiosität bei Hepatitis B sind der Nachweis von HBsAg und HBV-DNA im Blut.

29.1.6 HIV/AIDS

Definition

AIDS (acquired immunodeficiency syndrome; engl. für „erworbenes Immunschwächesyndrom"): spezifische Kombination von Symptomen, die beim Menschen in Folge der durch Infektion mit dem humanen Immunschwächevirus (HI-Virus, HIV) induzierten Schwächung bzw. Zerstörung des Immunsystems auftreten

▶ **Häufigkeit und Ursachen.** Man unterscheidet 2 Virustypen: HIV-1 (weltweit verbreitet) und HIV-2 (überwiegend in Westafrika verbreitet). Bei an AIDS erkrankten Patienten kommt es mehrere Jahre nach der Infektion mit HIV zu lebensbedrohlichen opportunistischen Infektionen und Tumoren. Laut UNAIDS lebten Ende 2011 weltweit ca. 34 Mio. HIV-positive Menschen, davon ca. 73 000 in Deutschland. Der Anteil der HIV-Infizierten liegt weltweit durchschnittlich bei etwa 1 % der 15- bis 49-Jährigen, erreicht in einzelnen afrikanischen Staaten (z. B. Botswana, Swasiland) jedoch über 20 %. In Deutschland wurden 2011 ca. 2700 neue HIV-Infektionen gemeldet, insbesondere bei homosexuellen Männern.

Der bei weitem gängigste Weg der Übertragung ist der Geschlechtsverkehr mit infizierten Personen, bei dem Blut und virushaltige Sekrete (Sperma, Zervixsekret u. a.) durch Mikrotraumata von Haut und Schleimhäuten in

29

den Körper gelangen. Insbesondere Prostituierte beiderlei Geschlechts stellen ein sehr hohes Infektionsrisiko dar.

Vertiefendes Wissen

Das Risiko einer HIV-Übertragung wird bezogen auf einen einzelnen heterosexuellen Geschlechtsverkehr mit ca. 0,1 % beziffert. Bereits bestehende Geschlechtskrankheiten wie Syphilis, Gonorrhö oder Ulcus molle erhöhen das Risiko einer HIV-Übertragung aber um das 5- bis 10-Fache.

Andere Übertragungswege sind Needlesharing bei i. v.-Drogenabhängigen, selten auch unsteril durchgeführte Tätowierungen bzw. Piercings. Während der Schwangerschaft und insbesondere unter der Geburt sowie beim Stillen kann eine erkrankte Mutter ihr Kind infizieren. Eine Übertragung durch blutsaugende Insekten kann heute weitgehend ausgeschlossen werden.

Merke

Der (nicht intime) soziale Kontakt mit HIV-Infizierten birgt keine nennenswerten Risiken in sich.

▶ **Symptome.** Zwei bis sechs Wochen nach einer HIV-Infektion können grippeähnliche Symptome wie Fieber, Abgeschlagenheit, Nachtschweiß, geschwollene Lymphknoten und stammbetonter Hautausschlag (Virusexanthem) auftreten. Man spricht dann vom akuten retroviralen Syndrom.

Die daran anschließenden Phasen der HIV-Infektion werden nach der weltweit akzeptierten Klassifizierung der US-amerikanischen Centers for Disease Control and Prevention (CDC) von 1993 in A, B und C unterteilt. Die CDC-Klassifizierung berücksichtigt klinische Befunde und immunologische Laborparameter:
- Kategorie A: asymptomatisch, oder akute HIV-Krankheit oder Lymphadenopathiesyndrom (LAS)
- Kategorie B: symptomatisch, aber nicht A oder C
- Kategorie C: AIDS-definierende Erkrankungen vorhanden (opportunistische und maligne Erkrankungen, die bei einem gesunden Immunsystem nicht oder nicht in der vorliegenden Weise auftreten), z. B. Mundsoor/Soorösophagitis (▶ Abb. 29.4), CMV-Retinitis mit Visusverlust, HIV-Enzephalopathie, Kaposi-Sarkom, Pneumocystis-jiroveci-Pneumonie (PCP), progressive multifokale Leukenzephalopathie (PML) oder zerebrale Toxoplasmose.

Hinzu kommt eine Einteilung nach dem Status der CD 4-Zellen/μl:
- Kategorie 1: ≥ 500 CD 4-Zellen/μl
- Kategorie 2: 200–499 CD 4-Zellen/μl
- Kategorie 3: < 200 CD 4-Zellen/μl

Ein asymptomatischer, HIV-positiver Patient mit gutem Immunstatus (CD 4-Zellen > 500/μl) würde also mit „HIV-

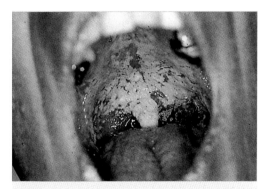

Abb. 29.4 Mundsoor. (Füeßl H, Middeke M: Duale Reihe Anamnese und Klinische Untersuchung. Thieme, Stuttgart 2010)

Infektion im Stadium A1 nach CDC" klassifiziert, ein Patient im Stadium AIDS und weniger als 200 CD 4-Zellen/μl hingegen mit „HIV-Infektion im Stadium C 3 nach CDC" (▶ Abb. 29.5).

▶ **Diagnose.** Die Diagnostik einer HIV-Infektion basiert in erster Linie auf serologischen Methoden des Antikörpernachweises im Blut, wobei üblicherweise ein ELISA als hochsensitiver Suchtest und ein Westernblot/Immunoblot als Bestätigungstest eingesetzt werden. In Kombination mit einem p24-Antigen-ELISA lassen sich in der Regel bereits 3 Wochen nach der Infektion HIV-spezifische Antikörper bzw. Antigene nachweisen. Der direkte oder indirekte Nachweis einer HIV-Infektion ist in Deutschland nach dem Infektionsschutzgesetz nicht namentlich meldepflichtig.

Für die Therapiesteuerung entscheidend ist die Bestimmung der sog. Viruslast (Konzentration von HI-Viren im Blut) mittels PCR sowie die Zahl der CD 4-positiven T-Lymphozyten („Helferzellen") im Blut als Surrogatmarker für die Funktionstüchtigkeit des Immunsystems.

Vertiefendes Wissen

Die HIV-Testung bei einem Patienten nach einer Nadelstichverletzung ist auch ohne Einverständnis des Patienten möglich, wenn bereits Serum vorliegt. Allerdings ist es immer richtig und wichtig, den Patienten um Einverständnis zu bitten (Einzelgespräch mit Patienten vor und nach Testung). Problematischer kann es im Ausnahmefall sein, wenn kein Blut des Patienten vorliegt. Hier kann nur mit dem Einverständnis des Patienten Blut abgenommen werden. Gegen seinen Willen wäre es „Körperverletzung". Nützlich ist es bei einer Weigerung, Bedenkzeit von einem Tag einzuräumen und daran zu denken, dass der Patient die Untersuchung nicht möchte, weil er Nachteile in der Behandlung fürchtet, wenn er positiv ist (am besten im Gespräch thematisieren). Falls der Patient sich weiterhin weigert, Blut abnehmen und einen HIV-Test durchführen zu lassen, kann man ihn schließlich fragen, ob er weiß, ob er HIV-infiziert ist. Wenn er es weiß

29

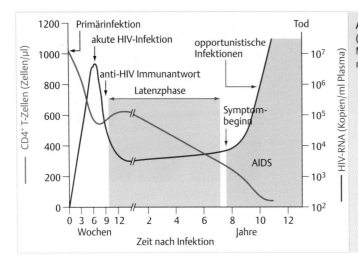

Abb. 29.5 Verlauf der HIV-Infektion. (Groß U: Kurzlehrbuch Medizinische Mikrobiologie und Infektiologie. Thieme, Stuttgart 2009)

und verneint, kann er sich der Körperverletzung schuldig machen. Eine Aufklärung darüber kann helfen. Sollte alles nicht helfen und eine Blutuntersuchung des Patienten auf HIV ist nicht möglich, soll die Person, die sich mit der Nadel gestochen hat, so behandelt werden, als wäre der Patient HIV-infiziert. Näheres siehe HIV-Prophylaxe (S. 326). Das alles ist ärztliche Tätigkeit. Bei allem ist wichtig, dass der betroffene Mitarbeiter fachliche und sonstige Unterstützung bekommt, um die mögliche Belastung bei Nadelstichverletzung und Schnittverletzung im OP abzufangen.

▶ **Therapie.** Hinter dem Behandlungsprinzip der hochaktiven antiretroviralen Therapie (HAART) verbirgt sich die medikamentöse Kombinationstherapie aus mindestens 3 antiretroviralen Wirkstoffen (z. B. 2 Nukleosidanaloga und 1 HIV-Proteaseinhibitor). Ziel der HAART ist es, den Ausbruch des Krankheitsbildes AIDS zu verhindern oder hinauszuzögern. Eine erfolgreiche HAART drückt die HI-Viruslast unter die Nachweisgrenze und erhöht die Zahl der CD 4-Zellen („Helferzellen"), sodass das Immunsystem gegen opportunistische Infektionen und andere AIDS-definierende Erkrankungen gestärkt wird. Es ist nicht möglich, das HI-Virus durch HAART aus dem Körper zu eliminieren.

Merke

Auch mit einer langjährigen hochaktiven antiretroviralen Therapie (HAART), die typischerweise eine Dreifachkombination verschiedener Medikamente umfasst, ist die HIV-Infektion zwar nicht heilbar, aber gut kontrollierbar geworden.

Die Wahl ungünstiger Arzneimittelkombinationen und Complianceprobleme (mangelnde Kooperation seitens der Patienten) sind für die zunehmende Ausbildung von Resistenzen bei HAART verantwortlich. Durch Verfolgung

neuer pharmakologischer Angriffspunkte (z. B. Integrasehemmer) stehen jedoch auch Präparate für die Behandlung von Patienten mit multiplen Resistenzen zur Verfügung. Über das Sammeln von Daten zur Resistenzentwicklung in einer weltweiten Datenbank lassen sich Strategien zur Bekämpfung der weiteren Ausbreitung von Resistenzen generieren.

▶ **Prophylaxe.** Prävention ist die effektivste Maßnahme im Kampf gegen HIV. Durch den Gebrauch von Kondomen (bzw. sterilen Nadeln bei der Einnahme von Drogen und bei medizinischen Maßnahmen) lässt sich eine Infektion sicher vermeiden. Die Verabreichung von Blut und Blutprodukten gilt infolge moderner Screeningverfahren der Spender in Ländern wie Deutschland als äußerst sicher.

Nach einem Ereignis mit möglichem Ansteckungsrisiko kann die Wahrscheinlichkeit einer Infektion vermindert werden, wenn eine sofortige Postexpositionsprophylaxe (PEP) durchgeführt wird.

Bei einem HIV-Risikokontakt (z. B. ungeschütztem Geschlechtsverkehr oder Nadelstichverletzung) wird empfohlen, vor Ablauf von 24 Stunden mit einer PEP zu beginnen. Die besten Ergebnisse sind innerhalb eines Zeitfensters von 2 Stunden zu erwarten. Mehr als 72 Stunden nach dem Ereignis ist eine PEP sinnlos. Je mehr Zeit bis zum Therapiebeginn vergeht, umso geringer sind die Erfolgschancen, eine möglicherweise erfolgte Infektion noch abzuwehren. In jedem Fall müssen Betroffene eine entsprechend fachkundige Einrichtung aufsuchen, um individuell zu klären, ob eine solche Vorbeugung notwendig ist. Die (durchaus nicht nebenwirkungsfreie) Standard-PEP besteht derzeit aus einer Kombination von 3 verschiedenen Medikamenten (2 Nukleosidanaloga und 1 HIV-Proteaseinhibitor) und wird über einen Zeitraum von 4 Wochen angewendet. Als Nebenwirkungen werden hauptsächlich Übelkeit, Antriebslosigkeit und Durchfall beschrieben.

Mehrere HIV-Impfstoffkandidaten wurden bereits in klinischen Testreihen untersucht. Problematisch ist die sehr hohe Mutationsrate von HI-Viren. Anstelle der klassi-

29

schen Tot- und Lebendimpfstoffe wurden auch verschiedene neue Formen der Immunisierung, u. a. Protein- und DNA-Impfstoffe sowie virale und bakterielle Vektoren erprobt. Darüber hinaus wurden Kombinationen unterschiedlicher Immunogene und neuartige Immunverstärker getestet. Bislang gibt es allerdings weder experimentelle noch klinische Hinweise darauf, dass Impfstoffe eine HIV-Infektion wirksam verhindern können.

29.1.7 Herpes genitalis

▶ **Häufigkeit und Ursachen.** Beim Herpes genitalis (Genitalherpes) handelt es sich um eine häufige, durch Infektion mit dem Herpes-simplex-Virus Typ 2 (HSV-2) über ungeschützten Geschlechtsverkehr ausgelöste Entzündung von Haut und Schleimhäuten im Genitalbereich mit herpestypischer Bläschenbildung.

Schätzungen zufolge haben etwa 10–30 % der Weltbevölkerung Antikörper gegen HSV-2 im Blut. Nur bei einem Teil der Betroffenen kommt es zum Auftreten herpestypischer Hauterscheinungen.

▶ **Symptome und Komplikationen.** Eine symptomatische HSV-2-Infektion äußert sich v. a. durch schmerzhafte Hautbläschen, Jucken und Kribbeln im Intimbereich. Betroffene können nach einer überstandenen Akuterkrankung immer wieder eine genitale Herpesmanifestation bekommen, da die Herpesviren im sog. Latenzstadium lebenslang im Körper verbleiben.

Allen Herpesviren – neben HSV gehören dazu z. B. auch das Zytomegalievirus (CMV) und das Epstein-Barr-Virus (EBV) – gemeinsam ist, dass sie nach einer akuten Infektion, die meist schon im Kindesalter auftritt, lebenslang im Zellkern bestimmter Zielzellen (z. B. Blutzellen oder Nervenzellen) überdauern und bei Abwehrschwäche wieder aktiviert werden können. Die medikamentöse Behandlung von Herpesinfektionen vermag dieses Ruhestadium nicht zu beenden, sondern zielt darauf ab, die Vermehrung der Viren nach einer Reaktivierung zu verhindern.

▶ **Therapie.** Für die Behandlung stehen v. a. Virustatika (Mittel zur Hemmung der Virusvermehrung) wie Aciclovir in Salben- oder Tablettenform zur Verfügung. Schwere Fälle (z. B. bei Immunsuppression) müssen evtl. sogar intravenös mit Aciclovir behandelt werden.

▶ **Prophylaxe.** Einen wirksamen, jedoch nicht vollkommenen Schutz bietet die Benutzung von Kondomen.

29.1.8 Condylomata acuminata (Feigwarzen)

Definition

Condylomata acuminata (auch als Feigwarzen, Feuchtwarzen oder Genitalwarzen bezeichnet): primär gutartige, knotig bis beetartig wachsende schmerzlose Hautwucherungen im Genitalbereich

▶ **Häufigkeit und Ursachen.** Feigwarzen werden von humanen Papillomaviren (HPV) verursacht und gehören neben Herpes genitalis und Chlamydieninfektionen zu den häufigsten sexuell übertragbaren Erkrankungen. Sie werden zu ca. 90 % durch Niedrigrisiko-Virustypen von HPV hervorgerufen (z. B. HPV 6 und 11), seltener durch Hochrisiko-Virustypen (v. a. HPV 16 und 18).

Während eine persistierende Infektion mit Hochrisiko-Virustypen das Risiko für bestimmte Krebsformen (v. a. Gebärmutterhalskrebs, in seltenen Fällen aber auch für das Peniskarzinom, Analkarzinome und Karzinome des Mund-Rachen-Raum) deutlich erhöht, zeigen Hautveränderungen durch Niedrigrisiko-Virustypen kaum Entartungspotenzial.

Die Infektion erfolgt durch direkte Kontaktinfektion/Schmierinfektion in erster Linie beim Geschlechtsverkehr bzw. Intimkontakt sowie beim Oralverkehr, sehr selten aber auch indirekt z. B. über HPV-kontaminierte Hautschuppen in Handtüchern. Eine HPV-Übertragung von der Mutter auf das Kind während der Geburt ist ebenfalls möglich.

Aufgrund der hohen Infektiosität und weiten Verbreitung ist eine HPV-Infektion die fast zwangsläufige Konsequenz sexueller Kontakte. Bei ca. 60 % der erwachsenen Bevölkerung lassen sich Antikörper gegen HPV im Blut als Zeichen einer Infektion nachweisen.

Das Risiko, im Laufe des Lebens eine HPV-Infektion durchzumachen, wird folglich auf ca. 60–70 % beziffert. Die Mehrzahl der Infektionen verläuft ohne klinische Symptome und ist nach einiger Zeit selbst mit aufwendigen direkten Testverfahren (PCR) nicht mehr nachweisbar. Bei etwa 10–15 % der Betroffenen liegt eine inapparente (stumme) Infektion ohne sichtbare Feigwarzen vor, jedoch können solche Personen auch ohne erkennbare Hautläsionen weiter Virusüberträger sein.

Fördernde Faktoren für das tatsächliche Auftreten von Feigwarzen sind z. B. ein geschwächtes Immunsystem, Feuchtigkeit, starkes Rauchen und entzündliche Hautveränderungen.

▶ **Symptome und Komplikationen.** Die HPV-Infektion führt bei beiden Geschlechtern meist in der Genitalregion oder am After zur Bildung kleiner Warzen, die dann blumenbeetartig wuchern und konfluieren (sich vereinigen) können (▶ Abb. 29.6). Auch intraanale, intravaginale oder urethrale Feigwarzen sind möglich. Vergleichsweise selten treten Kondylome im Mund- und Rachenraum auf.

Feigwarzen lösen mitunter Juckreiz, Brennen oder auch Schmerzen aus; meist jedoch verursachen sie keine Beschwerden und bleiben gerade bei geringer Größe lange unbemerkt. Selten entstehen aus ihnen größere Tumoransammlungen, die als Condylomata gigantea bezeichnet werden. Diese können unbehandelt aufbrechen und unangenehme Blutungen hervorrufen.

Insgesamt können Feigwarzen erheblichen negativen Einfluss auf die (sexuelle) Lebensqualität des Patienten haben und sollten schon deswegen therapeutisch angegangen werden.

29

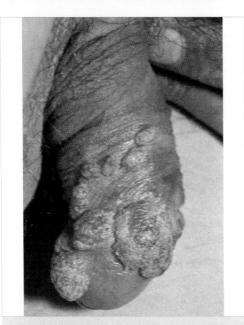

Abb. 29.6 Condylomata acuminata (Feigwarzen). Blumenkohlartige Gebilde am Penis. (Moll I: Duale Reihe Dermatologie. Thieme, Stuttgart 2005)

▶ **Diagnose.** Die Diagnosestellung erfolgt klinisch aufgrund des meist eindeutigen Haut- bzw. Schleimhautbefundes. Eine HPV-Typisierung kann mittels PCR-Verfahren aus Biopsien erfolgen.

▶ **Therapie.** Therapeutisch können Condylomata acuminata durch Elektrokoagulation, Kauterisierung (thermische Verödung), Laser, Kryotherapie (mit flüssigem Stickstoff) und chirurgische Resektionsverfahren beseitigt werden. Narbenbildung, kosmetische und ggf. auch funktionelle Störungen sind zu bedenken (insbesondere bei intraanaler Lokalisation von größeren Kondylomen besteht bei einer Entfernung die Gefahr einer analen Schließmuskelverletzung).

▶ **Prophylaxe.** Eine Studie zur Schutzwirkung von Kondomen vor HPV zeigte, dass sich durch konsequenten Kondomgebrauch ca. 70 % aller HPV-Infektionen verhindern ließen.

Impfstoffe gegen HPV 16 und 18 sowie auch HPV 6 und 11 sind verfügbar und werden seit einigen Jahren erfolgreich angewendet. Da die Impfung nicht gegen alle HPV-Typen wirkt, sollten aber auch geimpfte Frauen die Vorsorgeuntersuchungen gegen Gebärmutterhalskrebs (ab dem 20. Lebensjahr) auf jeden Fall nutzen.

Merke

Da HPV in erster Linie durch engen Haut-zu-Haut-Kontakt und nicht durch Körperflüssigkeiten übertragen werden, bieten Kondome keinen sicheren Schutz.

29.1.9 Trichomoniasis

Definition

Trichomoniasis: Geschlechtskrankheit, die zwar lästige Beschwerden, aber kaum ernsthafte Komplikationen hervorruft

▶ **Häufigkeit und Ursachen.** Die weltweit verbreitete Erkrankung wird durch Trichomonas vaginalis, ein begeißeltes Protozoon (tierischer Einzeller), hervorgerufen. Der Erreger befindet sich auf den Schleimhäuten vorwiegend der äußeren Geschlechtsorgane einschließlich der Harnröhre.

▶ **Symptome.** Typisch sind Juckreiz, Schleimhautrötungen, verstärkter, oftmals übelriechender Ausfluss („Fischgeruch") und Brennen beim Wasserlassen. Es gibt bei beiden Geschlechtern einen relativ hohen Anteil klinisch gesunder Träger von Trichomonaden.

▶ **Therapie.** Die Behandlung besteht in der Gabe des Antibiotikums Metronidazol bei gleichzeitiger Mitbehandlung des Sexualpartners.

29.1.10 Chlamydieninfektionen

▶ **Häufigkeit und Ursachen.** Chlamydien können eine leicht übertragbare Entzündung der Urogenitalorgane hervorrufen, die sich besonders im Bereich der Urethra (Chlamydienurethritis oder nicht gonorrhoische Urethritis, NGU) und bei Frauen auch an der Zervix uteri manifestiert.

Sexuell übertragene Chlamydieninfektionen nehmen weltweit zu und stellen in vielen Regionen mittlerweile die häufigste Infektionskrankheit im Genitalbereich dar. Wichtigster Erreger ist Chlamydia trachomatis (Serotypen D–K). Der Erreger gilt als hochansteckend. Die überwiegende Zahl der Träger von Chlamydia trachomatis bemerkt nichts von ihrer Infektion.

▶ **Symptome und Komplikationen.** Bemerkbar machen kann sich eine Chlamydieninfektion bei Männern wie Frauen durch einen schmierigen Ausfluss aus der Harnröhre. Weiter angegeben werden Schmerzen beim Wasserlassen und Unterbauchschmerzen, bei Frauen auch vermehrter oder veränderter Scheidenausfluss (Fluor vaginalis).

Eine urethrale Chlamydia-trachomatis-Infektion erhöht das Risiko für Eileiterschwangerschaften und Früh-

29

geburten. Bei Chronifizierung kann es insbesondere bei Frauen durch Eileiterschädigung zur Unfruchtbarkeit kommen, beim Mann seltener z. B. durch eine Entzündung der Nebenhoden.

▶ **Diagnose.** Die Diagnose einer urethralen Chlamydieninfektion wird heute meist durch den spezifischen Nachweis von bakterieller DNA mittels Sondentests oder Nukleinsäureamplifikationstests (z. B. PCR) verifiziert. Antikörpernachweise im Blut sind in der Regel nicht hilfreich.

▶ **Therapie.** Die Therapie erfolgt mit Doxycyclin, Makrolidantibiotika (Azithromycin, Roxithromycin) oder Chinolonen (Levofloxacin, Ciprofloxacin). Zur Vermeidung von „Ping-Pong-Infektionen" ist eine Mitbehandlung des Sexualpartners (bzw. der Sexualpartner), auch wenn dieser asymptomatisch ist, unbedingt notwendig. Nach Abschluss der Behandlung sollte unbedingt eine Kontrolluntersuchung stattfinden. Nach durchgemachter Infektion besteht keine Immunität gegenüber Chlamydien. Reinfektionen sind daher jederzeit möglich.

▶ **Prophylaxe.** Kondome bieten bei sachgerechter Anwendung einen zuverlässigen Schutz.

29.1.11 Pediculosis pubis (Filzlausbefall)

▶ **Häufigkeit und Ursachen.** Die Filz- oder Schamlaus (Pthirus pubis; ▶ Abb. 29.7) ist eine den Menschen parasitierend befallende Tierlaus. Sie ist mit bloßem Auge noch erkennbar und wird in erster Linie durch sexuellen Kontakt, aber auch durch kontaminierte Kleidungsstücke, Bett- und Handtücher übertragen. Filzläuse saugen an derselben Stelle manchmal stundenlang Blut. Sie sind extrem stark auf den Menschen spezialisiert. Einmal vom Körper entfernt, können die Tiere nur bis zu 24 Stunden überleben. Sie kommen besonders in der warmen Schambehaarung vor, seltener in den Achsel- und Barthaaren.

Der Volksmund nimmt kein Blatt vor den Mund, wenn es um die Beschreibung von Filzläusen geht: „Liebeskäfer", „Sackratten" oder „Mastmatrosen" sind übliche umgangssprachliche Bezeichnungen.

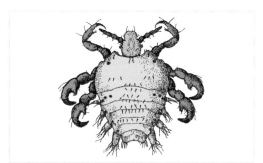

Abb. 29.7 Filzlaus. (Moll I: Duale Reihe Dermatologie. Thieme, Stuttgart 2005)

▶ **Symptome.** Wenige Tage nach der Übertragung zeigen sich bereits erste Beschwerden: kleinere bläuliche Verfärbungen (sog. Taches bleues) an den Bissstellen und geringer, manchmal brennender Juckreiz im Genitalbereich insbesondere nachts, der durch Bettwärme oder das Tragen enger Unterwäsche zunimmt. Durch Kratzen können zusätzliche Hautläsionen entstehen. In der getragenen Wäsche sind manchmal rostbraune Flecken zu sehen, die durch den Kot der Filzläuse hervorgerufen werden.

▶ **Therapie.** Medikamentös kommen das Insektizid Lindan (γ-Hexachlorcyclohexan) oder Pyrethrumpräparate zum Einsatz. Eine alternative bzw. ergänzende Therapie besteht darin, die Scham- und Achselbehaarung, ggf. auch das Barthaar komplett abzurasieren. Außerdem sollte die Kleidung gründlich gewaschen und heiß getrocknet werden.

29.1.12 Seltene sexuell übertragbare Krankheiten

Donovanosis (Granuloma inguinale)

▶ **Häufigkeit und Ursachen.** Die nach ihrem Erstbeschreiber, dem britischen Tropenarzt Charles Donovan, benannte Donovanosis (Granuloma inguinale) tritt besonders häufig bei der tropischen Eingeborenenbevölkerung in Südindien, Indonesien, Papua-Neuguinea, Nordaustralien, der Karibik, Mittel- und Südamerika und Afrika auf. Das Ansteckungsrisiko des Sexualpartners ist bei dieser Infektion als gering einzustufen (ca. 1:100, bezogen auf einen einzelnen Sexualkontakt). In Entwicklungsländern bleibt die Donovanosis oftmals unbehandelt und kann destruierend wachsen.

Hervorgerufen wird die Donovanosis durch Klebsiella granulomatis (früher Calymmatobacterium granulomatis).

▶ **Symptome.** Typisch sind ulzerierende Läsionen im Genitalbereich. Beginnend mit schmerzlosen Ulzerationen, die mit einer Syphilis verwechselt werden können, breitet sich dann lokal eine granulomatöse Entzündung unter Zerstörung von Gewebe und mit ausgeprägten Einblutungen in die Tiefe aus. Es besteht ein erhöhtes Risiko für bakterielle Superinfektionen.

▶ **Diagnose.** Die klinische Diagnosestellung basiert auf der Anamnese und der körperlichen Untersuchung, die ein schmerzloses Ulkus mit einem charakteristisch „gerollten" Rand von Granulationsgewebe zeigt. Anders als bei syphilitischen Ulzerationen gibt es normalerweise keine Lymphknotenbeteiligung. Der mikroskopische Erregernachweis in Gewebebiopsien sichert die Diagnose. In der Giemsafärbung zeigen sich die sog. Donovankörperchen tiefpurpurn als stabförmige ovale Organismen im Zytoplasma von Makrophagen oder Histiozyten.

▶ **Therapie.** Die Therapie kann mit Cotrimoxazol, Tetracyclinen oder Makrolidantibiotika durchgeführt werden. Resistenzen sind bislang keine bekannt.

29

Skabies (Krätze)

Definition

Skabies (umgangssprachlich Krätze): ansteckende, durch Milben hervorgerufene parasitäre Hautkrankheit

▶ **Häufigkeit und Ursachen.** Ausgelöst wird die Erkrankung durch sog. Krätzmilben (Sarcoptes scabiei). Die befruchteten weiblichen Krätzmilben bohren sich bei der Skabies in kleinen Gängen durch die oberen Hautschichten und legen dort ihre Eier ab. Zwei bis drei Tage später schlüpfen die Larven und entwickeln sich dann innerhalb von 3 Wochen zu geschlechtsreifen Krätzmilben.

Die Skabies kommt weltweit vor und breitet sich besonders dort aus, wo Menschen auf engstem Raum zusammenleben. Insbesondere Gebiete mit sehr schlechten Hygieneverhältnissen sind von Krätze betroffen. Da die Krätzmilben hauptsächlich durch engen Haut-zu-Haut-Kontakt, insbesondere beim Geschlechtsverkehr, übertragen werden, wird die Skabies zu den sexuell übertragbaren Erkrankungen gezählt.

▶ **Symptome.** Charakteristisch sind ein starker nächtlicher Juckreiz, entzündliche Hautveränderungen und aufgekratzte Hautstellen. Es sind vor allem die Genitalien, manchmal aber auch das Gesäß, die Fingerzwischenräume, Handgelenke, Ellbogengelenke, Achseln, Bauchnabelregion, die Haut hinter den Ohren, Kniekehlen, Füße und Fußgelenke befallen.

▶ **Diagnose.** Diagnostisch wegweisend ist die Untersuchung befallener Hautpartien mit dem Auflichtmikroskop oder der Erregernachweis in der Hautbiopsie. Für die Skabies besteht laut Infektionsschutzgesetz Meldepflicht, wenn Betroffene in Gemeinschaftseinrichtungen wie Schulen oder Kindergärten arbeiten.

▶ **Therapie.** Zur Therapie der Krätze sind in Deutschland verschiedene, auf die betroffenen Hautstellen aufzutragende Insektizide wie Lindan (γ-Hexachlorcyclohexan), Permethrin oder Benzylbenzoat zugelassen. Eine Behandlung über mehrere Wochen ist erforderlich.

29.2 Allgemeine Prävention

In der Prävention von STD stehen neben ausreichender Aufklärung über Übertragungswege und Erkrankungsrisiken der konsequente Gebrauch von Kondomen und die Vermeidung risikoreicher Sexualpraktiken (Safer Sex) im Vordergrund. Immer wieder wird vergessen, dass Kondome bei Infektionskrankheiten wie Lymphogranuloma inguinale oder Herpes genitalis auch bei richtiger Handhabung nur einen relativen Schutz bieten.

Merke

Patienten mit einer STD müssen unbedingt sexuelle Abstinenz praktizieren, bis die Erkrankung ausgeheilt ist.

Mädchen und junge Menschen verschiedener Risikogruppen (z. B. homosexuelle Männer) profitieren von einer Impfung gegen die HPV-Typen 16 und 18 sowie auch HPV 6 und 11. Wichtig ist hier auch die regelmäßige Inanspruchnahme von Vorsorgeuntersuchungen.

Pflege

In der überwiegenden Mehrzahl der Fälle ist eine ambulante Behandlung möglich. Lediglich bei der Spätsyphilis und komplikativen Verläufen ist eine stationäre Aufnahme notwendig, manchmal auch wegen sog. Complianceprobleme (mangelnde Kooperation des Patienten).

Leider führt die Erkrankung an einer klassischen Geschlechtskrankheit, aber auch eine HIV-Infektion noch immer zu einer gewissen Stigmatisierung von Patienten. Dieser sollte man durch freundliche, zuvorkommende ärztliche und pflegerische Versorgung sowie entkrampften Umgang entgegenwirken.

Das Pflegepersonal sollte auf ausreichenden eigenen Infektionsschutz achten, gerade wenn offene, infektiöse Haut- und Schleimhautveränderungen (z. B. bei der Syphilis oder Herpes genitalis) vorliegen (immer Handschuhe tragen). Eine abgeschlossene Hepatitis-B-Immunisierung ist Pflicht für medizinisches Personal!

29

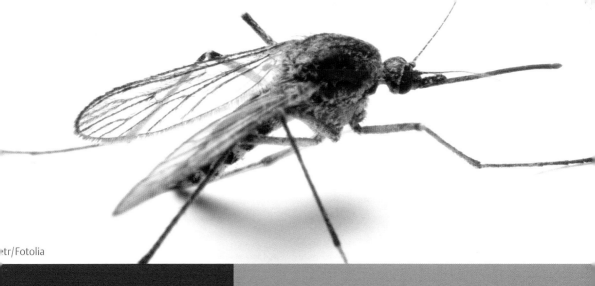

tr/Fotolia

Kapitel 30

**Tropische und importierte
Infektionskrankheiten**

30 Tropische und importierte Infektionskrankheiten

Christoph Lübbert

30.1 Herkunft und Häufigkeit

Definition

Migranten: Menschen, die von einem Land in anderes ziehen

Etwa 20–50 % aller Reisenden geben Gesundheitsstörungen während oder nach ihrem Auslandsaufenthalt an. Weltweite Überwachungsinstrumente (Surveillancesysteme) für importierte Erkrankungen (z. B. GeoSentinel, abzurufen im Internet unter http://www.istm.org/geosentinel/main.html) zeigen, dass insbesondere Touristen aus afrikanischen Ländern südlich der Sahara und aus Südostasien häufiger systemische fieberhafte Infektionen als „Reisemitbringsel" beklagen.

Migranten können Krankheiten importieren, die man bei Touristen gar nicht oder nur sehr selten sieht. Außerdem können Infektionskrankheiten bei Bewohnern tropischer und subtropischer Gebiete einen anderen Verlauf nehmen als bei Reisenden, die diese Regionen nur für kurze Zeit aufsuchen.

Von Reisenden oder Migranten aus den Tropen und Subtropen importierte Infektionskrankheiten manifestieren sich meist mit den Symptomen Diarrhö (ca. 60–70 % der Fälle), Fieber (ca. 20 %) oder unklaren Hauterscheinungen (ca. 10 %). Andere Krankheitszeichen wie Gelenkschmerzen sind deutlich seltener.

30.2 Diagnostisches Vorgehen

30.2.1 Reiseanamnese

Ein sehr wichtiger Aspekt der Diagnostik ist die Erstellung einer detaillierten Reiseanamnese, die gezielte Fragen nach dem Reisezeitraum, den besuchten Regionen und den dort durchgeführten Aktivitäten sowie der Ernährung während der Reise umfassen sollte. Da viele parasitäre Erkrankungen nur in ganz bestimmten Regionen vorkommen, können viele Tropenkrankheiten mithilfe der Reiseanamnese von vornherein ausgeschlossen werden. Wichtig sind auch eine genaue Stuhl- und Urinanamnese und die Frage nach Tierkontakten.

30.2.2 Basisdiagnostik

Anschließend sollte eine ärztliche Basisdiagnostik durchgeführt werden, die neben einer gründlichen klinischen Untersuchung (bei entkleidetem Körper, um auch versteckt lokalisierte Hauterscheinungen nicht zu übersehen) grundlegende Laboruntersuchungen wie Blutbild mit Blutzelldifferenzierung, Entzündungsparameter (BSG, CRP), Leber- und Nierenwerte und einen Urinstatus umfassen sollte. Häufig ist der Ausschluss einer Malaria-

erkrankung mittels Blutuntersuchung (sog. dicker Tropfen und Blutausstrich, ggf. in Kombination mit einem speziellen Laborschnelltest) notwendig.

30.2.3 Weitergehende Untersuchungen

Weiter sind symptomabhängig Blut-, Stuhl- und Urinkulturen anzulegen. Hinzu kommen evtl. auch diagnostische Bildgebungsverfahren (z. B. Röntgenaufnahme des Thorax bei Verdacht auf Tuberkulose, Sonographie bei Verdacht auf Amöbenleberabszess usw.). Manchmal müssen Untersuchungen im Verlauf auch wiederholt werden, um zu einer korrekten Diagnosestellung zu gelangen.

30.3 Differenzialdiagnose: Fieber

Definition

Inkubationszeit: Zeit zwischen Infektion und Auftreten der ersten Symptome

Eine Vielzahl von Untersuchungen hat gezeigt, dass Malaria eine häufige Ursache für Fieber bei Tropenreisenden ist, insbesondere bei Reisen nach Westafrika. Eine ebenfalls häufige Ursache von Fieber bei Afrikareisenden sind Rickettsiosen und das sog. Katayamafieber als Frühmanifestation einer Bilharziose. Denguefieber ist die häufigste Fieberursache bei Südostasienreisenden, seltener werden Typhus und Paratyphus aus Asien (insbesondere Indien und Nepal) importiert.

▶ **Inkubationszeiten.** Die Inkubationszeiten verschiedener Infektionskrankheiten können individuell sehr variabel sein. Dennoch lassen sich einige Grundsätze aufstellen:

- Die Malaria tropica tritt in über 90 % der Fälle im 1. Monat nach Rückkehr auf, maximal nach 3 Monaten.
- Bei der selteneren Malaria tertiana erkranken etwa 40 % der Reisenden erst nach 3 Monaten, in Einzelfällen auch erst nach mehr als 1 Jahr.
- Denguefieber und Rickettsiosen treten innerhalb des 1. Monats nach Rückkehr auf.
- Ein Katayamafieber manifestiert sich meist im 2. oder 3. Monat nach der Infektion.

30.3.1 Malaria tropica

Die Malaria (s. auch Kap. 28.5.12) kommt weltweit in den Tropen und Subtropen vor. Als malariafrei gelten die Karibik (außer Haiti und Dominikanische Republik), Tunesien, einige Länder im Mittleren Osten und der Pazifik südlich und östlich von Vanuatu (s. globale Verbreitungskarte der Malaria, ▶ Abb. 30.1).

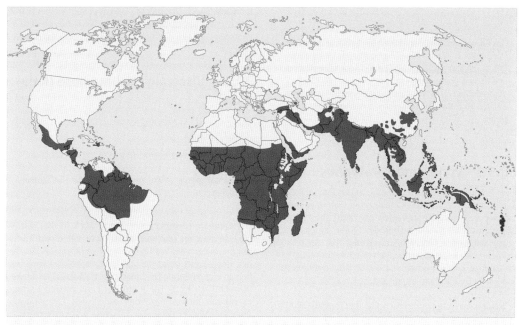

Abb. 30.1 Malaria. Verbreitungsgebiet der Malaria tropica. (Hof H, Dörries R: Duale Reihe - Medizinische Mikrobiologie. Thieme, Stuttgart 2009)

Merke

Da die Malaria tropica tödlich verlaufen kann, muss bei unklarem Fieber nach einer Tropenreise zunächst immer eine Malaria ausgeschlossen werden.

▶ **Symptome.** Die Symptomatik ist zunächst unspezifisch, es kann z. B. auch Durchfall auftreten.

▶ **Diagnose.** Typische Laborveränderungen sind Thrombozytopenie und Bilirubinerhöhung. Die Diagnose wird durch den Nachweis von Plasmodien im dicken Tropfen als Anreicherungsverfahren gestellt; die Erregerdifferenzierung und die Beurteilung der Parasitendichte im Blut (Parasitämie) erfolgen dann im dünnen Blutausstrich. Ein Erregernachweis mittels PCR-Test ist in mikroskopisch unklaren Fällen ebenfalls möglich.

Da die Anfertigung und Beurteilung parasitologischer Blutausstriche viel Erfahrung erfordert, wurden neue diagnostische Methoden entwickelt, die auf dem Nachweis von Plasmodienantigenen im Blut beruhen. Ein zwar selten vorkommender, aber großer Nachteil dieser Malariaschnelltests ist, dass auch bei hohen Parasitämien falsch negative Befunde auftreten können. Die Bestimmung von entsprechenden Antikörpern ist zur Diagnose einer akuten Malaria nicht geeignet.

Merke

Nur eine rasche und korrekt durchgeführte Malariatherapie kann schwerwiegende Komplikationen aufhalten und das Leben des Patienten retten!

30.3.2 Denguefieber

Denguefieber kommt weltweit in den Tropen vor, die meisten Fälle werden aus Südostasien und aus der Karibik importiert.

▶ **Symptome.** Häufig ist das Fieber von einem makulopapulösen Exanthem (Hautausschlag) insbesondere am Körperstamm begleitet. Charakteristisch sind plötzlich auftretende starke Knochen- und Gelenkschmerzen, meist auch Kopfschmerzen. Zusätzlich können Lymphknotenschwellungen, Leberwerterhöhung und Blutbildveränderungen (Thrombozytopenie, manchmal auch Leukozytopenie) auftreten. Petechien (stecknadelkopfgroße Haut- und Schleimhauteinblutungen) können als Zeichen einer erhöhten Blutungsneigung auftreten.

▶ **Diagnose.** Die Diagnose wird klinisch gestellt oder durch den schnellen Erregernachweis mittels Antigennachweis oder PCR-Test gesichert.

30

Vertiefendes Wissen

Das Chikungunyafieber ruft ähnliche Symptome wie das Denguefieber hervor. Das Chikungunyavirus wird ebenfalls durch Stechmücken auf den Menschen übertragen und kommt insbesondere in Indien und auf den Inseln des Indischen Ozeans vor, wo immer wieder kleinere Epidemien auftreten. Im Vordergrund stehen Gelenksymptome.

30.3.3 Typhus und Paratyphus

Der Typhus abdominalis ist eine septische Infektionskrankheit. Erreger ist Salmonella typhi (Salmonella enterica ssp. enterica Serovar Typhi). Als Paratyphus wird ein abgeschwächtes Krankheitsbild des Typhus durch den Erreger Salmonella paratyphi bezeichnet. Die Ansteckung erfolgt in der Regel ausschließlich durch verunreinigte Lebensmittel. Jährlich werden ca. 60–80 Fälle aus dem Ausland nach Deutschland importiert.

▶ **Symptome.** Charakteristisch für den Typhus abdominalis ist der stufenförmige Fieberanstieg, eine Bewusstseinstrübung, Bauchschmerzen, Obstipation und für die hohe Körpertemperatur eher langsamem Herzschlag (relative Bradykardie) sowie Blutbildveränderungen (Leukopenie mit auffälliger Eosinopenie).

▶ **Diagnose.** Die Diagnosestellung erfolgt über das klinische Gesamtbild und den Erregernachweis in der Blutkultur.

30.3.4 Rickettsiosen

Ebenfalls regelmäßig aus tropischen und subtropischen Ländern importiert werden Rickettsiosen, insbesondere das altweltliche Zeckenbissfieber (Erreger: Rickettsia africae und R. conorii) aus Afrika, seltener das Tsutsugamushifieber (Erreger: Orientia tsutsugamushi) aus Südostasien. Typische Symptome sind Fieber, Leberwerterhöhung (Transaminasenanstieg), Kopf- und Gliederschmerzen sowie Lymphknotenschwellungen. Charakteristischerweise findet sich eine schwärzliche Nekrosezone im Bereich des Zeckenstichs (sog. Eschar = Tache noire). Die Diagnose kann klinisch gestellt werden, ein Erregernachweis gelingt mittels PCR-Test aus dem Eschar bzw. aus Blut, oder im weiteren Verlauf durch spezifischen Antikörpernachweis.

30.3.5 Katayamafieber

Fieber mit hoher Eosinophilie im Blutbild nach Aufenthalt in Endemiegebieten der Bilharziose spricht mit großer Wahrscheinlichkeit für ein Katayamasyndrom als Frühmanifestation einer Bilharziose (Schistosomiasis, s. Kap. Schistosomen). Die Anamnese ergibt fast immer einen vorangegangenen Süßwasserkontakt in den Tropen. Weitere Symptome sind Urtikaria, Husten, Hepatomegalie,

manchmal auch Diarrhö. Die Diagnose lässt sich evtl. früh durch einen spezifischen PCR-Test des Blutes stellen, im weiteren Verlauf durch einen spezifischen Antikörpernachweis.

30.3.6 Viszerale Leishmaniose (Kala-Azar)

Definition

- **Hepatosplenomegalie:** Vergrößerung von Leber und Milz
- **Panzytopenie:** starke Verminderung aller drei Blutzelllinien

Die viszerale Leishmaniose kommt auch in den Mittelmeerländern vor und wird daher nicht selten von Touristen importiert. Bei Vorliegen einer Symptomtrias aus Fieber, Hepatosplenomegalie und Panzytopenie ist vordringlich an eine viszerale Leishmaniose (Kala-Azar) zu denken (s. auch Kap. 8.2.2). Die Krankheit kann zunächst schleichend mit intermittierenden subfebrilen Temperaturen über Wochen verlaufen. Die Diagnose erfolgt durch einen mikroskopischen Nachweis der Leishmanien im Knochenmark oder durch spezifischen PCR-Test aus dem Blut und/oder Knochenmark. Da die meisten Ärzte das Krankheitsbild mit einem Tropenaufenthalt assoziieren, sind Fehldiagnosen leider häufig. Bei immunkompromittierten Patienten können atypische Verläufe auftreten (insbesondere bei einer HIV-Infektion).

30.3.7 Amöbenleberabszess

Beim Amöbenleberabszess (s. auch Kap. Amöben) handelt es sich um ein akutes Krankheitsbild mit Abgeschlagenheit, schwerem Krankheitsgefühl und meist vorhandenen rechtsseitigen Oberbauchschmerzen, die in den Rücken und zur rechten Schulter ausstrahlen können. Häufiger können auch Bauchschmerzen mit Abwehrspannung vorhanden sein, selten kann die Erkrankung als akutes Abdomen imponieren. Bei unklarem Fieber muss deshalb immer ein Amöbenleberabszess mit bildgebenden Verfahren (Sonographie, CT; ▶ Abb. 30.2) ausgeschlossen werden. Die Diagnose wird zusätzlich durch den Nachweis spezifischer Antikörper gegen Entamoeba histolytica im Blut gesichert.

30.3.8 Fieber in Verbindung mit unklaren Lymphknotenschwellungen

Definition

nuchal: am Nacken liegend

Generalisierte Lymphknotenschwellungen mit Fieber treten bei einer Vielzahl von viralen, bakteriellen und parasi-

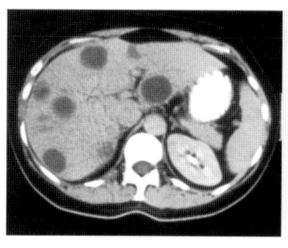

Abb. 30.2 Amöbenleberabszess. Multiple Leberabszesse im CT. (Hof H, Dörries R: Duale Reihe - Medizinische Mikrobiologie. Thieme, Stuttgart 2009)

tären Infektionen auf. Insbesondere auch bei uns vorkommende Virusinfektionen wie Mononukleose (Erreger: Epstein-Barr-Virus, EBV) oder Zytomegalie (Erreger: Zytomegalievirus, CMV) werden häufiger aus den Tropen und Subtropen importiert. Wichtige Differenzialdiagnosen sind eine akute HIV-Infektion und Toxoplasmose. Schwellungen der nuchalen Lymphknoten bei Fieber nach einem Afrikaaufenthalt können ein Hinweis für die äußerst selten importierte Schlafkrankheit (sog. Winterbottom-Zeichen) sein. Die Diagnosestellung beruht auf dem Nachweis der Trypanosomen im Blut.

30.3.9 Fieber in Verbindung mit Leberwerterhöhung

Definition

Arbovirosen: tropische Virusinfektionen, die von Arthropoden auf den Menschen übertragen werden

Bei Fieber mit Leberwerterhöhung (Transaminasenanstieg) ist an eine typische Virushepatitis (in erster Linie Hepatitis A, seltener akute Hepatitis B oder Hepatitis E) zu denken, aber auch an lymphotrope und hepatotrope Viren wie EBV und CMV. Transaminasenanstiege finden sich ferner bei Arbovirosen, im Wesentlichen das Denguefieber und das Chikungunyafieber, extrem selten auch das vor allem in Ostafrika auftretende Rift-Valley-Fieber (s. dazu auch Kap. 22.3.1).

Bakterielle Erkrankungen, die mit Fieber und erhöhten Leberwerten einhergehen, sind sehr viel seltener als entsprechende Virusinfektionen. Insbesondere nach Genuss nicht pasteurisierter Milch ist an die Brucellose zu denken. Bei zusätzlich erhöhtem Kreatininwert und bei evtl. bestehenden Muskelschmerzen (mit Erhöhung des CK-Wertes im Blut) sollte an die Leptospirose gedacht werden, bei rezidivierendem Fieber selten an endemisches Rückfallfieber durch Borrelien (Borrelia recurrentis,

B. duttoni) und – vorwiegend nach Kontakt zu Ziegen und Schafen – an Q-Fieber (Erreger: Coxiella burnetii).

30.3.10 Weitere wichtige Differenzialdiagnosen

Selbstverständlich können immer auch auf ubiquitäre, nicht tropenspezifische Infektionskrankheiten wie Pneumonien, Harnwegsinfektionen oder Endokarditis Ursache von Fieber sein.

Merke

- Bei jedem Fieber nach Tropenaufenthalt zunächst an Malaria denken.
- Fieber, Hepatosplenomegalie und Panzytopenie weisen auf eine viszerale Leishmaniose (Kala-Azar) hin.
- Fieber, erhöhte Entzündungsparameter und Oberbauchschmerzen nach Tropenaufenthalt sind typische Zeichen eines Amöbenleberabszesses.
- Bei Fieber und hoher Eosinophilie im Blutbild nach einer Tropenreise sollte ein Katayamasyndrom als Frühmanifestation einer Bilharziose ausgeschlossen werden.
- Immer auch müssen ubiquitäre Infektionen wie Pneumonien, Harnwegsinfektionen oder Endokarditis bedacht werden, die nicht selten aus den Tropen importiert werden.

30.4 Differenzialdiagnose: Diarrhö

Nach epidemiologischen Untersuchungen tritt bei 20–50 % der Kurzzeitreisenden eine meist selbstlimitierende Reisediarrhö auf.

30

30.4.1 Erreger

Definition

Enterotoxin: im Darm wirksamer bakterieller Giftstoff

Das Erregerspektrum variiert je nach Reiseziel. Enterotoxinproduzierende Escherichia coli (ETEC) sind für die meisten Fälle verantwortlich (insbesondere in Mittelamerika), aber auch andere bakterielle Erreger wie Shigellen und Campylobacter sind häufig beteiligt. Stets ist zu bedenken, dass auch eine Malaria mit einer gastrointestinalen Symptomatik einhergehen kann. Selten kann sich der erste Schub einer chronisch-entzündlichen Darmerkrankung (CED) wie Morbus Crohn oder Colitis ulcerosa als scheinbare Reisediarrhö manifestieren.

30.4.2 Erforderliche Diagnostik

In den meisten Fällen ist eine spezifische Stuhldiagnostik nicht erforderlich. Wenn wässrige Durchfälle länger als 3 Tage bestehen oder eine Diarrhö mit Fieber auftritt, sollte in der Praxis eine abgestufte Untersuchung auf darmpathogene Bakterien und Parasiten veranlasst werden: eine bakteriologische Stuhluntersuchung auf Salmonellen, Shigellen, Campylobacter und eine parasitologische Stuhluntersuchung auf Protozoen (tierische Einzeller) und Wurmeier. Bei Fieber muss auch immer Blut in Form eines sog. dicken Tropfens auf Plasmodien untersucht werden. Selbst unter Einsatz aller diagnostischen Möglichkeiten gelingt bei etwa einem Viertel der Betroffenen kein Erregernachweis.

Selten sind weiterführende Untersuchungen angezeigt, und zwar insbesondere bei blutigen Diarrhöen, Diarrhö mit Eosinophilie im Blutbild und über mehrere Wochen bestehenden Diarrhöen mit Meteorismus.

▶ **Blutige Diarrhöen.** Es erfolgt eine mehrmalige Untersuchung auf Entamoeba histolytica. Dabei ist zu beachten, dass E. histolytica mikroskopisch nicht von den apathogenen Amöbenspezies E. dispar und E. moshkovski zu unterscheiden ist. Nur wenn Amöben, die Erythrozyten phagozytiert haben (sog. Magnaformen), nachgewiesen werden, kann die Diagnose einer Amöbenruhr mit ausreichender Sicherheit gestellt werden, andernfalls muss ein spezieller PCR-Test des Stuhls zur Differenzierung herangezogen werden.

▶ **Diarrhö mit Eosinophilie im Blutbild.** Es erfolgt eine Untersuchung auf Larven des Zwergfadenwurms Strongyloides stercoralis. Bei der konventionellen Stuhluntersuchung auf Wurmeier werden die Larven leider nicht detektiert. Daher muss eine Spezialmethode zum Larvennachweis – z. B. die Stuhluntersuchung nach Baermann – angewendet werden.

▶ **Über mehrere Wochen bestehenden Diarrhöen mit Meteorismus.** Es erfolgen Untersuchungen auf Giardia lamblia und andere Protozoen, z. B. Cyclospora cayetanen-

sis. Dabei ist zu beachten, dass die genannten Erreger manchmal mikroskopisch schwer zu identifizieren sind. Es sollten dann Antigennachweise oder PCR-Methoden eingesetzt werden.

Merke

Bei gastrointestinalen Symptomen nach einer Fernreise müssen parasitäre Erkrankungen, insbesondere eine Infektion mit Entamoeba histolytica oder Giardia lamblia, ausgeschlossen werden. Bei unklarer urologischer Symptomatik nach einem Aufenthalt in Afrika ist an eine Bilharziose der Urogenitalorgane zu denken.

30.5 Differenzialdiagnose: unklare Hauterscheinungen (Reisedermatosen)

Häufig importierte Reisedermatosen sind Larva migrans cutanea (Hautmaulwurf), Pyodermien (eitrige Hautentzündungen), Myiasis (Hautbefall durch Fliegenlarven), Tungiasis (kutane Parasitose durch Sandflöhe), kutane Leishmaniose, Skabies (Krätze) und Dermatomykosen (Pilzerkrankungen der Haut). Grundsätzlich sollten Patienten mit Reisedermatosen in einer tropenmedizinischen Einrichtung vorgestellt werden, wenn die Diagnose unklar ist, insbesondere bei

- nichtheilenden Ulzera: Verdacht auf kutane Leishmaniose
- Ulzera mit schwarzem Zentrum: Verdacht auf Rickettsiose mit Eschar, selten Hautmilzbrand
- wandernden Läsionen und unklaren subkutanen Schwellungen, insbesondere bei Eosinophilie im Blutbild: Verdacht auf Parasitosen wie Loiasis, Gnathostomiasis u. a.
- unklaren knotigen oder verrukösen Hautveränderungen: Verdacht auf Histoplasmose, kutane Leishmaniose, Maduramykose, Parakokzidioidomykose, Syphilis, Nokardiose, Hauttuberkulose, Tierpocken

30.6 Differenzialdiagnose: Gelenkschmerzen

Definition

- **Arthralgien:** Gelenkschmerzen
- **Arthritiden:** Gelenkentzündungen

Länger anhaltende Arthralgien infolge tropenspezifischer Viruserkrankungen kommen selten beim Ross-River-Fieber nach Aufenthalt in Australien/Pazifik oder beim Chikungunyafieber (vorwiegend Indien und Inseln im Indischen Ozean) vor. Nach einem Aufenthalt in den Tropen sind postinfektiöse reaktive Arthritiden häufiger (s. Kap.

25.2.4). Typische Auslöser sind Erreger von Durchfall-erkrankungen (z. B. Shigellen, Campylobacter) oder Erreger von Harnwegsinfekten (z. B. Chlamydien).

30.7 Virusbedingte hämorrhagische Fieber

Bei schweren Krankheitsbildern mit hohen Leberwerten und Zeichen einer Nierenbeteiligung ist grundsätzlich auch die Möglichkeit eines viralen hämorrhagischen Fiebers (VHF, s. auch Kap. 6.18.1) in Betracht zu ziehen. Diese Erkrankungen (z. B. Lassafieber, Ebolafieber, Marburgfieber, Krim-Kongo-Fieber) werden zwar nur extrem selten importiert (seit dem Jahr 2000 gab es nur zwei gesicherte Krankheitsfälle in Deutschland), sind aber hoch kontagiös und lebensbedrohlich.

An ein VHF ist bei Patienten mit Fieber zu denken, die sich in den letzten 3 Wochen in Afrika südlich der Sahara aufgehalten haben und dort möglicherweise Kontakt mit an VHF erkrankten oder verstorbenen Personen hatten oder die eine unklare Blutungsneigung aufweisen bzw. einen ungeklärten Schockzustand entwickeln. Südamerikanische virale hämorrhagische Fieber sind extrem selten und bisher noch nie nach Europa importiert worden. Das Krim-Kongo-Fieber kommt allerdings nicht nur in Afrika, sondern auch in Südosteuropa und Vorderasien vor.

Bei einem begründeten VHF-Verdacht muss mit dem zuständigen Gesundheitsamt Kontakt aufgenommen werden, das die weiteren Maßnahmen veranlasst (Patiententransport in Spezialfahrzeugen in entsprechend ausgerüstete Sonderisolierstationen, Identifizierung von Kontaktpersonen usw.). Die Etablierung eines Systems von Sonderisolierstationen ist in Deutschland (Hamburg, Berlin, Leipzig, Frankfurt, München, Stuttgart, Würzburg, Saarbrücken, Düsseldorf) weit vorangeschritten. Ärzte und Pflegepersonal schützen sich dort bei der Krankenversorgung durch spezielle Isolieranzüge. Regelmäßig werden entsprechende Behandlungstrainings durch-geführt, um bereits im Verdachtsfall sofort und adäquat reagieren zu können.

Für die meisten VHF wie Ebolafieber stehen bislang keine wirksamen Therapeutika zur Verfügung. Beim Lassafieber soll die frühe intravenöse Behandlung mit dem Virustatikum Ribavirin eine Heilung bei einem Teil der Patienten ermöglichen. Fortschritte macht die Entwicklung eines Impfstoffs gegen das Ebolavirus, der im Jahr 2012 kurz vor der Markteinführung stand.

30.8 Besonderheiten bei Migranten

Das Erkrankungsspektrum bei Migranten unterscheidet sich von demjenigen bei Touristen. Wichtige importierte Erkrankungen sind insbesondere Tuberkulose, Malaria, Hepatitis und die HIV-Infektion. Bei Südamerikanern ist auch an die seltene Chagaskrankheit zu denken (s. Kap. 8.2.3).

Manche Infektionskrankheiten weisen chronische Verläufe auf und manifestieren sich erst Monate oder Jahre nach der Einwanderung. Andere Krankheitsverläufe kommen dadurch zustande, dass Bewohner von Endemiegebieten eine Immunität entwickelt haben.

So ist die Malaria in der Subsahara typischerweise eine Kinderkrankheit. Ältere Kinder und Erwachsene entwickeln eine Teilimmunität, die dazu führt, dass Plasmodien im Blut zirkulieren können, ohne dass Krankheitssymptome auftreten. Allerdings geht diese Teilimmunität bei einem längerem Aufenthalt außerhalb des Endemiegebiets wieder verloren, sodass insbesondere Afrikaner, die nach mehrjährigem Aufenthalt in Europa wieder in ihr Herkunftsland zurückkehren, um Freunde oder Verwandte zu besuchen, von einer dann akut auftretenden Malaria gefährdet sind.

Wurmerkrankungen nehmen einen anderen Verlauf, da die Zahl der im Körper vorhandenen Parasiten aufgrund wiederholter Infektionen sehr hoch sein kann.

30

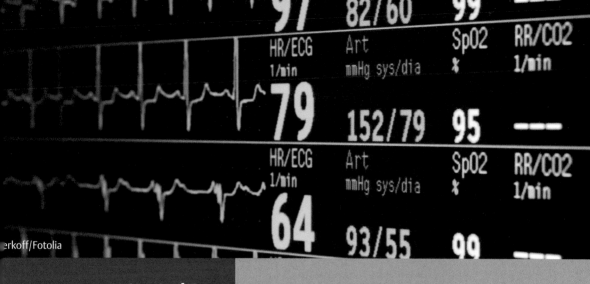

erkoff/Fotolia

Kapitel 31

Infektiologische Notfälle

31 Infektiologische Notfälle

Christoph Lübbert

31.1 Welche Infektion ist als Notfall zu behandeln?

Definition

infektiologischer Notfall: wenn eine Infektionskrankheit eine lebensbedrohliche Störung der Vitalparameter Bewusstsein, Atmung und Kreislauf oder lebenserhaltender Funktionskreisläufe wie Wasser-Elektrolyt-Haushalt, Temperaturhaushalt oder Stoffwechsel hervorruft; ohne sofortige adäquate Therapieeinleitung sind erhebliche gesundheitliche Schäden oder der Tod des Patienten zu befürchten

Als infektiologische Notfälle sind in erster Linie zu nennen:
- Sepsis, bakterielle Meningitis (s. Kap. 22.2.1)
- nekrotisierende Fasziitis inkl. toxisches Schocksyndrom (s. Kap. 20.2.5)
- Peritonitis (s. Kap. 19.6)
- septische Arthritis (s. Kap. 25.2.2)

Ferner gehören auch importierte Infektionen wie Malaria (s. Kap. 30.3.1) oder virale hämorrhagische Fieber (VHF, s. Kap. 6.18.1) dazu.

Auch aus normalerweise gut beherrschbaren, lokalisierten Infektionen wie Harnwegsinfekten, Tonsillitis, Otitis media oder Pneumonie kann sich ein infektiologischer Notfall entwickeln, wenn diese zu einer Sepsis führen.

Ebenso ist eine ungeschützte HIV-Exposition als Notfall zu behandeln, da ggf. innerhalb weniger Stunden eine Postexpositionsprophylaxe mit antiretroviralen Medikamenten eingeleitet werden muss.

31.2 Sepsis

Definition

Sepsis (umgangssprachlich: Blutvergiftung): Krankheitsbild, bei dem durch das Eindringen von Krankheitserregern in die Blutbahn eine Infektion generalisiert und schwere Allgemeinerscheinungen wie Kreislaufinsuffizienz, Schock und Organversagen hervorrufen werden

In Deutschland erkranken jährlich mehr als 200 000 Menschen an einer Sepsis; mindestens ein Drittel davon verstirbt.

► **Einteilung der Sepsis.** Die Sepsis wird in verschiedene Schweregrade eingeteilt:
- systemisches inflammatorisches Response-Syndrom (SIRS); kann auch nicht-infektiös bedingt sein (z. B. bei

Verbrennungen, großen Operationen, Polytrauma oder im Rahmen einer Pankreatitis); mindestens zwei der folgenden Kriterien müssen erfüllt sein, um die Diagnose eines SIRS stellen zu können:
  - ○ Körpertemperatur > 38 °C („Fieber") oder < 36 °C
  - ○ Herzfrequenz > 90/min (Tachykardie)
  - ○ Tachypnoe: Atemfrequenz > 20/min oder Hyperventilation mit $pCO_2 < 32$ mmHg
  - ○ Leukozytose (> 12 000/μl) oder Leukopenie (< 4000/μl) oder Linksverschiebung (d. h. > 10 % unreife Leukozytenformen im Differenzialblutbild).
- Sepsis: strenggenommen wird die Sepsis als ein SIRS mit nachgewiesener Infektion definiert
- schwere Sepsis: bei bereits eingetretener Organdysfunktion
- septischer Schock: bei refraktärer Hypotension

Merke

Von der Sepsis zu trennen ist die Bakteriämie, bei der zwar Krankheitserreger im Blut nachweisbar sind, es jedoch nicht zu genannten Allgemeinerscheinungen kommt.

► **Organbezogene Sepsisformen.** Nach Entstehung und Art der Sepsis lassen sich unterscheiden:
- Urosepsis: z. B. nach urologischen Eingriffen
- Fremdkörpersepsis: z. B. durch infizierten zentralen Venenkatheter
- Sepsis bei Wundinfektion
- Sepsis bei Knochenmarksinsuffizienz mit Neutropenie
- Cholangiosepsis
- tonsillogene Sepsis
- Sepsis bei Endokarditis usw.

► **Typische Erreger.** Die häufigsten Sepsiserreger sind Staphylokokken, Streptokokken inkl. Pneumokokken und gramnegative Darmbakterien (Escherichia coli, Klebsiella, Enterobacter, Proteus, Pseudomonas aeruginosa, Bacteroides). Andere Erreger wie Meningokokken, Haemophilus influenzae, Clostridien, Listerien, Enteritissalmonellen oder Pilze (v. a. Candidaspezies) werden seltener nachgewiesen.

► **Pathophysiologie.** Normalerweise ist das Immunsystem des Körpers in der Lage, das Eindringen von pathogenen Erregern bzw. deren Toxinen in den Blutkreislauf zu verhindern, sodass in der Regel erst eine bestimmte Konstellation begünstigender Faktoren vorhanden sein muss. Dazu gehören z. B. eine gestörte Immunabwehr, eine massive Infektion mit hoher Erregeranzahl, eine gesteigerte Virulenz der Erreger (sog. hypervirulente Erregerstämme), eine größere Abszessbildung oder eine Infektion mit bekapselten Erregern wie Pneumokokken, Meningokok-

31

ken und Haemophilus influenzae nach Splenektomie (sog. Postsplenektomiesyndrom, OPSI-Syndrom = Overwhelming postsplenectomy infection syndrome).

▶ **Symptome.** Im Verlauf der Sepsis kommt es häufig zu einer lebensbedrohlichen Störung der Vitalfunktionen und zum Versagen eines oder mehrerer Organe (Multiorganversagen). Die moderne Intensivmedizin kann kritische Phasen durch vorübergehenden Ersatz oder Unterstützung der Organfunktionen (Beatmung, Nierenersatztherapie, Kreislauftherapie, Gerinnungstherapie) überbrücken.

Merke

Die Sepsis ist trotz modernster intensivmedizinischer Behandlungsmöglichkeiten als eine sehr schwere Erkrankung zu werten und die Prognose ist äußerst ernst: 30–50 % der Erkrankten sterben trotz maximaler Therapie.

▶ **Diagnose.** Neben grundlegenden klinischen und bildgebenden Untersuchungen umfasst die Diagnostik vor allem die Fokussuche und möglichst gezielte mikrobiologische Untersuchungen. Allgemein wird unterschieden zwischen der Patientendiagnostik (Einsatz prädiktiver Biomarker) und der Erregerdiagnostik. Zur Diagnosestellung einer Sepsis ist der Nachweis eines Erregers in Blutkultur, Urinkultur, Trachealabstrich, bronchoalveolärer Lavage (BAL) usw. erforderlich.

Mithilfe einer Untersuchung der Biomarker lässt sich die Sepsis früh erkennen. Möglichkeiten zur Früherkennung bestehen insbesondere durch die Bestimmung von Procalcitonin (PCT), Interleukin-6 (IL-6) oder Interleukin-8 (IL-8) und LBP (lipopolysaccharidbindendes Protein), wobei IL-6 der Hauptvermittler der Akutphasereaktion ist und LBP die Differenzierung von bakteriellen und viralen Infektionen unterstützt. Als zuverlässiger Sepsismarker gerade auch zur Verlaufsbeurteilung hat sich mittlerweile Procalcitonin (PCT) erwiesen.

Vertiefendes Wissen

Die schnelle Identifizierung der Erreger mittels Sepsis-PCR ist eine neuere Technologie zum Nachweis der eine Sepsis auslösenden Bakterien und Pilze. Es wird unterschieden zwischen der Multiplex-PCR (Identifizierung einer begrenzten Anzahl von Erregern) und der Breitband-PCR (Identifizierung aller Erreger). Der Sepsis-PCR wird großes Potenzial für die schnelle Sepsisdiagnostik zugeschrieben, allerdings wird sie bislang erst durch wenige klinische Studien gestützt.

▶ **Therapie.** Patienten mit einer Sepsis müssen intensivmedizinisch behandelt und überwacht werden. Im Vordergrund stehen eine adäquate Schockbehandlung und eine hochdosierte, kalkulierte Antibiotikatherapie je nach Eintrittspforte und Erregerart, möglichst mit bakterizider Wirkung und im Verlauf sorgfältiger Anpassung an das Antibiogramm. Der frühestmögliche Therapiebeginn gilt als entscheidend für das Überleben.

Äußerst wichtig sind die rasche Sanierung eines Sepsisherdes (z. B. Abszessausräumung, Entfernung infizierter Katheter), die adäquate Behandlung der Grunderkrankung(en) und die gezielte Unterstützung vorhandenen Organdysfunktionen bis hin zu apparativen Organersatzverfahren wie einer maschinellen Beatmung, kontinuierlichen Dialyse bei Nierenversagen und einer extrakorporalen Membranoxygenierung bei Lungenversagen.

31

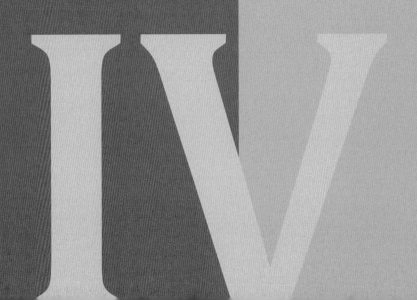

Teil IV

Anhang

Fallbeispiele

Multiresistente Erreger

Herr Schätzle lebt mit seiner Ehefrau seit mehreren Jahren in einer Altenpflegeeinrichtung. Das Ehepaar hat sich bewusst für diese Einrichtung entschieden, da die Tochter mit ihrer Familie in der Nähe wohnt. So können die beiden ihre Enkelkinder regelmäßig sehen und etwas mit ihnen unternehmen. Die Entscheidung haben sie bisher nicht bereut, sie fühlen sich wohl, versorgen sich selbstständig, nur die Mahlzeiten nehmen sie gemeinsam mit anderen Bewohnern im Speisesaal ein. Herr Schätzle liebt die gesellschaftlichen Aktivitäten, regelmäßig nimmt er an den Skatrunden, aber auch an kulturellen Veranstaltungen teil und trifft sich zum Kegeln. Die einzige Hilfe, die er in Anspruch nimmt, ist eine Altenpflegerin, die ihm Insulin verabreicht und zu diesem Zweck morgens und abends vorbeikommt.

Seit einigen Tagen fühlt sich Frau Schätzle zunehmend unwohl. Sie hustet vermehrt gelbliches Sekret ab und als sie dann noch Fieber bekommt, wird sie mit Verdacht auf eine Pneumonie ins nahegelegene Kreiskrankenhaus gebracht. Herr Schätzle macht sich große Sorgen um seine Frau und besucht sie gleich am Tag der Einweisung. Er beruhigt sich etwas, als er sie sieht und mit ihr spricht; er weiß seine Frau gut versorgt, auch scheint es ihr schon etwas besser zu gehen. Am nächsten Tag dann der große Schreck: An der Zimmertür ist ein Schild befestigt, das Besucher darauf hinweist, sich vor Betreten des Zimmers beim Pflegepersonal zu melden.

Herr Schätzle sucht aufgeregt eine Pflegekraft. Die für Frau Schätzle zuständige Gesundheits- und Krankenpflegerin versucht erst mal, ihn zu beruhigen, informiert ihn dann über die Abstriche, die routinemäßig bei allen Patienten aus einem Pflegeheim bei Aufnahme gemacht werden, also auch bei seiner Frau. Die Auswertung hat ergeben, dass seine Frau pathologische Keime, einen sog. MRSA, in der Nase hat. Diese Keime seien normalerweise, also zu Hause, nicht problematisch, leider müsse man im Krankenhaus aber besondere Schutzmaßnahmen treffen. Herr Schätzle ist sehr verunsichert. Man zeigt ihm ausführlich, wie man eine Händedesinfektion durchführt, und nach Anlegen eines Mundschutzes und Anziehen von Handschuhen darf er das Zimmer seiner Frau betreten. Er findet sie völlig fassungslos vor, sie versteht das alles nicht. Woher soll sie denn so einen Keim haben? Und warum dürfen alle nur noch mit Mundschutz ins Zimmer? Herr Schätzle erklärt ihr, so gut er kann, was er von der zuständigen Gesundheits- und Krankenschwester über den Keim erfahren hat. Richtig verstanden hat er es zwar auch nicht, aber Hauptsache, seine Frau ist erst mal beruhigt.

Wieder zu Hause in seiner Altenpflegeeinrichtung folgt dann der zweite Schreck: Die Altenpflegerin, die ihm wie jeden Abend sein Insulin verabreichen möchte, kommt mit Schutzkittel, Mundschutz und Handschuhen ins Zimmer. Sie erklärt Herrn Schätzle, das sei jetzt nötig. Sie habe einen Anruf von der Klinik erhalten, denn es könne ja sein, dass auch er infiziert ist. Herr Schätzle hat sich das

auch schon überlegt. Was wäre, wenn auch er den Keim hat? Er möchte ja schließlich nicht, dass sich jemand bei ihm ansteckt und krank wird. Als Herr Schätzle später in den Speisesaal geht und sich an seinen gewohnten Platz setzt, meiden ihn die Mitbewohner – niemand setzt sich zu ihm an den Tisch. Jemand hat gesehen, dass die Altenpflegerin vor Betreten des Zimmers Schutzkleidung angelegt hat. Am nächsten Morgen sitzt er ebenfalls allein beim Frühstück.

Herr Schätzle ist verzweifelt und hätte jemanden zum Reden gebraucht. In den nächsten Tagen verschlimmert sich die Situation noch: Seine Tochter, die ihn sonst regelmäßig besucht, ruft nur noch an. Sie hat Angst, ihre schulpflichtigen Kinder könnten sich anstecken. Die Mahlzeiten nimmt Herr Schätzle mittlerweile allein im Zimmer ein, er verlässt es nur noch für die Besuche bei seiner Frau. Wie es weitergehen soll, auch wenn seine Frau wieder zu Hause ist, kann er sich momentan nicht vorstellen.

Fragen zum Fallbeispiel

1. Bitte fassen Sie die Situation zusammen.
2. Was versteht man unter einem multiresistenten Keim?
3. Benennen Sie einige häufig vorkommende multiresistente Erreger.
4. Was begünstigt die Ausbreitung der multiresistenten Keime?
5. Für welche Patientengruppen kann die Infektion mit einem multiresistenten Keim zu einer Gefahr werden?
6. Unterscheiden und begründen Sie die erforderlichen Hygienemaßnahmen bei der Versorgung eines Patienten mit MRSA im a) Akutkrankenhaus und in der b) Altenpflegeeinrichtung
7. Bei Isolierungs- und Pflegemaßnahmen müssen Schutzkittel getragen werden. Beschreiben Sie bitte 3 wichtige Funktionen eines Schutzkittels.
8. Sie unterstützen einen Patienten, der aufgrund eines MRSA isoliert im Einzelzimmer untergebracht ist, bei der Grundpflege. In welcher Reihenfolge entfernen Sie beim Ausschleusen Ihre Schutzkleidung und führen Händedesinfektionen durch? Nummerieren Sie die richtige Reihenfolge

Reihenfolge	Durchführung der Maßnahmen vor dem Verlassen des Zimmers
	Händedesinfektion
	Mundschutz entfernen
	Schutzkittel ausziehen
	Handschuhe ausziehen

9. Unter dem Oberbegriff Antiinfektiva werden verschiedene antimikrobiell wirksame Präparategruppen zusammengefasst. Sie werden unterteilt in
   • Antibiotika

- Tuberkulostatika
- Antimykotika
- Virustatika

Wann wird welches Präparat eingesetzt?

10. Ordnen Sie folgende Begriffe ihren Definitionen zu:
    - Sequenztherapie
    - Synergismus
    - Antibiotikaprophylaxe
    - Kombinationstherapie
    - Antibiotikaresistenz
    - Interventionstherapie (kalkulierte Therapie)

    Definitionen:
    - Werden mehrere Antibiotika gegeben, bezeichnet man dies als _____. Gründe dafür sind Synergismus, Spektrumerweiterung und Verhinderung von Resistenz.
    - Als _____ bezeichnet man den Einsatz eines Breitspektrumantibiotikums unter Erfassung möglichst aller infrage kommender Bakterien, ohne zuvor den mikrobiologischen Befund abzuwarten. Dies geschieht immer dann, wenn es dem infizierten Patienten sehr schlecht geht und er akut gefährdet ist.
    - Von _____ wird gesprochen, wenn zwei Antibiotika sich in ihrer Wirkung unterstützen.
    - Von einer _____ spricht man, wenn die i. v.-Gabe von Antibiotika auf eine orale Therapie umgestellt wird.
    - Als _____ bezeichnet man Eigenschaften eines Bakteriums, die es ihm ermöglichen, die Wirkung eines Antibiotikums abzuschwächen oder zu inaktivieren.
    - Unter _____ wird die Gabe eines Antibiotikums z. B. kurz vor einer OP oder einem invasiven Eingriff verstanden. Sinn dieser Prophylaxe ist es, evtl. in den Körper eindringende Keime einen wirkungsvollen Antibiotikaspiegel entgegenzusetzen und so eine Ansiedlung zu verhindern.

11. Welche Pflegediagnosen lassen sich aus dem oben geschilderten Fall für Herrn Schätzle ableiten?
12. Welche Pflegemaßnahmen würden Sie aufgrund der gestellten Diagnosen bei Herrn Schätzle durchführen?

Antworten

1. Zusammenfassung der Situation:
   Das Ehepaar Schätzle lebt in einer Altenwohneinrichtung. Frau Schätzle muss aufgrund einer Pneumonie stationär im Krankenhaus aufgenommen werden. Bei den bei Aufnahme routinemäßig durchgeführten Abstrichen findet man einen MRSA. Maßnahmen zur Isolierung werden eingeleitet. Das Altenpflegeheim wird informiert und auch bei Herrn Schätzle werden besondere Schutzmaßnahmen ergriffen. Die Mitbewohner nehmen dies zur Kenntnis und vermeiden den Kontakt. Auch die Tochter stellt aus Angst vor einer Ansteckung die Besuche ein.
2. Definition multiresistenter Erreger: Als multiresistent wird ein Keim dann bezeichnet, wenn er gegen mehr als vier Antibiotikagruppen, die gegen Bakterien der gleichen Spezies normalerweise gut wirksam sind, resistent geworden ist.
3. Häufig vorkommende multiresistente Erreger sind:
   - MRSA: methicillin- oder multiresistenter Staphyloccocus aureus
   - ESBL: Extended-Spectrum-β(beta)-Lactamase produzierende gramnegative Erreger
   - VRE: vancomycinresistente Enterokokken
4. Die Ausbreitung der multiresistenten Keime wird begünstigt durch:
   - einen unsachgemäßen und unkritischen Einsatz von Antibiotika in der Humanmedizin und in der Tiermast.
   - das hohe Kolonisationsvermögen von multiresistenten Keimen: Sie werden von Mensch zu Mensch übertragen und können als „Besiedler" Bestandteil der Flora eines Menschen sein, ohne jedoch Symptome zu verursachen. Dies ermöglicht eine unauffällige Verbreitung.
5. Gefährdete Patientengruppen sind:
   - Patienten mit eingeschränkter Immobilität
   - Menschen mit einer kritischen Grunderkrankung
   - beatmete Patienten
   - abwehrgeschwächte Patienten (z. B. onkologische Patienten, Patienten nach großen operativen Eingriffen, AIDS-Patienten, akut polytraumatisierte Patienten)
6. a) Hygienemaßnahmen im Krankenhaus:
   Bei Patienten mit nachgewiesener MRSA-Besiedlung werden im Krankenhaus Standardisolierungsmaßnahmen eingeleitet, um eine Kontamination anderer Patienten zu vermeiden.
   - Unterbringung im Einzelzimmer, Kennzeichnung des Zimmers
   - Versorgung des betroffenen Patienten immer nach der Versorgung nichtinfizierter Patienten
   - allgemeine Basishygienemaßnahmen (Hände-, Flächendesinfektion)
   - Tragen von Schutzkleidung bei Betreten des Zimmers: Schutzhandschuhe, Schutzkittel, Mund-Nase-Schutz
   - Sammeln von Wäsche und Abfall im Zimmer; getrennte Entsorgung
   - Verbleib der Pflegeutensilien im Zimmer und Verwendung ausschließlich für den betroffenen Patienten
   - möglichst geringe Anzahl an Kontaktpersonen
   - Durchführung von Untersuchungen möglichst im Zimmer

   b) Hygienemaßnahmen in einer Altenwohneinrichtung:
   Die Bewohner eines Altenpflegeheimes dürfen nicht isoliert werden, die Zimmer gehören zum „häuslichen Bereich" (Art. 13, GG der Bundesrepublik Deutschland, Unverletzlichkeit der Wohnung). Das Pflegepersonal ist allerdings verpflichtet, Schutzmaßnahmen wie das Tragen von Schutzkleidung zu treffen. Der Schutz der Rechte des al-

ten Menschen wird höher bewertet als die Infektionsprophylaxe. Besonders wichtig sind die Aufklärung der Bewohner und die Vermittlung genauer Informationen zu Basishygienemaßnahmen und zum Verhalten im Umgang mit gefährdeten Patientengruppen (z. B. Mitbewohnern mit chronischen Wunden, abwehrgeschwächten Mitbewohnern). Im vorliegenden Fall wäre das Tragen eines Mund-Nase-Schutzes bei einer kurzen Injektion nicht erforderlich gewesen, allerdings hätte Pflegepersonal mit einer ekzematösen Hautkrankheit auch diese einfache Maßnahme nicht durchführen dürfen. Um eine Stigmatisierung zu vermeiden, hätte die Schutzkleidung in der Diele des Zimmers vor dem Betreten angelegt werden können, so hätten die anderen Bewohner dies nicht so offensichtlich gesehen.

7. Schutzkleidung hat 3 wichtige Funktionen:
   - Schutz des Personals vor Keimen des Patienten (z. B. multiresistente Keime)
   - Schutz der Patienten vor Keimen eines anderen Patienten (Schutz erfolgt indirekt, eine Übertragung von Keimen durch das Personal wird verhindert, z. B. multiresistente Erreger)
   - Schutz der Patienten vor Keimen des Personals (z. B. Schutzkleidung im OP, Umkehrisolierung)

8. Die richtige Reihenfolge vor dem Verlassen des Zimmers ist:
   1. Handschuhe ausziehen
   2. Händedesinfektion
   3. Mundschutz entfernen
   4. Schutzkittel ausziehen
   5. Händedesinfektion

9. Eingesetzt werden:
   - Antibiotika gegen Bakterien
   - Tuberkulostatika gegen Mykobakterien als Tuberkuloseerreger
   - Antimykotika gegen Pilze
   - Virustatika gegen Viren

10. Begriffe und ihre Definitionen:
    - Werden mehrere Antibiotika gegeben, bezeichnet man dies als Kombinationstherapie. Gründe dafür sind Synergismus, Spektrumerweiterung und Verhinderung von Resistenz.
    - Als Interventionstherapie bezeichnet man den Einsatz eines Breitspektrumantibiotikums unter Erfassung möglichst aller infrage kommender Bakterien, ohne zuvor den mikrobiologischen Befund abzuwarten. Dies geschieht immer dann, wenn es dem infizierten Patienten sehr schlecht geht und er akut gefährdet ist (= kalkulierte Therapie).
    - Von Synergismus wird gesprochen, wenn sich zwei Antibiotika in ihrer Wirkung unterstützen.
    - Von einer Sequenztherapie spricht man, wenn die i. v.-Gabe von Antibiotika auf eine orale Therapie umgestellt wird.
    - Als Antibiotikaresistenz bezeichnet man Eigenschaften eines Bakteriums, die es ihm ermöglichen, die Wirkung eines Antibiotikums abzuschwächen oder zu inaktivieren.
    - Unter Antibiotikaprophylaxe wird die Gabe eines Antibiotikums z. B. kurz vor einer OP oder einem invasiven Eingriff verstanden. Sinn dieser Prophylaxe ist es, evtl. in den Körper eindringende Keime einen wirkungsvollen Antibiotikaspiegel entgegenzusetzen und so eine Ansiedlung zu verhindern.

11. Mögliche Pflegediagnosen:
    - soziale Isolation: von einem Individuum erlebtes Gefühl des Alleinseins, das als von anderen auferlegt und als negativer oder bedrohlicher Zustand empfunden wird
    - Angst: unbestimmtes Gefühl des Unbehagens oder der Bedrohung; ermöglicht dem Individuum, Maßnahmen zum Umgang mit der Gefahr einzuleiten
    - gefährdendes familiäres Coping: gewöhnlich unterstützende Bezugsperson bietet ungenügende, ineffektive oder nur eingeschränkte Unterstützung, Hilfestellung oder Ermutigung, die der Klient brauchen könnte, um Anpassungsaufgaben bezüglich gesundheitlicher Herausforderungen zu regeln, zu bewältigen oder zu meistern
    - Gefahr eines situationsbedingten geringen Selbstwertgefühls: Risiko, als Reaktion auf eine aktuelle Situation eine negative Wahrnehmung des Selbstwerts zu entwickeln

12. Mögliche Pflegediagnosen und die dazugehörigen, erforderlichen Maßnahmen:

Pflegediagnose	Pflegemaßnahme
soziale Isolation	Ermittlung der Ursache im Gespräch mit dem Patienten; unterstützende Faktoren erkennen und ihnen entgegenwirken Aufklärung und Information der Mitbewohner von Herrn Schätzle Infektion schnellstmöglich nachweisen, um sich adäquat verhalten zu können der Ausgrenzung des Patienten gezielt entgegenwirken und den Patienten gezielt in angebotene Programme und Aktivitäten mit einbeziehen
Angst	Patienten über seine mögliche Infektion und die Möglichkeit der Therapie ausführlich informieren Patienten über die Konsequenzen der möglichen Infektion informieren Patienten Verhaltensregeln in Bezug auf seine mögliche Erkrankung geben Patienten Sicherheit vermitteln Lösungsstrategien aufzeigen und Patienten bei der gewohnten Gestaltung des täglichen Lebens unterstützen
gefährdetes familiäres Coping	Aufklärung und Information der Angehörigen über die Art der Infektion und mögliche Risiken Angehörige über Verhaltensregeln informieren den Angehörigen bewusst machen, dass Herr Schätzle die Unterstützung der Familie benötigt und für sein Umfeld keine Gefahr besteht
Gefahr eines situationsbedingten geringen Selbstwertgefühls	Patienten von Schuldgefühlen befreien mit dem Patienten nicht anders umgehen als vor Bekanntwerden der möglichen Infektion auf die Bedürfnisse des Patienten eingehen, Fragen ernst nehmen und sie beantworten Patienten bewusst fördern, ihn mit einbeziehen und ihm seine Stärken bewusst machen Patienten über die mögliche Infektion, die Risiken und den Umgang mit ihr informieren Patienten unterstützen, seinen gewohnten Tagesablauf einhalten zu können

Künstliche Fingernägel

Frau Sutter, Gesundheits- und Krankenschwester auf einer chirurgischen Überwachungsstation, ist sehr stolz auf ihre langen, künstlichen Fingernägel. Sie war immer schon sehr auf ihr Äußeres bedacht und erscheint stets gut frisiert und gekonnt geschminkt zur Arbeit und Frau Sutter pflegt ihre Nägel – sie findet, sie unterstreichen ihre Persönlichkeit. Deshalb überrascht es sie sehr, als sie von der Stationsleitung darauf hingewiesen wird, dass solche Nägel in ihrem Arbeitsbereich nicht toleriert werden können. Zuerst ignoriert sie den Hinweis, immerhin verwendet sie fast immer Einmalhandschuhe, Händedesinfektionen führt sie auch regelmäßig durch und verletzt hat sie auch noch niemanden. Nachdem Frau Sutter die Ermahnungen ihrer Leitung mehrmals ignoriert hat, droht diese mit Konsequenzen. Frau Sutter regt sich sehr auf. Sie kann gar nicht verstehen, warum so ein Drama um ihre immerhin sehr gepflegten Nägel gemacht wird. Ihre Arbeit macht sie mindestens so gut wie alle anderen. Und trotzdem wäre man bereit, auf sie zu verzichten?

Sie möchte sich dies alles nun doch nicht gefallen lassen und wendet sich mit der Bitte um Klärung an den Betriebsrat. Ihre Uneinsichtigkeit bezüglich der künstlichen Fingernägel rechtfertigt sie mit dem „Recht auf Ausübung der Persönlichkeit". Sie ist sich sicher, dass man ihr zustimmen wird. Eine Woche später bekommt sie Nachricht vom Betriebsrat, der sich mittlerweile mit ihrem „Fall" auseinandergesetzt hat. Frau Sutter wird mitgeteilt, dass sie mit den künstlichen Fingernägeln nicht weiter auf der Station arbeiten kann, da wichtige Hygienemaßnahmen der KRINKO am RKI nicht eingehalten werden. Und jetzt? Frau Sutter ist erst mal ratlos. Sie arbeitet gerne auf dieser Station, eigentlich möchte sie bleiben. Als die Hygienefachkraft Frau Sutter zu einem Test auffordert, stimmt sie zu: Nach einer Händewäsche und -desinfektion hält sie ihre Hände in eine Blue-Box, die mithilfe von UV-Licht Desinfektionsschwächen sichtbar macht. Das Ergebnis überzeugt Frau Sutter dann doch. Sie verzichtet in Zukunft, wenn auch schweren Herzens, auf ihre künstlichen Fingernägel.

Fragen zum Fallbeispiel

1. Bitte fassen Sie die Situation zusammen.
2. Einige Aussagen sind richtig, einige falsch. Bitte kreuzen Sie an.

	richtig	falsch
Eine Händewäsche erhöht die Effizienz einer Händedesinfektion.		
Eine effektive Händehygiene besteht aus 2 Teilen.		
Mit einer Händewäsche erreicht man eine Keimreduktion von 50 %.		
Einmalhandschuhe bieten einen absoluten Schutz vor einer Kontamination.		
Einmalhandschuhe ersetzen die Händedesinfektion.		
Hände sind bis zu 80 % für die Übertragung von Infektionen im Krankenhaus und Pflegeeinrichtungen verantwortlich.		
Nach Ausziehen der Einmalhandschuhe muss eine Händedesinfektion durchgeführt werden.		

3. Korrigieren Sie die Falschaussagen in Frage 2.
4. Wann muss eine Händedesinfektion durchgeführt werden? Nennen Sie 4 Beispiele.
5. Bei welchen Tätigkeiten sollten Schutzhandschuhe getragen werden?
6. Definieren Sie:
   a) Kolonisation
   b) Kontamination
   c) nosokomiale Infektion
7. Der Betriebsrat informiert Frau Sutter über die Empfehlung der Kommission für Krankenhaushygiene und Infektionsprävention am Robert-Koch-Institut zu künstlichen Fingernägeln. Was wissen Sie über dieses Institut, wo hat es seinen Sitz und was sind seine Aufgaben?

Antworten

1. Zusammenfassung der Situation:
   Frau Sutter arbeitet auf einer chirurgischen Station. Trotz wiederholter Aufforderungen ist sie nicht bereit, sich von ihren künstlichen Fingernägeln zu trennen. Erst als der Betriebsrat eindeutig Stellung gegen das Tragen von künstlichen Fingernägeln auf der Station bezieht und der Gesundheits- und Krankenpflegerin Desinfektionsschwächen nachgewiesen werden können, besinnt sie sich eines Besseren.
2. Welche der folgenden Aussagen treffen zu bzw. sind falsch:

	richtig	falsch
Eine Händewäsche erhöht die Effizienz einer Händedesinfektion.	x	
Eine effektive Händehygiene besteht aus 2 Teilen.		x
Mit einer Händewäsche erreicht man eine Keimreduktion von 50 %.		x
Einmalhandschuhe bieten einen absoluten Schutz vor einer Kontamination.		x
Einmalhandschuhe ersetzen die Händedesinfektion.		x
Hände sind bis zu 80 % für die Übertragung von Infektionen im Krankenhaus und Pflegeeinrichtungen verantwortlich.	x	
Nach Ausziehen der Einmalhandschuhe muss eine Händedesinfektion durchgeführt werden.	x	

3. Korrektur der Falschaussagen:
   - Eine effektive Händehygiene besteht aus 3 Teilen:
     - Händewäsche
     - Händedesinfektion
     - Handpflege
   - Mit einer Händewäsche erreicht man eine Keimreduktion von Kontaminanten von 90–99 %.
   - Einmalhandschuhe bieten keinen absoluten Schutz vor einer Kontamination. Häufig sind aufgrund von Materialfehlern Mikroperforationen vorhanden oder aber es kommt durch Ringe, lange Fingernägel oder Scherkräfte zu Läsionen.
   - Einmalhandschuhe ersetzen die Händedesinfektion nicht.
4. Eine Händedesinfektion muss durchgeführt werden:
   - nach der Händewäsche auf der Toilette
   - vor und nach Pflegemaßnahmen (auch wenn Handschuhe getragen wurden)
   - vor der Zubereitung und Darreichung von Lebensmitteln
   - bei vermuteten oder tatsächlich nicht sichtbaren Kontaminationen
5. Schutzhandschuhe sollten getragen werden:
   - wenn bei einer Pflegetätigkeit eine Kontamination mit Blut, Sekreten oder Exkreten zu befürchten ist
   - bei der Versorgung isolierter Patienten (Schutz anderer Patienten, Keimweitergabe soll verhindert werden)
   - zum Selbstschutz
6. a) Kolonisation: Besiedlung, Erreger leben auf Haut und Schleimhäuten ihres Wirtes; es gibt keine Krankheitszeichen oder Antikörperbildung
   b) Kontamination: Haften von Krankheitserregern auf Haut oder Gegenständen
   c) nosokomiale Infektion: Infektion mit lokalen oder systemischen Infektionszeichen als Reaktion auf einen Erreger, die in einem zeitlichen Zusammenhang mit einer stationären oder ambulanten medizinischen Maßnahme steht.
7. Das Robert-Koch-Institut (RKI) befindet sich in Berlin und ist ein Bundesinstitut. Es ist dem Bundesministerium für Gesundheit unterstellt. Kernaufgaben sind die Erkennung, Verhütung und Bekämpfung von Krankheiten, insbesondere der Infektionskrankheiten. Das Institut wirkt bei der Entwicklung von Standards mit, berät und informiert die Öffentlichkeit und warnt bei Erkennen von Risiken einer gesundheitlichen Gefährdung. Am RKI ansässige Kommissionen geben Empfehlungen zu medizinischen Problemen, z. B. zum Schutz vor und Umgang mit Infektionserregern oder infektiösem Material.

Norovirus

Frau Koch ist zufrieden, denn sie darf morgen wieder nach Hause. Drei Tage lag sie jetzt auf der kardiologischen Station im städtischen Krankenhaus. Man hat eine Koronarangiographie durchgeführt und alles ist gut verlaufen. Auch der Befund war viel besser, als für ihr Alter zu erwarten war, sie ist immerhin schon 79 Jahre alt. Vorerst sind keine weiteren Eingriffe nötig, nur die verordneten Medikamente wird sie regelmäßig einnehmen müssen. Frau Koch überlegt schon, ihre Sachen zu packen, verschiebt es aber dann doch, denn ihr ist plötzlich leicht übel. Ob das noch Nachwirkungen vom Kontrastmittel sind? Sie legt sich noch mal hin, ihr ist einfach nicht wohl. Das Essen wird gebracht, sie schaut es nicht einmal an. Sie hat keinen Appetit. Zu der Übelkeit sind mittlerweile Bauchkrämpfe gekommen. Frau Koch überlegt sich schon, ob sie jemanden vom Pflegepersonal informieren soll, muss aber erst mal ganz schnell auf die Toilette: Durchfall. Und wie! Frau Koch wundert sich, vor einer Stunde hat sie sich noch richtig gut gefühlt und jetzt ist ihr elend. Sie fühlt sich schwach, und dazu die Bauchkrämpfe. Sie hofft nur, dass sie sich nicht auch noch erbrechen muss. Frau Koch läutet nun doch nach einer Pflegekraft. Die zuständige Gesundheits- und Krankenschwester ist nicht weiter erstaunt, als sie von Frau Kochs Symptomen hört. Sie informiert Frau Koch über 5 weitere betroffene Patienten der Station, auch vom Pflegepersonal sind schon einige erkrankt. Leider erfährt Frau Koch, dass es sich vermutlich um eine Norovirusinfektion handelt. Frau Koch hat von diesem Virus noch nie etwas gehört, obwohl er offenbar, wie die Pflegekraft ihr erklärt, häufiger vorkommt. Leider muss im Falle einer Infektion eine Isolierung eingeleitet werden. Die Gesundheits- und Krankenschwester bittet Frau Koch, sich nicht zu erschrecken, wenn zukünftig die Pflegekräfte ihr Patientenzimmer nur noch „vermummt", d. h. mit Mundschutz, Schutzkittel und Handschuhen bekleidet, betreten. Das Zimmer darf Frau Koch erst mal nicht verlassen. Sie bekommt eine kleine Flasche mit Händedesinfektionsmittel und genaue Anweisungen, wie man es korrekt benutzt. Gegen die Übelkeit wird ihr ein Antiemetikum verabreicht. Frau Kochs Entlassung, auf die sie sich so gefreut hatte, wird erst mal verschoben. Sie erfährt, dass sie erst nach Hause darf, wenn sie 2 Tage symptomfrei ist. Aber Frau Koch möchte im Moment gar nicht heim. Die ständigen Durchfälle plagen doch sie sehr. Nachts geht es ihr richtig schlecht: Sie kommt nicht einmal mehr zur Toilette, so schwach fühlt sie sich. Ständig muss sie nach einer Pflegekraft läuten, damit man ihr beim Benutzen des Toilettenstuhls, den man ihr vorsichtshalber neben das Bett gestellt hat, behilflich ist. Sie kann sich kaum alleine auf den Beinen halten. Einen Tag später fühlt sie sich jedoch schon etwas besser – kein Durchfall, kein Erbrechen mehr. Leider muss sie sich weiterhin im Zimmer aufhalten. Ihr ist ziemlich langweilig. Frau Koch könnte zwar fernsehen, aber auch zu Hause schaut sie selten. Fernsehen hat sie immer sehr angestrengt, außer den täglichen Nachrichten und hin und wieder einen Krimi interessiert sie einfach nichts, was da so gezeigt wird. Und jetzt hat sie weder etwas zu Lesen noch ihre Handarbeitsutensilien dabei. Außerdem hat sie das Gefühl, dass das Pflegepersonal kaum noch nach ihr schaut und das Zimmer immer sehr schnell wieder verlassen wird, wenn mal jemand bei ihr zu tun hatte. Frau Koch ist sehr froh, dass es sich bei der Infektion nicht um eine langwierige Krankheit handelt. Ein Ende ist absehbar.

Fragen zum Fallbeispiel

1. Zu welcher Erregergruppe gehören die Noroviren? Wie heißt die Erkrankung und was sind ihre Leitsymptome?
2. Beschreiben Sie die
   a) Art der Übertragung,
   b) bdie Inkubationszeit,
   c) den Verlauf und
   d) die Therapie einer Infektion mit Noroviren.
3. Welche Aussagen treffen nicht zu? Bitte kreuzen Sie an und korrigieren Sie die Falschaussagen.

	richtig	falsch
Die üblichen Händedesinfektionsmittel sind bei einer Norovireninfektion ausreichend.		
Infizierte Patienten in Pflegeeinrichtungen müssen isoliert werden.		
Das Tragen eines Mundschutzes ist grundsätzlich nicht erforderlich.		
Das Auftreten von Noroviren ist meldepflichtig.		
Erkrankt eine Pflegekraft, darf sie erst wieder arbeiten, wenn sie zwei Tage symptomfrei ist.		
Pflegeeinrichtungen sind besonders häufig von Ausbrüchen betroffen.		
Noroviren werden mit Antibiotika behandelt.		

4. Frau Koch hat aufgrund der Infektion mit Noroviren eine Gastroenteritis. Beschreiben Sie mindestens 4 hygienische Maßnahmen, die grundsätzlich für Gastroenteritiden gelten.
5. Kommt es in einer stationären Einrichtung zu Norovireninfektionen, spricht man von einem Ausbruch. Erläutern Sie bitte, wann man von einem Ausbruch spricht und unterscheiden Sie den Ausbruch von einer Epidemie und einer Pandemie.
6. Um das Norovirus diagnostizieren zu können, wird bei Frau Koch eine Stuhlprobe abgenommen. Wie groß sollte die abzunehmende Stuhlprobe sein? Wie groß sollten die abzunehmende Mengen folgender anderer Proben sein?
   • Blutkultur
   • Sputum
   • Urin
   • Eiter

7. Was muss bei der Probeneinsendung außer der ausreichenden Probenmenge noch berücksichtigt werden, damit eine mikrobiologische Untersuchung möglich ist?
8. Bei einem Ausbruch von Gastroenteritis (Verdacht und Erkrankung) besteht Meldepflicht. Welche Infektionskrankheiten müssen dem Gesundheitsamt außerdem gemeldet werden? Nennen Sie bitte mindestens 4 meldepflichtige Erkrankungen. Unterscheiden Sie hierbei, ob die Krankheit gemeldet werden muss oder ob das Labor den Nachweis von Erregern melden muss.
9. Formulieren Sie bitte mögliche Pflegediagnosen für Frau Koch.
10. Beschreiben Sie die zur jeweiligen Diagnose passenden Pflegemaßnahmen im Fall von Frau Koch.

Antworten

1. Noroviren gehören zu den Caliciviren. Die Erkrankung heißt Gastroenteritis und Leitsymptome sind Durchfall, Übelkeit und Erbrechen.
2. Beschreibungen:
   a) Übertragung: fäkal-oral, z. B. über kontaminierte Nahrung oder Gegenstände, während der Phase des Erbrechens ist auch eine aerogene Übertragung möglich
   b) Inkubationszeit: 1–3 Tage
   c) Verlauf: sehr schneller Krankheitsbeginn mit Übelkeit und Bauchkrämpfen, gefolgt von Durchfällen und Erbrechen. Häufig kommt es begleitend zu einer leichten Temperaturerhöhung, Kopf- und Gliederschmerzen. Die Symptomatik ist unterschiedlich stark ausgeprägt: Von leichter Übelkeit bis zu massiven Brechdurchfällen. Die Erkrankung ist durch einen sehr kurzen Verlauf gekennzeichnet, sie endet nach 24–48 Stunden
   d) Therapie: Eine besondere Therapie ist nicht erforderlich. Bei extremem Flüssigkeitsverlust infolge des Brechdurchfalls müssen Flüssigkeit (in Form von Infusionen) und Elektrolyte substituiert werden.
3. Falschaussagen und ihre Korrektur

	richtig	falsch
Die üblichen Händedesinfektionsmittel sind bei einer Norovireninfektion ausreichend. – Es müssen viruzid wirkende Händedesinfektionsmittel benutzt werden.		x
Infizierte Patienten in Pflegeeinrichtungen müssen isoliert werden.	x	
Das Tragen eines Mundschutzes ist grundsätzlich nicht erforderlich. – Das Tragen eines Mundschutzes ist bei Patienten mit Erbrechen notwendig.		x
Das Auftreten von Noroviren ist meldepflichtig. Der Arzt meldet, wenn es einen Ausbruch gibt. Das Labor meldet, wenn es Noroviren nachweist.	x	
Erkrankt eine Pflegekraft, darf sie erst wieder arbeiten, wenn sie 2 Tage symptomfrei ist.	x	
Pflegeeinrichtungen sind besonders häufig von Ausbrüchen betroffen.	x	
Noroviren werden mit Antibiotika behandelt. – Da es sich um eine virale Infektion handelt, wird nicht mit Antibiotika therapiert.		x

4. Grundsätzlich geltende hygienische Maßnahmen sind z. B.:
   - Unterbringung im Einzelzimmer, möglichst mit eigener Toilette
   - thermische Desinfektionsverfahren für Steckbecken und Urinflaschen
   - Pflegeprodukte patientenbezogen verwenden, möglichst im Zimmer belassen
   - benutztes Geschirr bei über 60 °C in Maschinen spülen
   - Sammeln von Abfällen und Schmutzwäsche im Patientenzimmer, Entsorgung in geschlossenen Behältern
   - tägliche Scheuer-Wisch-Desinfektion von Flächen (besonders von Türklinken, Toiletten)
   - Basishygienemaßnahmen: Händedesinfektion, bei Patientenkontakt Schutzkittel und Handschuhe erforderlich,
   - bei Transporten oder Verlegung muss die entsprechende Abteilung informiert werden
5. - Ausbruch: 2 oder mehrere Fälle mit epidemiologischem Zusammenhang (z. B. gleiches Zimmer, gleiches Essen) und den gleichen Erreger in einer Gemeinschaftseinrichtung. Meldepflicht nach §6IfSG
   - Epidemie: Es kommt zu einer großen Anzahl von Krankheitsfällen durch den gleichen Erreger in einer räumlich begrenzten Region (Stadt, Landkreis, Bundesland, Land)
   - Pandemie: kontinentale oder weltweite Ausbreitung einer Erkrankung durch einen bestimmten Erreger mit vielen Krankheitsfällen in zumindest mehreren Ländern
6. Ideale Größe von Probeentnahmen:
   - Stuhl: fester Stuhl: „mexikanische Bohne", flüssiger Stuhl: ca.5 ml
   - Blutkultur: 2 × 10 ml
   - Sputum: 5–10 ml (möglichst einen „Batzen")
   - Urin: 10 ml
   - Eiter: wenige ml
7. Eine mikrobiologischn Untersuchung ist nur dann sinnvoll, wenn die Probe:
   - korrekt gewonnen, verpackt und beschriftet wurde
   - ein vollständiger Untersuchungsauftrag vorliegt

- zügig ins Labor transportiert wurde
- falls erforderlich korrekt und möglichst kurz gelagert wurde

8. Meldepflichtig sind z. B.:
   - Botulismus
   - Cholera
   - Diphterie
   - BSE
   - HUS (hämolytisch-urämisches Syndrom)
   - „Vogelgrippe"
   - Masern
   - Meningokokken-Meningitis
   - Tollwut
   - Poliomyelitis

9. Mögliche Pflegediagnosen sind:
   - dysfunktionale gastrointestinale Motilität: erhöhte, reduzierte unzureichende oder fehlende peristaltische Aktivität des gastrointestinalen Systems
   - Selbstversorgungsdefizit Toilettenbenutzung: beeinträchtigte Fähigkeit, die Aktivitäten im Zusammenhang mit dem Toilettengang selbstständig durchzuführen oder abzuschließen
   - Beschäftigungsdefizit: verminderte Anregung durch – oder Interesse oder Beteiligung an – Erholungs- und Freizeitaktivitäten
   - Gefahr eines Flüssigkeitsdefizit: Risiko einer vaskulären, zellulären oder intrazellulären Dehydratisierung
   - Gefahr eines Elektrolytungleichgewichts: Risiko einer Veränderung des Serumelektrolytspiegels, die die Gesundheit beeinträchtigen könnte
   - Übelkeit: eine subjektiv unangenehme, in Wellen auftretende Empfindung im Rachen, der Magengegend oder im Abdomen, die zu Brechreiz oder Erbrechen führen kann

10. Folgende Pflegemaßnahmen könnten bei Frau Koch durchgeführt werden:

Pflegediagnose	Pflegemaßnahmen
dysfunktionale gastrointestinale Motilität	<ul><li>regelmäßige Kontrollen der Stuhlgangkonsistenz, Häufigkeit der Stuhlgänge erfragen</li><li>Vitalzeichenkontrollen zur Überprüfung der Kreislaufsituation</li><li>zur Vorbeugung einer Keimübertragung Maßnahmen zur Isolierung durchführen, Patient</li><li>muss ein eigenes WC oder einen eigenen Toilettenstuhl haben</li><li>Einweisung der Patientin in die wichtigen Hygienemaßnahmen, Unterweisung der Patientin in eine korrekte Händedesinfektion</li><li>Patientin über die Notwendigkeit der Hygienemaßnahmen informieren</li><li>bei Bauchschmerzen entlastende Lagerung und Wärmeanwendung (Wärmflasche, Wickel)</li><li>Einschränkungen bei der Tabletteneinnahme erfragen, evtl. auf i. v.-Gabe umstellen</li></ul>
Selbstversorgungsdefizit Toilettenbenutzung	<ul><li>Patientin bei der Toilettenbenutzung unterstützen</li><li>Mobilisierungsmaßnahmen ressourcengerecht durchführen</li><li>Patientin nach dem Toilettengang die nötigen Hygienemaßnahmen ermöglichen, z. B. Handwäsche, Intimwäsche</li><li>Patientin bei Hautpflegemaßnahmen des Intimbereichs anleiten und unterstützen</li><li>Patientin, wenn nötig, Inkontinenzeinlagen anbieten</li><li>Ausscheidungen entsorgen</li></ul>
Beschäftigungsdefizi	<ul><li>nach Interessen der Patienten erkundigen, nach Möglichkeit diese unterstützen, z. B. Lesestoff besorgen, entsprechende Medien bereitstellen, Angehörige oder andere Bezugspersonen einziehen</li><li>häufig nach der Patientin schauen, sie sollte sich nicht ausgegrenzt oder alleingelassen fühlen</li></ul>
Gefahr eines Flüssigkeitsdefizits	<ul><li>Vitalzeichenkontrollen zur Überprüfung der Kreislaufsituation</li><li>auf Exsikkosezeichen achten: trockene Mundschleimhaut, stehende Hautfalten, starkes Durstgefühl</li><li>auf ausreichende Flüssigkeitszufuhr achten, Patientin Lieblingsgetränke und verschiedene Getränke zur Auswahl anbieten</li><li>elektrolythaltige Infusionslösungen verabreichen</li></ul>
Gefahr eines Elektrolytungleichgewichts	<ul><li>Vitalzeichenkontrollen zur Überprüfung der Kreislaufsituation</li><li>auf Pulsunregelmäßigkeiten achten</li><li>Häufigkeit und Menge der Stuhlgänge erfragen</li><li>Bestimmung von Kalium/Natrium im Serum nach Anordnung</li><li>elektrolythaltige Trinklösungen anbieten, kaliumreiche Nahrungsmittel anbieten (z. B. Bananen)</li><li>Elektrolyte substituieren, z. B. durch elektrolythaltige Infusionen</li></ul>
Übelkeit:	<ul><li>Antiemetika nach Anordnung verabreichen</li><li>Wunschkost, kleine Zwischenmahlzeiten anbieten</li><li>regelmäßige Mundhygiene (besonders nach Erbrechen) ermöglichen</li><li>Ausmaß der Übelkeit erfragen</li><li>Wärmebehandlung (Wickel, Wärmflasche)</li></ul>

Hepatitis-C-Virus (HCV)

In der Notaufnahme des städtischen Krankenhauses ist einiges los. Gerade brachten die Sanitäter vom DRK Herrn Ernst, 45 Jahre alt, mit mehreren blutenden Wunden, die er sich beim Sturz vom Mountainbike zugezogen hat. Herr Ernst hatte Glück, es ist wohl doch nichts allzu Schlimmes passiert, anfangs sah es dramatischer aus – all das Blut und die Schmerzen. Er konnte erst gar nicht mehr richtig atmen. Im Krankenhaus wurde gleich eine Röntgenuntersuchung vom Thorax veranlasst. Man teilt Herrn Ernst direkt mit, dass er mit einigen Tagen Krankenhausaufenthalt rechnen muss, denn 2 Rippen sind gebrochen, andere wahrscheinlich geprellt, daher auch die starken Schmerzen. Vor der Verlegung auf die chirurgische Station müssen in der Notaufnahme nur noch die Wunden, eine kleine Kopfplatzwunde und mehrere Schürfwunden an Armen, Hüften und Beinen, versorgt werden.

Als die zuständige Gesundheits- und Krankenpflegerin mit Verbandszeug und Desinfektionsmittel zu Herrn Ernst kommt, wird sie von ihm auf seine Hepatitis-C-Infektion aufmerksam gemacht. Herr Ernst ist seit Jahren mit dem HCV infiziert, wie lange genau, weiß er nicht. Seine Erkrankung wurde damals zufällig bemerkt: Er wollte Blut spenden und beim Testen seines Blutes wurden HCV-Antikörper gefunden. Blutspenden durfte er dann nicht mehr. Wann und wie er sich infiziert hat, ist nicht bekannt; er hat keinen Kontakt zu den bekannten Risikogruppen. Als Kind hatte Herr Ernst jedoch einen schweren Unfall. Bei der nachfolgenden OP benötigte er viele Blutkonserven. Sehr wahrscheinlich kam es hierbei zu einer Übertragung des HCV. Herr Ernst ist gut über seine Infektion aufgeklärt, er kennt die Risiken und den Verlauf und er hat gelernt, mit seiner Erkrankung zu leben und sein Verhalten anzupassen. Im Alltag ist ihm seine Erkrankung nicht immer bewusst, er verspürt nur Übelkeit, wenn er zu fett gegessen hat, auf Alkohol verzichtet er schon lange. Ansonsten ist er nicht eingeschränkt. Ihm ist aber bekannt, dass sich das einmal ändern kann, und da er niemand anderen gefährden möchte, informiert er Pflegepersonal und Ärzte immer gleich über „seinen" HCV. So können Vorsichtsmaßnahmen ergriffen werden, um eine Ansteckung zu vermeiden.

Leider hat Herr Ernst in der Vergangenheit auch schlechte Erfahrungen machen müssen: Die Blicke, die manchmal nach der Information über die Infektion getauscht wurden, sprachen Bände. Der Verdacht, Drogen genommen zu haben, lag nahe. Herr Ernst möchte sich nicht immer rechtfertigen. Heute in der Notaufnahme muss er es so nicht erleben. Die zuständige Gesundheits- und Krankenpflegerin bedankt sich freundlich für die Aufklärung. Sie erkundigt sich bei Herrn Ernst, wann und wie er sich angesteckt hat, seit wann er von der Infektion weiß, und nach bestehenden Symptomen. Während des Gesprächs reinigt sie die Schürfwunden und versorgt sie mit Verbänden. Nebenbei befragt sie den Patienten nach der letzten Tetanusimpfung. Da sich Herr Ernst leider nicht mehr erinnern kann, muss er geimpft werden. Die Gesundheits- und Krankenpflegerin bittet die anwesende

Schülerin, diese durchzuführen. Die Auszubildende übernimmt die Aufgabe gerne, i.m.-Injektionen hat sie schon öfter durchgeführt. Die Pflegekraft weist nochmals auf die HCV-Infektion hin. Die Schülerin erklärt, sie werde schon aufpassen, Nadelstichverletzungen und wie man sie vermeidet, habe sie schon im Unterricht besprochen und außerdem könne sowieso nichts passieren, denn sie sei geimpft. Herr Ernst bekommt das Gespräch mit und wundert sich sehr: Eine Impfung gegen HCV?

Fragen zum Fallbeispiel

1. Bitte fassen Sie die Situation zusammen:
2. Anders als bei HCV stehen Impfstoffe gegen eine HBV-Infektion zur Verfügung. Wem würden Sie eine Impfung gegen HBV empfehlen?
3. Welche der folgenden Aussagen zu Hepatitis B und C treffen zu bzw. sind falsch:

	richtig	falsch
Eine Auffrischungsimpfung gegen HBV muss jedes Jahr durchgeführt werden.	X	
Die Grundimmunisierung besteht aus 3 Dosen im Abstand von 1 und 6 Monaten.	X	
Ein Patient mit einer HCV Infektion muss immer isoliert werden.		X
Der Impferfolg wird durch Bestimmung des Antikörperspiegels gegen das HBs-Antigen überprüft.	X	
Etwa 1 Mio. Menschen sind weltweit mit dem HCV infiziert.	X	
Die akute Infektion wird anhand der Symptomatik schnell diagnostiziert.		X
Bei ca. 25 % der Infektionen ist der Übertragungsweg unbekannt.	X	
Aufgrund einer chronisch aktiven Hepatitis kann eine Leberzirrhose entstehen.	X	
Für Pflegepersonal besteht eine Impfpflicht.		X
Jedes Patientenblut muss als infektiös betrachtet werden.	X	

4. Kommt es zu einer Nadelstichverletzung, muss eine Postexpositionsprophylaxe durchgeführt werden. Was versteht man darunter? Beschreiben Sie bitte die Maßnahmen bei einer Stichverletzung.
5. Wodurch kommt es am häufigsten zu einer Nadelstichverletzung und wie kann man sie vermeiden?
6. Welche 5 Fragen werden in einem Hygieneplan beantwortet?
7. Herr Ernst hat sich mit HCV infiziert.
   a) Auf welchem Weg kann die Infektion stattgefunden haben?
   b) Wie ist der Übertragungsweg einer HBV-Infektion?

8. Herr Ernst ist auch Jahre nach seiner Infektion noch beschwerdefrei. Welche Symptome treten meist zuerst auf?
9. Was verstehen Sie unter
   a) Infektion?
   b) Inkubationszeit?
   c) Viruspersistenz?
10. Erstellen Sie mögliche Pflegediagnosen für Herrn Ernst bezüglich seiner HCV-Infektion.
11. Herr Ernst liegt einige Tage stationär auf der chirurgischen Station des Krankenhauses. Erstellen Sie bitte eine Pflegeplanung zu den ATLs (Aktivitäten des täglichen Lebens) „Sich sicher fühlen und verhalten", „Atmen", „Sich bewegen".

Antworten

1. Zusammenfassung der Situation:
   Herr Ernst wird nach einem Sturz vom Mountainbike mit blutenden Wunden und Schmerzen beim Atmen vom Notarzt in die Notaufnahme des Krankenhauses gebracht. Dort informiert er das anwesende Pflegepersonal über seine bestehende Infektion mit dem HCV, damit die nötigen Vorsichtsmaßnahmen ergriffen werden können, um eine Ansteckung zu vermeiden.
2. Allgemein empfohlen ist eine Regelimpfung im Kindesalter. Desweiteren unterscheidet man zwischen einer beruflichen und einer persönlichen Indikation.
   - Berufliche Indikation:
     - medizinisches Personal
     - Mitarbeiter von Gemeinschaftseinrichtungen
     - Reinigungspersonal im Gesundheitsdienst
     - Mitarbeiter im Rettungsdienst
     - Polizisten
     - ggf. Sozialarbeiter/Vollzugsbeamte mit Kontakt zu Drogenabhängigen
   - Persönliche Indikation:
     - Dialysepatienten
     - Patienten mit chron. Vorerkrankungen der Leber
     - Patienten vor ausgedehnten chir. Eingriffen
     - Angehörige mit einem engen Kontakt zu chronisch infizierten Personen
3. Welche der folgenden Aussagen treffen zu bzw. sind falsch:

	richtig	falsch
Eine Auffrischungsimpfung gegen HBV muss jedes Jahr durchgeführt werden.		x
Die Grundimmunisierung besteht aus 3 Dosen im Abstand von 1 und 6 Monaten.	x	
Ein Patient mit einer HCV Infektion muss immer isoliert werden.		x
Der Impferfolg wird durch Bestimmung des Antikörperspiegels gegen das HBs-Antigen überprüft.	x	
Etwa 1 Mio. Menschen sind weltweit mit dem HCV infiziert.		x
Die akute Infektion wird anhand der Symptomatik schnell diagnostiziert.		x
Bei ca. 25 % der Infektionen ist der Übertragungsweg unbekannt.	x	
Aufgrund einer chronisch aktiven Hepatitis kann eine Leberzirrhose entstehen.	x	
Für Pflegepersonal besteht eine Impfpflicht.		x
Jedes Patientenblut muss als infektiös betrachtet werden.	x	

4. Postexpositionsprophylaxe: Kommt es trotz Vorsorgemaßnahmen zu einer Exposition mit Krankheitserregern oder muss eine solche vermutet werden, kann durch bestimmte Maßnahmen eine Infektion verhütet werden. Prophylaktische Maßnahmen sind:
   - Blutung unterstützen
   - Desinfizieren (Hautdesinfektionsmittel)
   - Verband bzw. Pflaster
   - Dokumentation im Verbandbuch
   - HIV, HBV und HCV-Testung bei der Person, bei der die Nadel verwendet wurde (durch Arzt)
   - serologische Untersuchung zum Antikörpernachweis veranlassen (HIV, HBV, HCV als Ausgangswert)
   - ggf. Impfungen auffrischen (HBV)
   - ggf. Prophylaxe (HIV)
5. Am häufigsten kommt es beim Wiederaufsetzen der Schutzkappe auf die benutzte Kanüle (Recapping) zu einer Nadelstichverletzung.
6. Im Hygieneplan werden 5 grundsätzliche Dinge geklärt:
   - Was? (Worum geht es?)
   - Wann? (Wann und wie oft wird es gemacht?)
   - Wie? (Wie wird es gemacht?)
   - Womit? (Welches Mittel muss in welcher Konzentration und mit welcher Einwirkzeit eingesetzt werden?)
   - Wer? (Wer muss es machen?)
7. a) Die Infektion mit HCV erfolgt überwiegend über Blut und Blutprodukte, d. h. gemeinsame Verwendung von Spritzen und Injektionsnadeln durch Drogenabhängige, früher auch durch Bluttransfusionen
   b) Die Übertragung eines HBV erfolgt:
      - über Blut (z. B. bei Drogengebrauch mit gemeinsamer Verwendung von Spritzen, Bluttransfusion, Nadelstichverletzung)
      - durch Sexualkontakt
      - vertikal von der Mutter auf das Kind
      - intrafamiliär über Verletzungen, Wunden, Speichel
8. Jahre nach der Infektion kommt es häufig zuerst zu
   - Urtikaria
   - Neuropathie
   - Glomerulonephritis
   - Gelenkbeschwerden
   - Abgeschlagenheit, Müdigkeit

9. a) Infektion: Aufnahme eines Krankheitserregers und seine Vermehrung im menschlichen Organismus
    b) Inkubationszeit: Zeit vom Eintritt des Virus in den Körper bis zur Reaktion des körpereigenen Abwehrsystems und dem Auftreten von Krankheitssymptomen
    c) Viruspersistenz: Virusinfektion, die lebenslang anhält (z. B. Herpesviren)
10. Pflegediagnosen:
    • Gefahr einer Leberfunktionsstörung: Risiko einer Reduzierung der Leberfunktion, die die Gesundheit beeinträchtigen könnte

• Bereitschaft für eine verbesserte Resilienz: Verhaltensmuster von positiven Reaktionen auf eine nachteilige Situation oder Krise, das gestärkt werden kann, um menschliche Entwicklungspotenziale zu verwirklichen
• Gefahr einer Machtlosigkeit: Risiko eines wahrgenommenen Mangels an Kontrolle über eine Situation und/oder die eigenen Fähigkeiten, ein Ergebnis einschneidend zu beeinflussen
11. Pflegeplanung für Herrn Ernst:

Pflegeproblem	Pflegeziel	Pflegemaßnahmen
ATL Sich sicher fühlen und verhalten Da Herr Ernst mit HCV infiziert ist, müssen spezielle Hygienemaßnahmen ergriffen werden.	Herr Ernst ist über die Risiken seiner Infektion informiert und verhält sich korrekt.	• Herr Ernst wird in seinem bisherigen Verhalten, die behandelnden Pflegekräfte bei pflegerischen und therapeutischen Maßnahmen zu informieren, unterstützt und bestärkt. • Vorgegebene Hygienemaßnahmen wie das Tragen von Schutzhandschuhen, Hände- und Flächendesinfektionsmaßnahmen werden konsequent umgesetzt. • Der Abfall, z. B. nach Verbandswechsel, wird getrennt entsorgt.
ATL Atmen Aufgrund des Rippenbruchs und der Rippenprellung hat Herr Ernst starke Schmerzen beim Atmen.	Herr Ernst ist schmerzfrei und sein Atemvorgang ist unbeeinträchtigt.	• Herrn Ernst über die Wichtigkeit des unbeeinträchtigten Atmens informieren und über Risiken einer beeinträchtigten Atmung aufklären. • Herrn Ernst in das auf Station übliche Instrument zum Schmerzassessment einweisen und sich davon überzeugen, dass der Patient damit umgehen kann und seine Schmerzen äußert. • Herrn Ernst regelmäßig nach der Schmerzintensität befragen. • Herrn Ernst Schmerzmedikamente nach Anordnung verabreichen, auf Wirksamkeit überprüfen. • mit Herrn Ernst Atemübungen (evtl. mit Hilfsmitteln) durchführen. • Patientenzimmer mehrmals täglich gut lüften. • Herrn Ernst in eine atemfördernde Position bringen. • Atemstimulierende Einreibungen durchführen. • Herrn Ernst in Techniken des schmerzfreien Abhustens einweisen.
ATL Sich bewegen Herr Ernst hat wegen der Rippenbrüche, -prellungen und zahlreichen Schürfwunden Schmerzen und bewegt sich deshalb wenig.	Herr Ernst ist schmerzfrei und bewegt sich entsprechen seiner Gewohnheiten.	• Herrn Ernst in das auf Station übliche Instrument zum Schmerzassessment einweisen und sich davon überzeugen, dass der Patient damit umgehen kann und seine Schmerzen äußert. • Herrn Ernst regelmäßig nach Schmerzintensität befragen. • Herrn Ernst Schmerzmedikamente nach Anordnung verabreichen, auf Wirksamkeit überprüfen. • Herrn Ernst bei Mobilisationsmaßnahmen unterstützen. • Herrn Ernst in Techniken einweisen, die ein schmerzreduziertes Aufstehen oder Bewegen im Bett ermöglichen (Kinästhetik). • Herrn Ernst die Wichtigkeit von Bewegung bewusst machen und über Risiken einer eingeschränkten Bewegung informieren.

Clostridium difficile

Herr Lüders ist glücklich: endlich wieder zu Hause. Nach einem zehntägigen Klinikaufenthalt genießt er es sehr, wieder in seiner gewohnten Umgebung zu sein, in der kleinen Einliegerwohnung im Haus seiner Tochter. Hier fühlt er sich sehr wohl, sowohl seine Tochter als auch der Schwiegersohn kümmern sich um ihn. Wenn er Hilfe braucht, sind sie für ihn da. Außerdem kommt jeden Morgen eine Gesundheits- und Krankenpflegerin von der örtlichen Sozialstation vorbei, um ihn bei der Körperpflege zu unterstützen. Sonst kann Herr Lüders alles alleine erledigen. Und wenn er seine Ruhe braucht, zieht er sich einfach zurück. Versorgen möchte er sich, so lange es irgendwie geht, sowieso selbst. Es wäre ihm sehr unangenehm, jemandem zur Last zu fallen.

Der Klinikaufenthalt dauerte viel länger als erwartet. Eingewiesen wurde er wegen starker Schmerzen im Nierenbereich. Er hatte schon einige Tage Schmerzen beim Wasserlassen und obwohl er darauf achtete, genügend zu trinken, wurde es immer schlimmer – zuerst Blut im Urin, dann Schmerzen, kaum mehr rühren konnte er sich. Der von seiner Tochter gerufene Notarzt wies ihn gleich in die Klinik ein. Nach mehreren Untersuchungen stand die Diagnose fest. Man teilte Herrn Lüders mit, dass er eine Nierenbeckenentzündung habe. Diese müsse mit Antibiotika behandelt werden. Herr Lüders wurde stationär aufgenommen, denn regelmäßige Untersuchungen waren nötig und die Gefahr, dass seine Nieren dauerhaft geschädigt würden, war sehr groß. Er fügte sich seinem Schicksal. Anfangs fühlte er sich sowieso ziemlich krank. Die ersten Tage hat er fast nur geschlafen. Nach einigen Tagen hatte Herr Lüders kaum noch Beschwerden und begann, sich zu langweilen. Versorgen konnte er sich wieder selbst, die Pflegekräfte sah er nur noch morgens und wenn ihm das Antibiotikum, das er als Infusion bekam, verabreicht wurde. Täglich war jemand von der Familie zu Besuch da und er freute sich besonders, dass auch die mittlerweile fast erwachsenen Enkelkinder vorbeischauten. Aber jetzt war das alles überstanden. Herr Lüders fühlt sich zwar noch etwas schwach, er muss die nächsten 2 Tage weiterhin seine Antibiotikatabletten schlucken, dann ist alles ausgestanden. Am nächsten Morgen während der Körperpflege, bei der er wie gewohnt von einer Pflegekraft unterstützt wird, verspürt er leichte Bauchschmerzen und muss gleich zur Toilette. Herr Lüders hat wässrige, später breiig-schleimige Durchfälle. Er kann sich das gar nicht erklären, denn er hat normalerweise keinen empfindlichen Darm, denn schlecht ist ihm eigentlich nicht. Die Gesundheits- und Krankenpflegerin vermutet aber gleich etwas ganz anderes: eine Clostridium-difficile-assoziierte Diarrhö. Sie nimmt gleich Kontakt zu Herrn Lüders Hausarzt auf und eine Stuhlprobe wird angeordnet. Herr Lüders will auf keinen Fall wieder ins Krankenhaus. Die Vorstellung, dort isoliert liegen zu müssen, wie ihm die Gesundheits- und Krankenpflegerin erklärte, schreckt ihn noch mehr ab. Wenn's irgendwie geht, möchte er zu Hause bleiben. Er ist froh, zu hören, dass dies prinzipiell möglich ist. Die Durchfälle dürfen allerdings nicht schlimmer werden und er muss besondere Hygienemaßnahmen beachten. Die Gesundheits- und Krankenschwester nimmt sich Zeit, den Patienten und seine Familie über die Erkrankung und die erforderlichen Verhaltensregeln zu informieren. Herr Lüders verspricht, sich an alle Vorgaben zu halten. Hauptsache nicht mehr ins Krankenhaus.

Fragen zum Fallbeispiel

1. Bitte fassen Sie die Situation zusammen:
2. Clostridium difficile hat sich nach der Antibiotikagabe im Darm von Herr Lüders vermehrt. Nennen Sie bitte weitere mögliche Nebenwirkungen einer Antibiotikatherapie.
3. Mit welchen Medikamenten wird eine Clostridieninfektion behandelt?
4. Herr Lüders leidet unter typischen Symptomen einer Gastroenteritis. Welche Ihnen bekannten Keime können ähnliche Symptome hervorrufen?
5. Wie wird die durch das Clostridium difficile hervorgerufene antibiotikaassoziierte Kolitis noch genannt?
6. Welche Hygienemaßnahmen müssen im Fall einer Infektion mit dem Clostridium difficile durchgeführt werden?
   a) Herr Lüders erfährt, dass man ihn im Krankenhaus aufgrund der Infektion isolieren würde. Beschreiben Sie wichtige Hygienemaßnahmen, die in stationären Einrichtungen durchgeführt werden müssen, und begründen Sie diese.
   b) Herr Lüders darf nach der Diagnosestellung der Clostridium-difficile-assoziierten Diarrhö erst einmal in seiner Wohnung bleiben.
   • Welche Hygienemaßnahmen empfehlen Sie Herrn Lüders und seiner Familie?
   • Warum unterscheiden sich diese Maßnahmen von denen, die im Krankenhaus durchgeführt werden? Auf was sollten Herr Lüders und seine Familie in den nächsten Tagen besonders achten?
7. Im Krankenhaus würde bei Herr Lüders eine Standardisolierung durchgeführt. Unterscheiden Sie bitte: Wann erfolgt eine Standardisolierung, wann eine Umkehrisolierung?
8. Clostridium difficile ist ein sehr häufig vorkommender Erreger; auch bei gesunden Menschen ist das Bakterium oft nachweisbar. Beschreiben Sie bitte einige Erregereigenschaften.
9. Welche der folgenden Aussagen treffen zu bzw. sind falsch:

	richtig	falsch
Clostridium difficile ist der häufigste Erreger einer nosokomialen Infektion.		
Die Symptomatik beschränkt sich auf eine milde, wässrige Diarrhö.		
Auf eine Clostridieninfektion kann eine schwere Kolitis mit toxischem Megakolon folgen.		

Von einer Diarrhö spricht man, wenn mindestens dreimal täglich ungeformte Stühle abgesetzt werden.

Eine sichere Diagnosestellung ist nicht möglich.

Die Diagnose wird anhand der Symptomatik und der mikrobiologischen Diagnostik gestellt.

Vancomycin sollte oral verabreicht werden.

Nach einer Clostridieninfektion kommt es selten zu Rezidiven.

Eine überlegte Antibiotikagabe kann die Häufigkeit von Clostridieninfektionen senken.

Die Sporen des Clostridium difficile sind resistent gegen Alkohol.

Auch schwere Fälle von Clostridium-difficile-Infektionen sind nicht meldepflichtig.

10. Welche Risikofaktoren neben der Antibiotikaeinnahme sind Ihnen außerdem bekannt?
11. Die Gesundheits- und Krankenpflegerin der Sozialstation macht eine Pflegeplanung für Herrn Lüders. Wie könnte diese zu den ATLs „Essen und Trinken" und „Ausscheiden" aussehen?

Antworten

1. Zusammenfassung der Situation:
   Herr Lüders wurde wegen einer akuten Pyelonephritis längere Zeit stationär in einem Krankenhaus mit Antibiotika therapiert. Nach der Entlassung bekommt er plötzlich wässrige, spritzende Durchfälle. Es handelt sich um eine Clostridium-difficile-assoziierte Diarrhö.
2. Überempfindlichkeitsreaktionen wie:
   - Hautausschlag
   - Quaddelbildung, Ödembildung
   - Juckreiz
   - Atemnot
   - Kreislaufreaktionen mit Schwäche, Blutdruckabfall
   - anaphylaktischer Schock
3. Obwohl Antibiotika eine Clostridieninfektion begünstigt, wird mit Antibiotika therapiert: Metronidazol und Vancomycin (per os).
4. Pathogene Darmkeime sind:
   - Viren: Rotaviren, Noroviren
   - Bakterien: Salmonellen, Campylobacter („Lebensmittelvergiftung"), Escherichia coli (z. B. EHEC, enterohämorrhagische E. coli)
5. Pseudomembranöse Kolitis
6. a) Speziell erforderliche Hygienemaßnahmen im Krankenhaus:
   - Isolierung: andere Patienten, die ebenfalls Antibiotika einnehmen, dürfen nicht gefährdet werden

- Schutzkleidung. Handschuhe, Schutzkittel: dienen ebenfalls dem Schutz der anderen Patienten
- Handwäsche!: alkoholisches Händedesinfektionsmittel tötet die Sporen nicht ab! Deshalb ist das Händewaschen die beste Prävention; anschließend Händedesinfektion
- Medizinprodukte und Produkte des täglichen Bedarfs patientenbezogen verwenden
- Abfall im Zimmer sammeln und getrennt entsorgen
- Begründung: Die erforderlichen Hygienemaßnahmen (sowohl die Maßnahmen zur Isolierung als auch das Tragen von Schutzkittel und Handschuhen) dienen dem Schutz anderer Patienten, die ebenfalls Antibiotika nehmen.
   b) Speziell erforderliche Hygienemaßnahmen im häuslichen Bereich:
- Der Patient sollte eine eigene Toilette haben bzw. es muss gewährleistet sein, dass diese Toilette ausschließlich von ihm benutzt wird. Eine korrekte Händehygiene ist besonders wichtig; vor einer Händedesinfektion sollte immer eine mechanische Reinigung mit Seife erfolgen. Gegenstände des täglichen Gebrauchs und Dinge, die besonders häufig angefasst werden, wie Türklinken, Fernbedienungen, Treppengeländer, sollten einer Wischdesinfektion unterzogen werden.
- Im Krankenhaus dienen die Hygienemaßnahmen dem Schutz der anderen Patienten. Im häuslichen Umfeld von Herr Lüders lebt niemand, der zur speziellen Risikogruppe gehört. Seine Angehörigen nehmen keine Antibiotika ein, ihre Immunabwehr funktioniert. Deshalb sind sie nicht gefährdet.
- Besonders achten sollten Herr Lüders und seine Familie auf den Krankheitsverlauf und die Häufigkeit der Durchfälle, auf das Allgemeinbefinden und ausreichende Trinkmengen.
7. Standardisolierungsmaßnahmen dienen hauptsächlich dem Schutz anderer Patienten und dem Personal. Sie verhindern, dass pathogene Keime des Betroffenen auf andere übertragen werden.
   Eine Umkehrisolierung wird durchgeführt, um einen Patienten vor den Keimen von Personal und Umwelt zu schützen, z. B. bei immunsupprimierten Patienten, Patienten mit einer Abwehrschwäche oder Patienten nach Transplantationen.
8. Clostridium difficile hat bestimmte Erregereigenschaften: Es handelt sich um ein grampositives, anaerobes Stäbchenbakterium. Unter bestimmten Bedingungen bildet es umweltresistente Sporen, die wiederum Toxine bilden, welche pathogen wirken. Die Toxine verursachen die spezielle Symptomatik, die Durchfälle und die Schädigung der Darmzellen.
9. Welche der folgenden Aussagen treffen zu bzw. sind falsch:

	richtig	falsch
Clostridium difficile ist der häufigste Erreger einer nosokomialen Infektion.	x	
Die Symptomatik beschränkt sich auf eine milde, wässrige Diarrhö.		x
Auf eine Clostridieninfektion kann eine schwere Kolitis mit toxischem Megakolon folgen.	x	
Von einer Diarrhö spricht man, wenn mindestens dreimal täglich ungeformte Stühle abgesetzt werden.	x	
Eine sichere Diagnosestellung ist nicht möglich.		x
Die Diagnose wird anhand der Symptomatik und der mikrobiologischen Diagnostik gestellt.	x	
Vancomycin sollte oral verabreicht werden.	x	

	richtig	falsch
Nach einer Clostridieninfektion kommt es selten zu Rezidiven.		x
Eine überlegte Antibiotikagabe kann die Häufigkeit von Clostridieninfektionen senken.	x	
Die Sporen des Clostridium difficile sind resistent gegen Alkohol.	x	
Auch schwere Fälle von Clostridium-difficile-Infektionen sind nicht meldepflichtig.		x

10. Neben der Antibiotikagabe begünstigen folgende Risikofaktoren eine Infektion:
- ein hohes Lebensalter
- Komorbidität
- lange Verweildauer auf einer Intensivstation
- Einnahme von Protonenpumpenhemmern

11. Pflegeplanung für Herrn Lüders:

Pflegeproblem	Pflegeziel	Pflegemaßnahmen
ATL Essen und Trinken Aufgrund der Durchfälle besteht bei Herrn Lüders die Gefahr einer Exsikkose und unzureichender Ernährung.	Herr Lüders nimmt ausreichend Flüssigkeit zu sich.	• Beim Patienten regelmäßig auf Exsikkosezeichen wie stehende Hautfalten, trockene Mundschleimhaut, starkes Durstgefühl achten. • Patient über die Wichtigkeit einer ausreichenden Trinkmenge/Nahrungsaufnahme informieren. • Familie in die Maßnahmen mit einbeziehen, z. B. Lieblingsessen zubereiten, Zwischenmahlzeiten anbieten, Auswahl bieten, Gesellschaft bei den Mahlzeiten leisten. • Ausreichende Flüssigkeit anbieten/bereitstellen. • Patient zur Gewichtsverlaufskontrolle anhalten.
ATL Ausscheiden Herr Lüders hat mehrmals täglich plötzlich einsetzende, nicht immer kontrollierbare Durchfälle.	Herr Lüders zeigt ein physiologisches Stuhlverhalten.	• Mit dem Patienten eventuell nötige Inkontinenzmaßnahmen besprechen, das benötigte Material besorgen und den Patienten in den Umgang und die Entsorgung einweisen. • Bei Herrn Lüders für Akzeptanz der angebotenen Hilfsmittel sorgen. • Patient kontrollieren (befragen), ob entsprechende Maßnahmen der Körper- und Hautpflege stattfinden, ihn darin einweisen oder sie wenn nötig übernehmen. • Patient anleiten und die Notwendigkeit erklären, die Häufigkeit und Konsistenz der Stuhlgänge zu beobachten und Veränderungen mitzuteilen.
ATL Sich sicher fühlen und verhalten Herr Lüders kann durch unsachgemäßes Verhalten sich und andere schädigen.	Herr Lüders hält sich korrekt an die mit ihm besprochenen Verhaltensregeln.	• Patient in die erforderlichen Hygienemaßnahmen einweisen, auf die Bedeutung der mechanischen Händewäsche mit Seife hinweisen, zur korrekten Händedesinfektion anleiten und die Umsetzung überprüfen. • Patient und seine Familie in Maßnahmen der Wischinfektion einweisen. • Herrn Lüders über die Folgen eines unsachgemäßen Verhaltens aufklären und ihn auf die Wichtigkeit der Maßnahmen hinweisen. • Herrn Lüders und die Familie über die Infektion und den Verlauf informieren. • Herrn Lüder über die nötigen Schutzmaßnahmen von Seite der Pflege informieren. • Herrn Lüders in seinen Bemühungen, sich korrekt zu verhalten, bestärken und unterstützen.

Glossar

A

Abklatsch
Nährbodenoberflächen, die auf zu prüfende Flächen (z. B. Arbeitsflächen, Haut) gedrückt werden

Aciclovir
Medikament zur Behandlung von Herpes- und Windpockenvirus-Infektionen

Adiuretin
Hormon des Hypophysenhinterlappens zur Beschränkung der Wasserausscheidung über die Nieren

Adjuvanzien
Hilfsstoffe (z. B. eines Impfstoffs)

Adrenalin
Hormon des Nebennierenmarks zur Regelung der Blutverteilung und Stresshormon

Aerobier
obligate Aerobier: Bakterien, die Sauerstoff benötigen; fakultative Aerobier: Bakterien, die mit und ohne Sauerstoff vermehrungsfähig sind

aerogen
über Luft verbreitet

Aerosol
mit dem bloßen Auge nicht sichtbare Flüssigkeitströpfchen

Aflatoxine
giftige Stoffwechselprodukte von bestimmten Schimmelpilzen, können auch Leber- und Nierenkrebs hervorrufen

Aktivator
zur Tätigkeit anregender Stoff

Akzeleration
Beschleunigung

Albumine
Gruppe einfacher Eiweiße, die in Wasser löslich sind und neutral reagieren

Alkalireserve
Menge der basischen Substanzen im Blut, die zur Bindung von Kohlensäure zur Verfügung stehen

alkalisch
laugenartig

Allergen
Überempfindlichkeitsreaktion hervorrufender Stoff

Allergie
Überempfindlichkeitsreaktionen als Erkrankung

Anaerobier
Bakterien, die sich nur in Abwesenheit von Sauerstoff vermehren; Sauerstoff ist für sie schädlich

Anaphylaktischer Schock
Atemnot- und Schocksymptomatik als Folge einer Überempfindlichkeitsreaktion

anorganisch
unbelebt, mineralisch

Antagonist
Gegenspieler

antibakteriell
nicht normierter Begriff für Maßnahmen gegen Bakterien

Antibiogramm
Test zum Nachweis der Empfänglichkeit oder Resistenz eines Bakterienstamms gegenüber verschiedenen Antibiotika; der Begriff wird auch für das Testergebnis selbst verwendet (Synonym: Resistogramm)

Antibiose
Antibiotikatherapie

Antibiotikum
Medikament gegen die Vermehrung oder zur Abtötung von Bakterien

Antigen
Stoff, der eine spezifische Immunreaktion bewirkt

Antikörper
Eiweißmoleküle der spezifischen Abwehr

antimikrobiell
nicht normierter Begriff für Maßnahmen gegen Mikroorganismen

antimykotisch
nicht normierter Begriff für Maßnahmen gegen Pilze

Antisepsis
keimarme oder sterile Bedingungen; heute auch gebraucht als Begriff für antimikrobielle Maßnahmen am Ausgangsort bzw. an der Eintrittspforte einer möglichen Infektion

Antiseptika
Substanzen, die Mikroorganismen abtöten; sie wirken durch Schädigung der Zellwand unmittelbar bakterizid oder fungizid, ohne wie Antibiotika den Stoffwechsel zu beeinflussen

apathogen
keine Krankheit verursachend

arteriosklerotische Plaques
Stoffwechselablagerungen in den Blutgefäßwänden, die die Gefäßfunktion beeinträchtigen

Arthralgie
Gelenkschmerzen

Arthritis
Gelenkentzündung

Arthropoden
Gliederfüßer

Asepsis
sehr geringe Keimzahl oder Sterilität; heute auch Oberbegriff für die Gesamtheit aller Maßnahmen zur Verhütung einer Infektion oder Kontamination

Ausbruch
zwei oder mehr im Haus erworbene Infektionen mit epidemiologischem Zusammenhang, also zeitlich und örtlich eng miteinander verbunden

Ausscheider
Person, die Krankheitserreger im Stuhl ausscheidet

Autoklav
alte Bezeichnung für Dampfsterilisator

Avidität
Bindungsstärke von Antikörpern

B

Bakteriämie
Phase, in der Bakterien im Blut sind

Bakteriostase
Vermehrungshemmung bei Bakterien, z. B. durch bakteriostatische Medikamente

Bakterizidie
Abtötung von Bakterien, z. B. durch bakterizide Medikamente

basisch
alkalisch reagierend

BGA-Richtlinie
Richtlinie des Bundesgesundheitsamtes, Vorläufer der RKI-Richtlinie

Biochemie
Lehre von den chemischen Vorgängen in Lebewesen

Bioindikator
standardisiert mikrobiell kontaminierter Prüfkörper zur Kontrolle von Desinfektions- und Sterilisationsverfahren

Biowaffen
Krankheitserreger, die zu militärischen Zwecken oder als Terrormaßnahme absichtlich verbreitet werden

Biozidgesetz, Biozidverordnung
normatives Regelwerk für Herstellung und Vertrieb lebensgefährlicher Substanzen

B-Lymphozyten, B-Zellen
Immunzellen der spezifischen Abwehr, zur Antikörperproduktion fähig

Bouillon
flüssiges Kulturmedium für Bakterien

Bowie-Dick-Test
Verfahren zur Kontrolle bei Dampfsterilisation mit fraktioniertem Vakuum

Bronchiolitis
Entzündung der kleinen Bronchialäste

Bronchitis
Entzündung der Bronchien

C

chemische Desinfektion
chemische Mittel mit Mindestkeimreduktionsfaktor 4 (99,99 %), unter Laborbedingungen

chemothermische Desinfektion
maschinelle chemische Desinfektionsverfahren in Verbindung mit Wärme (i. d. R. 60 °C)

Clearance
Fähigkeit eines Organs, eine bestimmte chemische Substanz aus dem Blut zu entfernen

Colitis
Dickdarmentzündung

D

Darmflora
Bakterien, die normalerweise den Darm besiedeln und die Nahrungsreste abbauen und nutzen

Dauerausscheider
Person, die Krankheitserreger mit dem Stuhl über einen langen Zeitraum hinweg ausscheidet

Degeneration
1. Entartung des Erbgutes, 2. Abbau von Zellen oder Organen

Dekontamination
Verfahren zur Keimentfernung; weniger wirksam als Desinfektion, aber wirksamer als Reinigung

Desinfektionsmittelliste
Liste geprüfter Desinfektionsmittelpräparate, die für verschiedene Zwecke von unterschiedlichen Organisationen zur Verfügung gestellt werden

Desinfektor
Berufsbezeichnung nach erfolgreich absolvierter Ausbildung in Verfahren der Desinfektion, Sterilisation und der technischen Hygiene

desodorieren
geruchlos machen von Fetten durch Dämpfung

diagnostisches Fenster
Zeitraum, in dem zwar bereits Symptome der Erkrankung bestehen, Antikörpernachweistests jedoch noch keine Immunreaktion auf den Erreger feststellen können

Diarrhö
Durchfall

Diurese
Harnausscheidung

DNS bzw. DNA
Desoxyribonukleinsäure bzw. -acid; langkettiges Molekül; das Erbgut (die Chromosomen) der Zellen von Pflanzen, Tieren, Pilzen, Parasiten und Bakterien sowie von einigen Viren besteht aus DNA

Durchseuchung
benennt den Anteil der Bevölkerung, der mit einem Krankheitserreger bereits Kontakt hatte oder hat

E

Ekzem
Hautausschlag

Element
Grundstoff, der durch chemische Reaktionen nicht weiter zerlegt werden kann

ELISA, EIA, Enzymimmuntest
Verfahren zum Antikörper- oder Antigennachweis

Emulsion
gleichmäßige Verteilung feinster Kügelchen einer Flüssigkeit in einer anderen

endemisch
Verbreitung und gelegentliches Auftreten einer Krankheit in einer bestimmten Landesregion

endogen
im Körper selbst entstehend, von innen kommend

Endwirt
Lebewesen, in dem ein Parasit in den fortpflanzungsfähigen Zustand heranreift

enteral
auf den Darm bzw. die Eingeweide bezogen

Enterogastron
Stoff in der Wand des Zwölffingerdarms, der auf dem Blutweg Magensaftabsonderung und Magenbewegung hemmt

Enterokinase
vom Zwölffingerdarm in den Darmsaft abgeschiedener Stoff, der Trypsinogen in Trypsin umwandelt

Enthemmer
Zusatz zu Kontroll-Nährböden mit dem Ziel, Desinfektionsmittelreste schnell zu inaktivieren

Enzephalitis
Hirnentzündung

Enzym
von Zellen gebildete, komplexe organische Stoffe, die den Ablauf einer chemischen Umsetzung beschleunigen

Eosinophilie
Anstieg des Anteils eosinophiler Granulozyten im Blut

Epidemie
in einem bestimmten, engen Zeitraum in einem Gebiet gehäuftes Auftreten einer Infektionskrankheit

Epidemiologie
Lehre von der Ausbreitung von Erkrankungen

Erepsin
Enzymgemisch der Epithelzellen des Dünndarms, das Polypeptide in Aminosäuren aufspaltet

Erhebung
Erfassung vorgegebener Krankheitsbilder innerhalb einer gewissen Zeit in klinischen Einrichtungen; Fälle werden anonym an das RKI gemeldet

F

fäkal-oral
Infektionserreger wird über Stuhl ausgeschieden und über den Speiseweg aufgenommen

Feedback
Rückkoppelung

fungistatisch
Pilze an der Vermehrung hindern

fungizid
Pilze abtötend

G

Gammaglobuline
Bluteiweiße von hohem Molekulargewicht, Antikörper

Gastrointestinaltrakt
Magen-Darm-Trakt; meist ist der Speiseweg vom Mund bis zum Anus gemeint

Gedächtniszellen
T- und B-Lymphozyten, die auch viele Jahre nach einer Infektion oder Impfung noch im Körper existieren und den Immunschutz vermitteln

Gesundheitsamt
mit einem Amtsarzt besetzte Behörde (IfSG § 2 Satz 14)

Glukose
wichtigster einfacher Zucker im Organismus (Traubenzucker)

Glykoproteide
aus Eiweiß und Kohlenhydraten aufgebaute Stoffe

Glykosurie
Ausscheidung von Zucker im Harn

Glyzerin
dickflüssiger, wasseranziehender Alkohol von süßlichem Geschmack

Gramfärbung
Färbemethode für Bakterien bei Untersuchungen mit dem Lichtmikroskop

Granulozyten
„weiße" Blutzellen, die an Erregerabwehr und Eiterbildung beteiligt sind; werden aufgrund ihrer Anfärbbarkeit unterteilt in „neutrophile", „basophile" und „eosinophile" Granulozyten, die jeweils unterschiedliche Funktionen haben

grippaler Infekt
Erkältung

Grippe
Infektion durch Grippeviren

H

Hämoglobin
eisenhaltiger, sauerstoffbindender roter Blutfarbstoff

Hämorrhagie
Blutung

hämorrhagisch
mit inneren oder äußeren Blutungen verbunden

Heißluftsterilisation
Sterilisation unter Verwendung trockener Hitze

Helminthen
Würmer

Hepatitis
Leberentzündung aufgrund einer Infektion oder toxischen Schädigung

Hepatokrinin
hormonähnlicher Stoff der Schleimhaut des Zwölffingerdarms, der die Gallebildung in der Leber anregt

Hepatosplenomegalie
Anschwellen von Leber und Milz

Herpes
durch Herpes-simplex-Virus verursachte Infektion oder Reaktivierungsreaktion

Hirnatrophie
Verlust an Hirngewebe durch Nervenzellschädigung

Histamin
Peptid, das bei einer Entzündungsreaktion aus Zellen freigesetzt wird

HIV
Humanes Immunschwächevirus („Human Immunodeficiency Virus")

HLA-Moleküle
Oberflächenmoleküle menschlicher Zellen, die bei der Immun- und Tumorabwehr sowie bei der Transplantatabstoßung eine Rolle spielen

Hospitalismus
alte Bezeichnung für „nosokomiale Infektion"; heute z.B. auch für die psychischen (negativen) Folgen einer Klinikunterbringung verwendet

humoral
durch Eiweiße und andere Substanzen und nicht durch Zellen bedingt

humoral
Körperflüssigkeiten betreffend

Hydrolase
Enzym, das durch Einbau von Wasser ein Molekül sprengt

Hygienefachkraft
Pflegefachkraft mit Weiterbildung im Bereich Hygiene

Hygieneplan
Sammlung von Standards zur Hygiene; enthält Arbeitsanweisungen für regelmäßige hygienische Maßnahmen sowie für das Auftreten bestimmter Infektionen in Abteilungen oder Bereichen von Kliniken und anderen Einrichtungen des Gesundheitsdienstes, Gemeinschaftseinrichtungen und bestimmten Industriebetrieben

Hygieniker
Arzt für Hygiene und Umweltmedizin oder Mikrobiologie und Infektionsepidemiologie

Hyperimmunglobulin
Serum, das große Mengen erregerspezifischer Antikörper enthält

Hyposekretion
ungenügende Absonderung

I

ICD-10
10. Fassung der Internationalen Klassifikation der Krankheiten („International Classification of Diseases"), Zusammenstellung einzelner Krankheitsdefinitionen

Ikterus
Gelbfärbung von Haut und Schleimhäuten durch Bilirubin

Ileus
Darmverschluss

Immunblot
Verfahren zum Antikörpernachweis in der Krankheitsdiagnostik

Immunfluoreszenztest
immunologischer Nachweis von Erregern oder Antikörpern mittels Fluoreszenzmikroskop

Immunglobulin (Ig)
Antikörper, Eiweiß zur Abwehr von Krankheitserregern

Immunglobulinklassen
Immunglobuline A, D, E, G und M

Immunogenität
Eigenschaft, eine Immunantwort hervorzurufen

Impfmüdigkeit
das Nachlassen der Bereitschaft zur Impfung

Indikatorkeime
Mikroorganismen, die z. B. auf eine fäkale Kontamination hinweisen

Infektionsschutzgesetz
regelt u. a. Sicherheitsmaßnahmen im Umgang mit Infektionserregern und Infektionskrankheiten sowie die Pflicht zur Meldung von Infektionskrankheiten und Impfzwischenfällen

Inkubationszeit
Zeitraum zwischen Erregeraufnahme und ersten Krankheitssymptomen

innere Sekretion
Abgabe von Hormonen an das Blut

Interferon (IFN)
Zytokingruppe, wirkt bei der Erregerabwehr

Interleukine
Gruppe von Zytokinen

intrauterin
in der Gebärmutter

intrazerebral
im Gehirn

J

Jejunum
Leerdarm, erster Abschnitt des freien Dünndarms

K

Kapsid
Viruskapsel

Kardiomyopathie
Herzmuskelerkrankung

Karzinogene
Substanzen oder Faktoren, die eine Krebsentstehung begünstigen

Kohlendioxid
Anhydrid der Kohlensäure, oft kurz als Kohlensäure bezeichnet; gasförmiges Stoffwechselprodukt, das durch die Lungen ausgeschieden wird

Kohlenhydrate
organische Verbindungen, die sich aus Kohlenstoff (C), Wasserstoff (H) und Sauerstoff (O) aufbauen, wobei das Verhältnis von H und O wie bei Wasser (H_2O) 2 : 1 ist

Kollagen
Gerüsteiweiße, die beim Kochen Leim (Gelatine) ergeben

Kolonisierung
Besiedlung von Haut, Schleimhäuten oder Wunden durch Bakterien mit Vermehrung, Synonym *Kolonisation*

Komplementproteine, -faktoren
Serumproteine für die unspezifische Immunabwehr (Komplementsystem)

Kondylome
Warzen am äußeren Genitale

Konjunktivitis
Augenbindehautentzündung

konnatal
angeboren

Konstitution
Gesamtzustand eines Menschen

Konstitutionstyp
Gruppierung ererbter und erworbener Eigenschaften, die mit großer Regelmäßigkeit auftritt

Kontamination
pathogene Keime auf Händen oder Gegenständen

Kortison
wichtiges Hormon der Nebennierenrinde zur Regelung des Blutzuckerspiegels und Langzeitstresshormon

Kreatin
wichtige chemische Substanz des Muskels, die eine Rolle bei der Muskelarbeit spielt; Ausscheidung im Harn als Kreatinin (= Anhydrid des Kreatins)

L

Latenz
Zeitraum, während dessen ein Krankheitserreger sich nicht vermehrt oder zumindest keine Symptome verursacht, obwohl er im Körper ist

Leberzirrhose
fibrotische Lebergewebszerstörung aufgrund von Infektionen oder toxischen Substanzen

Leukopenie
Verminderung der weißen Blutzellen

Lipidschicht
Fetthülle um Zellen und Organellen sowie einige Viren

Lipoide
fettartige Stoffe

Lipopolysaccharide
Teile der Bakterienzellwand, lösen Fieber und Sepsis aus

Lungeninfiltrat
Ansammlung von Abwehrzellen im Lungengewebe

Lymphozyten
zentrale Zellen der spezifischen Erregerabwehr

Lymphozyten
Lymphzellen; Immunzellen zur Abwehr von Infektionserregern

M

Makrophagen
Abwehrzellen, die aus Monozyten entstehen

Meningitis
Hirnhautentzündung

Metabolismus
Stoffwechsel

Mikroorganismen
Kleinstlebewesen (sog. Keime), die man einzeln mit dem bloßen Auge nicht sieht; bestimmte Keime, z.B. Fäulnisbakterien, können den Verderb von Lebensmitteln verursachen oder sogar zu Lebensmittelvergiftungen führen (z.B. Salmonellen und Streptokokken)

Molekül
kleinstes Massenteilchen, das noch alle Eigenschaften der betreffenden Substanz zeigt

Monozyten
Blutzellen zur Erregerabwehr

MRGN
Sammelbezeichnung für multiresistente gramnegative Stäbchenbakterien

MRSA
Methicillin-resistenter Staphylococcus aureus; Synonym ORSA (Oxacillin-resistenter Staphylococcus aureus)

Mukopolysaccharide
mit Schleimstoffen verbundene Mehrfachzucker

Mykotoxine
im engeren Sinne toxische Stoffwechselprodukte bestimmter Pilze, die diese während des Wachstums auf Lebensmitteln oder Futterstoffen bilden

Myokarditis
Herzmuskelentzündung

N

NaOH
Natriumhydrochlorid, chemische Substanz zur Desinfektion, in wässriger Lösung stark alkalisch

Natrium
Alkalimetall mit dem Elementsymbol Na

Natriumchlorid
Kochsalz (NaCI)

Nissen
befruchtete Eier der Läuse

NK-Zellen
natürliche „Killer"-Zellen; Teil der unspezifischen Erregerabwehr

Nosokomial
„im Haus erworben"; Bezeichnung für in der Pflegeeinrichtung/im Krankenhaus erworbene Infektion

NRZ
Nationales Referenzzentrum z. B. für bestimmte Erreger; Infektionsstatistik (Surveillance)

Nukleinsäuren
Kernsäuren, die sich aus Purinstoffen, Zucker und Phosphorsäure aufbauen

O

Oberflächenbehandlungsmittel
Zusatzstoffe, die insbesondere Südfrüchte vor Verderb schützen sollen oder in Form von natürlichem oder künstlichem Wachs als Schutzschicht dienen, um den Feuchtigkeitsverlust der Früchte möglichst gering zu halten

Oozyste
frühes Stadium, aus dem ein Protozoon heranreift

oral
durch den Mund

ORSA
s. MRSA

Öse
Werkzeug zum Anlegen von Bakterienkulturen

Ovulationshemmer
Hormonpräparat zur Beeinflussung des Eisprungs („Pille")

Oxidation
Anlagerung von Sauerstoff oder Entzug von Wasserstoff

Oxidationsschutzstoff
verhindert unerwünschte Verbindungen mit Sauerstoff (Antioxidanzien)

P

Paralyse
Lähmung

Parasitose
Parasitenerkrankung

Parästhesien
Missempfindungen, Kribbeln

Parasympathikus
Anteil des vegetativen Nervensystems, der der Erholungsphase der Organe dient; der parasympathische Wirkstoff ist das Azetylcholin

Pathogenität
Eigenschaft, eine Krankheit zu verursachen (krankheitserregend); „obligat pathogen" bedeutet dabei immer krankheitserregend, „fakultativ pathogen" nur außerhalb des normalen Siedlungsortes krankheitserregend

PCR
Polymerase-Kettenreaktion (Polymerase Chain Reaction); Verfahren zum DNA- oder RNA-Nachweis

Perikarditis
Herzbeutelentzündung

Peristaltik
fortschreitende, rhythmische Kontraktion von Hohlorganen

Persistenz
Verbleib eines Krankheitserregers im Körper

Phagozytose
„Verschlingen" und Abbau von Fremdkörpern und Mikroben durch Blutzellen

Pharyngitis
Rachenentzündung

Plasmazellen
aktivierte B-Lymphoyzten bei der Antikörperproduktion

Pneumonie
Lungenentzündung

Poliomyelitis
Kinderlähmung

Polyneuropathie
Erkrankung der peripheren Nerven mit Gefühls- und auch motorischen Störungen

Polypeptid
Eiweißbaustein, der aus zahlreichen Aminosäuren besteht

Polysaccharid
aus einer großen Zahl von einfachen Zuckern aufgebautes Kohlenhydrat, z. B. Stärke oder Glykogen

Polysaccharide
Zuckerverbindungen; hier im Besonderen Moleküle aus der Bakterienkapsel

Prävention
Vorbeugung

Prion
Von „proteinhaltiges infektiöses Partikel"; Krankheitserreger, der keine eigene Erbsubstanz zur Vermehrung braucht

Proglottiden
Körperglieder eines Bandwurms

Proteide
zusammengesetzte Eiweiße, die außer Aminosäuren noch andere Stoffgruppen enthalten

Protein
Eiweiß

Proteine
einfache Eiweißkörper, die nur aus Aminosäuren aufgebaut sind

psychotrop
psychische Reaktionen verursachend

Purpura
flächenhafte Einblutung in die Haut

Pylorus
Magenpförtner

Q

Quarantäne
Absonderung eines Erkrankten zum Schutz vor Infektausbreitung

R

Raumdesinfektion
Desinfektion von Räumen durch Vernebelung von Formaldehyd nach Anordnung durch das Gesundheitsamt

Reaktivierung
erneute Erregervermehrung nach einer Zeit der Latenz

reflektorisch
selbsttätig, unwillkürlich

Reflex
einfachste Betätigung des Zentralnervensystems, die automatisch eine bestimmte Antwort auf einen Reiz ermöglicht

REM
Rapid Eye Movement; Schlafphase mit lebhaften Träumen, die erinnert werden, wenn die träumende Person gleich geweckt wird

Renin
in der Niere vorkommender Stoff, der den Blutdruck erhöht

Resorption
Aufsaugen

Retinol
chem. Bezeichnung für Vitamin A

Rezeptor
hier gemeint: Struktur an der Zelloberfläche, an die ein Krankheitserreger vor dem Eindringen in die Zelle bindet

Rezeptor
Empfänger

Rhinitis
Entzündung der Nasenschleimhaut

Riboflavin
Vorstufe von Vitamin B_2

RKI
Robert Koch-Institut in Berlin; Behörde mit Zuständigkeit für die Infektionsprävention

RKI-Richtlinien
Richtlinien des Robert Koch-Instituts zur Krankenhaushygiene und Infektionsprävention

RNS bzw. RNA
Abkürzung für Ribonukleinsäure bzw. -acid; Molekülgruppe; ein Teil der Ribosomen von eukaryoten Zellen und Bakterien sowie das Erbgut einiger Viren besteht aus RNA

Rubella
Röteln

S

Salmonellen
Erreger bestimmter Magen- und Darmerkrankungen. Sie können auch in Lebensmitteln, v. a. tierischer Herkunft, vorkommen

Sanitation
alter Begriff für Reinigung

Schnelltest
hier gemeint: Test zum Erregernachweis innerhalb von wenigen Minuten

Schwefeldioxid
Konservierungsstoff, Antioxidationsmittel, aber auch Bleichmittel; im Weinrecht als Weinbehandlungsmittel, im übrigen Lebensmittelrecht für die Herstellung bestimmter Lebensmittel in beschränktem Umfang zugelassen

Screening
Suchtest, um erste Laborhinweise auf einen Krankheitserreger oder eine Krankheit zu erhalten

Sekretin
in der Darmwand gebildeter hormonähnlicher Stoff, der auf dem Blutweg die Aktivität der Bauchspeicheldrüse anregt

Sekundärprävention
vorbeugende Maßnahmen, um das Risiko einer Wiedererkrankung zu verringern

Sensitivität
Empfindlichkeit eines Testverfahrens

Sepsis
durch Mikroben im Blut hervorgerufener schwerer Krankheitszustand

Serologie
diagnostische Verfahren zum Nachweis von Antikörpern (nicht nur im Blutserum); heute wird der Begriff auch gelegentlich für immunologische Antigennachweisverfahren verwendet

Serotonin
Abkömmling der Aminosäure Tryptophan; gehört zu den Katecholaminen wie Adrenalin und Noradrenalin

Sicherheitsdatenblatt
informiert über Risiken und Sicherheitsmaßnahmen beim Umgang mit Gefahrstoffen

spezifische Immunantwort
Erregerabwehr durch B- und T-Lymphozyten

Spezifität
Genauigkeit, mit der ein Test eine Krankheitsursache ausschließt

Sterilisation
Abtöten von Mikroorganismen, einschließlich Sporen

STIKO
Ständige Impfkommission am Robert Koch-Institut, Berlin; sie erarbeitet Impfempfehlungen

Substitutionsbehandlung
Behandlung Drogenabhängiger mit Drogenersatzstoffen

Sympathikus
auf kurz dauernde Maximalleistung eingestellter Anteil des autonomen Nervensystems

T

Tenside
oberflächenaktive Substanzen (Seifenbestandteile)

thermische Desinfektion
Desinfektion allein durch feuchte Hitze mit entsprechender Einwirkzeit (z. B. 93 °C über einen Zeitraum von 3 Minuten)

Thrombozytopenie
Verringerung der Anzahl der Blutplättchen

T-Lymphozyten, T-Zellen
Zellen der Immunabwehr; man unterscheidet Helfer-T-Lymphozyten und zytotoxische T-Lymphozyten

Tonsillitis
Entzündung der Gaumenmandeln (Tonsillen)

Toxisch
giftig, schädlich

Tranquilizer
Beruhigungsmittel

Trophisch
die Ernährung des Gewebes betreffend

Tumor-Nekrose-Faktor
Zytokin, das von Monozyten und Lymphozyten freigesetzt wird

U

Ulcus, ulzerieren
Geschwür, zum Geschwür werden

unspezifische Immunabwehr
auch: angeborene oder natürliche Erregerabwehr durch andere Abwehrzellen als Lymphozyten

Urtikaria
Nesselsucht, Quaddelsucht, Hautausschlag mit Schwellungen in der Haut

UVV
Unfallverhütungsvorschriften der Berufsgenossenschaften

V

Vakzine
Impfstoff

Varizellen
Windpocken

Vektor
Überträger eines Parasiten oder Krankheitserregers

Virämie
Phase, in der Viren im Blut sind

VRE oder GRE
Vancomycin- oder Glycopeptidresistente Enterokok-ken, gelten als multiresistent

Z

Ziehl-Neelsen-Färbung
spezielle Bakterienfärbung u. a. für Mykobakterien

Zoonosen
Erkrankungen, die von Tieren auf Menschen übertra-gen werden können – auch „Zooanthroponosen"

Zwischenwirt
Lebewesen, in denen sich das Zwischenstadium eines Parasiten entwickelt

Zyste
flüssigkeitsgefüllter Hohlraum in einem Organ

Zytokine
Proteine, die von Immunzellen freigesetzt werden und die Immunabwehr mit regulieren

Zytotoxische T-Lymphozyten
Abwehrzellen des Bluts, die infizierte Zellen und Tu-morzellen zerstören und Zytokine freisetzen

Literatur

Abbas, A. K., Lichtman, A. H., Pober, J. S.: Cellular and Molecular Immunology. Saunders Company, London 2010

Andree, Ch.: Rudolf Virchow. Leben und Ethos eines großen Arztes. Langen Müller, München 2002

Bales, S., Baumann, H. G., Schnitzler, N.: Infektionsschutzgesetz, Kommentar und Vorschriftensammlung. 2. Aufl., Kohlhammer, Stuttgart 2003

Beckmann, G., Rüffer, A.: Mikroökologie des Darms. Schlütersche, Hannover 2000

Brodt, H.-R.: Antibiotikatherapie, 12. Auflage, Schattauer-Verlag, Stuttgart, 2012

Burkhardt, F. (Hrsg.): Mikrobiologische Diagnostik. Thieme, Stuttgart 1992

Cook, G. C.: Manson's Tropical Disease, 20th ed. Saunders, London 1996

Diesfeld, H. J., Krause, G., Teichmann, D.: Praktische Tropen- und Reisemedizin, 2. Aufl. Thieme, Stuttgart 2003

Longo, Fauci, Kasper, Hauser, Jameson, Loscalzo (Hrsg.): Harrison's Principles of Internal Medicine, 18. Auflage, Mac Graw-Hill Companies Inc., New York 2012

Goleman, D.: Emotionale Intelligenz. Deutscher Taschenbuchverlag, München 1998

Groß, U.: Kurzlehrbuch Medizinische Mikrobiologie und Infektiologie, 2. Auflage, Thieme, Stuttgart 2009

Jassoy, C., Schwarzkopf, A. (Hrsg.): Hygiene, Mikrobiologie und Ernährungslehre für Pflegeberufe. Thieme, Stuttgart 2005

Kellnhauser, S. et. al. (Hrsg.): Thiemes Pflege. 10. Aufl., Thieme, Stuttgart 2004

Kirschnick, O.: Pflegetechniken von A–Z. 2. Aufl., Thieme, Stuttgart 2004

Knobloch, J.: Tropen- und Reisemedizin. Gustav Fischer, Stuttgart 1996

Lang, W., Löscher, T. (Hrsg.): Tropenmedizin in Klinik und Praxis, 3. Aufl. Thieme, Stuttgart 1999

Lode, H., Stahlmann, R.: Taschenbuch der Infektiologie. 2. Aufl., ZETT-Verlag, Steinen 2002

Meyer, C. G.: Tropenmedizin-Infektionskrankheiten. ecomed, Landsberg 2001

Porter R. s., Kaplan, J. L. (Hrsg.): The Merck Manual of Diagnosis and Therapy, 19. Auflage, Verlag Merck Sharp & Dohme Corp., West Point 2011

Rheinbaben, F. v., Wolf, H. M.: Handbuch der viruswirksamen Desinfektion. Springer, Heidelberg 2002

Rheinbaben, F. v., Schwarzkopf A.: Grundlagen der Lebensmittelmikrobiologie und Lebensmittelvirologie, Support-Verlag Institut Schwarzkopf, Aura an der Saale, 2012

Robert Koch-Institut (Hrsg.): Epidemiologisches Bulletin (erscheint wöchentlich, s. auch www.rki.de/INFEKT

Schwarzkopf A.: Praxiswissen für Hygienebeauftragte, 3. Auflage, Kohlhammer-Verlag, Stuttgart 2011

Schwarzkopf A.: Multiresistente Erreger im Gesundheitswesen, mhp-Verlag, Wiesbaden2012

Schwarzkopf A.: Tiere in Einrichtungen des Gesundheitsdienstes und der Pädagogik, Support-Verlag Institut Schwarzkopf, Aura an der Saale 2012

Suttorp et al. (Hrsg.): Infektionskrankheiten verstehen, erkennen, behandeln. Thieme, Stuttgart 2004

Tortora, G., Funke, B. R.: Microbiology, 6th ed. Addison Wesley Longman, Menlo Park 1997

Vester, F.: Denken, Lernen, Vergessen. Deutsche Verlagsanstalt, Stuttgart 1975

Werner, D.: Where there is no doctor – a village health care handbook. Macmillan publishers, London 1987

Sachverzeichnis